本套丛书被国家新闻出版广电总局评为：

向全国推荐优秀古籍整理图书

□明清名医全书大成

吴鞠通医学全书

主　编　李刘坤

副主编　李　颖　刘　洋

编　者　李刘坤　李　颖　刘　洋

　　　　李胜利　刘　鸿　竹剑平

中国中医药出版社

·北　京·

图书在版编目（CIP）数据

吴鞠通医学全书/李刘坤主编 . —2 版 . —北京：中国中医药出版社，2015.1（2024.3重印）
（明清名医全书大成）
ISBN 978-7-5132-2062-0

Ⅰ . ①吴…　Ⅱ . ①李…　Ⅲ . ①中国医药学－古籍－中国－清代
Ⅳ . ① R2-52

中国版本图书馆 CIP 数据核字（2014）第 227244 号

中国中医药出版社出版

北京经济技术开发区科创十三街 31 号院二区 8 号楼
邮政编码　100176
传真　010-64405721
山东临沂新华印刷物流集团有限责任公司印刷
各地新华书店经销

开本 787×1092　1/16　印张 28.5　字数 654 千字
2015 年 1 月第 2 版　2024 年 3 月第 6 次印刷
书号　ISBN 978-7-5132-2062-0

定价　118.00 元
网址　www.cptcm.com

服 务 热 线　010-64405510
购 书 热 线　010-89535836
维 权 打 假　010-64405753

微信服务号　zgzyycbs
微商城网址　https://kdt.im/LIdUGr
官 方 微 博　http://e.weibo.com/cptcm
天猫旗舰店网址　https://zgzyycbs.tmall.com

如有印装质量问题请与本社出版部联系（010-64405510）

明清名医全书大成丛书编委会

审定委员会 （按姓氏笔画排列）

马继兴　史常永　李今庸　李经纬　余瀛鳌

张灿玾　俞长荣　郭霭春　裘沛然

总　主　编　胡国臣

副总主编　傅　芳　宋志恒　张年顺　樊正伦　吴少祯

编　　委 （按姓氏笔画排列）

于　杰　于淑芬　王　燕　王　键　王　璟

王兴华　王国辰　王岱平　王育学　王咪咪

王振国　王晓平　包来发　田思胜　成肇仁

朱立专　乔海法　竹剑平　任春荣　齐　昉

刘　炜　刘　虹　刘　洋　刘华东　刘宏光

刘学义　刘明礼　刘振荣　孙中堂　孙洽熙

李　林　李　颖　李玉清　李世华　李庆和

李刘坤　李刘周　李志庸　李桂兰　李继明

李敬林　苏　礼　杨　利　杨　震　杨金萍

汪正宜　汪幼一　汪桂范　张　敏　张玉杰

张东超　张印生　张民庆　张志斌　张朝阳

陆 拯	陆小左	陈 钢	陈 熠	邵金阶
林慧光	欧阳斌	招萼华	易 杰	罗根海
周玉萍	姜典华	郑 林	郑怀林	郑洪新
项长生	柳长华	胡思源	俞宜年	施仁潮
祝建华	姚昌绥	秦建国	袁红霞	徐 麟
徐又芳	徐春波	高 萍	高尔鑫	高传印
高新民	郭君双	黄英志	曹爱平	盛 良
盛维忠	盛增秀	韩学杰	焦振廉	傅沛藩
傅海燕	薛 军	戴忠俊	魏 平	

学术秘书 芮立新

前　言

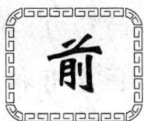

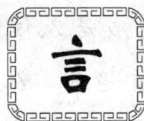

　　《明清名医全书大成》系列丛书是集明清 30 位医学名家医学著作而成。中医药学是一个伟大的宝库，其学术源远流长，发展到明清时期，已日臻成熟，在继承前代成就的基础上，并有许多发展，是中医的鼎盛时期。突出表现在：名医辈出，学派林立，在基础学科和临床各科方面取得了很大成就，特别是本草学和临床学尤为突出。同时著书立说很活跃，医学著作大量面世，对继承发扬中医药学起到了巨大的推动作用。

　　本草学在明代的发展达到了空前的高峰，其著述之多，内容之丰，观点之新，思想之成熟，都是历代难以与之媲美的。尤其是明代李时珍的《本草纲目》被誉为"天下第一药典"。全书 52 卷、62 目，载药 1892 种，附本草实物考察图谱 1110 幅，附方万余首。他"奋编摩之志，僭纂述之权"，"书考八百余家"，"剪繁去复，绳谬补遗，析族区类，振纲分目"，在药物分类、鉴定、生药、药性、方剂、炮制、编写体例等许多方面均有很大贡献，其刊行以来，受到国内外医药界的青睐，在中国药学史上起到了继往开来的作用，多种译本流传于世界诸多国家，其成就已远远超出医药学的范围，曾被英国生物学家达尔文誉为"中国的百科全书"。除时珍之卓越贡献之外，还有缪希雍的《神农本草经疏》，是对《神农本草经》的阐发和注释，与其一生药学经验的总结，详明药理及病忌、药忌，为明代本草注疏药理之先。更有清代张璐的《本经逢原》，其药物分类舍弃《神农本草经》三品窠臼，而遵《本草纲目》按自然属性划分，体例以药物性味为先，次以主治、发明，内容广泛，旁征博引，参以个人体会。全书以《神农本草经》为主，引申发明，凡性味效用，诸家治法以及药用真伪优劣的鉴别，都明确而扼要地作了叙述，使"学人左右逢源，不逾炎黄绳墨"而"足以为上工"也。另外，尚有薛己的《本草约言》，汪昂的《本草备要》，徐灵胎之《神农本草经百种录》，陈修园之《神农本草经读》，张志聪之《本草崇原》等，这些书也都各具特点，流传甚广。

　　明清时期基础理论的研究仍以《内经》以来所形成的自发唯物论和朴素辩

证法理论体系为基础，不断地总结医疗实践经验，有所发明，有所创造，从不同方面丰富和发展了中医学的理论。如明代的张景岳等十分强调命门在人体的重要作用，把命门看成是人体脏腑生理功能的动力，并受朱震亨相火论的影响，把命门、相火联系起来，在临床上对后世医学有相当影响。清代叶天士、吴鞠通、王孟英等对温热病发生、发展规律的探讨，以及对卫气营血辨证和三焦辨证的创立等。关于人体解剖生理的认识：有些医家对脑的功能有新的记述。如李时珍有"脑为元神之府"，汪昂记有"人之记性在脑"，喻嘉言有"脑之上为天门，身中万神集会之所"等记述，对于中医学理论体系的丰富和发展，都作出了很大的贡献。

临床各科在明清时期得到了很大发展，因此时医学十分注意临床观察，临床经验丰富。很多医家都非常重视辨证论治及四诊八纲，如李时珍的《濒湖脉学》，是这一时期重要的脉学著作，该书以歌诀形式叙述介绍了27种脉象，便于学习、理解、诵读和记忆，流传甚广。孙一奎在《赤水玄珠·凡例》中概括地指出："凡证不拘大小轻重，俱有寒热、虚实、表里、气血八个字。苟能于此八个字认得真切，岂必无古方可循？"张景岳在《景岳全书》中强调以阴阳为总纲，以表里、虚实、寒热为六变。他使中医基础理论和临床实践结合得更加紧密，形成了理、法、方、药的完整理论体系。

内科医著明清时期很多。薛立斋的《内科摘要》一书，首开中医"内科"书名之先河。也正式明确中医内科的概念，使内科病证的诊治有了很大提高。具有代表性的著作有王肯堂的《证治准绳》，张景岳的《景岳全书》等。从学术理论方面，以温补学派的出现和争论为其特点。其主要倡导者有薛立斋、孙一奎、张景岳、李中梓等，主要观点是重视脾肾。薛立斋注重脾肾虚损证，重视肾中水火和脾胃的关系，因而脾肾并举，注重温补。温补派的中坚张景岳的《类经附翼》《景岳全书》，原宗朱震亨说，后转而尊崇张元素和李杲，反对朱说，力倡"阳非有余，阴常不足"。极力主张温补肾阳在养生和临床上的重要性。李中梓则在薛立斋、张景岳的影响下，既重视脾胃，也重滋阴养阳。温补之说，成为明清时期临床医学发展上的一大特点。

温病学派的兴起是明清时期医学的突出成就之一。叶天士的《温热论》，创温病卫气营血由表入里的传变规律，开卫气营血辨证论治法则。吴鞠通的《温病条辨》，乃继承叶氏温病学说，但提出了温病的传变为"三焦由上及下，由浅入深"之说，成为温病三焦辨证的起始。其他如王孟英的《温热经纬》等著作都丰富了温病学说。

骨伤科、外科在明清时期也有了一定的发展。这一时期外科闻名的医家和医学专著空前增多。如薛立斋的《外科枢要》，汪石山的《外科理例》等，记述外科病证，论述外科证治，各有特点。骨伤科有王肯堂的《疡医证治准绳》，是继《普济方》之后对骨伤科方药诊治的进一步系统归纳。

妇产科在明清时期发展很快，成就比较显著。如万密斋的《广嗣纪要》对影响生育的男女生殖器畸形、损伤，以及妊娠等做了记述。薛立斋在《保婴撮要》中强调妇科疾病之养正，记述有烧灼断脐法，以预防脐风；王肯堂的《女科证治准绳》收录和综合前人对妇产科的论述。武之望的《济阴纲目》列述了经、带、胎、产等项，纲目分明，选方实用。

儿科在明清时期内容较前更加充实，专著明显增多。如万密斋的《全幼心鉴》《幼科发挥》《育婴秘诀》《广嗣纪要》《痘疹世医心法》等儿科专著，继承了钱乙之说，强调小儿肝常有余，脾常不足的特点，治疗重视调补脾胃，除药物外，还注意推拿等法。王肯堂的《幼科证治准绳》综合历代儿科知识，采集各家论述，对麻痘、热症等多种小儿疾病论述颇详，流传甚广。

眼、耳鼻咽喉及口腔科在这一时期也有一定的进展。如王肯堂的《证治准绳》论述眼疾171症，详述证治，是对眼病知识的较好汇集。薛立斋的《口齿类要》记述口、齿、舌、唇、喉部的疾患，注重辨证治疗，简明扼要，介绍医方604首，为现存以口齿科为名的最早专书之一。

气功及养生方面，在此期也较为重视，出现了不少有影响、有特色的养生学专著。如万密斋的《养生四要》。张景岳在《类经·摄生》中也阐发了《内经》的有关养生论述，对养神和养形做了精辟论述，富有唯物辩证精神。另如叶天士在《临证指南医案》中记述300例老年病的验案，强调颐养功夫，寒温调摄和戒烟酒等。

清朝末年，西方医学开始传入中国，因此，西医学术对中医学术产生很大影响，在临床上中西医病名相对照，并以此指导临床诊治，中西医汇通学派形成。如其代表人物唐容川，立足中西医汇通，发扬祖国医学，精研中医理论，遵古而不泥古，建立了治疗血证的完整体系。

综上所述，明清时期名医辈出，医学确有辉煌成就，在中医药学发展的长河中占有重要的位置，这就是我们编辑出版《明清名医全书大成》之目的所在。

全书共收录了30位医家，集成30册医学全书，其中明代13位，清代17

位。收录原则为成名于明清时期（1368～1911）的著名医家，其医学著作在两部以上（包括两部）；每位医家医学全书的收书原则：医家的全部医学著作；医家对中医经典著作（《内经》《难经》《神农本草经》《伤寒论》《金匮要略》）的注疏；其弟子或后人整理的医案。整理本着搞清版本源流、校注少而精，做到一文必求其确。整理重点在学术思想研究部分，力求通过学术思想研究达到继承发扬的目的。

本书为新闻出版署"九五"重点图书之一，在论证和编写过程中，得到了马继兴、张灿玾、李今庸、郭霭春、李经纬、余瀛鳌、史常永等审定委员的指导和帮助，在此表示衷心感谢。本书30位主编均为全国文献整理方面有名望的学科带头人，经过几年努力编撰而成。虽几经修改，但因种种原因，如此之宏篇巨著错误之处在所难免，敬请各位同仁指正。

编著者

1999 年 5 月于北京

清代著名医家吴鞠通，名瑭，字配珩，鞠通乃其号，江苏淮阴人，生于公元 1758 年，卒于 1836 年。其于医学，不仅注重钻研《内经》《伤寒论》等经典著作，博采历代医家之长，而且勤于实践，勇于创新，故医名大震，成就卓著。尤其对温病研究深刻，创温病三焦辨证理论体系，被后世誉为清代温病四大家之一。其生平主要著作有《温病条辨》《医医病书》和《吴鞠通医案》。

《温病条辨》为吴氏温病学代表著作，书中主要以三焦辨证为纲，系统地论述了风温、温热、温疫、温毒、冬温、暑温、伏暑、湿温、秋燥等温病的病因、病机、传变规律、分类、证候、治法和方药等内容。

《医医病书》为吴氏晚年所著，乃医论、医话性质的著作。其写作目的主要为革除当时医界存在的种种弊端，且补《温病条辨》论内伤杂病之不足。全书正文七十二条，另附四条，内容涉及治学方法、医德修养、内伤杂病的病因病机及辨治要点、药物特性及运用规律等。

《吴鞠通医案》为吴氏一生临床实践的客观记录。书中多数案例不仅诊疗过程记录完整，而且治法、方药、剂量、煎法、服法、疗效评价等内容齐备，充分反映了吴氏临床的辨治规律、用药策略和卓越效果。全书分为四卷。

另外，"吴鞠通医学学术思想研究"一文，详尽介绍和研讨了吴氏的生平、著述、学术思想、诊治经验等。又附"论文题录"，全面摘录了 1950～1997 年公开发表的现代学者对吴鞠通学术思想研究探讨的论著题目，以利读者查阅。

本书集古籍整理与现代研究于一体，是一部颇有学术价值的医籍，可供中医临床工作者及中医院校学生和自学中医者参阅。

校 注 说 明

清代名医吴鞠通，名瑭，字配珩，鞠通乃其号，江苏淮阴人，生于公元 1758 年，卒于 1836 年。其主要医学著作有《温病条辨》《医医病书》和《吴鞠通医案》。其各著作的版本情况，本书后面有"吴鞠通医著的版本考证"和"《温病条辨》著成年代考"等专篇加以介绍。现重点将本次校勘所选版本及校注方法等情况介绍如下：

一、校勘选用版本

（一）《温病条辨》

《温病条辨》一书，自清代嘉庆癸酉年（公元 1813 年）问心堂本问世以来，已有七十多个版本。目前，嘉庆癸酉原刻本很难见到，许多图书馆（如中国中医研究院图书馆等）所谓的嘉庆癸酉本，实际为后世重刻。所传众多版本，虽版式各有特点，但根据其内容情况，可分为三大系统：一为嘉庆癸酉本的直接延续，未补充其他内容，如人民卫生出版社的影印本等；一为道光十五年叶氏刻本的延续，增加了"补秋燥胜气论"的内容，但无霹雳散及其方论；一为道光十六年鞠通之子及婿重校本的延续，内容最为完善。

本次校勘以清道光十六年丙申（1836 年）吴鞠通之子及婿重校本为底本，叶氏潎吾楼刻本为主校本，同治八年己巳（1869 年）凝香阁刻本、人民卫生出版社影印本等为参校本。

（二）《医医病书》

《医医病书》著成于道光十一年（公元 1831 年），但当时未及刊行，仅以抄本流传。据曹炳章谓，原稿正文为七十二条，另附四条，共七十六条，未分卷次和门类。目前所见主要版本有 1915 年、1924 年绍兴育新书局石印本和江苏科学技术出版社 1985 年铅印本。育新书局石印本由曹炳章增订校注而成（曹校本），名《增订医医病书》。其将正文增订为八十一条（增补他文六条，而原文脱漏一条），并根据内容重新编排条文顺序，分为上下二卷，每卷二编，共四编。第一编为"学医总论"，第二编为"病理各论"，第三编为"证治要论"，第四编为"用药统论"。并于各条之后，加以按语。可见其体例等有失该书原貌。

江苏科学技术出版社 1985 年铅印本，由沈凤阁以手抄本为底本，参考曹炳章之增订本校注而成（沈校本）。全书正文内容七十二条，不分卷次门类，基本保持了该书原貌。书前尚有"吴鞠通传"。所作校注内容则排于各页下面。

本次校勘虽以 1915 年绍兴育新书局石印本（曹校本）为底本，以 1985 年江苏科学技术出版社铅印本（沈校本）为主校本，但在所收条文及其排列体例上则以沈校本为准，删去了曹校本所增条文及按语，以使后人得窥吴氏著作原貌。

（三）《吴鞠通医案》

《吴鞠通医案》由吴鞠通先生晚年搜集一生治验而成，但当时未及刊印，只有抄本流传，1916年后，始有正式刊本。目前虽有近十个版本，但按其内容，主要可分为裘本、金本和王本三大系统。裘本即裘吉生刊本，为四卷本，于1916年~1923年由绍兴医药学报社陆续出版。金本即金月笙刊本，为五卷本，于1916年由杭州有益山房刊印。王本乃王绪鳌据清末丹井书屋旧藏抄本为底本，以裘本、金本校之而成，由人民卫生出版社于1985年作为《吴鞠通医案》第2版而刊行。王本也为四卷，但较裘本增加了风温、温疫、温毒、喉痹等病证内容，且目录排列等与裘本有异。综观三大版本，可以发现，裘本与金本各有所长，即裘本所收病种少，但各门所收案例较多，且诊疗日期、煎法、服法等内容记载完整；金本虽然收载病种较多，但各门所收案例却没有裘本多，且往往缺少诊疗日期、煎法、服法等内容；王本则兼二者之长，可谓目前较好版本，只是有少数内容遗漏之处。

本次校勘以1916年~1923年绍兴医药学报社木活字本（裘本）为底本，1985年人民卫生出版社第2版第5次印刷的王绪鳌整点校本为主校本，1916年杭州有益山房铅印本（金本）、1981年人民卫生出版社第1版第4次印刷本为参校本。

二、校注方法

（一）根据以上底本、主校本和参校本，认真运用四校进行校勘，缺者补之，重复者删之，讹误者正之，使之更加完善。

（二）对吴氏原著主要内容不作删节；除补充内容外，目录体例不加改动，尽量维持其原貌。

（三）为便于查阅，特将各书"凡例"条文等内容加编序号；医案中，于各案例的干支纪年后，加括号注明公元年代，并于两个案例之间空出一行。

（四）对书中明显的错别字与常见的通假字予以径改，不出注。有疑义者则出注说明。

（五）对生僻的字词，作必要的诠释或注音。

（六）底本与主校本、参校本在重要内容上有不同之处，能肯定为底本错误者，则予改正，并加校注说明；不能肯定底本错误时，则不加改动，只作校注说明。

（七）底本与主校本、参校本的文字虽异，但不影响文义者，一般不予改动，也不出注。

（八）凡底本被删去的字句和从他本增补的内容，一律出注说明。

（九）底本为繁体字竖排，现改为正规简体字横排，故将原书中的方位词"左"、"右"改为"下"、"上"。

李刘坤

1998年8月8日

于北京中医药大学

总 目 录

温 病 条 辨

清·吴　瑭（鞠通）著

温病条辨叙

　　昔淳于公^① 有言：人之所病，病病多；医之所病，病方少。夫病多而方少，未有甚于温病者矣！何也？六气之中，君相二火无论已，风、湿与燥，无不兼温，惟寒水与温相反，然伤寒者必病热。天下之病，孰有多于温病者乎？方书始于仲景，仲景之书专论伤寒，此六气中之一气耳。其中有兼言风者，亦有兼言温者，然所谓风者，寒中之风，所谓温者，寒中之温，以其书本论伤寒也。其余五气，概未之及，是以后世无传焉。虽然，作者谓圣，述者谓明，学者诚能究其文，通其义，化而裁之，推而行之，以治六气可也，以治内伤可也。亡如世鲜知十之才士，以阙如为耻，不能举一反三，惟务按图索骥。盖自叔和而下，大约皆以伤寒之法，疗六气之疴，御风以绨^②，指鹿为马，殆试而辄困，亦知其术之疏也。因而沿习故方，略变药味，冲和、解肌诸汤，纷然著录。至陶氏^③ 之书出，遂居然以杜撰之伤寒，治天下之六气，不独仲景之书所未言者不能发明，并仲景已定之书尽遭窜易。世俗乐其浅近，相与宗之，而生民之祸亟矣！又有吴又可者，著《温疫论》。其方本治一时之时疫，而世误以治常候之温热。最后若方中行、喻嘉言诸子，虽列温病于伤寒之外，而治法则终未离乎伤寒之中。惟金元^④ 刘河间守真氏者，独知热病，超出诸家，所著六书，分三焦论治，而不墨守六经，庶几幽室一镫^⑤，中流一柱。惜其人朴而少文，其论简而未畅，其方时亦杂而不精，承其后者，又不能阐明其意，裨补其疏，而下士闻道，若张景岳之徒，方且怪而訾^⑥ 之，于是其学不明，其说不行。而世之俗医，遇温热之病，无不首先发表，杂以消导，继则峻投攻下，或妄用温补，轻者以重，重者以死，幸免则自谓己功，致死则不言己过，即病者亦但知膏肓难挽，而不悟药石杀人。父以授子，师以传弟，举世同风，牢不可破，肺腑无语，冤鬼夜嗥，二千余年，略同一辙，可胜慨哉！我朝治洽学明，名贤辈出，咸知溯原《灵》、《素》，问道长沙^⑦。自吴人叶天士氏《温病论》《温病续论》出，然后当名辨物，好学之士，咸知向方，而贪常习故之流，犹且各是师说，恶闻至论，其粗工则又略知疏节，未达精旨，施之于用，罕得十全。吾友鞠通吴子，怀救世之心，秉超悟之哲，嗜学不厌，研理务精，抗志以希古人，虚心而师百氏，病斯世之贸贸也，述先贤之

---

　　① 淳于公：即西汉名医淳于意。
　　② 御风以绨（chī）：用透风的葛布挡风，此处比喻治法不当。
　　③ 陶氏：即明代医家陶节庵，撰伤寒六书。
　　④ 金元：底本作金源。
　　⑤ 镫：同"灯"。
　　⑥ 訾（zǐ）：诋毁。
　　⑦ 长沙：指张仲景。

格言，摅生平之心得，穷源竟委，作为是书。然犹未敢自信，且惧世之未信之也，藏诸笥者久之。予谓学者之心，固无自信时也，然以天下至多之病，而竟无应病之方，幸而得之，亟宜出而公之，譬如拯溺救焚，岂待整冠束发，况乎心理无异，大道不孤，是书一出，子云其人必当旦暮遇之，且将有阐明其意，裨补其疏，使夭札[①] 之民，咸登仁寿者，此天下后世之幸，亦吴子之幸也。若夫折杨皇荂，听然而笑，阳春白雪，和仅数人，自古如斯，知我罪我，一任当世，岂不善乎！吴子以为然，遂相与评隲而授之梓。

嘉庆十有七年[②] 壮月既望同里愚弟汪廷珍谨序

---

① 夭札：因温疫而死亡。
② 嘉庆十有七年：即公元 1812 年。

序

立天之道，曰阴与阳；立地之道，曰柔与刚；立人之道，曰仁与义。医，仁道也，而必智以先之，勇以副之，仁以成之。智之所到，汤液针灸任施，无处不当。否则，卤莽不经，草菅民命矣。独是聪明者予智自雄，涉猎者穿凿为智，皆非也。必也博览载籍，上下古今，目如电，心如发，智足以周乎万物，而后可以道济天下也。在昔有熊御极，生而神灵，犹师资于僦贷季、岐伯，而《内经》作。周、秦而降，代有智人。东汉长沙而外，能径窥轩岐之壶奥者，指不多屈。外是缅①一家言，争著为书，曾未见长沙之项背者比比。所以医方之祖，必推仲景，而仲景之方，首重伤寒，人皆宗之。自晋王叔和编次《伤寒论》，则割裂附会矣。王好古辈著《伤寒续编》《伤寒类证》等书，俗眼易明，人多便之。金元以后，所谓仲景之道，日晦一日。嗟夫！晚近庸质，不知仲景，宁识伤寒，不识伤寒，宁识温病，遂至以治寒者治温。自唐宋迄今，千古一辙，何胜浩叹！然则其法当何如？曰：天地阴阳，日月水火，罔非对待之理，人自习焉不察；《内经》平列六气，人自不解耳。伤寒为法，法在救阳；温热为法，法在救阴。明明两大法门，岂可张冠李戴耶！假令长沙复起，必不以伤寒法治温也。仆不敏，年少力学，搜求经史之余，偶及方书，心窃为之怦怦，自谓为人子者当知之，然有志焉而未逮也。乾隆丁未春，萱堂弗豫②，即以时温见背③，悲愤余生，无以自赎，誓必欲精于此道。庐墓之中，环列近代医书，朝研而夕究，茫茫无所发明。求诸师友，浏览名家，冀有以启迪之，则所知惟糟粕。上溯而及于汉、唐，洊至④《灵枢》《素问》诸经。捧读之余，往往声与泪俱。久之，别有会心。十年而后，汨汨焉若心花之漫开，觉古人之原非愚我，我自愚耳。离经、泥古，厥罪惟均。读书所贵，得间可也。友人吴子鞠通，通儒也，以颖悟之才，而好古敏求。其学医之志，略同于仆，近师承于叶氏，而远追踪乎仲景。其临证也，虽遇危疾，不避嫌怨。其处方也，一遵《内经》，效法仲祖。其用药也，随其证而轻重之，而功若桴鼓。其殆智而勇，勇而仁者哉！嘉庆甲子⑤，出所著治温法示余。余向之急欲订正者，今乃发复析疑，力矫前非，如拨云见日，宁不快哉！阅十稔⑥而后告成，名曰《温病条辨》。末附三卷，其一为《条辨》之翼，余二卷约幼科、

---

① 缅（xǐ）：拘泥。

② 萱堂弗豫：指母亲患病。

③ 见背：指长辈去世。

④ 洊（jiàn）至：再至。

⑤ 嘉庆甲子：即公元1804年。

⑥ 十稔（rěn）：即十年。

产后之大纲，皆前人之不明六气而致误者，莫不独出心裁，发前人所未发。呜呼！昌黎① 有云：莫为之前，虽美弗彰；莫为之后，虽圣弗传。此编既出，将欲悬诸国门，以博弹射。积习之难革者，虽未必一时尽革，但能拾其绪余，即可为苍生之福。数百年后，当必有深识其用心者夫！然后知此编之羽翼长沙，而为长沙之功臣，实亦有熊氏之功臣也。是为序。

嘉庆癸酉② 仲秋谷旦苏完愚弟征保拜书

---

① 昌黎：指唐代文学家韩愈。
② 嘉庆癸酉：即公元 1813 年。

温病条辨序

　　天以五运六气化生万物，不能无过不及之差，于是有六淫之邪，非谓病寒不病温，病温不病寒也。后汉张仲景著《伤寒论》，发明轩岐之奥旨，如日星河岳之丽天地，任百世之钻仰，而义蕴仍未尽也。然其书专为伤寒而设，未尝遍及于六淫也。奈后世之医者，以治伤寒之法，应无穷之变，势必至如凿枘①之不相入。至明陶节庵《六书》，大改仲景之法。后之学者，苦张之艰深，乐陶之简易，莫不奉为蓍蔡②，而于六淫之邪，混而为一。其死于病者十二三，死于医者十八九，而仲景之说，视如土苴③矣。余来京师，获交吴子鞠通，见其治疾，一以仲景为依归，而变化因心，不拘常格，往往神明于法之外，而究不离乎法之中，非有得于仲景之深者不能。久之，乃出所著《温病条辨》七卷，自温而热而暑而湿而燥，一一条分缕析，莫不究病之所从生，推而至于所终极。其为方也，约而精；其为论也，闳以肆。俾二千余年之尘雾，豁然一开。昔人谓仲景为轩岐之功臣，鞠通亦仲景之功臣也。余少时颇有志于医，年逾四十，始知其难，乃废然而返。今读鞠通之书，目识心融，若有牖其明而启其秘者，不诚学医者一大快事哉！爰不辞而为之序。

嘉庆辛未④ 四月既望保应朱彬序

---

　①　凿枘（záo ruì）：凿即制作木、竹等器具时所开之槽或孔，枘即与凿相接的榫头。若方凿圆枘，则难相入。
　②　蓍蔡（shī cài）：蓍为蓍草，蔡指大龟，俱为古代占卜用具，此处引申为灵验之物。
　③　土苴（jū）：泥土与枯草，比喻极为微贱。
　④　嘉庆辛未：即公元1811年。

问心堂温病条辨自序

夫立德、立功、立言①，圣贤事也。瑭何人斯，敢以自任？缘瑭十九岁时，父病年余，至于不起，瑭愧恨难名，哀痛欲绝，以为父病不知医，尚复何颜立天地间，遂购方书，伏读于苫块②之余。至张长沙"外逐荣势，内忘身命"之论，因慨然弃举子业，专事方术。越四载，犹子③巧官病温，初起喉痹，外科吹以冰硼散，喉遂闭，又遍延诸时医治之，大抵不越双解散、人参败毒散之外，其于温病治法，茫乎未之闻也，后至发黄而死。瑭以初学，未敢妄赞一词，然于是证，亦未得其要领。盖张长沙悲宗族之死，作《玉函经》，为后世医学之祖，奈《玉函》中之《卒病论》亡于兵火，后世学者无从仿效，遂至各起异说，得不偿失。又越三载，来游京师，检校《四库全书》。得明季吴又可《温疫论》，观其议论宏阔，实有发前人所未发，遂专心学步焉。细察其法，亦不免支离驳杂，大抵功过两不相掩，盖用心良苦，而学术未精也。又遍考晋唐以来诸贤议论，非不珠璧琳琅，求一美备者，盖不可得，其何以传信于来兹！瑭进与病谋，退与心谋，十阅春秋，然后有得，然未敢轻治一人。癸丑岁④，都下温疫大行，诸友强起瑭治之，大抵已成坏病，幸存活数十人。其死于世俗之手者，不可胜数。呜呼！生民何辜，不死于病而死于医，是有医不若无医也，学医不精，不若不学医也。因有志采辑历代名贤著述，去其驳杂，取其精微，间附己意，以及考验，合成一书，名曰《温病条辨》，然未敢轻易落笔。又历六年，至于戊午⑤，吾乡汪瑟庵先生促瑭曰：来岁己未⑥，湿土正化，二气中温厉大行，子盍⑦速成是书，或者有益于民生乎！瑭愧不敏，未敢自信，恐以救人之心，获欺人之罪，转相仿效，至于无穷，罪何自赎哉！然是书不出，其得失终未可见，因不揣固陋，黾勉⑧成章，就正海内名贤，指其疵谬，历为驳正，将万世赖之无穷期也。

　　　　　　　　　　　　　　　　　　　　　　　　　　淮阴吴瑭自序

---

① 立德、立功、立言：指树立道德规范、建立丰功伟业、创立独特学说等垂世不朽的事业。

② 苫（shān）块：即寝苫枕块的略称。古人从父母之丧起，至入葬期间，不住寝室，而以草垫为席，土块为枕。故苫块泛指居父母之丧。

③ 犹子：侄子。

④ 癸丑岁：这里指公元1793年。

⑤ 戊午：这里指公元1798年。

⑥ 己未：这里指公元1799年。

⑦ 盍（hé）：何不。

⑧ 黾（mǐn）勉：努力。

凡　例

一、是书仿仲景《伤寒论》作法，文尚简要，便于记诵。又恐简则不明，一切议论，悉于分注注明，俾纲举目张，一见了然，并免后人妄注，致失本文奥义。

二、是书虽为温病而设，实可羽翼伤寒。若真能识得伤寒，断不致疑麻桂之法不可用；若真能识得温病，断不致以辛温治伤寒之法治温病。伤寒自以仲景为祖，参考诸家注述可也；温病当于是书中之辨似处究心焉。

三、晋唐以来诸名家，其识见、学问、工夫，未易窥测，瑭岂敢轻率毁谤乎！奈温病一证，诸贤悉未能透过此关，多所弥缝补救，皆未得其本真，心虽疑虑，未敢直断明确，其故皆由不能脱却《伤寒论》蓝本，其心以为推戴仲景，不知反晦① 仲景之法。至王安道始能脱却伤寒，辩证温病，惜其论之未详，立法未备。吴又可力为卸却② 伤寒，单论温病，惜其立论不精，立法不纯，又不可从。惟叶天士持论平和，立法精细，然叶氏吴人，所治多南方证，又立论甚简，但有医案散见于杂证之中，人多忽之而不深究。瑭故历取诸贤精妙，考之《内经》，参以心得，为是编之作。诸贤如木工钻眼，已至九分，瑭特透此一分，作圆满会耳，非敢谓高过前贤也。至于驳证处，不得不下直言，恐误来学。《礼》云：事③ 师无犯无隐。瑭谨遵之。

四、是书分为五卷：首卷历引经文为纲，分注为目，原温病之始；一卷为上焦篇，凡一切温病之属上焦者系之；二卷为中焦篇，凡温病之属中焦者系之；三卷为下焦篇，凡温病之属下焦者系之；四卷杂说救逆、病后调治。俾阅者心目了然，胸有成局，不致临证混淆、有治上犯中、治中犯下之弊。末附一卷，专论产后调治与产后惊风、小儿急慢惊风、痘证，缘世医每于此证，惑于邪说，随手杀人，毫无依据故也。

五、经谓先夏至为病温，后夏至为病暑。可见暑亦温之类，暑自温而来，故将暑温、湿温并收入温病论内。然治法不能尽与温病相同，故上焦篇内第四条谓：温毒、暑温、湿温不在此例。

六、是书之出，实出于不得已，因世之医温病者，毫无尺度，人之死于温病者，不可胜纪。无论先达后学，有能择其弊窦，补其未备，瑭将感之如师资之恩。

七、是书原为济病者之苦，医医士之病，非为获利而然，有能翻版传播者听之，务望校对真确。

八、《伤寒论》六经，由表入里，由浅入深，须横看。本论论三焦，由上及下，亦

---

① 晦（huì）：不明。
② 卸却：脱离。
③ 事：侍奉。

由浅入深，须竖看，与《伤寒论》为对待文字，有一纵一横之妙。学者诚能合二书而细心体察，自无难识之证，虽不及内伤，而万病诊法，实不出此一纵一横之外。

九、方中所定分量，宜多宜少，不过大概而已，尚须临证者自行斟酌。盖药必中病而后可。病重药轻，见病不愈，反生疑惑。若病轻药重，伤及无辜，又系医者之大戒。古人治病，胸有定见，目无全牛，故于攻伐之剂，每用多备少服法；于调补之剂，病轻者日再服，重者日三服，甚则日三夜一服。后人治病，多系捉风捕影，往往病东药西，败事甚多；因拘于约方之说，每用药，多者二三钱，少则三五分为率，遂成痼疾。吾见大江南北，用甘草必三五分。夫甘草之性，最为和平，有国老之称，坐镇有余，施为不足，设不假之以重权，乌能为功？即此一端，殊属可笑！医并甘草而不能用，尚望其用他药哉！不能用甘草之医，尚足以言医哉？又见北方儿科，于小儿痘证，自一二朝用大黄，日加一二钱，甚至三五钱，加至十三四朝，成数两之多，其势必咬牙寒战，灰白塌陷，犹曰此毒未净也，仍须下之。有是理乎？经曰：大毒治病，十衰其六；中毒治病，十衰其七；小毒治病，十衰其八；无毒治病，十衰其九；食养尽之，勿使过剂。医者全在善测病情，宜多宜少，胸有确见，然后依经训约之，庶无过差也。

十、此书须前后互参，往往义详于前而略于后，详于后而略于前。再，法有定而病无定，如温病之不兼湿者，忌刚喜柔，愈后胃阳不复，或因前医过用苦寒，致伤胃阳，亦间有少用刚者；温病之兼湿者，忌柔喜刚，湿退热存之际，乌得不用柔哉！全在临证者善察病情，毫无差忒① 也。

十一、是书原为温病而设，如疟、痢、疸、痹，多因暑温、湿温而成，不得不附见数条，以粗立规模。其详不及备载，以有前人之法可据，故不详论。是书所详论者，论前人之未备者也。

十二、是书着眼处，全在认证无差，眉批：四字为通部提纲。用药先后缓急得宜。不求识证之真，而妄议药之可否，不可与言医也。

十三、古人有方即有法，故取携自如，无投不利。后世之失，一失于测证无方，识证不真，再失于有方无法。本论于各方条下，必注明系用《内经》何法，俾学者知先识证，而后有治病之法，先知有治病之法，而后择用何方。有法同而方异者，有方似同而法异者，稍有不真，即不见效，不可不详察也。

十四、大匠诲人，必以规矩，学者亦必以规矩。是书有鉴于唐宋以来，人自为规，而不合乎大中至正之规，以至后学宗张者非刘，宗朱者非李，未识医道之全体，故远追《玉函经》，补前人之未备，尤必详立规矩，使学者有阶可升，至神明变化出乎规矩之外，而仍不离乎规矩之中，所谓从心所欲不逾矩。是所望于后之达士贤人，补其不逮②，诚不敢自谓尽善又尽美也。

---

① 差忒（tè）：差错。
② 不逮（dài）：不及。

目　　录

卷首 问心堂温病条辨原病篇

汪瑟庵先生参订　吴　瑭鞠通氏著

征以园先生同参　受业侄嘉会校字

朱武曹先生点评　男　廷莲　同校

一、"六元正纪大论"曰：辰戌之岁，初之气，民厉温病。卯酉之岁，二之气，厉大至，民善暴死；终之气，其病温。寅申之岁，初之气，温病乃起。丑未之岁，二之气，温厉大行，远近咸若。子午之岁，五之气，其病温。巳亥之岁，终之气，其病温厉。

叙气运，原温病之始也。每岁之温，有早暮微盛不等，司天在泉，主气客气，相加临而然也。细考《素问》注自知，兹不多赘。

按吴又可谓温病非伤寒，温病多而伤寒少，甚通。谓非其时而有其气，未免有顾此失彼之诮。盖时和岁稔，天气以宁，民气以和，虽当盛之岁亦微；至于凶荒兵火之后，虽应微之岁亦盛，理数自然之道，无足怪者。

二、"阴阳应象大论"曰：喜怒不节，寒暑过度，生乃不固。故重阴必阳，重阳必阴，故曰冬伤于寒，春必病温。

上节统言司天之病，此下专言人受病之故。

细考宋元以来诸名家，皆不知温病、伤寒之辨。如庞安常之《卒病论》，朱肱之《活人书》，韩祗和之《微旨》，王实之《证治》，刘守真之《伤寒医鉴》《伤寒直格》，张子和之《伤寒心镜》等书，非以治伤寒之法治温病，即将温暑认作伤寒，眉批：上句尤多。而疑麻桂之法不可用，遂别立防风通圣、双解通圣、九味羌活等汤，甚至于辛温药中加苦寒，王安道《溯洄集》中辩之最详，兹不再辩。论温病之最详者，莫过张景岳、吴又可、喻嘉言三家。时医所宗者，三家为多，请略陈之：按张景岳、喻嘉言皆著讲寒字，并未理会本文上有"故曰"二字，上文有"重阴必阳，重阳必阴"二句。张氏立论出方，悉与伤寒混，谓温病即伤寒，袭前人之旧，全无实得，固无足论。喻氏立论，虽有分析，中篇亦混入伤寒少阴、厥阴证，出方亦不能外辛温发表、辛热温里，为害实甚。以苦心力学之士，尚不免智者千虑之失，尚何怪后人之无从取法，随手杀人哉！甚矣，学问之难也！吴又可实能识得寒温二字，所见之证，实无取乎辛温、辛热、甘温，又不明伏气为病之理，以为何者为即病之伤寒，何者为不即病待春而发之温病，遂直断温热之原非风寒所中，不责己之不明，反责经言之谬。眉批：醒透。瑭推原三子之偏，各自有说：张氏混引经文，将论伤寒之文，引证温热，以伤寒化热之后，经亦称热病故也，张氏不能分析，遂将温病认作伤寒。喻氏立论，开口言春温，当初春之际，所见之病，多有寒证，遂将伤寒认作温病。吴氏当崇祯凶荒兵火之际，满眼温疫，遂直辟经文"冬伤于寒，春必病温"之文。盖皆各执己见，不能融会贯通也。瑭按伏气为病，如春温、冬咳、温疟，《内经》已明言之矣。亦有不因伏气，乃司天时令现行之气，如前列"六元正纪"所云是也。此二者，皆理数之常者也。更有非其时而有其气，如又可所云戾气，间亦有之，乃其变也。惟在司命者善察其常变而补救之。

三、"金匮真言论"曰：夫精者，身之本也，故藏于精者，春不病温。

《易》曰：履霜坚冰至。圣人恒示戒于早，必谨于微。《记》曰：凡事豫则立。《经》曰：上工不治已病治未病，圣人不治已乱治未乱。此一节当与"月令"参看，与上条"冬伤于寒"互看。盖谓冬伤寒则春病温，惟藏精者足以避之。故《素问》首章"上古天真论"即言男女阴精之所以生、所以长、所以枯之理；次章紧接"四气调神大论"，示人春养生，以为夏奉长之地；夏养长，以为秋奉收之地；秋养收，以为冬奉藏之地；冬养藏，以为春奉生之地。盖能藏精者，一切病患皆可却，岂独温病为然哉！《金匮》谓五脏元真通畅，人即安和是也。何喻氏不明此理，将冬伤于寒作一大扇文字，将不藏精又作一大扇文字，将不藏精而伤于寒，又总作一大扇文字，勉强割裂《伤寒论》原文以实之，未免有过虑则凿之弊。"不藏精"三字须活看，不专主房劳说，一切人事之能摇动其精者皆是，即冬日天气应寒而阳不潜藏，如春日之发泄，甚至桃李反花之类亦是。

汪按：喻氏天资超卓，学力精锐，在此道诚为独辟榛芜①，深窥爰奥②，但帖

括结习太重，往往于间架门面上著力，论伤寒以青龙与桂麻鼎峙，柯氏已正其失矣；乃论温病，仍用三扇，甚至方法数目，一一求合《伤寒论》，正如汉唐步天，以律吕卦爻为主，牵凑补缀，反使正义不明，读者当分别观之也。《寓意草》中金鉴一条，仍属伤寒，指为温病者非。

四、"热论篇"曰：凡病伤寒而成温者，先夏至日者为病温，后夏至日者为病暑。暑当与汗出，勿止。

温者，暑之渐也。先夏至，春候也。春气温，阳气发越，阴精不足以承之，故为病温。后夏至，温盛为热，热盛则湿动，热与湿搏而为暑也。勿者，禁止之词。勿止暑之汗，即治暑之法也。

五、"刺志论"曰：气盛身寒，得之伤寒；气虚身热，得之伤暑

此伤寒暑之辨也。经语分明如此，奈何世人悉以治寒法治温暑哉！

六、"生气通天论"曰：因于暑，汗，烦则喘喝，静则多言。

暑中有火，性急而疏泄，故令人自汗。火与心同气相求，故善烦。烦，从火从页，谓心气不宁，而面若火烁也。烦则喘喝者，火克金，故喘，郁遏胸中清廓之气，故欲喝而呻之。其或邪不外张而内藏于心，则静；心主言，暑邪在心，虽静亦欲自言不休也。

七、"论疾诊尺篇"曰：尺肤热甚，脉盛躁者，病温也；其脉盛而滑者，病且

---

① 榛芜（zhēn wú）：荒芜。

② 爰（yào）：奥：室内东南角为爰，西南角为奥。爰奥喻事物深奥之处。

出也。

此节以下，诊温病之法。

经之辨温病，分明如是，何世人悉谓伤寒，而悉以伤寒足三阴经温法治之哉！张景岳作《类经》，割裂经文，蒙混成章，由未细心绌绎①也。尺肤热甚，火烁精也。脉盛躁，精被火煎沸也。脉盛而滑，邪机向外也。

八、"热病篇"曰：热病三日，而气口静，人迎躁者，取之诸阳五十九刺，以泻其热而出其汗，实其阴以补其不足者。身热甚，阴阳皆静者，勿刺也；其可刺者，急取之，不汗出则泄。所谓勿刺者，有死征也。

热病七日八日，动喘而弦②者，急刺之，汗且自出，浅刺手大指间。

热病七日八日，脉微小，病者溲血，口中干，一日半而死；脉代者，一日死。

热病已得汗出而脉尚躁喘，且复热，勿刺肤，喘甚者死。

热病七日八日，脉不躁，躁不散数，后三日中有汗；三日不汗，四日死；未曾汗者，勿腠刺之。

热病不知所痛，耳聋不能自收，口干，阳热甚，阴颇有寒者，热在骨髓，死不可治。

热病已得汗而脉尚躁盛，此阴脉之极也，死；其得汗而脉静者生。

热病者，脉尚躁盛而不得汗者，此阳脉之极也，死；阳脉之极，虽云死征，较前阴阳俱静有差。此证犹可大剂急急救阴，亦有活者。盖已得汗而阳脉躁甚，邪强正弱，正尚能与邪争，若留得一分正气，便有一分生理，只在留之得法耳。至阴阳俱静，邪气深入下焦阴分，正无捍邪之意，直听邪之所为，不死何待。**脉盛躁，得汗静者生。**

热病不可刺者有九：一曰汗不出，大颧发赤，哕者死。二曰泄而腹满甚者死。三曰目不明，热不已者死。四曰老人、婴儿，热而腹满者死。五曰汗不出③，呕，下血者死。六曰舌本烂，热不已者死。七曰咳而衄，汗不出，出不至足者死。八曰髓热者死。九曰热而痉者死，腰折、瘛疭、齿噤龂也。凡此九者，不可刺也。

太阳之脉色荣颧骨，热病也，与厥阴脉争见者，死期不过三日。少阳之脉色荣颊前，热病也，与少阴脉争见者，死期不过三日④。

此节历叙热病之死征，以禁人之刺，盖刺则必死也。然刺固不可，亦间有可药而愈者。盖刺法能泄能通，开热邪之闭结最速，至于益阴以留阳，实刺法之所短，而汤药之所长也。

热病三日而气口静，人迎躁者，邪机尚浅，在上焦，故取之诸阳以泄其阳邪，阳气通则汗随之。实其阴以补其不足者，阳盛则阴衰，泻阳则阴得安其位，故曰实其阴；泻阳之有余，即所以补阴之不足，故曰补其不足也。眉批：独具只眼，可谓饮上池水矣　实其阴以补其不足，此一句，实治温热之吃紧大纲。盖热病未有不耗阴者，其耗之未尽则生，尽则阳无留恋，必脱而死也。真能体味此理，思过半矣。此论中治法，实从此处入手。　眉批：要领。前人所云，一言以蔽之，曰：存津液。

身热甚而脉之阴阳皆静，脉证不应，阳证阴脉，故曰勿刺。

---

① 绌绎（chōu yì）：理出头绪。
② 动喘而弦：《灵枢》一本作"脉口动喘而短"。
③ 汗不出：底本为"汗大出"，据《灵枢》原文及后面的吴氏注释而改。
④ "太阳之脉……不过三日"：此段引文见于《素问·刺热篇》。

热病七八日，动喘而弦，喘为肺气实，弦为风火鼓荡，故浅刺手大指间，以泄肺气。肺之热痹开则汗出。大指间，肺之少商穴也。

热病七八日，脉微小者，邪气深入下焦血分，逼血从小便出，故溲血；肾精告竭，阴液不得上潮，故口中干；脉至微小，不惟阴精竭，阳气亦从而竭矣，死象自明。倘脉实者，可治，法详于后。

热病已得汗，脉尚躁而喘，故知其复热也；热不为汗衰，火热克金，故喘。金受火克，肺之化源欲绝，故死。间有可治，法详于后。

热病不知所痛，正衰不与邪争也；耳聋，阴伤，精欲脱也；不能自收，真气惫也；口干，热甚，阳邪独盛也；阴颇有寒，此寒字，作虚字讲，谓下焦阴分颇有虚寒之证，以阴精亏损之人，真气败散之象已见，而邪热不退，未有不乘其空虚而入者，故曰热在骨髓，死不治也。其有阴衰阳盛而真气未至溃败者，犹有治法，详见于后。

热病已得汗而脉尚躁盛，此阴虚之极，故曰死。然虽不可刺，犹可以药，沃之得法，亦有生者，法详于后。

脉躁盛不得汗，此阳盛之极也。阳盛而至于极，阴无容留之地，故亦曰死。然用药开之得法，犹可生，法详于后。

汗不出而颧赤，邪盛不得解也；哕，脾阴病也。阴阳齐病，治阳碍阴，治阴碍阳，故曰死也。泄而腹满甚，脾阴病重也，亦系阴阳皆病。目不明，精散而气脱也。经曰：精散视歧；又曰：气脱者，目不明。热犹未已，仍铄其精而伤其气，不死得乎！老人、婴儿，一则孤阳已衰，一则稚阳未足，既得温热之阳病，又加腹满之阴病，不必至于满甚，而已有死道焉。汗不出，为邪阳盛，呕为正阳衰；下血

者，热邪深入，不得外出，必逼迫阴络之血下注，亦为阴阳两伤也。舌本烂，肾脉、胆脉、心脉皆循喉咙，系舌本，阳邪深入，则一阴一阳之火结于血分，肾水不得上济，热退犹可生，热仍不止，故曰死也。咳而衄，邪闭肺络，上行清道，汗出邪泄可生，不然，则化源绝矣。髓热者，邪入至深，至于肾部也。热而痉，邪入至深，至于肝部也。以上九条，虽皆不可刺，后文亦间立治法，亦有可生者。太阳之脉色荣颧骨为热病者，按手太阳之脉，由目内眦斜络于颧，而与足太阳交，是颧者，两太阳交处也。太阳属水，水受火沸，故色荣赤为热病也；与厥阴脉争见，厥阴，木也，水受火之反克，金不来生水[①]，反生火，水无容足之地，眉批：名言叠出。故死速也。少阳之脉色荣颊前为热病者，按手少阳之脉，出耳前，过客主人前足少阳穴，交颊，至目锐眦而交足少阳，是颊前，两少阳交处也，少阳属相火，火色现于二经交会之处，故为热病也；与少阴脉争见，少阴属君火，二火相炽，水难为受，眉批：所谓一水不胜二火也。故亦不出三日而死也。

九、"评热病论"：帝曰：有病温者，汗出辄复热，而脉躁疾，不为汗衰，狂言不能食，病名为何？岐伯曰：病名阴阳交，交者死也。人所以汗出者，皆生于谷，谷生于精。今邪气交争于骨肉而得汗者，是邪却而精胜也。精胜则当能食而不复热。复热者，邪气也，汗者，精气也。今汗出而辄复热者，邪气胜也；不能食者，精无俾也；病而留者，其寿可立而倾也。且夫"热论"曰：汗出而脉尚躁盛者死。今脉不与汗相应，此不胜其病也，其

---

① 生水：底本作"生木"，据凝香阁本改。

死明矣。**狂言者，是失志，失志者死。今见三死，不见一生，虽愈必死也。**

此节语意自明，经谓必死之证，谁敢谓生，然药之得法，有可生之理，前所谓针药各异用也，详见后。

十、"刺热篇"曰：肝热病者，小便先黄，腹痛多卧，身热。热争则狂言及惊，胁满痛，手足躁，不得安卧，庚辛甚，甲乙大汗，气逆则庚辛日死。刺足厥阴、少阳。其逆则头痛员员，脉引冲头也。

肝病小便先黄者，肝脉络阴器，又肝主疏泄，肝病则失其疏泄之职，故小便先黄也。腹痛多卧，木病克脾土也。热争，邪热甚而与正气相争也。狂言及惊，手厥阴心包病也，两厥阴同气，热争则手厥阴亦病也。胁满痛，肝脉行身之两旁，胁，其要路也。手足躁，不得安卧，肝主风，风淫四末，又木病克土，脾主四肢，木病热，必吸少阴肾中真阴，阴伤，故骚扰不得安卧也。庚辛金日克木，故甚。甲乙肝木旺时，故汗出而愈。气逆，谓病重而不顺其可愈之理，故逢其不胜之日而死也。刺足厥阴、少阳，厥阴系本脏，少阳，厥阴之腑也，并刺之者，病在脏，泻其腑也。逆则头痛以下，肝主升，病极而上升之故。

自庚辛日甚以下之理，余脏仿此。

十一、心热病者，先不乐，数日乃热。热争则卒心痛，烦闷善呕，头痛，面赤无汗；壬癸甚，丙丁大汗，气逆则壬癸死。刺手少阴、太阳。

心病先不乐者，心包名膻中，居心下，代君用事，经谓膻中为臣使之官，喜乐出焉，心病故不乐也。卒心痛，凡实痛，皆邪正相争，热争，故卒然心痛也。

烦闷，心主火，故烦，膻中气不舒，故闷。呕，肝病也，两厥阴同气，膻中代心受病，故热甚而争之后，肝病亦见也，且邪居膈上，多善呕也。头痛，火升也。面赤，火色也。无汗，汗为心液，心病故汗不得通也。

十二、脾热病者，先头重，颊痛，烦心，颜青，欲呕，身热；热争则腰痛，不可用俯仰，腹满泄，两颔痛；甲乙甚，戊己大汗，气逆则甲乙死。刺足太阴、阳明。

脾病头先重者，脾属湿土，性重，经谓湿之中人也，首如裹，故脾病头先重也。颊，少阳部也，土之与木，此负则彼胜，土病而木病亦见也。烦心，脾脉注心也。颜青欲呕，亦木病也。腰痛不可用俯仰，腰为肾之府，脾主制水，肾为司水之神，脾病不能制水，故腰痛；再脾病胃不能独治，阳明主约束而利机关，故痛而至于不可用俯仰也。腹满泄，脾经本病也。颔痛，亦木病也。

十三、肺热病者，先淅然厥起毫毛，恶风寒，舌上黄，身热；热争则喘咳，痛走胸膺背，不得太息，头痛不堪，汗出而寒；丙丁甚，庚辛大汗，气逆则丙丁死。刺手太阴、阳明，出血如大豆，立已。

肺病先恶风寒者，肺主气，又主皮毛，肺病则气贲郁不得捍卫皮毛也。舌上黄者，肺气不化则湿热聚而为黄苔也。按苔字，方书悉作胎。胎乃胎包之胎，特以苔生舌上，故从肉旁。不知古人借用之字甚多，盖湿热蒸而生苔，或黄或白，或青或黑，皆因病之深浅，或寒或热，或燥或湿而然，如春夏间石上土板之阴面生苔者然。故本论苔字，悉从草，不从肉。喘，气郁极也。咳，火克金也。胸膺，背之府也，皆天气主之，肺主天气，肺气郁极，故痛走胸膺背也。走者，不定之词。不得太息，气郁之极也。头痛不堪，亦天气偾郁之极也。汗出而寒，毛窍开，故汗出，汗出卫虚，故恶寒，又肺本恶寒也。

十四、肾热病者，先腰痛，胻酸，苦渴数饮，身热；热争则项痛而强，胻寒且酸，足下热，不欲言，其逆则项痛，员员澹澹然；戊己甚，壬癸大汗，气逆则戊己死。刺足少阴、太阳。

肾病腰先痛者，腰为肾之府，又肾脉贯脊，会于督之长强穴。胻，肾脉入跟中，以上腨内，太阳之脉亦下贯腨内，腨即胻也；酸，热烁液也。苦渴数饮，肾主五液而恶燥，病热则液伤而燥，故苦渴而饮水求救也。项，太阳之脉从巅入络脑，还出别下项；肾病至于热争，脏病甚而移之腑，故项痛而强也。胻寒且酸，胻义见上，寒，热极为寒也；酸，热烁液也。足下热，肾脉从小指之下，邪趋足心涌泉穴，病甚而热也。不欲言，心主言，肾病则水克火也。员员澹澹，状其痛之甚而无奈也。

十五、肝热病者，左颊先赤；心热病者，颜先赤；脾热病者，鼻先赤；肺热病者，右颊先赤；肾热病者，颐先赤。病虽未发，见赤色者刺之，名曰治未病。

此节言五脏欲病之先，必各现端绪于其部分，示人早治，以免热争则病重也。

十六、"热论篇"：帝曰：热病已愈，时有所遗者，何也？岐伯曰：诸遗者，热甚而强食之，故有所遗也。若此者，皆病已衰而热有所藏，因其谷气相薄，两热相合，故有所遗也。帝曰：治遗奈何？岐伯曰：视其虚实，调其逆从，可使必已也。帝曰：病热当何禁之？岐伯曰：病热少愈，食肉则复，多食则遗，此其禁也。

此节言热病之禁也，语意自明。大抵邪之着人也，每借有质以为依附。眉批：语妙可以神会。热时断不可食，热退必须少食，如兵家坚壁清野之计，必俟热邪尽退，而后可大食也。

十七、"刺法论"：帝曰：余闻五疫之至，皆相染易，无问大小，病状相似，不施救疗，如何可得不相移易者？岐伯曰：不相染者，正气存内，邪不可干。

此言避疫之道。

按此下尚有避其毒气若干言，以其想青气，想白气等，近于祝由家言，恐后人附会之词，故节之，要亦不能外"正气存内，邪不可干"二句之理，语意已尽，不必滋后学之惑也。

十八、"玉版论要"曰：病温虚甚死。

病温之人，精血虚甚，则无阴以胜温热，故死。

十九、"平人气象论"曰：人一呼脉三动，一吸脉三动而躁，尺热，曰病温，尺不热，脉滑，曰病风，脉涩，曰痹。

呼吸俱三动，是六七至脉矣，而气象又急躁，若尺部肌肉热，则为病温。盖温病必伤金水二脏之津液，尺之脉属肾，尺之穴属肺也，此处肌肉热，故知为病温。其不热而脉兼滑者，则为病风，风之伤人也，阳先受之，尺为阴，故不热也。如脉动躁而兼涩，是气有余而血不足，病则为痹矣。

卷一 问心堂温病条辨上焦篇

汪瑟庵先生参订 吴 瑭鞠通氏著
征以园先生同参 受业侄嘉会校字
朱武曹先生点评 男 廷莲 同校

风温 温热 温疫 温毒 冬温

一、温病者，有风温，有温热，有温疫，有温毒，有暑温，有湿温，有秋燥，有冬温，有温疟。

此九条，见于王叔和《伤寒例》中居多。叔和又牵引《难经》之文以神其说。按时推病，实有是证，叔和治病时，亦实遇是证。但叔和不能别立治法，而叙于《伤寒例》中，实属蒙混，以《伤寒论》为治外感之妙法，遂将一切外感悉收入《伤寒例》中，而悉以治伤寒之法治之。眉批：心苦为分明。后人亦不能打破此关，因仍苟简①，千余年来，贻患无穷，皆叔和之作俑，无怪见驳于方有执、喻嘉言诸公也。然诸公虽驳叔和，亦未曾另立方法。喻氏虽立治法，仍不能脱却伤寒圈子，弊与叔和无二，以致后人无所遵依。本论详加考核，准古酌今，细立治法，除伤寒宗仲景法外，俾四时杂感，朗若列眉，未始非叔和有以肇其端，东垣、河间、安道、又可、嘉言、天士宏其议，而瑭得以善其后也。

风温者，初春阳气始开，厥阴行令，风夹温也。温热者，春末夏初，阳气弛张，温盛为热也。温疫者，疠气流行，多兼秽浊，家家如是，若役②使然也。温毒者，诸温夹毒，秽浊太甚也。暑温者，正夏之时，暑病之偏于热者也。湿温者，长夏初秋，湿中生热，即暑病之偏于湿者也。眉批：热湿二字著眼。秋燥者，秋金燥烈之气也。冬温者，冬应寒而反温，阳不潜藏，民病温也。温疟者，阴气先伤，又因于暑，阳气独发也。

按诸家论温，有顾此失彼之病，故是编首揭诸温之大纲，而名其书曰《温病条辨》。

二、凡病温者，始于上焦，在手太阴。

伤寒由毛窍而入，自下而上，始足太阳。足太阳膀胱属水，寒即水之气，同类相从，故病始于此。古来但言膀胱主表，殆未尽其义。肺者，皮毛之合也，独不主表乎？按人身一脏一腑主表之理，人皆习焉不察。以三才大道言之，天为万物之大表，天属金，人之肺亦属金，肺主皮毛，经曰皮应天，天一生水，地支始于子，而亥为天门，乃贞元之会，人之膀胱为寒水之腑，故俱同天气，而俱主表也。治法必

---

① 因仍苟简：轻率地沿袭。

② 役：指服劳役。

以仲景六经次传为祖法。温病由口鼻而入，自上而下，鼻通于肺，始手太阴。太阴，金也，温者，火之气，风者，火之母，火未有不克金者，故病始于此，必从河间三焦定论。再寒为阴邪，虽《伤寒论》中亦言中风，此风从西北方来，乃觱发①之寒风也，最善收引，阴盛必伤阳，故首郁遏太阳经中之阳气，而为头痛、身热等证。太阳，阳腑也，伤寒，阴邪也，阴盛伤人之阳也。温为阳邪，此论中亦言伤风，此风从东方来，乃解冻之温风也，最善发泄，阳盛必伤阴，故首郁遏太阴经中之阴气，而为咳嗽、自汗、口渴、头痛、身热、尺热等证。眉批：风字从无人辨析至此。太阴，阴脏也，温热，阳邪也，阳盛伤人之阴也。阴阳两大法门之辨，可了然于心目间矣。眉批：提纲。

夫大明②生于东，月生于西，举凡万物，莫不由此少阳、少阴之气以为生成，故万物皆可名之曰东西。人乃万物之统领也，得东西之气最全，乃与天地东西之气相应。其病也，亦不能不与天地东西之气相应。东西者，阴阳之道路也，由东而往，为木，为风，为温③，为火，为热。湿土居中，与火交而成暑。火也者，南也。由西而往，为金，为燥，为水，为寒。水也者，北也。水火者，阴阳之征兆也；南北者，阴阳之极致也。天地运行此阴阳以化生万物，故曰天之无恩而大恩生。天地运行之阴阳和平，人生之阴阳亦和平，安有所谓病也哉！天地与人之阴阳，一有所偏，即为病也。偏之浅者病浅，偏之深者病深；偏于火者病温、病热，偏于水者病清、病寒。此水火两大法门之辨，医者不可不知。烛其为水之病也，而温之、热之；烛其为水之病也，而凉之、寒之。各救其偏，以抵于平和而已。非如鉴之空，一尘不染，如衡之平，

毫无倚着，不能暗合道妙，岂可各立门户，专主于寒热温凉一家之论而已哉！眉批：医学总论。偏于补泻者，厥罪惟均。瑭因辨寒病之原于水，温病之原于火也，而并及之。

三、太阴之为病，脉不缓不紧而动数，或两寸独大，尺肤热，头痛，微恶风寒，身热，自汗，口渴或不渴而咳，午后热甚者，名曰温病。

不缓，则非太阳中风矣。不紧，则非太阳伤寒矣。动数者，风火相扇之象，经谓之躁。两寸独大，火克金也。眉批：按温病之脉多洪，或长，或滑，或数，兼见不一，然总无紧脉。紧则为寒，乃非温病。但紧、数二脉相类，辨之宜确。《脉诀》云：数而弦急为紧。又云：紧来如数似弹绳，数脉惟看至数间。玩此，则知紧、数矣。尺肤热，尺部肌肤热甚，火反克水也。头痛，恶风寒，身热，自汗，与太阳中风无异，此处最足以相混，于何辨之？于脉动数、不缓不紧，证有或渴或咳、尺热、午后热甚辨之。太阳头痛，风寒之邪循太阳经上至头与项，而项强头痛也。太阴之头痛，肺主天气，天气郁，则头亦痛也。且春气在头，又火炎上也。吴又可谓浮泛太阳经者，臆说也。伤寒之恶寒，太阳属寒水而主表，故恶风寒。温病之恶寒，肺合皮毛而亦主表，故亦恶风寒也。太阳病则周身之阳气郁，故身热。肺主化气，肺病不能化气，气郁则身亦热也。太阳自汗，风疏卫也。太阴自汗，皮毛开也。肺亦主卫。渴，火克金也。咳，肺气郁也。午后热甚，浊邪归下，又火旺

① 觱（bì）发：寒冷之风。
② 大明：日或月，有时兼指日月，这里指日。
③ 温：人卫影印本作"湿"。

时也，又阴受火克之象也。

四、太阴风温、温热、温疫、冬温，初起恶风寒者，桂枝汤主之；但热不恶寒而渴者，辛凉平剂银翘散主之。温毒、暑温、湿温、温疟，不在此例。

按仲景《伤寒论》原文，太阳病，谓如太阳证，即上文头痛、身热、恶风、自汗也。但恶热，不恶寒而渴者，名曰温病，桂枝汤主之①。盖温病忌汗，最喜解肌，桂枝本为解肌，且桂枝芳香化浊，芍药收阴敛液，甘草败毒和中，姜、枣调和营卫，温病初起，原可用之。此处却变易前法，恶风寒者主以桂枝，不恶风寒主以辛凉者，非敢擅违古训也。仲景所云不恶风寒者，非全不恶风寒也，其先亦恶风寒，迨既热之后，乃不恶风寒耳。古文简质，且对太阳中风热时亦恶风寒言之，故不暇详耳。盖寒水之病，冬气也，非辛温春夏之气不足以解之。虽曰温病，既恶风寒，明是温自内发，风寒从外搏，成内热外寒之证，故仍用桂枝辛温解肌法，俾得微汗，而寒热之邪皆解矣。温热之邪，春夏气也，不恶风寒，则不兼寒风可知。此非辛凉秋金之气不足以解之。桂枝辛温，以之治温，是以火济火也。故改从《内经》"风淫于内，治以辛凉，佐以苦甘"法。眉批：全书力辟以温治温之非，而以桂枝发端，明乎外寒搏内热，或非寒时而感寒气者，本可用之。而纯乎温病者不可用，明矣。又按：外寒搏内热，及非时伤风，春秋皆有之，即暑中亦有之，皆可少投辛温，但须辨之清切耳。

桂枝汤方

桂枝六钱　芍药三钱，炒　炙甘草二钱　生姜三片　大枣二枚，去核

煎法、服法，必如《伤寒论》原文而后可，不然，不惟失桂枝汤之妙，反生他

变，病必不除。

汪按：麻黄、桂枝，即系肺药，故传足不传手，前人多不以为然，但人之经络相通，而天之感气则异，故治法不同也。

辛凉平剂银翘散方

连翘一两　银花一两　苦桔梗六钱　薄荷六钱　竹叶四钱　生甘草五钱　芥穗四钱　淡豆豉五钱　牛蒡子六钱

上杵为散，每服六钱，鲜芦根汤煎，香气大出，即取服，勿过煮。肺药取轻清，过煮则味厚而入中焦矣。病重者，约二时②一服，日三服，夜一服；轻者，三时一服，日二服，夜一服。病不解者，作再服。盖肺位最高，药过重，则过病所，少用又有病重药轻之患，故从普济消毒饮时时轻扬法。眉批：妙甚。今人亦间有用辛凉法者，多不见效，盖病大药轻之故。一不见效，遂改弦易辙，转去转远，即不更张，缓缓延至数日后，必成中下焦证矣。胸膈闷者，加藿香三钱、郁金三钱，护膻中。渴甚者，加花粉。项肿、咽痛者，加马勃、元参。衄者，去芥穗、豆豉，加白茅根三钱、侧柏炭三钱、栀子炭三钱。咳者，加杏仁，利肺气。二三日病犹在肺，热渐入里，加细生地、麦冬，保津液。再不解，或小便短者，加知母、黄芩、栀子之苦寒，与麦、地之甘寒，合化阴气，而治热淫所胜。

〔方论〕　按温病忌汗，汗之不惟不解，反生他患。眉批：要著。盖病在手经，徒伤足太阳无益。病自口鼻吸受而生，徒发其表亦无益也。且汗为心液，心阳受伤，必有神明内乱、谵语癫狂、内闭

---

① 此条引文与《伤寒论》原文不符。原文曰："太阳病，发热而渴，不恶寒者，为温病。"其后并无"桂枝汤主之"一语。

② 时：时辰，古代将一日分为十二个时辰，每一时辰即今之两个小时。

外脱之变。再，误汗虽曰伤阳，汗乃五液之一，未始不伤阴也。《伤寒论》曰尺脉微者为里虚，禁汗。其义可见。其曰伤阳者，特举其伤之重者而言之耳。眉批：精能之至。温病最善伤阴，用药又复伤阴，岂非为贼立帜乎？此古来用伤寒法治温病之大错也。至若吴又可开首立一达原饮，其意以为直透膜原，使邪速溃。其方施于藜藿[1] 壮实人之温疫病，容有愈者，芳香辟秽之功也；若施于膏粱纨绔[2] 及不甚壮实人，未有不败者。盖其方中首用槟榔、草果、厚朴为君，夫槟榔，子之坚者也，诸子皆降，槟榔苦辛而温，体重而坚，由中走下，直达肛门，中、下焦药也；草果亦子也，其气臭烈大热，其味苦，太阴脾经之劫药也；厚朴苦温，亦中焦药也。岂有上焦温病首用中下焦苦温雄烈劫夺之品，先劫少阴津液之理！知母、黄芩，亦皆中焦苦燥里药，岂可用乎？况又有温邪游溢三阳之说，而有三阳经之羌活、葛根、柴胡加法，是仍以伤寒之法杂之，全不知温病治法。后人止谓其不分三焦，犹浅说也。其三消饮加入大黄、芒硝，惟邪入阳明，气体稍壮者，幸得以下而解，或战汗而解，然往往成弱证，虚甚者则死矣。况邪有在卫者，在胸中者，在营者，入血者，妄用下法，其害可胜言耶！岂视人与铁石一般，并非气血生成者哉！究其始意，原以矫世医以伤寒法治病温之弊，颇能正陶氏之失，奈学未精纯，未足为法。至喻氏、张氏，多以伤寒三阴经法治温病，其说亦非，以世医从之者少，而宗又可者多，故不深辩耳。本方谨遵《内经》"风淫于内，治以辛凉，佐以苦甘；热淫于内，治以咸寒，佐以甘苦"之训，王安道《溯洄集》亦有温、暑当用辛凉，不当用辛温之论，谓仲景之书，为即病之伤寒而设，并未尝为不即病之温、暑而设。张凤逵集治暑方，亦有暑病首用辛凉，继用甘寒，再用酸泄、酸敛，不必用下之论。皆先得我心者。又宗喻嘉言芳香逐秽之说，用东垣清心凉膈散，辛凉苦甘。病初起，且去入里之黄芩，勿犯中焦；加银花辛凉，芥穗芳香，散热解毒；牛蒡子辛平润肺，解热散结，除风利咽，皆手太阴药也。合而论之，经谓"冬不藏精，春必病温"，又谓"藏于精者，春不病温"，又谓"病温虚甚死"，可见病温者，精气先虚。眉批：止此二语，沾丐[3]后学无穷矣。此方之妙，预护其虚，纯然清肃上焦，不犯中下，无开门揖盗之弊，有轻以去实之能。用之得法，自然奏效。此叶氏立法，所以迥出诸家也。

五、太阴温病，恶风寒，服桂枝汤已，恶寒解，余病不解者，银翘散主之。余证悉减者，减其制。

太阴温病，总上条所举而言也。恶寒已解，是全无风寒，止余温病，即禁辛温法，改从辛凉。减其制者，减银翘散之制也。

六、太阴风温，但咳，身不甚热，微渴者，辛凉轻剂桑菊饮主之。

咳，热伤肺络也。身不甚热，病不重也。渴而微，热不甚也。恐病轻药重，故另立轻剂方。

辛凉轻剂桑菊饮方

杏仁二钱　　连翘一钱五分　　薄荷八分
桑叶二钱五分　菊花一钱　　苦梗二钱　　甘草八

---

[1] 藜藿：藜与藿原指贫者所食野菜，这里泛指贫穷而体壮之人。

[2] 膏粱纨绔：膏粱指美味饭菜，纨绔指富贵子弟所穿用细绢做的裤子。这里泛指富贵而体弱之人。

[3] 沾丐：给人以实惠、好处。

分 芦根二钱

水二杯，煮取一杯，日二服。二三日不解，气粗似喘，燥在气分者，加石膏、知母；舌绛，暮热，甚燥，邪初入营，加元参二钱，犀角一钱；在血分者，去薄荷、芦根，加麦冬、细生地、玉竹、丹皮各二钱；肺热甚，加黄芩；渴者，加花粉。

〔方论〕 此辛甘化风、辛凉微苦之方也。盖肺为清虚之脏，微苦则降，辛凉则平，立此方所以避辛温也。今世金用杏苏散通治四时咳嗽，不知杏苏散辛温，只宜风寒，不宜风温，且有不分表里之弊。此方独取桑叶、菊花者，桑得箕星之精，箕好风，风气通于肝，故桑叶善平肝风；春乃肝令而主风，木旺金衰之候，故抑其有余；桑叶芳香，有细毛，横纹最多，故亦走肺络而宣肺气。菊花晚成，芳香味甘，能补金水二脏，故用之以补其不足。风温咳嗽，虽系小病，常见误用辛温重剂，销铄肺液，致久嗽成劳者，不一而足。眉批：吃紧语。圣人不忽于细，必谨于微。医者于此等处，尤当加意也。

七、太阴温病，脉浮洪，舌黄，渴甚，大汗，面赤，恶热者，辛凉重剂白虎汤主之。

脉浮洪，邪在肺经气分也。舌黄，热已深。渴甚，津已伤也。大汗，热逼津液也。面赤，火炎上也。恶热，邪欲出而未遂也。辛凉平剂焉能胜任，非虎啸风生，金飙[1]退热，而又能保津液不可。眉批：篇中屡言保津液，读者不可忽也。前贤多用之。

辛凉重剂白虎汤方

生石膏一两，研 知母五钱 生甘草三钱 白粳米一合

水八杯，煮取三杯，分温三服。病

退，减后服，不知，再作服。

〔方论〕 义见法下，不再立论。下仿此。

八、太阴温病，脉浮大而芤，汗大出，微喘，甚至鼻孔扇者，白虎加人参汤主之；脉若散大者，急用之，倍人参。

浮大而芤，几于散矣，阴虚而阳不固也。补阴药有鞭长莫及之虞[2]，惟白虎退邪阳，人参固正阳，眉批：人参不专固阳。使阳能生阴，乃救化源欲绝之妙法也。汗涌，鼻扇，脉散，皆化源欲绝之征兆也。

白虎加人参汤方

即于前方内加人参三钱。

九、白虎本为达热出表，若其人脉浮弦而细者，不可与也；脉沉者，不可与也；不渴者，不可与也；汗不出者，不可与也。常须识[3] 此，勿令误也。

此白虎之禁也。按白虎剽悍[4]，邪重非其力不举。用之得当，原有立竿见影之妙，若用之不当，祸不旋踵。懦[5] 者多不敢用，未免坐误事机；孟浪[6] 者，不问其脉证之若何，一概用之，甚至石膏用至斤余之多，应手而效者固多，应手而毙者亦复不少。皆未真知确见其所以然之故，故手下无准的也。

十、太阴温病，气血两燔者，玉女煎去牛膝加元参主之。

气血两燔，不可专治一边，故选用张

———

① 金飙（biāo）：秋季寒凉的狂风。
② 虞（yú）：忧虑，担心。
③ 识（zhì）：记住。
④ 剽悍（piāo hàn）：敏捷而勇猛。
⑤ 懦（nuò）：软弱无能。
⑥ 孟浪：卤莽。

景岳气血两治之玉女煎。去牛膝者，牛膝趋下，不合太阴证之用。改熟地为细生地者，亦取其轻而不重，凉而不温之义，且细生地能发血中之表也。加元参者，取其壮水制火，预防咽痛失血等证也。眉批：此思患预防之义。

玉女煎去牛膝熟地加细生地元参方辛凉合甘寒法

生石膏一两　知母四钱　元参四钱　细生地六钱　麦冬六钱

水八杯，煮取三杯，分二次服，渣再煮一钟服。

十一、太阴温病，血从上溢者，犀角地黄汤合银翘散主之。有中焦病者，以中焦法治之。若吐粉红血水者，死不治；血从上溢，脉七八至以上，面反黑色，死不治；可用清络育阴法。

血从上溢，温邪逼迫血液上走清道，循清窍而出，故以银翘散败温毒，以犀角地黄清血分之伏热，而救水即所以救金也。至粉红水非血非液，实血与液交迫而出，有燎原之势，化源速绝。血从上溢，而脉至七八至，面反黑，火极而似水，反兼胜己之化也，亦燎原之势莫制，下焦津液亏极，不能上济君火，君火反与温热之邪合德，肺金其何以堪，故皆主死。化源绝，乃温病第一死法也。仲子曰：敢问死？孔子曰：未知生，焉知死。瑭以为医者不知死，焉能救生。细按温病死状百端，大纲不越五条。在上焦有二：一曰肺之化源绝者死；二曰心神内闭，内闭外脱者死。在中焦亦有二：一曰阳明太实，土克水者死；二曰脾郁发黄，黄极则诸窍为闭，秽浊塞窍者死。在下焦则无非热邪深入，消铄津液，涸尽而死也。眉批：危矣哉，亦微矣哉。

犀角地黄汤方见下焦篇

银翘散方见前

已用过表药者，去豆豉、芥穗、薄荷。

十二、太阴温病，口渴甚者，雪梨浆沃[1]之；吐白沫粘滞不快者，五汁饮沃之。

此皆甘寒救液法也。

雪梨浆方甘冷法

以甜水梨大者一枚，薄切，新汲凉水内浸半日，时时频饮。

五汁饮方甘寒法

梨汁　荸荠汁　鲜苇根汁　麦冬汁　藕汁或用蔗浆

临时斟酌多少，和匀凉服。不甚喜凉者，重汤炖[2]温服。

十三、太阴病得之二三日，舌微黄，寸脉盛，心烦懊侬[3]，起卧不安，欲呕不得呕，无中焦证，栀子豉汤主之。

温病二三日，或已汗，或未汗，舌微黄，邪已不全在肺中矣。寸脉盛，心烦懊侬，起卧不安，欲呕不得，邪在上焦膈中也。在上者，因而越之，故涌之以栀子，开之以香豉。

栀子豉汤方酸苦法

栀子五枚，捣碎　香豆豉六钱

水四杯，先煮栀子数沸，后纳香豉，煮取二杯。先温服一杯，得吐，止后服。

十四、太阴病得之二三日，心烦不安，痰涎壅盛，胸中痞塞，欲呕者，无中焦证，瓜蒂散主之。虚者，加参芦。

---

① 沃（wò）：润养。
② 重汤炖：将药入碗内，再放入加水的锅内，隔水而炖。
③ 懊侬（ào náo）：烦闷不安。

此与上条有轻重之分，有有痰无痰之别。重剂不可轻用，病重药轻，又不能了事，故上条止用栀子豉汤快涌膈中之热，此以痰涎壅盛，必用瓜蒂散急吐之，恐邪入包宫而成痉厥也。瓜蒂、栀子之苦寒，合赤小豆之甘酸，所谓酸苦涌泄为阴，善吐热痰，亦在上者因而越之方也。

瓜蒂散方酸苦法

甜瓜蒂一钱　赤小豆二钱，研　山栀子二钱

水二杯，煮取一杯，先服半杯，得吐，止后服，不吐，再服。虚者，加入参芦一钱五分。

十五、太阴温病，寸脉大，舌绛而干，法当渴，今反不渴者，热在营中也，清营汤去黄连主之。

渴乃温之本病，今反不渴，滋人疑惑。而舌绛且干，两寸脉大，的系温病。盖邪热入营，蒸腾营气上升，故不渴，不可疑不渴非温病也，故以清营汤清营分之热。去黄连者，不欲其深入也。

清营汤见暑温门中

十六、太阴温病，不可发汗。发汗而汗不出者，必发斑疹；汗出过多者，必神昏谵语。发斑者，化斑汤主之；发疹者，银翘散去豆豉，加细生地、丹皮、大青叶，倍元参主之，禁升麻、柴胡、当归、防风、羌活、白芷、葛根、三春柳；眉批：此等处皆深得仲景意，而人不解此久矣。**神昏谵语者，清宫汤主之，牛黄丸、紫雪丹、局方至宝丹亦主之。**

温病忌汗者，病由口鼻而入，邪不在足太阳之表，故不得伤太阳经也。时医不知而误发之，若其人热甚血燥，不能蒸汗，温邪郁于肌表血分，故必发斑疹也。若其表疏，一发而汗出不止，汗为心液，

误汗亡阳，心阳伤而神明乱，中无所主，故神昏。心液伤而心血虚，心以阴为体，心阴不能济阳，则心阳独亢，心主言，故谵语不休也。且手经逆传，世罕知之。手太阴病不解，本有必传手厥阴心包之理，况又伤其气血乎！

化斑汤方

石膏一两　知母四钱　生甘草三钱　元参三钱　犀角二钱　白粳米一合

水八杯，煮取三杯，日三服，渣再煮一钟，夜一服。

〔方论〕　此热淫于内，治以咸寒，佐以苦甘法也。前人悉用白虎汤作化斑汤者，以其为阳明证也。阳明主肌肉，斑家遍体皆赤，自内而外，故以石膏清肺胃之热，知母清金保肺而治阳明独胜之热，甘草清热解毒和中，粳米清胃热而保胃液。白粳米，阳明燥金之岁谷也。本论独加元参、犀角者，以斑色正赤，木火太过，其变最速，但用白虎燥金之品，清肃上焦，恐不胜任，故加元参启肾经之气，上交于肺，庶水天一气，上下循环，不致泉源暴绝也；眉批：微妙可思。犀角咸寒，禀水木火相生之气，为灵异之兽，具阳刚之体，主治百毒蛊疰，邪鬼瘴气，取其咸寒，救肾水以济心火，托斑外出，而又败毒辟[1]瘟也。再病至发斑，不独在气分矣，眉批：著眼。故加二味凉血之品。

银翘散去豆豉加细生地丹皮大青叶倍元参方　即于前银翘散内去豆豉，加：

细生地四钱　大青叶三钱　丹皮三钱　元参加至一两

〔方论〕　银翘散义见前。加四物，取其清血热。去豆豉，畏其温也。

按：吴又可有托里举斑汤，不言疹者，混斑疹为一气也。考温病中发疹者，

---

① 辟（pì）：驱除。

十之七八，发斑者十之二三。盖斑乃纯赤，或大片，为肌肉之病，故主以化斑汤，专治肌肉；疹系红点高起，麻、瘄、沙，皆一类，系血络中病，故主以芳香透络，辛凉解肌，甘寒清血也。其托里举斑汤方中用归、升、柴、芷、川山甲，皆温燥之品，岂不畏其灼津液乎？且前人有痘宜温、疹宜凉之论，实属确见，况温疹更甚于小儿之风热疹乎！其用升、柴，取其升发之义，不知温病多见于春夏发生之候，天地之气，有升无降，岂用再以升药升之乎？且经谓冬藏精者，春不病温，是温病之人，下焦精气久已不固，安庸再升其少阳之气，使下竭上厥乎？经谓"无实实，无虚虚，必先岁气，无伐天和"，可不知耶？后人皆尤而效之，实不读经文之过也。

再按：时人发温热之表，二三日汗不出者，即云斑疹蔽伏，不惟用升、柴、羌、葛，且重以山川柳发之。不知山川柳一岁三花，故得三春之名，俗转音三春为山川。此柳古称柽木，诗所谓其柽其椐者是也。其性大辛大温，生发最速，横枝极细，善能入络，专发虚寒白疹，若温热气血沸腾之赤疹，岂非见之如雠仇乎？夫善治温病者，原可不必出疹，即有邪郁二三日，或三五日，既不得汗，有不得不疹之势，亦可重者化轻，轻者化无。若一派辛温刚燥，气受其灾，而移热于血，岂非自造斑疹乎？再时医每于疹已发出，便称放心，不知邪热炽甚之时，正当谨慎，一有疏忽，为害不浅。再，疹不忌泻，若里结，须微通之，不可令大泄致内虚下陷。法在中焦篇。

汪按：三春柳一名西河柳，又名观音柳，《图经》《别录》未载，自缪希雍《广笔记》盛推其治疹之功，而用者遂多。不知寒疹须发，温疹不须发，可用辛凉，不

可用辛温也。木绵纱之类同此。疹以泻为顺，忌升提，忌补涩，亦不宜下以犯中下二焦。其疹痢者，当苦寒坚阴，治属中下。

清宫汤方

元参心三钱　莲子心五分　竹叶卷心二钱　连翘心二钱　犀角尖二钱，磨冲　连心麦冬三钱

〔加减法〕　热痰盛，加竹沥、梨汁各五匙；咯痰不清，加栝楼皮一钱五分；热毒盛，加金汁、人中黄；渐欲神昏，加银花三钱，荷叶二钱，石菖蒲一钱。

〔方论〕　此咸寒甘苦法，清膻中之方也。谓之清宫者，以膻中为心之宫城也。俱用心者，凡心有生生不已之意，心能入心，即以清秽浊之品，便补心中生生不已之生气，救性命于微芒也。火能令人昏，水能令人清。神昏谵语，水不足而火有余，又有秽浊也。且离以坎为体，元参味苦属水，补离中之虚；犀角灵异味咸，辟秽解毒，所谓灵犀一点通，善通心气，色黑补水，亦能补离中之虚，故以二物为君。眉批：体会入微。莲心甘苦咸，倒生根，由心走肾，能使心火下通于肾，又回环上升，能使肾水上潮于心，故以为使。连翘象心，心能退心热。竹叶心锐而中空，能通窍清火，故以为佐。麦冬之所以用心者，《本经》称其主心腹结气、伤中伤饱、胃脉络绝，试问去心，焉能散结气、补伤中、通伤饱、续胃脉络绝哉？盖麦冬禀少阴癸水之气，一本横生，根颗连络，有十二枚者，有十四五枚者，所以然之故，手足三阳三阴之络，共有十二，加任之尾翳、督之长强，共十四，又加脾之大络，共十五，此物性合人身自然之妙也，惟圣人能体物象，察物情，用麦冬以通续络脉。命名与天冬并称门冬者，冬主闭藏，门主开转，谓其有开合之功能也。

其妙处全在一心之用。从古并未有去心之明文，张隐庵谓不知始自何人，相沿已久而不可改。瑭遍考始知自陶宏景始也。盖陶氏惑于"诸心入心，能令人烦"之一语，不知麦冬无毒，载在上品，久服身轻，安能令人烦哉！如参、术、芪、草，以及诸仁诸子，莫不有心，亦皆能令人烦而悉去之哉？陶氏之去麦冬心，智者千虑之失也。此方独取其心，以散心中秽浊之结气，故以之为臣。

安宫牛黄丸方

牛黄一两　郁金一两　犀角一两　黄连一两　朱砂一两　梅片二钱五分　麝香二钱五分　真珠五钱　山栀一两　雄黄一两　金箔衣　黄芩一两

上为极细末，炼老蜜为丸，每丸一钱，金箔为衣，蜡护。脉虚者，人参汤下，脉实者，银花、薄荷汤下，每服一丸。兼治飞尸卒厥、五痫中恶、大人小儿痉厥之因于热者。大人病重体实者，日再服，甚至日三服；小儿服半丸，不知再服半丸。

〔方论〕　此芳香化秽浊而利诸窍，咸寒保肾水而安心体，苦寒通火腑而泻心用之方也。眉批：体用字着眼。牛黄得日月之精，通心主之神。犀角主治百毒、邪鬼瘴气。真珠得太阴之精，而通神明，合犀角补水救火。郁金，草之香；梅片，木之香；按冰片，洋外老杉木浸成，近世以樟脑打成伪之。樟脑发水中之火，为害甚大，断不可用。雄黄，石之香；麝香乃精血之香。合四香以为用，使闭锢之邪热、温毒深在厥阴之分者，一齐从内透出，而邪秽自消，神明可复也。黄连泻心火，栀子泻心与三焦之火，黄芩泻胆、肺之火，使邪火随诸香一齐俱散也。朱砂补心体，泻心用，合金箔坠痰而镇固，再合真珠、犀角为督战之主帅也。

紫雪丹方 从《本事方》去黄金

滑石一斤　石膏一斤　寒水石一斤　磁石水煮，二斤，捣煎去渣，入后药：

羚羊角五两　木香五两　犀角五两　沉香五两　丁香一两　升麻一斤　元参一斤　炙甘草半斤

以上八味，并捣锉，入前药汁中煎，去渣，入后药：

朴硝、硝石各二斤，提净，入前药汁中，微火煎，不住手将柳木搅，候汁欲凝，再加入后二味：

辰砂三两，研细　麝香一两二钱，研细入前药拌匀。合成，退火气。冷水调服一二钱。

〔方论〕　诸石利水火而通下窍。磁石、元参补肝肾之阴，而上济君火。犀角、羚羊泻心、胆之火。甘草和诸药而败毒，且缓肝急。诸药皆降，独用一味升麻，盖欲降先升也。诸香化秽浊，或开上窍，或开下窍，使神明不致坐困于浊邪而终不克复其明也。丹砂色赤，补心而通心火，内含汞而补心体，为坐镇之用。诸药用气，硝独用质者，以其水卤结成，性峻而易消，泻火而散结也。

局方至宝丹方

犀角一两，镑　朱砂一两，飞　琥珀一两，研　玳瑁一两，镑　牛黄五钱　麝香五钱

以安息重汤炖化，和诸药为丸一百丸，蜡护。

〔方论〕　此方会萃各种灵异，皆能补心体，通心用，除邪秽，解热结，共成拨乱反正之功。大抵安宫牛黄丸最凉，紫雪次之，至宝又次之。主治略同，而各有所长，临用对证斟酌可也。

十七、邪入心包，舌謇①肢厥，牛黄丸主之，紫雪丹亦主之。

————

① 謇（jiǎn）：运动不灵。

厥者，尽也。阴阳极造其偏，皆能致厥。伤寒之厥，足厥阴病也。温热之厥，手厥阴病也。眉批：著眼。舌卷囊缩，虽同系厥阴现证，要之舌属手，囊属足也。盖舌为心窍，包络代心用事；肾囊前后，皆肝经所过，断不可以阴阳二厥混而为一，若陶节庵所云冷过肘膝，便为阴寒，恣用大热。再热厥之中，亦有三等：有邪在络居多，而阳明证少者，则从芳香，本条所云是也；有邪搏阳明，阳明太实，上冲心包，神迷肢厥，甚至通体皆厥，当从下法，本论载入中焦篇；有日久邪杀阴亏而厥者，则从育阴潜阳法，本论载入下焦篇。

牛黄丸、紫雪丹方 并见前

十八、温毒咽痛喉肿，耳前耳后肿，颊肿，面正赤，或喉不痛，但外肿，甚则耳聋，俗名大头温、虾蟆温者，普济消毒饮去柴胡、升麻主之，初起一二日，再去芩、连，三四日加之佳。

温毒者，秽浊也。凡地气之秽，未有不因少阳之气而自能上升者。春夏地气发泄，故多有是证；秋冬地气间有不藏之时，亦或有是证；人身之少阴素虚，不能上济少阳，少阳升腾莫制，亦多成是证；小儿纯阳火多，阴未充长，亦多有是证。咽痛者，经谓"一阴一阳结，谓之喉痹"。盖少阴少阳之脉，皆循喉咙，少阴主君火，少阳主相火，相济为灾也。耳前、耳后、颊前肿者，皆少阳经脉所过之地，颊车不独为阳明经穴也。面赤者，火色也。甚则耳聋者，两少阳之脉，皆入耳中，火有余则清窍闭也。治法总不能出李东垣普济消毒饮之外。其方之妙，妙在以凉膈散为主，而加化清气之马勃、僵蚕、银花，得轻可去实之妙；再加元参、牛蒡、板蓝根，败毒而利肺气，补肾水以上济邪火。

去柴胡、升麻者，以升腾飞越太过之病，不当再用升也，说者谓其引经，亦甚愚矣！凡药不能直至本经者，方用引经药作引，此方皆系轻药，总走上焦，开天气，肃肺气，岂须用升、柴直升经气耶！去黄芩、黄连者，芩、连里药也，病初起，未至中焦，不得先用里药故犯中焦也。

普济消毒饮去升麻柴胡黄芩黄连方

连翘一两　薄荷三钱　马勃四钱　牛蒡子六钱　芥穗三钱　僵蚕五钱　元参一两　银花一两　板蓝根五钱　苦梗一两　甘草五钱

上共为粗末，每服六钱，重者八钱。鲜苇根汤煎，去渣服，约二时一服，重者一时许一服。

十九、温毒外肿，水仙膏主之，并主一切痈疮。 眉批：此治瘟毒第一捷径法门也。

按：水仙花得金水之精，隆冬开花，味苦微辛，寒滑无毒。苦能降火败毒，辛能散邪热之结，寒能胜热，滑能利痰。其妙用全在汁之胶粘，能拔毒外出，使毒邪不致深入脏腑伤人也。

水仙膏方

水仙花根，不拘多少，剥去老赤皮与根须，入石臼捣如膏，敷肿处，中留一孔出热气，干则易之，以肌肤上生黍米大小黄疮为度。

二十、温毒敷水仙膏后，皮间有小黄疮如黍米者，不可再敷水仙膏，过敷则痛甚而烂，三黄二香散主之。

三黄取其峻泻诸火而不烂皮肤，二香透络中余热而定痛。

三黄二香散方 苦辛芳香法

黄连一两　黄柏一两　生大黄一两　乳香五钱　没药五钱

上为极细末，初用细茶汁调敷，干则易之，继则用香油调敷。

二一、温毒神昏谵语者，先与安宫牛黄丸、紫雪丹之属，继以清宫汤。

安宫牛黄丸、紫雪丹、清宫汤方法并见前

暑　温

二二、形似伤寒，但右脉洪大而数，左脉反小于右，口渴甚，面赤，汗大出者，名曰暑温，在手太阴，白虎汤主之；脉芤甚者，白虎加人参汤主之。

此标暑温之大纲也。按温者热之渐，热者温之极也。温盛为热，木生火也。热极湿动，火生土也。上热下湿，人居其中而暑成矣。若纯热不兼湿者，仍归前条温热例，不得混入暑热例。眉批：著眼。形似伤寒者，谓头痛、身痛、发热恶寒也。水火极不同性，各造其偏之极，反相同也。故经谓水极而似火也，火极而似水也。伤寒，伤于水气之寒，故先恶寒而后发热，寒郁人身卫阳之气而为热也，故仲景《伤寒论》中，有已发热或未发之文。若伤暑则先发热，热极而后恶寒，盖火盛必克金，肺性本寒，而复恶寒也。然则伤暑之发热恶寒虽与伤寒相似，其所以然之故实不同也，学者诚能究心于此，思过半矣。脉洪大而数，甚则芤，对伤寒之脉浮紧而言也。独见于右手者，对伤寒之左脉大而言也，右手主上焦气分，且火克金也，暑从上而下，不比伤寒从下而上，左手主下焦血分也，故伤暑之左脉反小于右。口渴甚、面赤者，对伤寒太阳证面不赤、口不渴而言也。火烁津液，故口渴。火甚未有不烦，面赤者，烦也。烦字从火从页，谓火现于面也。汗大出者，对伤寒汗不出

而言也。眉批：伤寒伤暑，或症或脉，此篇辨之详矣。学者亦宜留意，无致临症他歧。首白虎例者，盖白虎乃秋金之气，所以退烦暑，白虎为暑温之正例也，其源出自《金匮》，守先圣之成法也。眉批：不知守先圣成法者，不可与读此书。

白虎汤、白虎加人参汤方并见前

二三、《金匮》谓太阳中暍，发热恶寒，身重而疼痛，其脉弦细芤迟，小便已，洒然毛耸，手足逆冷，小有劳，身即热，口开，前板齿燥，若发其汗，则恶寒甚，加温针，则发热甚，数下，则淋甚。可与东垣清暑益气汤。

张石顽注谓太阳中暍，发热恶寒，身重而疼痛，此因暑而伤风露之邪，手太阳标证也。手太阳小肠属火，上应心包，二经皆能制金烁肺，肺受火刑，所以发热恶寒似足太阳证。其脉或见弦细，或见芤迟，小便已，洒然毛耸，此热伤肺胃之气，阳明本证也。（愚按：小便已，洒然毛耸，似乎非阳明证，乃足太阳膀胱证也。盖膀胱主水，火邪太甚而制金，则寒水来为金母复仇也。所谓五行之极，反兼胜己之化。发汗则恶寒甚者，气虚重夺当作伤其津当作阳也。温针则发热甚者，重伤经中之液，转助时火，肆虐于外也。数下之则淋甚者，劫其在里之阴，热势乘机内陷也。此段经文，本无方治，东垣特立清暑益气汤，足补仲景之未逮。愚按：此言太过。仲景当日，必有不可立方之故，或曾立方而后世脱简，皆未可知。岂东垣能立而仲景反不能立乎？但细按此证，恰可与清暑益气汤。曰可者，仅可而有所未尽之词，尚望遇是证者，临时斟酌尽善。至沈目南《金匮要略注》，谓当用辛凉甘寒，实于此证不合。盖身重疼痛，证兼寒湿也。即目南自注，谓发热恶寒身重疼

痛，其脉弦细芤迟，内暑而兼阴湿之变也。岂有阴湿而用甘寒柔以济柔之理？既曰阴湿，岂辛凉所能胜任！不待辩而自明。

清暑益气汤方辛甘化阳酸甘化阴复法

黄芪一钱　黄柏一钱　麦冬二钱　青皮一钱　白术一钱五分　升麻三分　当归七分　炙草一钱　神曲一钱　人参一钱　泽泻一钱　五味子八分　陈皮一钱　苍术一钱五分　葛根三分　生姜二片　大枣二枚

水五杯，煮取二杯，渣再煎一杯，分温三服。虚者得宜，实者禁用；汗不出而但热者禁用。

二四、手太阴暑温，如上条证，但汗不出者，新加香薷饮主之。

证如上条，指形似伤寒，右脉洪大，左手反小，面赤口渴而言。但以汗不能自出，表实为异，故用香薷饮发暑邪之表也。按香薷辛温芳香，能由肺之经而达其络。鲜扁豆花，凡花皆散，取其芳香而散，且保肺液，以花易豆者，恶其呆滞也。夏日所生之物，多能解暑，惟扁豆花为最。如无花时，用鲜扁豆皮。若再无此，用生扁豆皮。厚朴苦温，能泄实满①。厚朴，皮也，虽走中焦，究竟肺主皮毛，以皮从皮，不为治上犯中。若黄连、石草②，纯然里药，暑病初起，且不必用，恐引邪深入，故易以连翘、银花，取其辛凉达肺经之表，纯从外走，不必走中也。

温病最忌辛温，暑证不忌者，以暑必兼湿，湿为阴邪，非温不解，眉批：分别极明晰。故此方香薷、厚朴用辛温，而余则佐以辛凉云。下文湿温论中，不惟不忌辛温，且用辛热也。

新加香薷饮方辛温复辛凉法

香薷二钱　银花三钱　鲜扁豆花三钱　厚朴二钱　连翘二钱

水五杯，煮取二杯。先服一杯，得汗，止后服；不汗，再服；服尽不汗，再作服。

二五、手太阴暑温，服香薷饮，微得汗，不可再服香薷饮重伤其表，暑必伤气，最令表虚，虽有余证，知在何经，以法治之。

按伤寒非汗不解，最喜发汗；伤风亦非汗不解，最忌发汗，只宜解肌，此麻、桂之异其治，即异其法也眉批：如庖丁解牛，奏刀騞然。温病亦喜汗解，最忌发汗，只许辛凉解肌，辛温又不可用，妙在导邪外出，俾营卫气血调和，自然得汗，不必强责其汗也。若暑温、湿温则又不然。暑非汗不解，可用香薷发之。发汗之后，大汗不止，仍归白虎法，固不比伤寒、伤风之漏汗不止，而必欲桂、附护阳实表，亦不可屡虚其表，致令厥脱也，观古人暑门有生脉散法，其义自见。

二六、手太阴暑温，或已经发汗，或未发汗，而汗不止，烦渴而喘，脉洪大有力者，白虎汤主之；脉洪大而芤者，白虎加人参汤主之；身重者，湿也，白虎加苍术汤主之；汗多脉散大，喘喝欲脱者，生脉散主之。

此条与上文少异者，只已经发汗一句。

白虎加苍术汤方

即于白虎汤内加苍术三钱。

汗多而脉散大，其为阳气发泄太甚，内虚不可留恋可知。生脉散酸甘化阴，守阴所以留阳，阳留，汗自止也。以人参为

---

① 实满：人卫铅印本等作"食满"。
② 石草：人卫铅印本等作"甘草"。

君，所以补肺中元气也。

生脉散方酸甘化阴法

人参三钱　麦冬二钱，不去心　五味子一钱

水三杯，煮取八分二杯，分二次服，渣再煎服。脉不敛，再作服，以脉敛为度。

二七、手太阴暑温，发汗后，暑证悉减，但头微胀，目不了了，余邪不解者，清络饮主之。邪不解而入中下焦者，以中下法治之。

既曰余邪，不可用重剂明矣，只以芳香轻药清肺络中余邪足矣。倘病深而入中下焦，又不可以浅药治深病也。

清络饮方辛凉芳香法

鲜荷叶边二钱　鲜银花二钱　西瓜翠衣二钱　鲜扁豆花一枝　丝瓜皮二钱　鲜竹叶心二钱

水二杯，煮取一杯，日二服。凡暑伤肺经气分之轻证皆可用之。

二八、手太阴暑温，但咳无痰，咳声清高者，清络饮加甘草、桔梗、甜杏仁、麦冬、知母主之。

咳而无痰，不嗽可知。咳声清高，金音清亮，久咳则哑，偏于火而不兼湿也。即用清络饮，清肺络中无形之热，加甘、桔开提，甜杏仁利肺而不伤气，麦冬、知母保肺阴而制火也。

清络饮加甘桔甜杏仁麦冬汤方

即于清络饮内，加甘草一钱，桔梗二钱，甜杏仁二钱，麦冬三钱。

二九、两太阴暑温，咳而且嗽，咳声重浊，痰多，不甚渴，渴不多饮者，小半夏加茯苓汤再加厚朴、杏仁主之。

既咳且嗽，痰涎复多，咳声重浊，重

浊者，土音也，其兼足太阴湿土可知。不甚渴，渴不多饮，则其中之有水可知。此暑温而兼水饮者也。故以小半夏加茯苓汤蠲饮和中；再加厚朴、杏仁，利肺泻湿，预夺其喘满之路。水用甘澜，取其走而不守也。

此条应入湿温，却列于此处者，以与上条为对待之文，可以互证也。

小半夏加茯苓汤再加厚朴杏仁方辛温淡法

半夏八钱　茯苓块六钱　厚朴三钱　生姜五钱　杏仁三钱

甘澜水八杯，煮取三杯，温服，日三。

三十、脉虚，夜寐不安，烦渴，舌赤，时有谵语，目常开不闭，或喜闭不开，暑入手厥阴也。手厥阴暑温，清营汤主之；舌白滑者，不可与也。

夜寐不安，心神虚而阳不得入于阴也。烦渴，舌赤，心用恣而心体亏也。时有谵语，神明欲乱也。目常开不闭，目为火户，火性急，常欲开以泄其火，且阳不下交于阴也；或喜闭不开者，阴为亢阳所损，阴损则恶见阳光也。故以清营汤急清营中之热，而保离中之虚也。若舌白滑，不惟热重，湿亦重矣。湿重忌柔润药，当于湿温例中求之，故曰不可与清营汤也。

清营汤方咸寒苦甘法

犀角三钱　生地五钱　元参三钱　竹叶心一钱　麦冬三钱　丹参二钱　黄连一钱五分　银花三钱　连翘二钱，连心用

水八杯，煮取三杯，日三服。

三一、手厥阴暑温，身热，不恶寒，清神不了了，时时谵语者，安宫牛黄丸主之，紫雪丹亦主之。

身热，不恶寒，已无手太阴证。神气

欲昏，而又时时谵语，不比上条时有谵语，谨防内闭，故以芳香开窍、苦寒清热为急。

安宫牛黄丸、紫雪丹方义并见前

三二、暑温寒热，舌白，不渴，吐血者，名曰暑瘵，为难治，清络饮加杏仁薏仁滑石汤主之。

寒热，热伤于表也；舌白，不渴，湿伤于里也，皆在气分。而又吐血，是表里气血俱病，岂非暑瘵重证乎？此证纯清则碍虚，纯补则碍邪，故以清络饮清血络中之热，而不犯手；加杏仁利气，气为血帅故也；薏仁、滑石利在里之湿，冀邪退气宁而血可止也。

清络饮加杏仁薏仁滑石汤方

即于清络饮内加杏仁二钱，滑石末三钱，薏仁三钱。服法如前。

三三、小儿暑温，身热，卒然痉厥，名曰暑痫，清营汤主之，亦可少与紫雪丹。

小儿之阴，更虚于大人，况暑月乎！一得暑温，不移时有过卫入营者，盖小儿之脏腑薄也。眉批：脏腑薄则传变速也。血络受火邪逼迫，火极而内风生，俗名急惊，混与发散消导，死不旋踵，惟以清营汤清营分之热而保津液，使液充阳和，自然汗出而解，断断不可发汗也。眉批：上紧关头，故丁宁重申。可少与紫雪者，清包络之热而开内窍也。

三四、大人暑痫，亦同上法。热初入营，肝风内动，手足瘛疭，可于清营汤中加钩藤、丹皮、羚羊角。

清营汤、紫雪丹方法并见前

伏　暑

按暑温、伏暑，名虽异而病实同，治法须前后互参，故中下焦篇不另立一门。

三五、暑兼湿热，偏于暑之热者为暑温，多手太阴证而宜清；偏于暑之湿者为湿温，多足太阴证而宜温；湿热平等者两解之。各宜分晓，不可混也。

此承上起下之文。按暑温、湿温，古来方法最多精妙，不比前条温病毫无尺度，本论原可不必再议，特以《内经》有先夏至为病温、后夏至为病暑之明文，是暑与温，流虽异而源则同，不得言温而遗暑，言暑而遗湿。又以历代名家，悉有蒙混之弊，盖夏日三气杂感，本难条分缕析。惟叶氏心灵手巧，精思过人，案中治法，丝丝入扣，可谓汇众善以为长者，惜时人不能知其一二；然其法散见于案中，章程未定，浅学者读之，有望洋之叹，无怪乎后人之无阶而升也。故本论撼[①]拾其大概，粗定规模，俾学者有路可寻。精妙甚多，不及备录，学者仍当参考名家，细绎[②]叶案，而后可以深造。再按：张洁古云："静而得之为中暑，动而得之为中热；中暑者阴证，中热者阳证。"呜呼！洁古笔下如是不了了，后人奉以为规矩准绳，此医道之所以难言也。试思中暑，竟无动而得之者乎？中热，竟无静而得之者乎？似难以动静二字分暑、热。又云"中暑者阴证"，暑字从日，日岂阴物乎？暑中有火，火岂阴邪乎？暑中有阴耳，湿是也，非纯阴邪也。"中热者阳证"，斯语诚然，要知热中亦兼秽浊，秽浊亦阴类也，

---

① 撼（zhí）：摘取，拾取。
② 绎（yì）：理出头绪。

是中热非纯无阴也。盖洁古所指之中暑，即本论后文之湿温也；其所指之中热，即本论前条之温热也。张景岳又细分阴暑、阳暑。所谓阴暑者，即暑之偏于湿，而成足太阴之里证也；阳暑者，即暑之偏于热，而成手太阴之表证也。学者非目无全牛，不能批隙中窾①。宋元以来之名医，多自以为是，而不求之自然之法象，无怪乎道之常不明，而时人之随手杀人也，可胜慨哉！

汪按：偏湿偏热，伤手伤足，挈领提纲，可谓不易之论，学者从此认清，自不患动手便错矣。又按：洁古所谓动者，指奔走劳役之人，触冒天地之热气而病者也；所谓静者，指富贵安逸之人，纳凉于高堂大厦以避热而中湿者也。然动者亦有时中湿，静者亦有时中热，未可拘执。静者一种内，又有乘凉饮冷，无湿气而但中寒气，应用桂枝、大顺，甚则理中、四逆者，此即夏月伤寒，当一一条分缕析也。至景岳于六气治法，全未入门，无足置论。

三六、长夏受暑，过夏而发者，名曰伏暑。霜未降而发者少轻，霜既降而发者则重，冬日发者尤重，子、午、丑、未之年为多也。

长夏盛暑，气壮者不受也；稍弱者但头晕片刻，或半日而已；次则即病；其不即病而内舍于骨髓，外舍于分肉之间者，气虚者也。盖气虚不能传送暑邪外出，必待秋凉金气相搏而后出也。金气本所以退烦暑，金欲退之，而暑无所藏，故伏暑病发也。其有气虚甚者，虽金风亦不能击之使出，必待深秋大凉、初冬微寒相逼而出，故尤为重也。子、午、丑、未之年为独多者，子、午君火司天，暑本于火也；丑、未湿土司天，暑得湿则留也。

三七、头痛，微恶寒，面赤烦渴，舌白，脉濡而数者，虽在冬月，犹为太阴伏暑也。

头痛，恶寒，与伤寒无异；面赤烦渴，则非伤寒矣，然犹以伤寒阳明证；若脉濡而数，则断断非伤寒矣。眉批：分明。盖寒脉紧，风脉缓，暑脉弱，濡则弱之象，弱则濡之体也。眉批：此作者金针度人处。濡即离中虚，火之象也；紧即坎中满，水之象也。火之性热，水之性寒，象各不同，性则迥异，何世人悉以伏暑作伤寒治，而用足六经羌、葛、柴、芩每每杀人哉！象各不同，性则迥异，故曰虽在冬月，定其非伤寒而为伏暑也。冬月犹为伏暑，秋日可知。伏暑之与伤寒，犹男女之别，一则外实中虚，一则外虚中实，岂可混哉！

三八、太阴伏暑，舌白口渴，无汗者，银翘散去牛蒡、元参加杏仁、滑石主之。

此邪在气分而表实之证也。

三九、太阴伏暑，舌赤口渴，无汗者，银翘散加生地、丹皮、赤芍、麦冬主之。

此邪在血分而表实之证也。

四十、太阴伏暑，舌白口渴，有汗，或大汗不止者，银翘散去牛蒡子、元参、芥穗，加杏仁、石膏、黄芩主之；脉洪大，渴甚，汗多者，仍用白虎法；脉虚大而芤者，仍用人参白虎法。

此邪在气分而表虚之证也。

———————

① 窾（kuǎn）：空。

四一、太阴伏暑，舌赤，口渴，汗多，加减生脉散主之。

此邪在血分而表虚之证也。

银翘散去牛蒡子元参加杏仁滑石方

即于银翘散内去牛蒡子、元参，加杏仁六钱，飞滑石一两。服如银翘散法。胸闷，加郁金四钱，香豉四钱；呕而痰多，加半夏六钱，茯苓六钱；小便短，加薏仁八钱、白通草四钱。

银翘散加生地丹皮赤芍麦冬方

即于银翘散内加生地六钱，丹皮四钱，赤芍四钱，麦冬六钱。服法如前。

银翘散去牛蒡子元参芥穗加杏仁石膏黄芩方

即于银翘散内去牛蒡子、元参、芥穗，加杏仁六钱，生石膏一两，黄芩五钱。服法如前。

白虎法、白虎加人参法 俱见前

加减生脉散方 酸甘化阴法

沙参三钱　麦冬三钱　五味子一钱　丹皮二钱　细生地三钱

水五杯，煮二杯，分温再服。

四二、伏暑、暑温、湿温，证本一源，前后互参，不可偏执。

湿温　寒湿

四三、头痛，恶寒，身重疼痛，舌白，不渴，脉弦细而濡，面色淡黄，胸闷不饥，午后身热，状若阴虚，病难速已，名曰湿温。汗之则神昏耳聋，甚则目瞑[①]不欲言；下之则洞泄；润之则病深不解。长夏、深秋、冬日同法，三仁汤主之。

头痛，恶寒，身重疼痛，有似伤寒，脉弦濡，则非伤寒矣。眉批：分明。舌白，不渴，面色淡黄，则非伤暑之偏于火者矣。胸闷不饥，湿闭清阳道路也。午后

身热，状若阴虚者，湿为阴邪，阴邪自旺于阴分，故与阴虚同一午后身热也。眉批：此条人多误认阴虚，当知此理。湿为阴邪，自长夏而来，其来有渐，且其性氤氲[②]粘腻，非若寒邪之一汗即解、温热之一凉即退，故难速已。世医不知其为湿温，见其头痛、恶寒、身重疼痛也，以为伤寒而汗之，汗伤心阳，湿随辛温发表之药蒸腾上逆，内蒙心窍则神昏，上蒙清窍则耳聋、目瞑、不言。见其中满不饥，以为停滞而大下之，误下伤阴，而重抑脾阳之升，脾气转陷，湿邪乘势内渍[③]，故洞泄。见其午后身热，以为阴虚而用柔药润之，湿为胶滞阴邪，再加柔润阴药，二阴相合，同气相求，遂有锢结而不可解之势。惟以三仁汤轻开上焦肺气，盖肺主一身之气，气化则湿亦化也。眉批：至理。解此二语，则于湿温思过半矣。湿气弥漫，本无形质，以重浊滋味之药治之，愈治愈坏。伏暑、湿温，吾乡俗名秋呆子，悉以陶氏《六书》法治之，不知从何处学来。医者呆，反名病呆，不亦诬乎！再按：湿温较诸温，病势虽缓而实重，上焦最少，病势不甚显张，中焦病最多，详见中焦篇，以湿为阴邪故也，当于中焦求之。

三仁汤方

杏仁五钱　飞滑石六钱　白通草二钱　白蔻仁二钱　竹叶二钱　厚朴二钱　生薏仁六钱　半夏五钱

甘澜水八碗，煮取三碗，每服一碗，日三服。

四四、湿温邪入心包，神昏肢逆，清

---

① 瞑（míng）：闭目。
② 氤氲（yīn yūn）：烟雾弥漫。
③ 渍（zì）：浸。

宫汤去莲心、麦冬，加银花、赤小豆皮，煎送至宝丹，或紫雪丹亦可。

湿温着于经络，多身痛身热之候，医者误以为伤寒而汗之，遂成是证。仲景谓湿家忌发汗，发汗则病痉。湿热相搏，循经入络，故以清宫汤清包中之热邪，加银花、赤豆以清湿中之热，而又能直入手厥阴也。至宝丹去秽浊，复神明。若无至宝，即以紫雪代之。

清宫汤去莲心麦冬加银花赤小豆皮方

犀角一钱　连翘心三钱　元参心二钱　竹叶心二钱　银花二钱　赤小豆皮三钱

至宝丹、紫雪丹方并见前

四五、湿温喉阻咽痛，银翘马勃散主之。

肺主气，湿温者，肺气不化，郁极而一阴一阳谓心与胆之火俱结也。盖金病不能平木，木反挟心火来刑肺金。喉即肺系，其闭在气分者即阻，闭在血分者即痛也，故以轻药开之。

银翘马勃散方辛凉微苦法

连翘一两　牛蒡子六钱　银花五钱　射干三钱　马勃二钱

上杵为散，服如银翘散法。不痛但阻甚者，加滑石六钱，桔梗五钱，苇根五钱。

四六、太阴湿温，气分痹郁而哕者俗名为呃，**宣痹汤主之。**

上焦清阳膹郁，亦能致哕，治法故以轻宣肺痹为主。眉批：痹证治法，备载《金匮》，学者细详之。本论专详温病，不及备论，疟痢仿此。

宣痹汤苦辛通法

枇杷叶二钱　郁金一钱五分　射干一钱　白通草一钱　香豆豉一钱五分。

水五杯，煮取二杯，分二次服。

四七、太阴湿温喘促者，千金苇茎汤加杏仁、滑石主之。

《金匮》谓喘在上焦，其息促。太阴湿蒸为痰，喘息不宁，故以苇茎汤清宣肺气，加杏仁、滑石利窍而逐热饮。若寒饮喘咳者，治属饮家，不在此例。眉批：著眼。

千金苇茎汤加滑石杏仁汤辛淡法

苇茎五钱　薏苡仁五钱　桃仁二钱　冬瓜仁二钱　滑石三钱　杏仁三钱

水八杯，煮取三杯，分三次服。

四八、《金匮》谓太阳中暍，身热疼痛而脉微弱，此以夏月伤冷水，水行皮中所致也，一物瓜蒂汤主之。

此热少湿多，阳郁致病之方法也。瓜蒂涌吐其邪，暑湿俱解，而清阳复辟矣。

一物瓜蒂汤方

瓜蒂二十个

上捣碎，以逆流水八杯，煮取三杯，先服一杯；不吐，再服；吐，停后服。虚者加参芦三钱。

四九、寒湿伤阳，形寒脉缓，舌淡，或白滑，不渴，经络拘束，桂枝姜附汤主之。

载寒湿，所以互证湿温也。按寒湿伤表阳、中经络之证，《金匮》论之甚详，兹不备录。独采叶案一条，以见湿寒、湿温不可混也。形寒脉缓，舌白不渴，而经络拘束，全系寒证，故以姜、附温中，白术燥湿，桂枝通行表阳也。

桂枝姜附汤苦辛热法

桂枝六钱　干姜三钱　白术三钱，生　熟附子三钱

水五杯，煮取二杯，渣再煮一杯服。

温　疟

五十、骨节疼烦，时呕，其脉如平，但热不寒，名曰温疟，白虎加桂枝汤主之。

温邪先伏，因感而发[1]，故但热不寒，令人消烁肌肉，与伏暑相似，亦温病之类也。眉批：是故入本论。彼此实足以相混，故附于此，可以参观而并见。治以白虎加桂枝汤者，以白虎保肺清金，峻泻阳明独胜之热，使不消烁肌肉；单以桂枝一味，领邪外出，作向导之官，得热因热用之妙，眉批：谁人能言，谁人能解此言。经云"奇治之不治，则偶治之；偶治之不治，则求其属以衰之"是也。又谓之复方。

白虎加桂枝汤方辛凉苦甘复辛温法

知母六钱　生石膏一两六钱　粳米一合　桂枝木三钱　炙甘草二钱

水八碗，煮取三碗。先服一碗，得汗为知，不知再服，知后仍服一剂，中病即已。

五一、但热不寒，或微寒多热，舌干口渴，此乃阴气先伤，阳气独发，名曰瘅疟，五汁饮主之。

仲景于瘅疟条下，谓以饮食消息之，并未出方。调如是重病而不用药，特出饮食二字，重胃气可知。阳明于脏象为阳土，于气运为燥金，病系阴伤阳独亢[2]，法当救阴何疑。重胃气，法当救胃阴何疑。制阳土燥金之偏胜，配孤阳之独亢，非甘寒柔润而何！此喻氏甘寒之论，其超卓无比伦也。叶氏宗之，后世学者，咸当宗之矣。

五汁饮方见前

〔加减法〕　此甘寒救胃阴之方也。

欲清表热，则加竹叶、连翘；欲泻阳明独胜之热，而保肺之化源，则加知母；欲救阴血，则加生地、元参；欲宣肺气，则加杏仁；欲行三焦，开邪出路，则加滑石。

五二、舌白渴饮，咳嗽频仍，寒从背起，伏暑所致，名曰肺疟，杏仁汤主之。

肺疟，疟之至浅者。肺疟虽云易解，稍缓则深，最忌用治疟印板俗例小柴胡汤。眉批：吃紧。盖肺去少阳半表半里之界尚远，不得引邪深入也，故以杏仁汤轻宣肺气，无使邪聚则愈。眉批：仆尝以此方治人，一二剂辄效，阅此，心怦怦有动也。

杏仁汤方苦辛寒法

杏仁三钱　黄芩一钱五分　连翘一钱五分　滑石三钱　桑叶一钱五分　茯苓块三钱　白蔻皮八分　梨皮二钱

水三杯，煮取二杯，日再服。

五三、热多昏狂，谵语烦渴，舌赤中黄，脉弱而数，名曰心疟，加减银翘散主之；兼秽，舌浊，口气重者，安宫牛黄丸主之。

心疟者，心不受邪，受邪则死，疟邪始受在肺，逆传心包络。其受之浅者，以加减银翘散清肺与膈中之热，领邪出卫；其受之重者，邪闭心包之窍，则有闭脱之危，故以牛黄丸，清宫城而安君主也。

加减银翘散方辛凉兼芳香法

连翘十分　银花八分　元参五分　麦冬五分，不去心　犀角五分　竹叶三分

共为粗末，每服五钱，煎成去渣，点荷叶汁二三茶匙。日三服。

---

[1]　温邪……而发：人卫影印本等作"阴气先伤，阳气独发"。

[2]　阳独亢：底本作"阳独"，据意而改。

安宫牛黄丸方见前

秋 燥

五四、秋感燥气，右脉数大，伤手太阴气分者，桑杏汤主之。

前人有云：六气之中，惟燥不为病。似不尽然。盖以《内经》少秋感于燥一条，故有此议耳。如阳明司天之年，岂无燥金之病乎？大抵春秋二令，气候较夏冬之偏寒偏热为平和，其由于冬夏之伏气为病者多，其由于本气自病者少，其由于伏气而病者重，本气自病者轻耳。其由于本气自病之燥证，初起必在肺卫，眉批：着眼。故以桑杏汤清气分之燥也。

桑杏汤方辛凉法

桑叶一钱 杏仁一钱五分 沙参二钱 象贝一钱 香豉一钱 栀皮一钱 梨皮一钱

水二杯，煮取一杯，顿服之。重者再作服。轻药不得重用，重用必过病所。再，一次煮成三杯，其二三次之气味必变，药之气味俱轻故也。

五五、感燥而咳者，桑菊饮主之。

亦救肺卫之轻剂也。

桑菊饮方见前

五六、燥伤肺胃阴分，或热或咳者，沙参麦冬汤主之。

此条较上二条，则病深一层矣，故以甘寒救其津液。

沙参麦冬汤甘寒法

沙参三钱 玉竹二钱 生甘草一钱 冬桑叶一钱五分 麦冬三钱 生扁豆一钱五分 花粉一钱五分

水五杯，煮取二杯，日再服。久热久咳者，加地骨皮三钱。

五七、燥气化火，清窍不利者，翘荷汤主之。

清窍不利，如耳鸣、目赤、龈胀、咽痛之类。翘荷汤者，亦清上焦气分之燥热也。

翘荷汤辛凉法

薄荷一钱五分 连翘一钱五分 生甘草一钱 黑栀皮一钱五分 桔梗二钱 绿豆皮二钱

水二杯，煮取一杯，顿服之。日服二剂，甚者日三。

〔加减法〕 耳鸣者，加羚羊角、苦丁茶；目赤者，加鲜菊叶、苦丁茶、夏枯草；咽痛者，加牛蒡子、黄芩。

五八、诸气膹[1] 郁，诸痿喘呕之因于燥者，喻氏清燥救肺汤主之。

喻氏云：诸气膹郁之属于肺者，属于肺之燥也，而古今治气郁之方，用辛香行气，绝无一方治肺之燥者。诸痿喘呕之属于上者，亦属于肺之燥也，而古今治法以痿呕属阳明，以喘属肺，是则呕与痿属之中下，而惟喘属之上矣，所以千百方中亦无一方及于肺之燥也。即喘之属于肺者，非表即下，非行气即泻气，间有一二用润剂者，又不得其肯綮[2]。总之，《内经》六气，脱误秋伤于燥一气，指长夏之湿为秋之燥。后人不敢更端其说，置此一气于不理，即或明知理燥，而用药夹杂，如弋获飞虫，茫无定法示人也。今拟此方，命名清燥救肺汤，大约以胃气为主，胃土为肺金之母也。其天门冬虽能保肺，然味苦而气滞，恐反伤胃阻痰，故不用也；其知母能滋肾水、清肺金，亦以苦而不用；至如苦寒降火正治之药，尤在所忌。盖肺金自至于燥，所存阴气不过一线耳，倘更以

---

① 膹（fèn）：积满。
② 肯綮（qìng）：比喻关键、要点。

苦寒下其气，伤其胃，其人尚有生理乎？诚仿此增损以救肺燥变生诸证，如沃焦救焚，不厌其频，庶克有济耳。

清燥救肺汤方 辛凉甘润法

石膏二钱五分　甘草一钱　霜桑叶三钱

人参七分　杏仁七分，泥　胡麻仁一钱，炒，研　阿胶八分　麦冬二钱，不去心　枇杷叶六分，去净毛，炙

水一碗，煮六分，频频二三次温服。痰多加贝母、瓜蒌；血枯加生地黄；热甚加犀角、羚羊角，或加牛黄。

补秋燥胜气论

按前所序之秋燥方论，乃燥之复气也，标气也。盖燥属金而克木，木之子，少阳相火也，火气来复，故现燥热干燥之证。又《灵枢》谓：丙丁为手之两阳合明，辰巳为足之两阳合明，阳明本燥，标阳也。前人谓燥气化火，经谓燥金之下，火气承之，皆谓是也。案古方书，无秋燥之病。近代以来，惟喻氏始补燥气论，其方用甘润微寒；叶氏亦有燥气化火之论，其方用辛凉甘润，乃《素问》所谓燥化于天，热反胜之，治以辛凉，佐以苦甘法也。瑭袭前人之旧，故但叙燥证复气如前。书已告成，窃思与《素问》燥淫所胜不合，故杂说篇中，特著燥论一条，详言正化、对化、胜气、复气以补之。其于燥病胜气之现于三焦者，究未出方论，乃不全之书，心终不安。嗣得沈目南先生《医征》温热病论，内有秋燥一篇，议论通达正大，兹采而录之于后，间有偏胜不圆之处，又详辩之，并特补燥证胜气治法如下。

再按胜复之理，与正化对化、从本从标之道，近代以来，多不深求，注释之家，亦不甚考。如仲景《伤寒论》中之麻、桂、姜、附，治寒之胜气也，治寒之正化也，治寒之本病也。白虎、承气，治寒之复气也，治寒之对化也，治寒之标病也。余气俱可从此类推。太阳本寒标热，对化为火，盖水胜必克火。故经载太阳司天，心病为多。末总结之曰：病本于心，心火受病必克金。白虎所以救金也。金受病，则坚刚牢固，滞塞不通，复气为土，土性壅塞，反来克本身之真水。承气所以泄金与土而救水也。再，经谓：寒淫所胜，以咸写[1] 之。从来注释家，不过随文释义，其所以用方之故，究未达出。本论不能遍注伤寒，偶举一端，以例其余。明者得此门径，熟玩《内经》，自可迎刃而解。能解伤寒，其于本论，自无难解者矣。由是推之，六气皆然耳。

眉批：汪按：此论平正通达，发前人所未发，但其立方用药，仍不免袭前人窠臼，辛温表散与寒凉杂用，故存此论，而不用其方。

沈目南"燥病论"曰："天元纪大论"云：天以六为节，地以五为制。盖六乃风寒暑湿燥火为节，五即木火土金水为制。然天气主外，而一气司六十日有奇；地运主内，而一运主七十二日有奇。故五运六气合行而终一岁，乃天然不易之道也。《内经》失去长夏伤于湿、秋伤于燥，所以燥证湮没[2]，至今不明。先哲虽有言之，皆是内伤津血干枯之证，非谓外感清凉时气之燥。然燥病起于秋分以后，小雪以前，阳明燥金凉气司令。经云：阳明之胜，清发于中，左胠胁痛，溏泄，内为嗌塞，外发癞疝。大凉肃杀，华英改容，毛虫乃殃。胸中不便，嗌塞而咳。据此经文，燥令必有凉气感人，肝木受邪而为燥

---

① 写：通"泻"。
② 湮（yān）没：埋没。

也。惟近代喻嘉言昂然表出，可为后世苍生之幸；奈以诸气膹郁，诸痿喘呕，咳不止而出白血死，谓之燥病，此乃伤于内者而言，诚与外感燥证不相及也。更自制清燥救肺汤，皆以滋阴清凉之品，施于火热刑金，肺气受热者宜之。若治燥病，则以凉投凉，必反增病剧。殊不知燥病属凉，谓之次寒，病与感寒同类。经以寒淫所胜，治以甘热，此但燥淫所胜，平以苦温，乃外用苦温辛温解表，与冬月寒令而用麻、桂、姜、附，其法不同。其和中攻里则一，故不立方。盖《内经》六气，但分阴阳主治，以风热火三气属阳同治，但药有辛凉、苦寒、咸寒之异；湿燥寒三气属阴同治，但药有苦热、苦温、甘热之不同。仲景所以立伤寒、温病二论为大纲也。盖《性理大全》谓燥属次寒，奈后贤悉谓属热，大相径庭。如盛夏暑热熏蒸，则人身汗出浃背，肌肉潮润而不燥也；冬月寒凝肃杀，而人身干槁燥冽。故深秋燥令气行，人体肺金应之，肌肤亦燥，乃火令无权，故燥属凉。前人谓热，非矣。

按先生此论，可谓独具只眼，不为流俗所汩没[1]者。其责喻氏补燥论用甘寒滋阴之品，殊失燥淫所胜，平以苦温之法，亦甚有理。但谓诸气膹郁，诸痿喘呕，咳不止，出白血，尽属内伤，则于理欠圆。盖因内伤而致此证者固多，由外感余邪在络，转化转热而致此证者，亦复不少。瑭前于风温咳嗽条下，驳杏苏散，补桑菊饮，方论内极言咳久留邪致损之故，与此证同一理也。谓清燥救肺汤治燥之复气，断非治燥之胜气，喻氏自无从致辨；若谓竟与燥不相及，未免各就一边谈理。盖喻氏之清燥救肺汤，即《伤寒论》中后半截之复脉汤也。伤寒必兼母气之燥，故初用辛温、甘热，继用辛凉、苦寒，终用甘润，因其气化之所至而然也。至谓仲景

立伤寒、温病二大纲，如《素问》所云，寒暑六入，暑统风火，寒统燥湿，一切外感，皆包于内，其说尤不尽然，盖尊信仲景太过而失之矣。若然，则仲景之书，当名六气论，或外感论矣，何以独名《伤寒论》哉？盖仲景当日著书，原为伤寒而设，并未遍著外感，其论温，论暑，论湿，偶一及之也。即先生亦补《医征》温热病论，若系全书，何容又补哉？瑭非好辨，恐后学眉目不清，尊信前辈太过，反将一切外感，总混入《伤寒论》中，此近代以来之大弊，祸未消灭，尚敢如此立论哉！

汪按：谓善读仲景之书，不独可以治伤寒，并可以治六气则是；谓仲景之书，已包六气在内则非。

一、秋燥之气，轻则为燥，重则为寒，化气为湿，复气为火。

揭燥气之大纲，兼叙其子母之气、胜复之气，而燥气自明。重则为寒者，寒水为燥金之子也；化气为湿者，土生金，湿土，其母气也。至真要大论曰：阳明、厥阴，不从标本，从乎中也。又曰：从本者，化生于本；从标本者，有标本之化；从中者，以中气为化也。按阳明之上，燥气治之，中见太阴。故本论初未著燥金本气方论，而于疟、疝等证，附见于寒湿条下。叶氏医案谓伏暑内发，新凉外加，多见于伏暑类中；仲景《金匮》，多见于腹痛、疟、疝门中。

二、燥伤本脏，头微痛，恶寒，咳嗽稀痰，鼻塞，嗌塞，脉弦，无汗，杏苏散主之。

本脏者，肺胃也。经有嗌塞而咳之明

----

① 汩（gǔ）没：埋没。

文，故上焦之病自此始。燥伤皮毛，故头微痛、恶寒也。微痛者，不似伤寒之痛甚也。阳明之脉，上行头角，故头亦痛也。咳嗽稀痰者，肺恶寒，古人谓燥为小寒也；肺为燥气所搏，不能通调水道，故寒饮停而咳也。鼻塞者，鼻为肺窍。嗌塞者，嗌为肺系也。脉弦者，寒兼饮也。无汗者，凉搏皮毛也。按杏苏散，减小青龙一等。此条当与下焦篇所补之痰饮数条参看。再杏苏散乃时人统治四时伤风咳嗽通用之方，本论前于风温门中已驳之矣。若伤燥凉之咳，治以苦温，佐以甘辛，正为合拍。若受重寒夹饮之咳，则有青龙；若伤春风，与燥已化火无痰之证，则仍从桑菊饮、桑杏汤例。

杏苏散方

苏叶　半夏　茯苓　前胡　苦桔梗　枳壳　甘草　生姜　大枣去核　橘皮　杏仁

〔加减法〕无汗，脉弦甚或紧者，加羌活，微透汗。汗后咳不止，去苏叶、羌活，加苏梗。兼泄泻、腹满者，加苍术、厚朴；头痛兼眉棱骨痛者，加白芷；热盛加黄芩，泄泻、腹满者不用。

〔方论〕此苦温甘辛法也。外感燥凉，故以苏叶、前胡辛温之轻者达表；无汗，脉紧，故加羌活辛温之重者，微发其汗。甘、桔从上开，枳、杏、前、苓从下降，则嗌寒、鼻塞宣通而咳可止。橘、半、茯苓，逐饮而补肺胃之阳。以白芷易原方之白术者，白术，中焦脾药也，白芷，肺胃本经之药也，且能温肌肉而达皮毛。姜、枣为调和营卫之用。若表凉退而里邪未除，咳不止者，则去走表之苏叶，加降里之苏梗。泄泻、腹满，金气太实之里证也，故去黄芩之苦寒，加术、朴之苦辛温也。

三、伤燥，如伤寒太阳证，有汗，不咳，不呕，不痛者，桂枝汤小和之。

如伤寒太阳证者，指头痛、身痛、恶风寒而言也。有汗，不得再发其汗，亦如伤寒例，但燥较寒为轻，故少与桂枝小和之也。

桂枝汤方　见前

四、燥金司令，头痛，身寒热，胸胁痛，甚则疝瘕痛者，桂枝柴胡各半汤加吴萸楝子茴香木香汤主之。

此金胜克木也。木病与金病并见，表里齐病，故以柴胡达少阳之气，即所以达肝木之气，合桂枝而外出太阳，加芳香定痛，苦温通降也。湿燥寒同为阴邪，故仍从足经例。

桂枝柴胡各半汤加吴萸楝子茴香木香汤方　治以苦温，佐以甘辛法

桂枝　吴茱萸　黄芩　柴胡　人参　广木香　生姜　白芍　大枣去核　川楝子　小茴香　半夏　炙甘草

五、燥淫传入中焦，脉短而涩，无表证，无下证，胸痛，腹胁胀痛，或呕，或泄，苦温甘辛以和之。

燥虽传入中焦，既无表、里证，不得误汗、误下，但以苦温甘辛和之足矣。脉短而涩者，长为木，短为金，滑为润，涩为燥也。胸痛者，肝脉络胸也。腹痛者，金气克木，木病克土也。胁痛者，肝木之本位也。呕者，亦金克木病也。泄者，阳明之上，燥气治之，中见太阴也。或者，不定之辞，有痛而兼呕与泄者，有不呕而但泄者，有不泄而但呕者，有不兼呕与泄而但痛者。病情有定，病势无定，故但出法而不立方，学者随证化裁可也。药用苦温甘辛者，经谓燥淫所胜，治以苦温，佐以甘辛，以苦下之。盖苦温从火化以克

金，甘辛从阳化以胜阴也。以苦下之者，金性坚刚，介然成块，病深坚结，非下不可。下文即言下之证。

六、阳明燥证，里实而坚，未从热化，下之以苦温；已从热化，下之以苦寒。

燥证阳明里实而坚满，经统言以苦下之，以苦泄之。今人用下法，多以苦寒，不知此证当别已化、未化，用温下、寒下两法，随证施治，方为的确。未从热化之脉，必仍短涩，涩即兼紧也；面必青黄。苦温下法，如《金匮》大黄附子细辛汤，新方天台乌药散见下焦篇寒湿门加巴豆霜之类。已从热化之脉，必数而坚，面必赤，舌必黄，再以他证参之。苦寒下法，如三承气之类，而小承气无芒硝，轻用大黄或酒炒，重用枳、朴，则微兼温矣。

〔附治验〕

丙辰年①，瑭治一山阴幕友车姓，年五十五岁，须发已白大半。脐左坚大如盘，隐隐微痛，不大便数十日。先延外科治之，外科以大承气下之三四次，终不通。延余诊视，按之坚冷如石，面色青黄，脉短涩而迟。先尚能食，屡下之后，糜粥不进，不大便已四十九日。余曰：此癥也，金气之所结也。以肝本抑郁，又感秋金燥气，小邪中里，久而结成，愈久愈坚，非下不可，然寒下非其治也。以天台乌药散二钱，加巴豆霜一分，姜汤和服。设三伏② 以待之，如不通，第二次加巴豆霜分半；再不通，第三次加巴豆霜二分。服至三次后，始下黑亮球四十九枚，坚莫能破。继以苦温甘辛之法调理，渐次能食。又十五日不大便，余如前法，下至第二次而通，下黑亮球十五枚，虽亦坚结，然破之能碎，但燥极耳。外以香油熬川椒，熨其坚处，内服苦温芳香透络，月

余化尽。于此证，方知燥金之气伤人如此，而温下、寒下之法，断不容紊也。

乙丑年③，治通廷尉久疝不愈，时年六十八岁。先是通廷尉外任时，每发疝，医者必用人参，故留邪在络，久不得愈。至乙丑季夏，受凉复发，坚结肛门，坐卧不得，胀痛不可忍，汗如雨下，七日不大便。余曰：疝本寒邪，凡坚结牢固，皆属金象，况现在势甚危急，非温下不可。亦用天台乌药散一钱，巴豆霜分许，下至三次始通。通后痛渐定，调以倭硫黄丸，兼用《金匮》蜘蛛散，渐次化净。以上治验二条，俱系下焦证，以出阳明坚结下法，连类而及。

七、燥气延入下焦，搏于血分，而成癥者，无论男妇，化癥回生丹主之。

大邪中表之燥证，感而即发者，诚如目南先生所云，与伤寒同法，学者衡其轻重可耳。前所补数条，除减伤寒法等差二条、胸胁腹痛一条与伤寒微有不同，余俱兼疝瘕者，以经有燥淫所胜，男子癥疝，女子少腹痛之明文，疝瘕已多见寒湿门中，疟证、泄泻、呕吐已多见于寒湿、湿温门中，此特补小邪中里，深入下焦血分，坚结不散之痼疾。若不知络病宜缓通治法，或妄用急攻，必犯瘕散为蛊之戒。此蛊乃血蛊也，在妇人更多，为极重难治之证，学者不可不豫防之也。化癥回生丹法，系燥淫于内，治以苦温，佐以甘辛，以苦下之也。方从《金匮》鳖甲煎丸与回生丹脱化而出。此方以参、桂、椒、姜通补阳气，白芍、熟地守补阴液，益母膏通补阴气，而消水气，鳖甲胶通补肝气，而

---

① 丙辰年：即公元 1796 年。
② 伏：金本《吴鞠通医案》中作"服"。
③ 乙丑年：即公元 1805 年。

消癥瘕，余俱芳香入络而化浊。且以食血之虫，飞者走络中气分，走者走络中血分，可谓无微不入，无坚不破。又以醋熬大黄三次，约入病所，不伤他脏。久病坚结不散者，非此不可。或者病其药味太多，不知用药之道，少用、独用，则力大而急；多用、众用，则功分而缓。古人缓化之方皆然。所谓有制之师不畏多，无制之师少亦乱也。此方合醋与蜜共三十六味，得四九之数，金气生成之数也。

化癥回生丹方

人参六钱　安南桂二两　两头尖二两　麝香二两　片子姜黄二两　公丁香三两　川椒炭二两　虻虫二两　京三棱二两　蒲黄炭一两　藏红花二两　苏木三两　桃仁三两　苏子霜二两　五灵脂二两　降真香二两　干漆二两　当归尾四两　没药二两　白芍四两　杏仁三两　香附米二两　吴茱萸二两　元胡索二两　水蛭二两　阿魏二两　小茴香炭三两　川芎二两　乳香二两　良姜二两　艾炭二两　益母膏八两　熟地黄四两　鳖甲胶一斤　大黄八两，此药为细末①，以高米醋一斤半，熬浓，晒干为末，再加醋熬，如是三次，晒干，末之

共为细末，以鳖甲、益母、大黄三胶和匀，再加炼蜜为丸，重一钱五分，蜡皮封护。用时温开水和，空心服；瘀甚之证，黄酒下。

（一）治癥结不散不痛。

（二）治癥发痛甚。

（三）治血痹。

（四）治妇女干血痨证之属实者。

（五）治疟母左胁痛而寒热者。

（六）治妇女经前作痛，古谓之痛经者。

（七）治妇女将欲行经而寒热者。

（八）治妇女将欲行经，误食生冷腹痛者。

（九）治妇女经闭。

（十）治妇女经来紫黑，甚至成块者。

（十一）治腰痛之因于跌扑死血者。

（十二）治产后瘀血，少腹痛、拒按者。

（十三）治跌扑昏晕欲死者。

（十四）治金疮、棒疮之有瘀滞者。

八、燥气久伏下焦，不与血搏，老年八脉空虚，不可与化癥回生丹，复亨丹主之。

金性沉著，久而不散，自非温通络脉不可。既不与血搏成坚硬之块，发时痛胀有形，痛止无形，自不得伤无过之营血而用化癥矣。复亨大义，谓剥极而复，复则能亨也。其方以温养、温燥兼用，盖温燥之方，可暂不可久，况久病虽曰阳虚，阴亦不能独足，至老年八脉空虚，更当豫护其阴。故以石硫黄补下焦真阳而不伤阴之品为君，佐之以鹿茸、枸杞、人参、茯苓、苁蓉补正，而但以归、茴、椒、桂、丁香、草薢通冲任与肝肾之邪也。按"解产难"中，已有通补奇经丸方，此方可以不录，但彼方专以通补八脉为主，此则温养、温燥合法，且与上条为对待之方，故并载之。按《难经》任之为病，男子为七疝，女子为瘕聚。七疝者，朱丹溪谓寒疝、水疝、筋疝、血疝、气疝、狐疝、癥疝，为七疝，《袖珍》谓一厥、二盘、三寒、四癥、五附、六脉、七气，为七疝。瘕者，血病，即妇人之疝也。后世谓蛇瘕、脂瘕、青瘕、黄瘕、燥瘕、狐瘕、血瘕、鳖瘕，为八瘕。盖任为天癸生气，故多有形之积。大抵有形之实证宜前方，无形之虚证宜此方也。

按燥金遗病，如疟、疝之类，多见于

---

① 此药为细末：底本为"共为细末"，据《吴鞠通医案》本方内容而改。

下焦篇寒湿、湿温门中。再载在方书，应收入燥门者尚多，以限于边幅，不及备录，已示门径，学者隅反可也。

复亨丹方苦温甘辛法

倭硫黄十分，按倭硫黄者，石硫黄也，水土硫黄断不可用　鹿茸酒炙，八分　枸杞子六分　人参四分　云茯苓八分　淡苁蓉八分　安南桂四分　全当归酒浸，六分　小茴香酒浸，与当归同炒黑，六分　川椒炭三分　萆薢六分　炙龟板四分

益母膏和为丸，小梧桐子大。每服二钱，日再服；冬日渐加至三钱，开水下。

按前人燥不为病之说，非将寒、燥混入一门，即混入湿门矣。盖以燥为寒之始，与寒相似，故混入寒门。又以阳明之上，燥气治之，中见太阴；而阳明从中，以中气为化，故又易混入湿门也。但学医之士，必须眉目清楚，复《内经》之旧，而后中有定见，方不越乎规矩也。

霹雳散方

主治中燥吐泻腹痛，甚则四肢厥逆，转筋，腿痛，肢麻，起卧不安，烦躁不宁，再甚则六脉全无，阴毒发斑、疝瘕等证，并一切凝寒固冷积聚。寒轻者，不可多服；寒重者，不可少服，以愈为度。非实在纯受湿、燥、寒三气阴邪者，不可服。

桂枝六两　公丁香四两　草果二两　川椒炒，五两　小茴香炒，四两　薤白四两　良姜三两　吴茱萸四两　五灵脂二两　降香五两　乌药三两　干姜三两　石菖蒲二两　防己三两　槟榔二两　荜澄茄五两　附子三两　细辛二两　青木香四两　薏仁五两　雄黄五钱

上药共为细末，开水和服。大人每服三钱，病重者五钱；小人减半。再病甚重者，连服数次，以痛止厥回，或泻止、筋不转为度。

〔方论〕　按《内经》有五疫之称，五行偏胜之极，皆可致疫。虽疠气之至，多见火证，而燥金、寒、湿之疫，亦复时有。盖风、火、暑三者为阳邪，与秽浊异气相参，则为温疫；湿、燥、寒三者为阴邪，与秽浊异气相参，则为寒疫。现在见证，多有肢麻转筋，手足厥逆，吐泻腹痛，胁肋疼痛，甚至反恶热而大渴思凉者。经谓雾伤于上，湿伤于下。此证乃燥金、寒、湿之气，经谓阳明之上，中见太阴；又谓阳明从中治也。直犯筋经，由大络、别络，内伤三阴脏真，所以转筋，入腹即死也。既吐且泻者，阴阳逆乱也。诸痛者，燥金、湿土之气所搏也。其渴思凉饮者，少阴篇谓自利而渴者，属少阴虚，故饮水求救也。其头面赤者，阴邪上逼，阳不能降，所谓戴阳也。其周身恶热喜凉者，阴邪盘踞于内，阳气无附欲散也。阴病反见阳证，所谓水极似火，其受阴邪尤重也。诸阳证毕现，然必当脐痛甚拒按者，方为阳中见纯阴，乃为真阴之证，此处断不可误。故立方荟萃温三阴经刚燥苦热之品，急温脏真，保住阳气。又重用芳香，急驱秽浊。一面由脏真而别络、大络，外出筋经、经络以达皮毛，一面由脏络、腑络以通六腑，外达九窍。俾秽浊阴邪，一齐立解。大抵皆扶阳抑阴，所谓离照当空，群阴退避也。再此证自唐宋以后，医者皆不识系燥气所干，凡见前证，俗名曰痧。近时竟有著痧证书者，捉风捕影，杂乱无章，害人不浅。即以痧论，未有不干天地之气，而漫然成痧者。究竟所感何气，不能确切指出，故立方毫无准的。其误皆在前人谓燥不为病，又有燥气化火之说。瑭亦为其所误，故初刻书时，再三疑虑，辨难见于杂说篇中，而正文只有化气之火证，无胜气之寒证。其燥不为病之误，误在"阴阳应象大论"篇中，脱

秋伤于燥一条；长夏伤于湿，又错秋伤于湿，以为竟无燥证矣。不知"天元纪"、"气交变"、"五运行"、"五常政"、"六微旨"诸篇，平列六气，燥气之为病，与诸气同，何尝燥不为病哉！经云：风为百病之长。按风属木，主仁。《大易》曰：元者，善之长也。得生生之机，开生化之原，尚且为病多端，况金为杀厉之气。欧阳氏曰：商者，伤也，主义主收，主刑主杀。其伤人也，最速而暴，竟有不终日而死者。瑭目击神伤，故再三致意云。

卷二 问心堂温病条辨中焦篇

汪瑟庵先生参订 吴 瑭鞠通氏著
征以园先生同参 受业侄嘉会校字
朱武曹先生点评 男 廷莲 同校

风温 温热 温疫 温毒 冬温

一、面目俱赤，语声重浊，呼吸俱粗，大便闭，小便涩，舌苔老黄，甚则黑有芒刺，但恶热，不恶寒，日晡益甚者，传至中焦，阳明温病也。脉浮洪躁甚者，白虎汤主之；脉沉数有力，甚则脉体反小而实者，大承气汤主之。暑温、湿温、温疟，不在此例。

阳明之脉荣于面，《伤寒论》谓阳明病面缘缘正赤。火盛必克金，故目白睛亦赤也。语声重浊，金受火刑而音不清也。呼吸俱粗，谓鼻息来去俱粗，其粗也平等，方是实证。若来粗去不粗，去粗来不粗，或竟不粗，则非阳明实证，当细辨之。粗则喘之渐也。大便闭，阳明实也。小便涩，火腑不通，而阴气不化也。口燥渴，火烁津也。舌苔老黄，肺受胃浊，气不化津也。按《灵枢》论诸脏温病，独肺温病有舌苔之明文，余则无有。可见舌苔乃胃中浊气，熏蒸肺脏，肺气不化而然。甚则黑者，黑，水色也，火极而似水也；又水胜火，大凡五行之极盛，必兼胜己之形。芒刺，苔久不化，热极而起坚硬之刺也。倘刺软者，非实证也。不恶寒，但恶热者，传至中焦，已无肺证。阳明者，两阳合明也。温邪之热，与阳明之热相搏，故但恶热也。或用白虎，或用承气者，证同而脉异也。浮洪躁甚，邪气近表。脉浮者，不可下。凡逐邪者，随其所在，就近而逐之。脉浮则出表为顺，故以白虎之金飚以退烦热。若沉小有力，病纯在里，则非下夺不可矣，故主以大承气。按吴又可《温疫论》中云：舌苔边白，但见中微黄者，即加大黄。甚不可从。虽云伤寒重在误下，温病重在误汗，即误下不似伤寒之逆之甚，究竟承气非可轻尝之品，故云舌苔老黄，甚则黑有芒刺，脉体沉实，的系燥结痞满，方可用之。

或问：子言温病以手经主治，力辟用足经药之非，今亦云阳明证者何？阳明特非足经乎？曰：阳明如市，胃为十二经之海，土者万物之所归也，诸病未有不过此者。前人云伤寒传足不传手，误也，一人不能分为两截。总之，伤寒由毛窍而溪，溪，肉之分理之小者；由溪而谷，谷，肉之分理之大者；由谷而孙络，孙络，络之至细者；由孙络而大络，由大络而经，此经即太阳经也。始太阳，终厥阴，伤寒以足经为主，未始不关手经也。眉批：通论。温病由口鼻而入，鼻气通于肺，口气通于胃，肺病逆传，则为心包；上焦病不治，则传中焦，胃与脾也；中焦病不治，即传下焦，肝与肾也。始上焦，终下焦。温病以手经为主，未始不关足经也。但初受之时，断不可以辛温发其阳耳。眉批：一了百了。盖伤寒伤人身之阳，故喜辛温、甘温、苦热，以救其阳；温病伤人身之阴，故喜辛凉、甘寒、甘咸，以救其阴。眉批：着眼。彼此对勘，自可了然于心目中矣。

白虎汤方见上焦篇

大承气汤方

大黄六钱　芒硝三钱　厚朴三钱　枳实三钱

水八杯，先煮枳、朴，后纳大黄、芒硝，煮取三杯。先服一杯，约二时许，得利，止后服。不知，再服一杯；再不知，再服。

〔方论〕　此苦辛通降、咸以入阴法。承气者，承胃气也。盖胃之为腑，体阳而用阴，若在无病时，本系自然下降，今为邪气蟠踞于中，阻其下降之气，胃虽自欲下降而不能，非药力助之不可，故承气汤通胃结，救胃阴，仍系承胃腑本来下降之气，眉批：的解。非有一毫私智穿凿于其间也，故汤名承气。学者若真能透彻此义，则施用承气，自无弊窦。大黄荡涤热结，芒硝入阴软坚，枳实开幽门之不通，厚朴泻中宫之实满。厚朴分量不似《伤寒论》中重用者，治温与治寒不同，畏其燥也。曰大承气者，合四药而观之，可谓无坚不破，无微不入，故曰大也。非真正实热蔽痼、气血俱结者，不可用也。若去入阴之芒硝，则云小矣；去枳、朴之攻气结，加甘草以和中，则云调胃矣。

二、阳明温病，脉浮而促者，减味竹叶石膏汤主之。

脉促，谓数而时止，如趋①者过急，忽一蹶②然，其势甚急，故以辛凉透表

重剂，逐邪外出则愈。

减味竹叶石膏汤方辛凉合甘寒法

竹叶五钱　石膏八钱　麦冬六钱　甘草三钱

水八杯，煮取三杯，一时服一杯，约三时令尽。

三、阳明温病，诸证悉有而微，脉不浮者，小承气汤微和之。

以阳明温病发端者，指首条所列阳明证而言也，后凡言阳明温病者仿此。诸证悉有，以非下不可，微则未至十分亢害，但以小承气通和胃气则愈，无庸芒硝之软坚也。

四、阳明温病，汗多，谵语，舌苔老黄而干者，宜小承气汤。

汗多，津液散而大便结，苔见干黄；谵语因结粪而然，故宜承气。

五、阳明温病，无汗，小便不利，谵语者，先与牛黄丸，不大便，再与调胃承气汤。

无汗而小便不利，则大便未定成硬，谵语之不因燥屎可知。不因燥屎而谵语者，犹系心包络证也，故先与牛黄丸，以开内窍。服牛黄丸，内窍开，大便当下，盖牛黄丸亦有下大便之功能。其仍然不下者，无汗则外不通，大小便俱闭则内不通，邪之深结于阴可知。故取芒硝之咸寒，大黄、甘草之甘苦寒，不取枳、朴之辛燥也。伤寒之谵语，舍燥屎无他证，一则寒邪不兼秽浊，二则由太阳而阳明；温病谵语，有因燥屎，有因邪陷心包，一则温多兼秽，二则自上焦心肺而来。眉批：

---

① 趋：快走。
② 蹶（jué）：跌倒。

着眼。学者常须察识，不可歧路亡羊也。

六、阳明温病，面目俱赤，肢厥，甚则通体皆厥，不瘛疭，但神昏，不大便七八日以外，小便赤，脉沉伏，或并脉亦厥，胸腹满坚，甚则拒按，喜凉饮者，大承气汤主之。

此一条须细辨其的是火极似水、热极而厥之证，方可用之。全在目赤、小便赤、腹满坚、喜凉饮定之。眉批：危微之辨，学者其审之。

大承气汤方法并见前

七、阳明温病，纯利稀水无粪者，谓之热结旁流，调胃承气汤主之。

热结旁流，非气之不通，不用枳、朴，独取芒硝入阴以解热结，反以甘草缓芒硝急趋之性，使之留中解结，眉批：此亦作者独得处。不然，结不下而水独行，徒使药性伤人也。吴又可用大承气汤者非是。

八、阳明温病，实热壅塞为哕者，下之。连声哕者，中焦；声断续，时微时甚者，属下焦。

《金匮》谓哕而腹满，视其前后，知何部不利，利之即愈。阳明实热之哕，下之，里气得通则止，但其兼证之轻重，难以预料，故但云下之，而不定方，以俟临证者自为采取耳。再按中焦实证之哕，哕必连声紧促者，胃气大实，逼迫肺气不得下降，两相攻击而然。若或断或续，乃下焦冲虚之哕，其哕之来路也远，故其声断续也，治属下焦。

九、阳明温病，下利，谵语，阳明脉实，或滑疾者，小承气汤主之；脉不实者，牛黄丸主之，紫雪丹亦主之。

下利，谵语，柯氏谓肠虚胃实，故取大黄之濡胃，无庸①芒硝之润肠。本论有脉实、脉滑疾、脉不实之辨，恐心包络之谵语而误以承气下之也，仍主芳香开窍法。

小承气汤方苦辛通法重剂

大黄五钱 厚朴二钱 枳实一钱

水八杯，煮取三杯。先服一杯，得宿粪，止后服，不知，再服。眉批：温邪恶燥，枳、朴减原方分数，极见斟酌。

调胃承气汤热淫于内，治以咸寒，佐以甘苦法

大黄三钱 芒硝五钱 生甘草二钱

牛黄丸方论并见上焦篇

紫雪丹方论并见上焦篇

十、温病三焦俱急，大热大渴，舌燥，脉不浮而躁甚，舌色金黄，痰涎壅甚，不可单行承气者，承气合小陷胸汤主之。

三焦俱急，谓上焦未清，已入中焦阳明，大热大渴，脉躁苔焦，阳土燥烈，煎熬肾水，不下则阴液立见消亡，下则引上焦余邪陷入，恐成结胸之证，故以小陷胸合承气汤，涤三焦之邪，一齐俱出。此因病急，故方亦急也。然非审定是证，不可用是方也。

承气合小陷胸汤方苦辛寒法

生大黄五钱 厚朴二钱 枳实二钱 半夏三钱 栝蒌三钱 黄连二钱

水八杯，煮取三杯。先服一杯，不下，再服一杯，得快利，止后服，不便，再服。

十一、阳明温病，无上焦证，数日不大便，当下之。若其人阴素虚，不可行承

———————————

① 庸（yōng）：用。

气者，增液汤主之。服增液汤已，周十二时观之，若大便不下者，合调胃承气汤微和之。

此方所以代吴又可承气养荣汤法也。妙在寓泻于补，以补药之体，作泻药之用，既可攻实，又可防虚。余治体虚之温病，与前医误伤津液，不大便，半虚半实之证，专以此法救之，无不应手而效。眉批：润剂即能通便，此法最稳最妙。

征按：二十年来，予以此法救温病体虚之当下者，取效屡矣，颇以为独得之奇，而不知鞠通之有是方也，所见略同。

增液汤方咸寒苦甘法

元参一两　麦冬八钱，连心　细生地八钱

水八杯，煮取三杯。口干则与饮，令尽，不便，再作服。眉批：此亦从炙甘草汤变化出之。

〔方论〕　温病之不大便，不出热结、液干二者之外。其偏于阳邪炽甚，热结之实证，则从承气法矣；其偏于阴亏液涸之半虚半实证，则不可混施承气，故以此法代之。独取元参为君者，元参味苦咸，微寒，壮水制火，通二便，启肾水上潮于天，其能治液干，固不待言，《本经》称其主治腹中寒热积聚，其并能解热结可知。麦冬主治心腹结气、伤中、伤饱、胃络脉绝、羸瘦短气，亦系能补能润能通之品，故以为之佐。生地亦主寒热积聚，逐血痹，用细者，取其补而不腻，兼能走络也。三者合用，作增水行舟之计，故汤名增液，但非重用不为功。

本论于阳明下证，峙立三法：热结液干之大实证，则用大承气；偏于热结而液不干者，旁流是也，则用调胃承气；偏于液干多而热结少者，则用增液，所以回护其虚，务存津液之心法也。眉批：要论。

按吴又可纯恃[1]承气以为攻病之具，用之得当则效，用之不当，其弊有三：一

则邪在心包、阳明两处，不先开心包，徒攻阳明，下后仍然昏惑谵语，亦将如之何哉？吾知其必不救矣。二则体亏液涸[2]之人，下后作战汗，或随战汗而脱，或不蒸汗徒战而脱。三者下后虽能战汗，以阴气大伤，转成上嗽下泄、夜热早凉之怯证，补阳不可，救阴不可，有延至数月而死者，有延至岁余而死者，其死均也。眉批：延至数月，延至岁余，金以为元气素虚，不复归咎于作俑之人矣。痛哉。在又可当日，温疫盛行之际，非寻常温病可比，又初创温病治法，自有矫枉过正、不暇详审之处，断不可概施于今日也。眉批：亦实有之理，非薄责前人也。本论分别可与不可与、可补不可补之处，以俟[3]明眼裁定，而又为此按语于后，奉商天下之欲救是证者。至若张氏、喻氏，有以甘温、辛热立法者，湿温有可用之处，然须兼以苦泄、淡渗，盖治外邪，宜通不宜守也，若风温、温热、温疫、温毒，断不可从。

十二、阳明温病，下后汗出，当复其阴，益胃汤主之。

温热本伤阴之病，下后邪解汗出，汗亦津液之化，阴液受伤，不待言矣，故云当复其阴。此阴指胃阴而言，眉批：恐误认肾阴也。盖十二经皆禀气于胃，胃阴复而气降得食，则十二经之阴皆可复矣。欲复其阴，非甘凉不可。汤名益胃者，胃体阳而用阴，取益胃用之义也。下后急议复阴者，恐将来液亏燥起，而成干咳、身热之怯证也。

益胃汤方甘凉法

---

① 恃（shì）：依赖，依仗。

② 涸（hé）：水干。

③ 俟（sì）：等待。

沙参三钱 麦冬五钱 冰糖一钱 细生地五钱 玉竹一钱五分,炒香

水五杯,煮取二杯,分二次服,渣再煮一杯服。

十三、下后无汗,脉浮者,银翘汤主之;脉浮洪者,白虎汤主之;脉洪而芤者,白虎加人参汤主之。

此下后邪气还表之证也。温病之邪,上行极而下,下行极而上,下后里气得通,欲作汗而未能,以脉浮验之,知不在里而在表。逐邪者,随其性而宣泄之,就其近而引导之,故主以银翘汤,增液为作汗之具,仍以银花、连翘解毒而轻宣表气,盖亦辛凉合甘寒轻剂法也。若浮而且洪,热气炽甚,津液立见销亡,则非白虎不可。若洪而且芤,金受火克,元气不支,则非加人参不可矣。

银翘汤方辛凉合甘寒法

银花五钱 连翘三钱 竹叶二钱 生甘草一钱 麦冬四钱 细生地四钱

白虎汤、白虎加人参汤方论并见前

十四、下后无汗,脉不浮而数,清燥汤主之。

无汗而脉数,邪之未解可知,但不浮,无领邪外出之路,既下之后,又无连下之理,故以清燥法,增水敌火,使不致为灾,一半日后相机易法,即吴又可下后间服缓剂之法也。但又可清燥汤中用陈皮之燥,柴胡之升,当归之辛窜,津液何堪!以燥清燥,有是理乎?此条乃用其法而不用其方。

清燥汤方甘凉法

麦冬五钱 知母二钱 人中黄一钱五分 细生地五钱 元参三钱

水八杯,煮取三杯,分三次服。

〔加减法〕 咳嗽胶痰,加沙参三钱,桑叶一钱五分,梨汁半酒杯,牡蛎三钱,牛蒡子三钱。

按吴又可咳嗽胶痰之证,而用苏子、橘红、当归,病因于燥而用燥药,非也,在湿温门中不禁。

十五、下后数日,热不退,或退不尽,口燥咽干,舌苔干黑,或金黄色,脉沉而有力者,护胃承气汤微和之;脉沉而弱者,增液汤主之。眉批:吴竹如先生云:服增液不应,若下证仍可据,当从下法,迟疑亦恐误事。

温病下后,邪气已净,必然脉静身凉,邪气不净,有延至数日邪气复聚于胃,须再通其里者,甚至屡下而后净者,诚有如吴又可所云。但正气日虚一日,阴津日耗一日,须加意防护其阴,眉批:作者于益阴三致意焉!真学者金针① 也。吃紧。不可稍有卤莽,是在任其责者临时斟酌尽善耳。吴又可于邪气复聚之证,但主以小承气,本论于此处分别立法。眉批:枳、朴伤气劫阴,下后何可轻用。

护胃承气汤方苦甘法

生大黄三钱 元参三钱 细生地三钱 丹皮二钱 知母二钱 麦冬三钱,连心

水五杯,煮取二杯,先服一杯,得结粪,止后服,不便,再服。

增液汤方见前

十六、阳明温病,下后二三日,下证复现,脉不甚沉,或沉而无力,止可与增液,不可与承气。

此恐犯数下之禁也。

汪按:邪不传不化,传表传里,因势导之。温热之证,有解表之后,邪复聚表;攻里之后,邪复聚里;或解表之后,

---

① 金针:比喻技术秘诀、诀窍。

邪入于里；攻里之后，邪还于表；甚至温疫邪炽，有下至数十次而后愈者，诚如吴氏所云。总要看其邪正虚实，以定清热养阴之进退。大抵滋阴不厌频烦，攻下切须慎重。盖下后虚邪，与未下实邪不同。攻下稍缓，断无大害；元气一败，无可挽回也。邪少正虚，但与滋阴，便可涤邪，增液、益胃之属酌用；邪虚两停，滋阴之中，略佐涤邪，护胃承气主之；即邪炽正未虚者，亦以增液为主；燥结甚者，间服增液承气，约小其制，方合下后治法。

十七、阳明温病，下之不通，其证有五：应下失下，正虚不能运药，不运药者死，新加黄龙汤主之。喘促不宁，痰涎壅滞，右寸实大，肺气不降者，宣白承气汤主之。左尺牢坚，小便赤痛，时烦渴甚，导赤承气汤主之。邪闭心包，神昏舌短，内窍不通，饮不解渴者，牛黄承气汤主之。津液不足，无水舟停者，间服增液，再不下者，增液承气汤主之。眉批：五证精细详核。

经谓下不通者死，盖下而至于不通，其为危险可知，不忍因其危险难治而遂弃之。兹按温病中下之不通者共有五因：其因正虚不运药者，正气既虚，邪气复实，勉拟黄龙法，以人参补正，以大黄逐邪，以冬、地增液，邪退正存一线，即可以大队补阴而生，此邪正合治法也。其因肺气不降，而里证又实者，必喘促寸实，则以杏仁、石膏宣肺气之痹，以大黄逐肠胃之结，此脏腑合治法也。其因火腑不通，左尺必现牢坚之脉，左尺，小肠脉也，俗候于左寸者非，细考《内经》自知。小肠热盛，下注膀胱，小便必涓滴，赤且痛也，则以导赤去淡通之阳药，加连、柏之苦通火腑，大黄、芒硝承胃气而通大肠，此二肠同治法也。其因邪闭心包，内窍不通

者，前第五条已有先与牛黄丸，再与承气之法，此条系已下而不通，舌短神昏，闭已甚矣，饮不解渴，消亦甚矣，较前条仅仅谵语则更急而又急，立刻有闭脱之虞，阳明大实不通，有消亡肾液之虞，其势不可少缓须臾，则以牛黄丸开手少阴之闭，以承气急泻阳明，救足少阴之消，此两少阴合治法也。再此条亦系三焦俱急，当与前第九条用承气、陷胸合法者参看。其因阳明太热，津液枯燥，水不足以行舟，而结粪不下者，非增液不可。服增液两剂，法当自下，其或脏燥太甚之人，竟有不下者，则以增液合调胃承气汤，缓缓与服，约二时服半杯沃之，此一腑中气血合治法也。眉批：此论反复详尽，无一字非的义，诚得《内经》《金匮》之精。

新加黄龙汤苦甘咸法

细生地五钱　生甘草二钱　人参一钱五分，另煎　生大黄三钱　芒硝一钱　元参五钱

麦冬五钱，连心　当归一钱五分　海参二条，洗　姜汁六匙

水八杯，煮取三杯。先用一杯，冲参汁五分，姜汁二匙，顿服之。如腹中有响声，或转矢气者，为欲便也；候一二时不便，再如前法服一杯；候二十四刻不便，再服第三杯。如服一杯即得便，止后服，酌服益胃汤一剂，益胃汤方见前。余参或可加入。

〔方论〕　此处方于无可处之地，勉尽人力，不肯稍有遗憾之法也。旧方用大承气加参、地、当归，须知正气久耗，而大便不下者，阴阳俱惫，尤重阴液消亡，不得再用枳、朴伤气而耗液，故改用调胃承气，取甘草之缓急，合人参补正，微点姜汁，宣通胃气，代枳、朴之用，合人参最宣胃气，加麦、地、元参，保津液之难保，而又去血结之积聚，姜汁为宣气分之用，当归为宣血中气分之用，再加海参

者，海参咸能化坚，甘能补正，按海参之液，数倍于其身，其能补液可知，且蠕动之物，能走络中血分，病久者必入络，故以之为使也。

宣白承气汤方苦辛淡法

生石膏五钱　生大黄三钱　杏仁粉二钱
栝蒌皮一钱五分

水五杯，煮取二杯，先服一杯，不知，再服。

导赤承气汤

赤芍三钱　细生地五钱　生大黄三钱
黄连二钱　黄柏二钱　芒硝一钱

水五杯，煮取二杯，先服一杯，不下，再服。

牛黄承气汤

即用前安宫牛黄丸二丸，化开，调生大黄末三钱，先服一半，不知，再服。

增液承气汤

即于增液汤内加大黄三钱，芒硝一钱五分。

水八杯，煮取三杯，先服一杯，不知，再服。

十八、下后虚烦不眠，心中懊憹，甚至反复颠倒，栀子豉汤主之；若少气者，加甘草；若呕者，加姜汁。

邪气半至阳明，半犹在膈，下法能除阳明之邪，不能除膈间之邪，眉批：著眼。故证现懊憹虚烦，栀子豉汤，涌越其在上之邪也。少气加甘草者，误下固能伤阴，此则以误下而伤胸中阳气，甘能益气，故加之。呕加姜汁者，胃中未至甚热燥结，误下伤胃中阳气，木来乘之，故呕，加姜汁，和肝而降胃气也，胃气降，则不呕矣。

栀子豉汤方见上焦篇

栀子豉加甘草汤

即于栀子豉汤内加甘草二钱，煎法如前。

栀子豉加姜汁方

即于栀子豉汤内加姜汁五匙。

十九、阳明温病，干呕口苦而渴，尚未可下者，黄连黄芩汤主之。不渴而舌滑者属湿温。

温热，燥病也，其呕由于邪热夹秽，扰乱中宫而然，故以黄连、黄芩彻其热，以芳香蒸变化其浊也。

黄连黄芩汤方苦寒微辛法

黄连二钱　黄芩二钱　郁金一钱五分
香豆豉二钱

水五杯，煮取二杯，分二次服。

二十、阳明温病，舌黄燥，肉色绛，不渴者，邪在血分，清营汤主之。若滑者，不可与也，当于湿温中求之。

温病传里，理当渴甚，今反不渴者，以邪气深入血分，格阴于外，上潮于口，故反不渴也。曾过气分，故苔黄而燥。邪居血分，故舌之肉色绛也。若舌苔白滑、灰滑、淡黄而滑，不渴者，乃湿气蒸腾之象，不得用清营柔以济柔也。

汪按：此条以舌绛为主。舌绛，不渴，夜甚，乃入营的候。再按：绛而中心黄苔，当气血两清；纯绛鲜红，急涤包络；中心绛干，两清心胃；尖独干绛，专泄火腑；舌绛而光，当濡胃阴；绛而枯痿，急用胶、黄；干绛无色，宜投复脉。此二证俱属下焦。以上俱仍合脉证参详。若舌绛兼有白苔，或黄白相兼，是邪仍在气分；绛而有滑苔者，则为湿热熏蒸，误用血药滋腻，邪必难解，不可不慎也。详见上下二焦。

清营汤方见上焦篇

二一、阳明斑者，化斑汤主之。

方义并见上焦篇。

二二、阳明温病，下后疹续出者，银翘散去豆豉加细生地大青叶元参丹皮汤主之。

方义并见上焦篇。

二三、斑疹，用升提则衄，或厥，或呛咳，或昏痉，用壅补则瞀乱。

此治斑疹之禁也。斑疹之邪在血络，只喜轻宣凉解。眉批：尝见小儿，医有过用升提而死者。若用柴胡、升麻辛温之品，直升少阳，使热血上循清道则衄；过升则下竭，下竭者必上厥；肺为华盖，受热毒之熏蒸则呛咳；心位正阳，受升提之摧迫则昏痉。至若壅补，使邪无出路，络道比经道最细，诸疮痛痒，皆属于心，既不得外出，其势必返而归之于心，不瞀乱得乎？

二四、斑疹阳明证悉具，外出不快，内壅特甚者，调胃承气汤微和之，得通则已，不可令大泄，大泄则内陷。

此斑疹下法，微有不同也。斑疹虽宜宣泄，但不可太过，令其内陷。斑疹虽忌升提，亦畏内陷。方用调胃承气者，避枳、朴之温燥，取芒硝之入阴，甘草败毒缓中也。

调胃承气汤方见前

二五、阳明温毒发痘者，如斑疹法，随其所在而攻之。

温毒发痘，如小儿痘疮，或多或少，紫黑色，皆秽浊太甚，疗治失宜而然也。虽不多见，间亦有之。随其所在而攻，谓脉浮则用银翘散加生地、元参，渴加花粉，毒重加金汁、人中黄，小便短加芩、连之类；脉沉，内壅者，酌轻重下之。

二六、阳明温毒，杨梅疮者，以上法随其所偏而调之，重加败毒，兼与利湿。

此条当入湿温，因上条温痘连类而及，故编于此，可以互证也。杨梅疮者，形似杨梅，轻则红紫，重则紫黑，多现于背部、面部，亦因感受秽浊而然。如上法者，如上条治温痘之法。毒甚，故重加败毒。此证毒附湿而为灾，故兼与利湿，如草薢、土茯苓之类。

二七、阳明温病，不甚渴，腹不满，无汗，小便不利，心中懊憹者，必发黄。黄者，栀子柏皮汤主之。

受邪太重，邪热与胃阳相搏，不得发越，无汗不能自通，热必发黄矣。

栀子柏皮汤方

栀子五钱　生甘草三钱　黄柏五钱

水五杯，煮取二杯，分二次服。

〔方论〕　此湿淫于内，以苦燥之，热淫于内，佐以甘苦法也。栀子清肌表，解五黄，又治内烦。黄柏泻膀胱，疗肌肤间热。甘草协和内外。三者其色皆黄，以黄退黄，同气相求也。按又可但有茵陈大黄汤，而无栀子柏皮汤，温热发黄，岂皆可下者哉？

二八、阳明温病，无汗，或但头汗出，身无汗，渴欲饮水，腹满，舌燥黄，小便不利者，必发黄，茵陈蒿汤主之。

此与上条异者，在口渴、腹满耳。上条口不甚渴，腹不满，胃不甚实，故不可下；此则胃家已实而黄不得退，热不得越，无出表之理，故从事于下趋大小便也。

茵陈蒿汤

茵陈蒿六钱　栀子三钱　生大黄三钱

水八杯，先煮茵陈减水之半，再入二

味，煮成三杯，分三次服，以小便利为度。

〔方论〕 此纯苦急趋之方也。发黄，外闭也腹满，内闭也。内外皆闭，其势不可缓。苦性最急，故以纯苦急趋下焦也。黄因热结，泻热者必泻小肠。小肠丙火，非苦不通。胜火者莫如水，茵陈得水之精；开郁莫如发陈，茵陈生发最速，高出众草，主治热结黄疸，故以之为君。栀子通水源而利三焦，大黄除实热而减腹满，故以之为佐也。

二九、阳明温病，无汗，实证未剧，不可下，小便不利者，甘苦合化，冬地三黄汤主之。

大凡小便不通，有责之膀胱不开者，有责之上游结热者，有责之肺气不化者。温热之小便不通，无膀胱不开证，皆上游指小肠而言热结与肺气不化而然也。小肠火腑，故以三黄苦药通之。热结则液干，故以甘寒润之。金受火刑，化气维艰，故倍用麦冬以化之。

冬地三黄汤方甘苦合化阴气法

麦冬八钱　黄连一钱　苇根汁半酒杯，冲

元参四钱　黄柏一钱　银花露半酒杯，冲

细生地四钱　黄芩一钱　生甘草三钱

水八杯，煮取三杯，分三次服，以小便得利为度。

三十、温病小便不利者，淡渗不可与也，忌五苓、八正辈。

此用淡渗之禁也。热病有余于火，不足于水，惟以滋水泻火为急务，岂可再以淡渗动阳而烁津乎眉批：申淡渗禁，吃紧。奈何吴又可于小便条下，特立猪苓汤，乃去仲景原方之阿胶，反加木通、车前，渗而又渗乎？其治小便血分之桃仁汤中，仍用滑石，不识何解！

三一、温病燥热，欲解燥者，先滋其干，不可纯用苦寒也，服之反燥甚。

此用苦寒之禁也。温病有余于火，不用淡渗犹易明，并苦寒亦设禁条，则未易明也。举世皆以苦能降火，寒能泻热，坦然用之而无疑，不知苦先入心，其化以燥，服之不应，愈化愈。燥眉批：申苦寒禁，尤吃紧。宋人以目为火户，设立三黄汤，久服竟至于瞽，非化燥之明征乎？吾见温病而恣用苦寒，津液干涸不救者甚多，盖化气比本气更烈。故前条冬地三黄汤，甘寒十之八九，苦寒仅十之一二耳。至茵陈蒿汤之纯苦，止有一用，或者再用，亦无屡用之理。吴又可屡诋黄连之非，而又恣用大黄，惜乎其未通甘寒一法也。

三二、阳明温病，下后热退，不可即食，食者必复；周十二时后，缓缓与食，先取清者，勿令饱，饱则必复，复必重也。

此下后暴食之禁也。眉批：申暴食禁，亦要。下后虽然热退，余焰尚存，盖无形质之邪，每借有形质者以为依附，必须坚壁清野，勿令即食。一日后，稍可食清而又清之物，若稍重浊，犹必复也。勿者，禁止之词；必者，断然之词也。

三三、阳明温病，下后脉静，身不热，舌上津回，十数日不大便，可与益胃、增液辈，断不可再与承气也。下后舌苔未尽退，口微渴、面微赤，脉微数，身微热，日浅者，亦与增液辈；日深，舌微干者，属下焦复脉法也方见下焦。**勿轻与承气，轻与者，肺燥而咳，脾滑而泄，热反不除，渴反甚也，百日死。**

此数下亡阴之大戒也。眉批：申数下

禁，尤要。下后不大便十数日，甚至二十日，乃肠胃津液受伤之故，不可强责其便，但与复阴自能便也。此条脉静身凉，人犹易解，至脉虽不躁而未静，身虽不壮热而未凉，俗医必谓邪气不尽，必当再下，在又可法中亦必再下。不知大毒治病，十衰其六，但与存阴退热，断不误事。下后邪气复聚，大热大渴，面正赤，脉躁甚，不在此例。若轻与苦燥，频伤胃阴，肺之母气受伤，阳明化燥，肺无秉气，反为燥逼，焉得不咳。燥咳久者，必身热而渴也。若脾气为快利所伤，必致滑泄，滑泄则阴伤而热渴愈加矣。迁延三月，天道小变之期，其势不能再延，故曰百日死也。眉批：论于存阴退热，类尽之。此则推之于终极也。

三四、阳明温病，渴甚者，雪梨浆沃之。

雪梨浆方法见前

三五、阳明温病，下后微热，舌苔不退者，薄荷末拭之。

以新布蘸新汲凉水，再蘸薄荷细末，频擦舌上。

三六、阳明温病，斑疹、温痘、温疮、温毒、发黄，神昏谵语者，安宫牛黄丸主之。

心居膈上，胃居膈下，虽有膜膈，其浊气太甚，则亦可上干心包络，且病自上焦而来，故必以芳香逐秽开窍为要也。

安宫牛黄丸方见上焦篇

三七、风温、温热、温疫、温毒、冬温之在中焦，阳明病居多；湿温之在中焦，太阴病居多；暑温则各半也。

此诸温不同之大关键也。眉批：总

纲，扼要。温热等皆因于火，以火从火，阳明阳土，以阳从阳，故阳明病居多。湿温则以湿从湿，太阴阴土，以阴从阴，则太阴病居多。暑兼湿热，故各半也。

暑温　伏暑

三八、脉洪滑，面赤，身热，头晕，不恶寒，但恶热，舌上黄滑苔，渴欲凉饮，饮不解渴，得水则呕，按之胸下痛，小便短，大便闭者，阳明暑温，水结在胸也，小陷胸汤加枳实主之。眉批：此条别于温热，全在舌滑、胸痛、呕水。

脉洪，面赤，不恶寒，病已不在上焦矣。暑兼湿热，热甚则渴，引水求救。湿郁中焦，水不下行，反来上逆，则呕。胃气不降，则大便闭。故以黄连、栝蒌清在里之热痰，半夏除水痰而强胃。加枳实者，取其苦辛通降，开幽门而引水下行也。

小陷胸加枳实汤方苦辛寒法

黄连二钱　栝蒌三钱　枳实二钱　半夏五钱

急流水五杯，煮取二杯，分二次服。

三九、阳明暑温，脉滑数，不食，不饥，不便，浊痰凝聚，心下痞者，半夏泻心汤去人参、干姜、大枣、甘草加枳实、杏仁主之。

不饥，不便，而有浊痰，心下痞满，湿热互结而阻中焦气分，故以半夏、枳实开气分之湿结；黄连、黄芩开气分之热结；杏仁开肺与大肠之气痹。暑中热甚，故去干姜。非伤寒误下之虚痞，故去人参、甘草、大枣，且畏其助湿作满也。

半夏泻心汤去干姜甘草加枳实杏仁方苦辛寒法

半夏一两　黄连二钱　黄芩三钱　枳实

二钱 杏仁三钱

水八杯，煮取三杯，分三次服。虚者，复纳人参二钱，大枣三枚。

四十、阳明暑温，湿气已化，热结独存，口燥咽干，渴欲饮水，面目俱赤，舌燥黄，脉沉实者，小承气汤各等分下之。

暑兼湿热，其有体瘦质燥之人，感受热重湿轻之证，湿先从热化尽，只余热结中焦，具诸下证，方可下之。

汪按：湿热入胃腑方可下，虽云化热，究从湿来，故枳、朴、大黄等分用也。大抵温病诊舌为要。痞满之证，见黄燥，方可议下；黄而不燥，仍用宣泄，以驱之入胃，或苦温助之化燥，见黄，方可用苦泄；泻心、陷胸之属。黄白相兼，或灰白色，仍用开提，三香、杏、蔻、枳、桔之属。以达之于肺，不可误也。又叶天士论伤寒热邪劫烁，下之宜猛；温病多湿邪内搏，下之宜轻；伤寒大便溏为邪尽，不可下；湿温病大便溏为邪未尽，便硬方为无湿，不可攻也。此皆要论，不可不知。

小承气汤方义并见前。此处不必以大黄为君，三物各等分可也

四一、暑温蔓延三焦，舌滑微黄，邪在气分者，三石汤主之；邪气久留，舌绛苔少，热搏血分者，加味清宫汤主之；神识不清，热闭内窍者，先与紫雪丹，再与清宫汤。眉批：气血二字扼要。

蔓延三焦，则邪不在一经一脏矣，故以急清三焦为主。眉批：著眼。然虽云三焦，以手太阴一经为要领。盖肺主一身之气，气化则暑湿俱化，且肺脏受生于阳明，肺之脏象属金、色白，阳明之气运亦属金、色白，故肺经之药多兼走阳明，阳明之药多兼走肺也。再肺经通调水道，下

达膀胱，肺痹开则膀胱亦开，是虽以肺为要领，而胃与膀胱皆在治中，则三焦俱备矣。是邪在气分而主以三石汤之奥义也。若邪气久羁，必归血络，心主血脉，故以加味清宫汤主之。内窍欲闭则热邪盛矣，紫雪丹开内窍而清热最速者也。

三石汤方

飞滑石三钱 生石膏五钱 寒水石三钱 杏仁三钱 竹茹二钱，炒 银花三钱，花露更妙 金汁一酒杯，冲 白通草二钱

水五杯，煮成二杯，分二次温服。

〔方论〕 此微苦辛寒兼芳香法也。盖肺病治法，微苦则降，过苦反过病所，辛凉所以清热，芳香所以败毒而化浊也。按三石，紫雪丹中之君药，取其得庚金之气，清热退暑利窍，兼走肺胃者也。杏仁、通草为宣气分之用，且通草直达膀胱，杏仁直达大肠。竹茹以竹之脉络，而通人之脉络。金汁、银花，败暑中之热毒。

加味清宫汤方

即于前清宫汤内加知母三钱，银花二钱，竹沥五茶匙冲入。

〔方论〕 此苦辛寒法也。清宫汤前已论之矣。加此三味者：知母泻阳明独胜之热，而保肺清金；银花败毒而清络；竹沥除胸中大热，止烦闷消渴。合清宫汤为暑延三焦血分之治也。

四二、暑温、伏暑，三焦均受，舌灰白，胸痞闷，潮热，呕恶，烦渴，自利，汗出，溺短者，杏仁滑石汤主之。眉批：上二条湿轻热重，此条湿热两停。

舌白胸痞，自利呕恶，湿为之也。潮热烦渴，汗出溺短，热为之也。热处湿中，湿蕴生热，湿热交混，非偏寒偏热可治，故以杏仁、滑石、通草，先宣肺气，由肺而达膀胱以利湿，厚朴苦温而泻湿

满，芩、连清里而止湿热之利，郁金芳香走窍而开闭结，橘、半强胃而宣湿化痰以止呕恶，俾三焦混处之邪，各得分解矣。

杏仁滑石汤方苦辛寒法

杏仁三钱　滑石三钱　黄芩二钱　橘红一钱五分　黄连一钱　郁金二钱　通草一钱　厚朴二钱　半夏三钱

水八杯，煮取三杯，分三次服。

寒　湿

四三、湿之入中焦，有寒湿，有热湿，有自表传来，有水谷内蕴，有内外相合。其中伤也，有伤脾阳，有伤脾阴，有伤胃阳，有伤胃阴，有两伤脾胃，伤脾胃之阳者十常八九，伤脾胃之阴者十居一二。彼此混淆，治不中彀，遗患无穷，临证细推，不可泛论。

此统言中焦湿证之总纲也。眉批：总纲，扼要。寒湿者，湿与寒水之气相搏也，盖湿水同类，其在天之阳时为雨露，阴时为霜雪，在江河为水，在土中为湿，体本一源，易于相合，最损人之阳气。热湿者，在天时长夏之际，盛热蒸动湿气流行也，在人身湿郁本身阳气久而生热也，兼损人之阴液。自表传来，一由经络而脏腑，一由肺而脾胃。水谷内蕴，肺虚不能化气，脾虚不能散津，或形寒饮冷，或酒客中虚。内外相合，客邪既从表入，而伏邪又从内发也。伤脾阳，在中则不运、痞满，传下则洞泄、腹痛。伤胃阳，则呕逆不食，膈胀胸痛。两伤脾胃，既有脾证，又有胃证也。其伤脾胃之阴若何？湿久生热，热必伤阴，古称湿火者是也。眉批：南方卑湿伤阴者十常六七。伤胃阴，则口渴不饥。伤脾阴，则舌先灰滑，后反黄燥，大便坚结。湿为阴邪，其伤人之阳也，得理之正，故多而常见。其伤人之阴

也，乃势之变，故罕而少见。治湿者必须审在何经何脏，兼寒兼热，气分血分，而出辛凉、辛温、甘温、苦温、淡渗、苦渗之治，庶所投必效。若脾病治胃，胃病治脾，兼下焦者，单治中焦，或笼统混治，脾胃不分，阴阳寒热不辨，将见肿胀、黄疸、洞泄、衄血、便血，诸证蜂起矣。惟在临证者细心推求，下手有准的耳。盖土为杂气，兼证甚多，眉批：著眼。最难分析，岂可泛论湿气而已哉！

汪按：温热、湿温，为本书两大纲。温热从口鼻吸受，并无寒证，最忌辛温表散，但当认定门径，勿与伤寒混杂，再能按三焦投药，辨清气血营卫，不失先后缓急之序，便不致误。湿温为三气杂感，浊阴弥漫，有寒有热，传变不一，全要细察兼证，辨明经络脏腑、气血阴阳、湿热二气偏多偏少，方可论治。故论湿温方法，较温热为多，读者以此意求之，无余蕴矣。再按：热证清之则愈，湿证宣之则愈，重者往往宣之未愈，待其化热而后清，清而后愈。一为阳病，一兼阴病，至鲁至道，难易较然。

四四、足太阴寒湿，痞结胸满，不饥不食，半苓汤主之。

此书以温病名，并列寒湿者，以湿温紧与寒湿相对，言寒湿而湿温更易明析。眉批：借宾定主。

痞结胸满，仲景列于太阴篇中，乃湿郁脾阳，足太阴之气，不为鼓动运行。脏病而累及腑，痞结于中，故亦不能食也。故以半夏、茯苓培阳土以吸阴土之湿，厚朴苦温以泻湿满，黄连苦以渗湿，重用通草以利水道，使邪有出路也。

半苓汤方此苦辛淡渗法也

半夏五钱　茯苓块五钱　川连一钱　厚朴三钱　通草八钱，煎汤煮前药

水十二杯，煮通草成八杯，再入余药，煮成三杯，分三次服。

四五、足太阴寒湿，腹胀，小便不利，大便溏而不爽，若欲滞下者，四苓加厚朴秦皮汤主之，五苓散亦主之。

经谓太阴所至，发为䐜胀；又谓厥阴气至，为䐜胀，盖木克土也。太阴之气不运，以致膀胱之气不化，故小便不利。四苓辛淡渗湿，使膀胱开而出邪，以厚朴泻胀，以秦皮洗① 肝也。其或肝气不热，则不用秦皮，仍用五苓中之桂枝以和肝，通利三焦而行太阳之阳气，故五苓散亦主之。

四苓加厚朴秦皮汤方苦温淡法

茅术三钱 厚朴三钱 茯苓块五钱 猪苓四钱 秦皮二钱 泽泻四钱

水八杯，煮成八分三杯，分三次服。

五苓散甘温淡法

猪苓一两 赤术一两 茯苓一两 泽泻一两六钱 桂枝五钱

共为细末，白沸汤和服三钱，日三服。

四六、足太阴寒湿，四肢乍冷，自利，目黄，舌白滑，甚则灰，神倦不语，邪阻脾窍，舌蹇语重，四苓加木瓜草果厚朴汤主之。

脾主四肢，脾阳郁，故四肢乍冷。湿渍脾而脾气下溜，故自利。目白睛属肺，足太阴寒则手太阴不能独治，两太阴同气也，且脾主地气，肺主天气，地气上蒸，天气不化，故目睛黄也。白滑与灰，寒湿苔也。湿困中焦，则中气虚寒，中气虚寒，则阳光不治，主正阳者，心也，心藏神，故神昏。心主言，心阳虚，故不语。脾窍在舌，湿邪阻窍，则舌蹇而语声迟重。湿以下行为顺，故以四苓散驱湿下

行，加木瓜以平木，治其所不胜也。厚朴以温中行滞，草果温太阴独胜之寒，芳香而达窍，补火以生土，驱浊以生清也。

四苓加木瓜厚朴草果汤方苦热兼酸淡法

生于白术三钱 猪苓一钱五分 泽泻一钱五分 赤苓块五钱 木瓜一钱 厚朴一钱 草果八分 半夏三钱

水八杯，煮取八分三杯，分三次服。阳素虚者，加附子二钱。

四七、足太阴寒湿，舌灰滑，中焦滞痞，草果茵陈汤主之；面目俱黄，四肢常厥者，茵陈四逆汤主之。

湿滞痞结，非温通而兼开窍不可，故以草果为君。茵陈因陈生新，生发阳气之机最速，故以之为佐。广皮、大腹、厚朴，共成泻痞之功。猪苓、泽泻，以导湿外出也。若再加面黄肢逆，则非前汤所能济，故以四逆回厥，茵陈宣湿退黄也。

草果茵陈汤方苦辛温法

草果一钱 茵陈三钱 茯苓皮三钱 厚朴二钱 广皮一钱五分 猪苓二钱 大腹皮二钱 泽泻一钱五分

水五杯，煮取二杯，分二次服。

茵陈四逆汤方苦辛甘热复微寒法

附子三钱，炮 干姜五钱 炙甘草二钱 茵陈六钱

水五杯，煮取二杯。温服一杯，厥回，止后服；仍厥，再服；尽剂，厥不回，再作服。

四八、足太阴寒湿，舌白滑，甚则灰，脉迟，不食，不寐，大便窒塞，浊阴凝聚，阳伤腹痛，痛甚则肢逆，椒附白通汤主之。

————————

① 洗：疑为"清"之误。

此足太阴寒湿，兼足少阴、厥阴证也。白滑、灰滑，皆寒湿苔也。脉迟者，阳为寒湿所困，来去俱迟也。不食，胃阳痹也。不寐，中焦湿聚，阻遏阳气不得下交于阴也。大便窒塞，脾与大肠之阳，不能下达也。阳为湿困，返逊位于浊阴，故浊阴得以蟠踞中焦而为痛也。眉批：古人论痛，未有如此之明快者。凡痛皆邪正相争之象，虽曰阳困，究竟阳未绝灭，两不相下，故相争而痛也。后凡言痛者，仿此。椒附白通汤，齐通三焦之阳，而急驱浊阴也。

椒附白通汤方

生附子三钱，炒黑　川椒二钱，炒黑　淡干姜二钱　葱白三茎　猪胆汁半烧酒杯，去渣后调入

水五杯，煮成二杯，分二次凉服。

〔方论〕此苦辛热法复方也。苦与辛合，能降能通，非热不足以胜重寒而回阳。附子益太阳之标阳，补命门之真火，助少阳之火热。盖人之命火，与太阳之阳、少阳之阳旺，行水自速。三焦通利，湿不得停，焉能聚而为痛，故用附子以为君，火旺则土强。眉批：寒湿系阴证，中阳素弱者，病此尤多，虽盛暑犹宜姜、附，不可畏而不用。干姜温中逐湿痹，太阴经之本药；川椒燥湿除胀消食，治心腹冷痛，故以二物为臣。葱白由内而达外，中空，通阳最速，亦主腹痛，故以为之使。浊阴凝聚不散，有格阳之势，故反佐以猪胆汁。猪，水畜，属肾，以阴求阴也；胆乃甲木，从少阳，少阳主开泄，生发之机最速。此用仲景白通汤，与许学士椒附汤，合而裁制者也。

四九、阳明寒湿，舌白腐，肛坠痛，便不爽，不喜食，附子理中汤去甘草加广皮厚朴汤主之。

九窍不和，皆属胃病。胃受寒湿所伤，故肛门坠痛而便不爽；阳明失阖，故不喜食。理中之人参补阳明之正，苍术补太阴而渗湿，姜、附运坤阳以劫寒，盖脾阳转而后湿行，湿行而后胃阳复。去甘草，畏其满中也。加厚朴、广皮，取其行气。合而言之，辛甘为阳，辛苦能通之义也。

附子理中汤去甘草加厚朴广皮汤方辛甘兼苦法

生茅术三钱　人参一钱五分　炮干姜一钱五分　厚朴二钱　广皮一钱五分　生附子一钱五分，炮黑

水五杯，煮取八分二杯，分二次服。

征按：仲景理中汤原方中用术，今定以苍术者，苍术燥湿而兼解郁，不似白术之呆滞也。丹溪制越鞠丸方，以苍术治湿郁。以上见证，皆郁证也，故用苍术。古书只有术名，而无苍、白之分，至唐本草始分赤、白，后世又谓赤术为苍术矣。

五十、寒湿伤脾胃两阳，寒热，不饥，吞酸，形寒，或脘中痞闷，或酒客湿聚，苓姜术桂汤主之。

此兼运脾胃，宣通阳气之轻剂也。

苓姜术桂汤方苦辛温法

茯苓块五钱　生姜三钱　炒白术三钱　桂枝三钱

水五杯，煮取八分二杯，分温再服。

五一、湿伤脾胃两阳，既吐且利，寒热身痛，或不寒热，但腹中痛，名曰霍乱。寒多，不欲饮水者，理中汤主之。热多，欲饮水者，五苓散主之。吐利汗出，发热恶寒，四肢拘急，手足厥冷，四逆汤主之。吐利止而身痛不休者，宜桂枝汤小和之。眉批：此条有阴阳二证，以欲饮、不欲饮辨之。欲饮水而不能者，仍阴证。

按霍乱一证，长夏最多，本于阳虚寒湿凝聚，关系非轻，伤人于顷刻之间。奈时医不读《金匮》，不识病源，不问轻重，一概主以藿香正气散，轻者原有可愈之理，重者死不旋踵。更可笑者，正气散中加黄连、麦冬，大用西瓜治渴欲饮水之霍乱，病者岂堪命乎！瑭见之屡矣，故将采《金匮》原文，备录于此。胃阳不伤不吐，脾阳不伤不泻，邪正不争不痛，营卫不乖不寒热。以不饮水之故，知其为寒多，主以理中汤，原文系理中丸，方后自注云：然丸不及汤。盖丸缓而汤速也。且恐丸药不精，故直改从汤。温中散寒。人参、甘草，胃之守药；白术、甘草，脾之守药；干姜能通能守。上下两泄者，故脾胃两守之。且守中有通，通中有守，以守药作通用，以通药作守用。若热欲饮水之证，饮不解渴，而吐泄不止，则主以五苓。邪热须从小便去。膀胱为小肠之下游，小肠，火腑也，五苓通前阴，所以守后阴也。太阳不开，则阳明不阖，开太阳正所以守阳明也。此二汤皆有一举两得之妙。吐利则脾胃之阳虚，汗出则太阳之阳亦虚；发热者，浮阳在外也；恶寒者，实寒在中也；四肢拘急，脾阳不荣四末；手足厥冷，中土虚而厥阴肝木来乘。病者四逆，汤善救逆，故名四逆汤。人参、甘草守中阳，干姜、附子通中阳，人参附子护外阳，干姜、甘草护中阳，中外之阳复回，则群阴退避，而厥回矣。吐利止而身痛不休者，中阳复而表阳不和也，故以桂枝汤温经络而微和之。

理中汤方甘热微苦法，此方分量以及后加减法，悉照《金匮》原文，用者临时斟酌

人参 甘草 白术 干姜各三两

水八杯，煮取三杯，温服一杯，日三服。

〔加减法〕若脐上筑者，肾气动也，去术，加桂四两。吐多者，去术，加生姜三两。下多者，还用术。悸者，加茯苓二两。渴欲饮水者，加术，足前成四两半。腹中痛者，加人参，足前成四两半。寒者，加干姜，足前成四两半。腹满者，去术，加附子一枚。服汤后，如食顷，饮热粥一升许，微自汗，勿发揭衣被。

五苓散方见前

〔加减法〕腹满者，加厚朴、广皮各一两。渴甚，面赤，脉大紧而急，扇扇不知凉，饮冰不知冷，腹痛甚，时时躁烦者，格阳也，加干姜一两五钱此条非仲景原文，余治验也。

百沸汤和，每服五钱，日三服。

汪按：湿温、温疟、寒湿、中寒等证，皆有阴盛格阳。若春温、风温、暑温、温疫、温毒，非犯逆则绝无此证，虽或病前病中兼犯房劳遗泄，亦断无阴证，而阳盛格阴者，则往往有之。俗医传派不清，临事狐疑，失之毫厘，人命立绝。此条与温热门中中下焦阳厥数条参看，庶乎临证了然，厥功巨矣。

四逆汤方辛甘热法，分量临时斟酌

炙甘草二两 干姜一两半 生附子一枚，去皮 加人参一两

水五茶碗，煮取二碗，分二次服。

按：原方无人参，此独加人参者，前条寒多，不饮水，较厥逆尚轻，仲景已用人参；此条诸阳欲脱，中虚更急，不用人参，何以固内？柯韵伯伤寒注云：仲景凡治虚证，以里为重，协热下利，脉微弱者，便用人参；汗后身重，脉沉迟者，便加人参。此脉迟而利清谷，且不烦不咳，中气大虚，元气已脱，但温不补，何以救逆乎？观茯苓四逆之烦躁，且以人参，况通脉四逆，岂得无参？是必有脱落耳。备录于此存参。

五二、霍乱兼转筋者，五苓散加防己桂枝薏仁主之；寒甚，脉紧者，再加附子。

肝藏血，主筋，筋为寒湿搏急而转，故于五苓和霍乱之中，加桂枝温筋，防己急驱下焦血分之寒湿，薏仁主湿痹脚气，扶土抑木，治筋急拘挛。甚寒，脉紧，则非纯阳之附子不可。

五苓散加防己桂枝薏仁方

即于前五苓散内加防己一两，桂枝一两半，足前成二两，薏仁二两。寒甚者，加附子大者一枚。杵为细末，每服五钱，百沸汤和，日三，剧者，日三夜一，得卧则勿令服。

五三、卒中寒湿，内夹秽浊，眩冒欲绝，腹中绞痛，脉沉紧而迟，甚则伏，欲吐不得吐，欲利不得利，甚则转筋，四肢欲厥，俗名发痧，又名干霍乱，转筋者，俗名转筋火，古方书不载，不载者，不载上三条之俗名耳，若是证，当于《金匮》腹满、腹痛、心痛、寒疝诸条参看自得。**蜀椒救中汤主之，九痛丸亦可服；语乱者，先服至宝丹，再与汤药。**

按此证夏日湿蒸之时最多，故因霍乱而类记于此。中阳本虚，内停寒湿，又为蒸腾秽浊之气所干，由口鼻而直行中道，以致腹中阳气受逼，所以相争而为绞痛；胃阳不转，虽欲吐而不得；脾阳困闭，虽欲利而不能；其或经络亦受寒湿，则筋如转索，而后者向前矣；中阳虚而肝木来乘，则厥。俗名发痧者何？盖以此证病来迅速，或不及延医，或医亦不识，相传以钱或用磁碗口，蘸姜汤或麻油，刮其关节，刮则其血皆分，住则复合，数数分合，动则生阳，关节通而气得转，往往有随手而愈者，刮处必现血点，红紫如沙，

故名痧也。但刮后须十二时不饮水，方不再发。不然则留邪在络，稍受寒、发怒，则举发矣。以其欲吐不吐，欲利不利而腹痛，故又名干霍乱。其转筋名转筋火者，以常发于夏月，夏月火令，又病迅速如火也，其实乃伏阴与湿相搏之故（眉批：尝见一人患此病饮米汤立毙）。以大建中之蜀椒，急驱阴浊下行，干姜温中，去人参、胶饴者，畏其满而守也，加厚朴以泻湿中浊气，槟榔以散结气，直达下焦，广皮通行十二经之气。改名救中汤，急驱浊阴，所以救中焦之真阳也。九痛丸一面扶正，一面驱邪，其驱邪之功最速，故亦可服。再按前吐泻之霍乱，有阴阳二证，干霍乱则纯有阴而无阳，眉批：辨要。所谓天地不通，闭塞而成冬，有若否卦之义。若语言乱者，邪干心包，故先以至宝丹，驱包络之邪也。

救中汤方苦辛通法

蜀椒三钱，炒出汗　淡干姜四钱　厚朴三钱　槟榔二钱　广皮二钱

水五杯，煮取二杯，分二次服。兼转筋者，加桂枝三钱，防己五钱，薏仁三钱。厥者，加附子二钱。

九痛丸方治九种心痛，苦辛甘热法

附子三两　生狼牙一两　人参一两　干姜一两　吴茱萸一两　巴豆一两，去皮心，熬，碾如膏

蜜丸梧子大，酒下。强人初服三丸，日三服；弱者二丸。

兼治卒中恶，腹胀痛，口不能言；又治连年积冷，流注心胸痛，并冷冲上气，落马，坠车，血病等证皆主之。忌口如常法。

〔方论〕《内经》有五脏胃腑心痛，并痰、虫、食积，即为九痛也。心痛之因，非风即寒，故以干姜、附子驱寒壮阳，吴茱萸能降肝脏浊阴下行，生狼牙善驱浮

风，以巴豆驱逐痰、虫、陈滞之积，人参养正驱邪，因其药品气血皆入，补泻攻伐皆备，故治中恶腹胀痛等证。

附录《外台》**走马汤**：治中恶、心痛、腹胀、大便不通，苦辛热法。沈目南注云：中恶之证，俗谓绞肠乌痧，即秽臭恶毒之气，直从口鼻入于心胸肠胃脏腑，壅塞正气不行，故心痛腹胀，大便不通，是为实证，非似六淫侵入而有表里清浊之分，故用巴豆极热大毒峻猛之剂，急攻其邪，佐杏仁以利肺与大肠之气，使邪从后阴一扫尽除，则病得愈。若缓须臾，正气不通，营卫阴阳机息则死。是取通则不痛之义也。

巴豆二枚，去心皮，熬　杏仁二枚

上二味，以绵缠，槌令碎，热汤二合，捻取白汁饮之，当下。老小强弱量之。通治飞尸鬼击病。

按《医方集解》中，治霍乱用阴阳水一法，有协和阴阳，使不相争之义。又治干霍乱用盐汤探吐一法，盖闭塞至极之证，除针灸之外，莫如吐法通阳最速。夫呕，厥阴气也；寒痛，太阳寒水气也；否，冬象也。冬令太阳寒水，得厥阴气至，风能上升，则一阳开泄，万象皆有生机矣。至针法，治病最速，取祸亦不缓，当于《甲乙经》中求之。非善针者，不可令针也。

汪按：《玉龙经》干霍乱取委中。今世俗多用热水急拍腿湾，红筋高起即刺之，出血愈。又按此证亦有不由触秽受寒，但因郁怒而发者，其宜急攻下气，与触秽受寒同。

征按：痧证向无方论，人多忽之。然其病起于仓卒，或不识其证，或不得其治，戕人甚速。总因其人浊阴素重，清阳不振，偶感浊阴之气，由口鼻直行中道，邪正交争，营卫逆乱。近世治之者，率有

三法，不知起自何人。一则刮之，前按所云是也。一则淬之，以大灯草或纸捻蘸麻油，照看其头面额角，及胸前、腹上、肩膊等处，凡皮肤间隐隐有红点发出，或如蚊迹，或累累坟起，疏密不同，层次难定，一经照出，轻轻灼而淬之，爆响有声，则病者似觉轻松痛减。一则刺之，其法以针按穴刺出血，凡十处，名曰放痧。此皆针灸遗意，但不见古书，故不悉载。又有试法，与以生黄豆嚼之，不腥者痧；觉有豆腥气者，非痧，与试疗同。患此者，俗忌生姜、麻油之类，余历验多年，知其言亦不谬。曾见有少女服生姜而毙，有少男子服干姜一夜而死，余俱随觉随解之耳。前二方中俱有干姜，似与俗说相悖；然干姜与槟榔、巴豆并用，正使邪有出路，既有出路，则干姜不为患矣。但后之人不用此方则已，用此方而妄减其制，必反误事，不可不知。至若羌活、麻黄，则在所大禁。余尚有二方，附记于后，以备裁采。

立生丹治伤暑、霍乱、痧证、疟、痢、泄泻、心痛、胃痛、腹痛、吞吐酸水及一切阴寒之证、结胸、小儿寒痉

母丁香一两二钱　沉香四钱　茅苍术一两二钱　明雄黄一两二钱

上为细末，用蟾酥八钱，铜锅内加火酒一小杯，化开，入前药末，丸绿豆大。每服二丸，小儿一丸，温水送下。又下死胎如神。凡被蝎、蜂螫者，调涂立效。惟孕妇忌之。

此方妙在刚燥药中加芳香透络。蟾乃土之精，上应月魄，物之浊而灵者，其酥入络，以毒攻毒，而方又有所监制，故应手取效耳。

独胜散治绞肠痧痛急，指甲唇俱青，危在顷刻

马粪年久弥佳

不拘分两，瓦上焙干，为末。老酒冲服二三钱，不知，再作服。

此方妙在以浊攻浊。马性刚善走，在卦为乾，粪乃浊阴所结，其象圆，其性通，故能摩荡浊阴之邪，仍出下窍。忆昔年济南方诃庵莅任九江，临行，一女子忽患痧证，就地滚嚷，声嘶欲绝。诃庵云：偶因择日不谨，误犯红痧，或应此乎？余急授此方，求马粪不得，即用骡粪，并非陈者，亦随手奏功。

湿　温

疟、痢、疸、痹附

五四、湿热上焦未清，里虚内陷，神识如蒙，舌滑，脉缓，人参泻心汤加白芍主之。

湿在上焦，若中阳不虚者，必始终在上焦，断不内陷；或因中阳本虚，或因误伤于药，其势必致内陷。湿之中人也，首如裹，目如蒙，热能令人昏，故神识如蒙，此与热邪直入包络谵语神昏有间。里虚，故用人参以护里阳，白芍以护真阴；湿陷于里，故用干姜、枳实之辛通；湿中兼热，故用黄芩、黄连之苦降。此邪已内陷，其势不能还表，法用通降，从里治也。

人参泻心汤方苦辛寒兼甘法

人参二钱　干姜二钱　黄连一钱五分
黄芩一钱五分　枳实一钱　生白芍二钱

水五杯，煮取二杯，分二次服。渣再煮一杯服。

五五、湿热受自口鼻，由募原直走中道，不饥不食，机窍不灵，三香汤主之。

此邪从上焦来，还使上焦去法也。

三香汤方微苦微辛微寒兼芳香法

栝蒌皮三钱　桔梗三钱　黑山栀二钱

枳壳二钱　郁金二钱　香豉二钱　降香末三钱

水五杯，煮取二杯，分二次温服。

〔方论〕　按此证由上焦而来，其机尚浅，故用蒌皮、桔梗、枳壳微苦微辛开上，山栀轻浮微苦清热，香豉、郁金、降香化中上之秽浊而开郁。上条以下焦为邪之出路，故用重；此条以上焦为邪之出路，故用轻；以下三焦均受者，则用分消眉批：分析极清。彼此互参，可以知叶氏之因证制方、心灵手巧处矣！惜散见于案中而人多不察，兹特为拈[①]出，以概其余。

五六、吸受秽湿，三焦分布，热蒸头胀，身痛呕逆，小便不通，神识昏迷，舌白，渴不多饮，先宜芳香通神利窍，安宫牛黄丸；继用淡渗分消浊湿，茯苓皮汤。

按此证表里经络脏腑三焦，俱为湿热所困，最畏内闭外脱。眉批：著眼。故急以牛黄丸宣窍清热而护神明。但牛黄丸不能利湿分消，故继以茯苓皮汤。

安宫牛黄丸方法见前

茯苓皮汤淡渗兼微辛微凉法

茯苓皮五钱　生薏仁五钱　猪苓三钱
大腹皮三钱　白通草三钱　淡竹叶二钱

水八杯，煮取三杯，分三次服。

五七、阳明湿温，气壅为哕者，新制橘皮竹茹汤主之。

按《金匮》橘皮竹茹汤，乃胃虚受邪之治，今治湿热壅遏胃气致哕，不宜用参甘峻补，故改用柿蒂。按柿成于秋，得阳明燥金之主气，且其形多方，他果未之有也，故治肺胃之病有独胜。肺之脏象属金，胃之气运属金。柿蒂乃柿之归束处，

---

① 拈（niān）：拿，捏。

凡花皆散，凡子皆降，凡降先收，从生而散而收而降，皆一蒂为之也，治逆呃之能事毕矣。再按：草木一身，芦与蒂为升降之门户，载生气上升者，芦也；受阴精归藏者，蒂也。格物者，不可不于此会心焉。　眉批：前辈有言，本草解药性不尽。得此知道察理之精，求之五色、五味之外。凡辨药，须实就物理体会，方有妙悟，不可泥定本草。本论拈出处，可以隔反。

新制橘皮竹茹汤苦辛通降法

橘皮三钱　竹茹三钱　柿蒂七枚　姜汁三茶匙，冲

水五杯，煮取二杯，分二次温服；不知，再作服。有痰火者，加竹沥、栝蒌霜。有瘀血者，加桃仁。

五八、三焦湿郁，升降失司，脘连腹胀，大便不爽，一加减正气散主之。

再按此条与上第五十六条同为三焦受邪，彼以分消开窍为急务，此以升降中焦为定法，各因见证之不同也。眉批：以下诸条，看其因症变法之妙，可得用古方法。

一加减正气散方

藿香梗二钱　厚朴二钱　杏仁二钱　茯苓皮二钱　广皮一钱　神曲一钱五分　麦芽一钱五分　绵茵陈二钱　大腹皮一钱

水五杯，煮二杯，再服。

〔方论〕正气散本苦辛温兼甘法，今加减之，乃苦辛微寒法也。去原方之紫苏、白芷，无须发表也。去甘、桔，此证以中焦为扼要，不必提上焦也。只以藿香化浊，厚朴、广皮、茯苓、大腹泻湿满，加杏仁利肺与大肠之气，神曲、麦芽升降脾胃之气，茵陈宣湿郁而动生发之气。藿香但用梗，取其走中不走外也。茯苓但用皮，以诸皮皆凉，泻湿热独胜也。

五九、湿郁三焦，脘闷，便溏，身痛，舌白，脉象模糊，二加减正气散主之。

上条中焦病重，故以升降中焦为要。此条脘闷便溏，中焦证也，身痛舌白，脉象模糊，则经络证矣，故加防己急走经络中湿郁；以便溏不比大便不爽，故加通草、薏仁，利小便所以实大便也；大豆黄卷从湿热蒸变而成，能化蕴酿之湿热，而蒸变脾胃之气也。

二加减正气散苦辛淡法

藿香梗二钱　广皮二钱　厚朴二钱　茯苓皮二钱　木防己三钱　大豆黄卷二钱　川通草一钱五分　薏苡仁三钱

水八杯，煮三杯，三次服。

六十、秽湿着里，舌黄脘闷，气机不宣，久则酿热，三加减正气散主之。

前两法，一以升降为主，一以急宣经隧为主；此则以舌黄之故，预知其内已伏热，久必化热，而身亦热矣，故加杏仁利肺气，气化则湿热俱化，滑石辛淡而凉，清湿中之热，合藿香所以宣气机之不宣也。

三加减正气散方苦辛寒法

藿香三钱，连梗叶　茯苓皮三钱　厚朴二钱　广皮一钱五分　杏仁三钱　滑石五钱

水五杯，煮二杯，再服。

六一、秽湿着里，邪阻气分，舌白滑，脉右缓，四加减正气散主之。

以右脉见缓之故，知气分之湿阻，故加草果、楂肉、神曲，急运坤阳，使足太阴之地气不上蒸手太阴之天气也。

四加减正气散方苦辛温法

藿香梗三钱　厚朴二钱　茯苓三钱　广皮一钱五分　草果一钱　楂肉炒，五钱　神曲

二钱

水五杯，煮二杯，渣再煮一杯，三次服。

六二、秽湿着里，脘闷便泄，五加减正气散主之。

秽湿而致脘闷，故用正气散之香开；便泄而知脾胃俱伤，故加大腹运脾气，谷芽升胃气也。以上二条，应入前寒湿类中，以同为加减正气散法，欲观者知化裁古方之妙，故例于此。

五加减正气散苦辛温法

藿香梗二钱　广皮一钱五分　茯苓块三钱　厚朴二钱　大腹皮一钱五分　谷芽一钱　苍术二钱

水五杯，煮二杯，日再服。

按今人以藿香正气散，统治四时感冒，试问四时止一气行令乎？抑各司一气，且有兼气乎？况受病之身躯脏腑，又各有不等乎？历观前五法均用正气散，而加法各有不同，亦可知用药非丝丝入扣不能中病，彼泛论四时不正之气，与统治一切诸病之方，皆未望见轩岐之堂室者也，乌可云医乎！

六三、脉缓身痛，舌淡黄而滑，渴不多饮，或竟不渴，汗出热解，继而复热，内不能运水谷之湿，外复感时令之湿，发表攻里，两不可施，误认伤寒，必转坏证，徒清热则湿不退，徒祛湿则热愈炽，黄芩滑石汤主之。

脉缓身痛，有似中风，但不浮，舌滑，不渴饮，则非中风矣。若系中风，汗出则身痛解而热不作矣；今继而复热者，乃湿热相蒸之汗，湿属阴邪，其气留连，不能因汗而退，故继而复热。内不能运水谷之湿，脾胃困于湿也；外复受时令之湿，经络亦困于湿矣。倘以伤寒发表攻里

之法施之，发表则诛伐无过之表，阳伤而成痉；攻里则脾胃之阳伤，而成洞泄寒中，故必转坏证也。湿热两伤，不可偏治，故以黄芩、滑石、茯苓皮清湿中之热，蔻仁、猪苓宣湿邪之正，再加腹皮、通草，共成宣气利小便之功，气化则湿化，小便利则火腑通而热自清矣。眉批：作者于湿病，反复详尽，多前人所未及，较之温热，尤为枕中鸿宝也。

黄芩滑石汤方苦辛寒法

黄芩三钱　滑石三钱　茯苓皮三钱　大腹皮二钱　白蔻仁一钱　通草一钱　猪苓三钱

水六杯，煮取二杯，渣再煮一杯，分温三服。

六四、阳明湿温，呕而不渴者，小半夏加茯苓汤主之；呕甚而痞者，半夏泻心汤去人参、干姜、大枣、甘草加枳实、生姜主之。

呕而不渴者，饮多热少也，故主以小半夏加茯苓，逐其饮而呕自止。呕而兼痞，热邪内陷，与饮相搏，有固结不通之患，故以半夏泻心，去参、姜、甘、枣之补中，加枳实、生姜之宣胃也。

小半夏加茯苓汤

半夏六钱　茯苓六钱　生姜四钱

水五杯，煮取二杯，分二次服。

半夏泻心汤去人参干姜甘草大枣加枳实生姜方

半夏六钱　黄连二钱　黄芩三钱　枳实三钱　生姜三钱

水八杯，煮取三杯，分三次服。虚者复纳人参、大枣。

征按：湿之为病，其来也渐，其去也迟，譬若小人之易进而难退也。湿温之痞，与湿寒异。湿寒之痞，兼有食积；湿温之痞，热陷邪留，故呕而兼痞也。水气

上逆则呕，水停膈间则痞，上干于头则眩，中凌于心则悸。方目本文字字俱有斟酌，难为粗心者道。

六五、湿聚热蒸，蕴于经络，寒战热炽，骨骱烦疼，舌色灰滞，面目萎黄，病名湿痹，宣痹汤主之。

经谓：风寒湿三者合而为痹。《金匮》谓：经热则痹。盖《金匮》诚补《内经》之不足。痹之因于寒者固多，痹之兼乎热者，亦复不少。合参二经原文，细验于临证之时，自有权衡。本论因载湿温而类及热痹，见湿温门中，原有痹证，不及备载痹证之全，学者欲求全豹，当于《内经》、《金匮》、喻氏、叶氏以及宋元诸名家合而参之自得。大抵不越寒热两条、虚实异治。寒痹势重而治反易，热痹势缓而治反难，实者单病躯壳易治，虚者兼病脏腑，夹痰饮腹满等证，则难治矣，犹之伤寒两感也。此条以舌灰目黄，知其为湿中生热；寒战热炽，知其在经络；骨骱疼痛，知其为痹证。若泛用治湿之药，而不知循经入络，则罔效矣。故以防己急走经络之湿，杏仁开肺气之先，连翘清气分之湿热，赤豆清血分之湿热，滑石利窍而清热中之湿，山栀肃肺而泻湿中之热，薏苡淡渗而主挛痹、半夏辛平而主寒热，蚕沙化浊道中清气。痛甚加片子姜黄、海桐皮者，所以宣络而止痛也。

宣痹汤方苦辛通法

防己五钱　杏仁五钱　滑石五钱　连翘三钱　山栀三钱　薏苡五钱　半夏三钱，醋炒　晚蚕砂三钱　赤小豆皮三钱，赤小豆乃五谷中之赤小豆，味酸肉赤，凉水浸取皮用，非药肆中之赤小豆。药肆中之赤豆乃广中野豆，赤皮蒂黑肉黄，不入药者也

水八杯，煮取三杯，分温三服。痛甚，加片子姜黄二钱，海桐皮三钱。

六六、湿郁经脉，身热身痛，汗多自利，胸腹白疹，内外合邪，纯辛走表，纯苦清热，皆在所忌，辛凉淡法，薏苡竹叶散主之。

上条但痹在经络，此则脏腑亦有邪矣，故又立一法。汗多则表阳开，身痛则表邪郁，表阳开而不解表邪，其为风湿无疑。盖汗之解者，寒邪也，风为阳邪，尚不能以汗解，况湿为重浊之阴邪，故虽有汗不解也。学者于有汗不解之证，当识其非风则湿，或为风湿相搏也。自利者，小便必短，白疹者，风湿郁于孙络毛窍。此湿停热郁之证，故主以辛凉解肌表之热，辛淡渗在里之湿，俾表邪从气化而散，里邪从小便而驱，双解表里之妙法也。与下条互斟自明。

薏苡竹叶散方辛凉淡法，亦轻以去实法

薏苡五钱　竹叶三钱　飞滑石五钱　白蔻仁一钱五分　连翘三钱　茯苓块五钱　白通草一钱五分

共为细末，每服五钱，日三服。

六七、风暑寒湿，杂感混淆，气不主宣，咳嗽头胀，不饥，舌白，肢体若废，杏仁薏苡汤主之。眉批：废，固病也，如喑、聋、跛、蹩、侏儒固有之类。

杂感混淆，病非一端，乃以气不主宣四字为扼要。眉批：著眼。故以宣气之药为君。既兼雨湿中寒邪，自当变辛凉为辛温。此条应入寒湿类中，列于此者，以其为上条之对待也。

杏仁薏苡汤苦辛温法

杏仁三钱　薏苡三钱　桂枝五分　生姜七分　厚朴一钱　半夏一钱五分　防己一钱五分　白蒺藜二钱

水五杯，煮三杯，渣再煮一杯，分温三服。

六八、暑湿痹者，加减木防己汤主之。

此治痹之祖方也。风胜则引，引者吊痛掣痛之类，或上或下，四肢游走作痛，经谓行痹是也加桂枝、桑叶。湿胜则肿，肿者土曰敦阜加滑石、萆薢、苍术。寒胜则痛，痛者加防己、桂枝、姜黄、海桐皮。面赤、口涎自出者《灵枢》谓：胃热则廉泉开，重加石膏、知母。绝无汗者，加羌活、苍术，汗多者加黄芪、炙甘草。兼痰饮者，加半夏、厚朴、广皮。因不能备载全文，故以祖方加减如此，聊示门径而已。眉批：痹证总以宣气为主，郁则痹，宣则通也。以此条加减及上数条参之，思过半矣。

加减木防己汤辛温辛凉复法

防己六钱　桂枝三钱　石膏六钱　杏仁四钱　滑石四钱　白通草二钱　薏仁三钱

水八杯，煮取三杯，分温三服。见小效，不即退者，加重服，日三夜一。

注案：痹证有周、行、著之分，其原有风、寒、湿、热之异。奈古方多以寒湿论治，且多杂用风药，不知湿家忌汗，圣训昭然，寒湿固有，热湿尤多，误用辛温，其害立见。再外感初伤气分，惟贵宣通，误认虚证，投柔腻补药，其祸尤酷。学者细考本文，可得治热痹之梗概矣。

六九、湿热不解，久酿成疸，古有成法，不及备载，聊列数则，以备规矩。下疸、痢等证仿此。

本论之作，原补前人之未备，已有成法可循者，安能尽录。因横列四时杂感，不能不列湿温，连类而及，又不能不列黄疸、疟、痢，不过略标法则而已。按湿温门中，其证最多，其方最夥。盖土居中位，秽浊所归，四方皆至，悉可兼证，故

错综参伍，无穷极也。即以黄疸一证而言，《金匮》有辨证三十五条，出治一十二方，先审黄之必发不发，在于小便之利与不利；疸之易治难治，在于口之渴与不渴；再察瘀热入胃之因，或因外并，或因内发，或因食谷，或因醋酒，或因劳色，有随经蓄血，入水黄汗；上盛者一身尽热，下郁者小便为难；又有表虚里虚，热除作哕，火劫致黄。知病有不一之因，故治有不紊之法，于是脉弦胁痛，少阳未罢，仍主以和；渴饮水浆，阳明化燥，急当泻热；湿在上，以辛散，以风胜；湿在下，以苦泄，以淡渗；如狂蓄血，势所必攻；汗后溺白，自宜投补；酒客多蕴热，先用清中，加之分利，后必顾其脾阳；女劳有秽浊，始以解毒，继以滑窍，终当峻补真阴；表虚者实卫，里虚者建中；入水火劫，以及治逆变证，各立方论，以为后学津梁。至寒湿在里之治，阳明篇中，惟见一则，不出方论，指人以寒湿中求之。盖脾本畏木而喜风燥，制水而恶寒湿。今阴黄一证，寒湿相搏，譬如卑监之土，须暴风日之阳，纯阴之病，疗以辛热无疑，方虽不出，法已显然。奈丹溪云不必分五疸，总是如盦酱相似。以为得治黄之扼要，殊不知以之治阳黄，犹嫌其混，以之治阴黄，恶乎可哉！喻嘉言于阴黄一证，竟谓仲景方论亡失，恍若无所循从。惟罗谦甫具有卓识，力辨阴阳，遵仲景寒湿之旨，出茵陈四逆汤之治。瑭于阴黄一证，究心有年，悉用罗氏法而化裁之，无不应手取效。间有始即寒湿，从太阳寒水之化，继因其人阳气尚未十分衰败，得燥热药数贴，阳明转燥金之化而为阳证者，即从阳黄例治之。

七十、夏秋疸病，湿热气蒸，外干时令，内蕴水谷，必以宣通气分为要，失治

则为肿胀。由黄疸而肿胀者，苦辛淡法，二金汤主之。

此揭疸病之由与治疸之法、失治之变，又因变制方之法也。

二金汤方苦辛淡法

鸡内金五钱　海金沙五钱　厚朴三钱　大腹皮三钱　猪苓三钱　白通草二钱

水八杯，煮取三杯，分三次温服。

七一、诸黄疸小便短者，茵陈五苓散主之。

沈氏目南云：此黄疸气分实证通治之方也。胃为水谷之海，营卫之源，风入胃家气分，风湿相蒸，是为阳黄；湿热流于膀胱，气郁不化，则小便不利，当用五苓散宣通表里之邪，茵陈开郁而清湿热。

茵陈五苓散五苓散方见前。五苓散系苦辛温法，今茵陈倍五苓，乃苦辛微寒法

茵陈末十分　五苓散五分

共为细末，和匀，每服三钱，日三服。

《金匮》方不及备载，当于本书研究，独采此方者，以其为实证通治之方，备外风内湿一则也。

七二、黄疸脉沉，中痞恶心，便结溺赤，病属三焦里证，杏仁石膏汤主之。

前条两解表里，此条统治三焦，有一纵一横之义。杏仁、石膏开上焦，姜、半开中焦，枳实则由中驱下矣，山栀通行三焦，黄柏直清下焦。凡通宣三焦之方，皆扼重上焦，以上焦为病之始入，且为气化之先，眉批：金针尽度，经所谓治节出焉。虽统宣三焦之方，而汤则名杏仁石膏也。

杏仁石膏汤方苦辛寒法

杏仁五钱　石膏八钱　半夏五钱　山栀三钱　黄柏三钱　枳实汁每次三茶匙，冲　姜汁每次三茶匙，冲

水八杯，煮取三杯，分三次温服。

七三、素积劳倦，再感湿温，误用发表，身面俱黄，不饥溺赤，连翘赤豆饮煎送保和丸。

前第七十条，由黄而变他病，此则由他病而变黄，亦遥相对待。证系两感，故方用连翘赤豆饮以解其外，保和丸以和其中，俾湿温、劳倦、治逆，一齐解散矣。保和丸苦温而运脾阳，行在里之湿；陈皮、连翘由中达外，其行湿固然矣。兼治劳倦者何？经云：劳者温之。盖人身之动作云为[1]，皆赖阳气为之主张，积劳伤阳。劳倦者，因劳而倦也。倦者，四肢倦怠也。脾主四肢，脾阳伤，则四肢倦而无力也。再肺属金而主气，气者，阳也；脾属土而生金，阳气虽分内外，其实特一气之转输耳。劳虽自外而来，外阳既伤，则中阳不能独运，中阳不运，是人之赖食湿以生者，反为食湿所困。脾既困于食湿，安能不失牝马之贞而上承乾健乎！古人善治劳者，前则有仲景，后则有东垣，皆从此处得手。奈之何后世医者，但云劳病，辄用补阴，非惑于丹溪一家之说哉！本论原为外感而设，并不及内伤，兹特因两感而略言之。

连翘赤豆饮方苦辛微寒法

连翘二钱　山栀一钱　通草一钱　赤豆二钱　花粉一钱　香豆豉一钱

煎送保和丸三钱。

保和丸方苦辛温平法

山楂　神曲　茯苓　陈皮　卜子　连翘　半夏

七四、湿甚为热，疟邪痞结心下，舌

---

① 云为：凝香阁本作"行为"。

白口渴，烦躁自利，初身痛，继则心下亦痛，泻心汤主之。

此疟邪结心下气分之方也。

泻心汤方法见前

七五、疮家湿疟，忌用发散，苍术白虎汤加草果主之。

《金匮》谓疮家忌汗，发汗则病痉。盖以疮者血脉间病，心主血脉，血脉必虚而热，然后成疮；既成疮以后，疮脓又系血液所化，汗为心液，由血脉而达毛窍，再发汗以伤其心液，不痉何待！故以白虎辛凉重剂，清阳明之热湿，由肺卫而出；加苍术、草果，温散脾中重滞之寒湿，亦由肺卫而出。阳明阳土，清以石膏、知母之辛凉；太阴阴土，温以苍术、草果之苦温；适合其腑脏之宜，矫其一偏之性而已。

苍术白虎汤加草果方辛凉复苦温法
即前白虎汤内加苍术、草果。

七六、背寒，胸中痞结，疟来日晏，邪渐入阴，草果知母汤主之。

此素积烦劳，未病先虚，故伏邪不肯解散，正阳馁弱，邪热固结。是以草果温太阴独胜之寒，知母泻阳明独胜之热，厚朴佐草果泻中焦之湿蕴，合姜、半而开痞结，花粉佐知母而生津退热；脾胃兼病，最畏木克，乌梅、黄芩清热而和肝；疟来日晏，邪欲入阴，其所以升之使出者，全赖草果。俗以乌梅、五味等酸敛，是知其一，莫知其他也。酸味秉厥阴之气，居五味之首，与辛味合用，开发阳气最速，观小青龙汤自知。　眉批：今晋人感寒用蒜醋发汗，即此义。

草果知母汤方苦辛寒兼酸法

草果一钱五分　知母二钱　半夏三钱
厚朴二钱　黄芩一钱五分　乌梅一钱五分　花

粉一钱五分　姜汁五匙，冲

水五杯，煮取二杯，分二次温服。

按此方即吴又可之达原饮去槟榔，加半夏、乌梅、姜汁，治中焦热结阳陷之证，最为合拍；吴氏乃以治不兼湿邪之温疫初起，其谬甚矣。

再按前贤制方，与集书者选方，不过示学者知法度，为学者立模范而已，未能预测后来之病证，其变幻若何，其兼证若何，其年岁又若何，所谓大匠诲人，能与人规矩，不能使人巧；至于奇巧绝伦之处，不能传，亦不可传，可遇而不可求，可暂而不可常者也。学者当心领神会，先务识其所以然之故，而后增减古方之药品分量，宜重宜轻，宜多宜寡，自有准的，眉批：举一反三，全书皆当以此观之。所谓神而明之，存乎其人！

七七、疟伤胃阳，气逆不降，热劫胃液，不饥不饱，不食不便，渴不欲饮，味变酸浊，加减人参泻心汤主之。

此虽阳气受伤，阴汁被劫，恰偏于阳伤为多。故救阳立胃基之药四，存阴泻邪热之药二，喻氏所谓变胃而不受胃变之法也。

加减人参泻心汤苦辛温复咸寒法

人参二钱　黄连一钱五分　枳实一钱
干姜一钱五分　生姜二钱　牡蛎二钱

水五杯，煮取二杯，分二次温服。

按大辛大温，与大苦大寒合方，乃厥阴经之定例。眉批：名论。盖别脏之与腑，皆分而为二，或上下，或左右，不过经络贯通，膜膜相连耳；惟肝之与胆，合而为一，胆即居于肝之内，肝动则胆亦动，胆动而肝即随。肝宜温，胆宜凉，仲景乌梅圆、泻心汤，立万世法程矣；于小柴胡，先露其端。此证疟邪扰胃，致令胃气上逆，而亦用此辛温寒苦合法者何？盖胃之为腑，体阳而用阴，本系下降，无上升之理；其呕吐哕痞，有时上逆，升者，胃气，所以使胃气上升者，非胃气也，肝与胆也，故古人以呕为肝病，今人则以为胃病已耳。

汪按：古人云：肝为刚脏，能受柔药；胃为柔脏，能受刚药。故胃阳伤者可与刚中之柔，不可与柔中之刚。又云：治肝不效，每以胃药收功。盖土衰木必乘之，扶阳明，所以制厥阴也。再考厥阴为阴阳交际之处，贞下起元，内藏相火，故用寒必复热，用热必复寒，仲景茱萸、四逆、当归四逆，不用纯阳；乌梅、泻心，阴阳并用，为此也。先贤于内伤肾肝阴中之阳者，用羊肉、鹿茸等血肉之品，不用姜、附；及温肾必助凉肝，皆此义。至胃为中土，伤阳则为卑监，当用刚远柔；伤阴则为燥亢，当用柔远刚；阳衰者少佐宣畅，权衡在手，斯临证无差矣。

七八、疟伤胃阴，不饥不饱，不便，潮热，得食则烦热愈加，津液不复者，麦冬麻仁汤主之。

暑湿伤气，疟邪伤阴，故见证如是。此条与上条不饥不饱不便相同，上条以气逆味酸不食辨阳伤，此条以潮热得食则烦热愈加定阴伤也。阴伤既定，复胃阴者莫若甘寒，复酸味者，酸甘化阴也。两条胃病，皆有不便者何？九窍不和，皆属胃病也。

麦冬麻仁汤方酸甘化阴法

麦冬五钱，连心　火麻仁四钱　生白芍四钱　何首乌三钱　乌梅肉二钱　知母二钱

水八杯，煮取三杯，分三次温服。

七九、太阴脾疟，寒起四末，不渴多呕，热聚心胸，黄连白芍汤主之；烦躁甚者，可另服牛黄丸一丸。

脾主四肢，寒起四末而不渴，故知其为脾疟也。热聚心胸而多呕，中土病而肝木来乘，故方以两和肝胃为主。此偏于热甚，故清热之品重，而以芍药收脾阴也。

黄连白芍汤方苦辛寒法

黄连二钱　黄芩二钱　半夏三钱　枳实一钱五分　白芍三钱　姜汁五匙，冲

水八杯，煮取三杯，分三次温服。

八十、太阴脾疟，脉濡，寒热，疟来日迟，腹微满，四肢不暖，露姜饮主之。

此偏于太阴虚寒，故以甘温补正。其退邪之妙，全在用露，清肃能清邪热，甘润不伤正阴，又得气化之妙谛。

露姜饮方甘温复甘凉法

人参一钱　生姜一钱

水两杯半，煮成一杯，露一宿，重汤温服。

八一、太阴脾疟，脉弦而缓，寒战，甚则呕吐、噫气，腹鸣溏泄，苦辛寒法不中与也；苦辛温法，加味露姜饮主之。

上条纯是太阴虚寒，此条邪气更甚，脉兼弦，则土中有木矣，故加温燥泄木退邪。

加味露姜饮方苦辛温法

人参一钱　半夏二钱　草果一钱　生姜二钱　广皮一钱　青皮一钱，醋炒

水二杯半，煮成一杯，滴荷叶露三匙，温服，渣再煮一杯服。

八二、中焦疟，寒热久不止，气虚留邪，补中益气汤主之。

留邪以气虚之故，自以升阳益气立法。

补中益气汤方

炙黄芪一钱五分　人参一钱　炙甘草一钱　白术一钱，炒　广皮五分　当归五分　升

麻三分,炙　柴胡三分,炙　生姜三片　大枣二枚,去核

水五杯,煮取二杯,渣再煮一杯,分温三服。

八三、脉左弦,暮热早凉,汗解渴饮,少阳疟偏于热重者,青蒿鳖甲汤主之。

少阳切近三阴,立法以一面领邪外出,一面防邪内入为要领。小柴胡汤以柴胡领邪,以人参、大枣、甘草护正;以柴胡清表热,以黄芩、甘草苦甘清里热;半夏、生姜两和肝胃,蠲内饮,宣胃阳,降胃阴,疏肝用;生姜、大枣调和营卫。使表者不争,里者内安,清者清,补者补,升者升,降者降,平者平,故曰和也。青蒿鳖甲汤用小柴胡法而小变之,却不用小柴胡之药者,小柴胡原为伤寒立方,疟缘于暑湿,其受邪之源,本自不同,故必变通其药味;以同在少阳一经,故不能离其法。青蒿鳖甲汤以青蒿领邪,青蒿较柴胡力软,且芳香逐秽,开络之功则较柴胡有独胜。寒邪伤阳,柴胡汤中之人参、甘草、生姜,皆护阳者也;暑热伤阴,故改用鳖甲护阴,鳖甲乃蠕动之物,且能入阴络搜邪。柴胡汤以胁痛、干呕为饮邪所致,故以姜、半通阳降阴而清饮邪;青蒿鳖甲汤以邪热伤阴,则用知母、花粉以清热邪则止渴,丹皮清少阳血分,桑叶清少阳络中气分。宗古法而变古方者,以邪之偏寒偏热不同也。此叶氏之读古书、善用古方,岂他人之死于句下者所可同日语哉!

青蒿鳖甲汤方[①] 苦辛咸寒法

青蒿三钱　知母二钱　桑叶二钱　鳖甲五钱　丹皮二钱　花粉二钱

水五杯,煮取二杯。疟来前,分二次温服。

八四、少阳疟如伤寒证者,小柴胡汤主之。渴甚者,去半夏,加栝蒌根;脉弦迟者,小柴胡加干姜陈皮汤主之。

少阳疟如伤寒少阳证,乃偏于寒重而热轻,故仍从小柴胡法。若内躁渴甚,则去半夏之燥,加栝蒌根生津止渴。脉弦迟则寒更重矣,《金匮》谓脉弦迟者,当温之,故于小柴胡汤内,加干姜、陈皮温中,且能由中达外,使中阳得伸,逐邪外出也。眉批:疟症数条,皆于偏于寒热阴阳处着眼。

小柴胡汤方苦辛甘温法

柴胡三钱　黄芩一钱五分　半夏二钱　人参一钱　炙甘草一钱五分　生姜三片　大枣二枚,去核

水五杯,煮取二杯,分二次温服。加减如《伤寒论》中法。渴甚者,去半夏,加栝蒌根三钱。

小柴胡加干姜陈皮汤方苦辛温法

即于小柴胡汤内,加干姜二钱,陈皮二钱。

水八杯,煮取三杯,分三次温服。

八五、舌白脘闷,寒起四末,渴喜热饮,湿蕴之故,名曰湿疟,厚朴草果汤主之。

此热少湿多之证。舌白脘闷,皆湿为之也。寒起四末,湿郁脾阳,脾主四肢,故寒起于此。渴,热也,当喜凉饮,而反喜热饮者,湿为阴邪,弥漫于中,喜热以开之也。故方法以苦辛通降,纯用温开,而不必苦寒也。

厚朴草果汤方苦辛温法

厚朴一钱五分　杏仁一钱五分　草果一钱

---

① 青蒿鳖甲汤:此方原在中焦篇八四条后,且与下焦篇之青蒿鳖甲汤名同实异。

半夏二钱　茯苓块三钱　广皮一钱

水五杯，煮取二杯，分二次温服。

按中焦之疟，脾胃正当其冲。偏于热者，胃受之，法则偏于救胃；偏于湿者，脾受之，法则偏于救脾。胃，阳腑也，救胃必用甘寒、苦寒；脾，阴脏也，救脾必用甘温、苦辛；两平者，两救之。眉批：扼要。本论列疟证，寥寥数则，略备大纲，不能遍载。然于此数条反复对勘，彼此互印，再从上焦篇究来路，下焦篇阅归路，其规矩准绳，亦可知其大略矣。

八六、湿温内蕴，夹杂饮食停滞，气不得运，血不得行，遂成滞下，俗名痢疾，古称重证，以其深入脏腑也。初起腹痛胀者易治，日久不痛并不胀者难治。脉小弱者易治，脉实大数者难治。老年久衰，实大、小弱并难治，脉调和者易治。日数十行者易治，一二行或有或无者难治。面色、便色鲜明者易治，秽暗者难治。噤口痢属实者尚可治，属虚者难治。先滞俗所谓痢疾后利俗谓之泄泻者易治，先利后滞者难治。先滞后疟者易治，先疟后滞者难治。本年新受者易治，上年伏暑，酒客积热，老年阳虚积湿者难治。季胁少腹无动气疝瘕者易治，有者难治。

此痢疾之大纲。虽罗列难治易治十数条，总不出邪机向外者易治，深入脏络者难治也。眉指：扼要。谚云：饿不死的伤寒，膜不死的痢疾。时人解云：凡病伤寒者，当禁其食，令病者饿，则不至与外邪相搏而死也。痢疾日下数十行，下者既多，肠胃空虚，必令病者多食，则不至肠胃尽空而死也。不知此二语，乃古之贤医金针度人处，后人不审病情，不识句读，以致妄解耳。按《内经》热病禁食，在少愈之际，不在受病之初。仲景《伤寒论》中，现有食粥却病之条，但不可食重浊肥

腻耳。痢疾，暑湿夹饮食内伤，邪非一端，肠胃均受其殃，古人每云淡薄滋味，如何可以恣食，与邪气团成一片，病久不解耶！吾见痢疾不戒口腹而死者，不可胜数。盖此二语，"饿"字，"膜"字，皆自为一句。谓患伤寒之人，尚知饿而思食，是不死之证；其死者，医杀之也。盖伤寒暴发之病，自外而来，若伤卫而未及于营，病人知饿，病机尚浅，医者助胃气、捍外侮则愈，故云不死，若不饿则重矣。仲景谓风病能食，寒病不能食是也。痢疾久伏之邪，由内下注，若脏气有余，不肯容留邪气，彼此互争则膜，邪机向外，医者顺水推舟则愈，故云不死；若脏气已虚，纯逊邪气，则不膜而寇深矣。

汪按：疟、痢二证，若不能薄滋味，药虽对证亦不能效，其愈后坚壁清野之法，与伤寒、温病相同。但疟疾至正气大衰之时，胃虚不能胜邪，俗人仍令禁食，亦大谬也。丹溪《格致余论》俗言无饱死痢一条，可参看。

八七、自利不爽，欲作滞下，腹中拘急，小便短者，四苓合芩芍汤主之。

既自利俗谓泄泻矣，理当快利，而又不爽者何？盖湿中藏热，气为湿热郁伤，而不得畅遂其本性，故滞。脏腑之中，全赖此一气之转输，气既滞矣，焉有不欲作滞下之理乎！曰欲作，作而未遂也。拘急，不爽之象，积滞之情状也。小便短者，湿注大肠，阑门小肠之末，大肠之始不分水，膀胱不渗湿也。故以四苓散分阑门，通膀胱，开支河，使邪不直注大肠；合芩芍法宣气分，清积滞，预夺其滞下之路也。此乃初起之方。久痢阴伤，不可分利，故方后云：久痢不在用之。

按浙人倪涵初，作疟痢三方，于痢疾条下，先立禁汗、禁分利、禁大下、禁温

补之法，是诚见世之妄医者，误汗、误下、误分利、误温补，以致沉疴不起，痛心疾首而有是作也。然一概禁之，未免因噎废食；且其三方，亦何能包括痢门诸证，是安于小成，而不深究大体也。瑭勤求古训，静与心谋，以为可汗则汗，可下则下，可清则清，可补则补，一视其证之所现，而不可先有成见也。至于误之一字，医者时刻留心，犹恐思虑不及，学术不到，岂可谬于见闻而不加察哉！

四苓合芩芍汤方 苦辛寒法

苍术二钱　猪苓二钱　茯苓二钱　泽泻二钱　白芍二钱　黄芩二钱　广皮一钱五分　厚朴二钱　木香一钱

水五杯，煮取二杯，分二次温服。久痢不在用之。

八八、暑湿风寒杂感，寒热迭作，表证正盛，里证复急，腹不和而滞下者，活人败毒散主之。

此证乃内伤水谷之酿湿，外受时令之风湿，中气本自不足之人，又气为湿伤，内外俱急。立方之法，以人参为君，坐镇中州，为督战之帅；以二活、二胡合芎劳从半表半里之际，领邪出外，喻氏所谓逆流挽舟者此也；以枳壳宣中焦之气，茯苓渗中焦之湿，以桔梗开肺与大肠之痹，甘草和合诸药，乃陷者举之之法，不治痢而治致痢之源。痢之初起，憎寒壮热者，非此不可也。若云统治伤寒、温疫、瘴气则不可。凡病各有所因，岂一方之所得而统之也哉！此方在风湿门中，用处甚多，若湿不兼风而兼热者，即不合拍，奚况温热门乎！世医用此方治温病，已非一日，吾只见其害，未见其利也。

活人败毒散 辛甘温法

羌活　独活　茯苓　川芎　枳壳　柴胡　人参　前胡　桔梗 以上各一两　甘草五钱

共为细末，每服二钱，水一杯，生姜三片，煎至七分，顿服之。眉批：每服二钱，是每味仅二分耳。陷者举之即止，并非犯下利不可发汗之大戒也。后人每味辄用钱许，并去人参，何其谬哉。热毒冲胃噤口者，本方加陈仓米，各等分，名仓廪散，服法如前，加一倍。噤口属虚者勿用之。

汪按：噤口有虚实之分，此方虚者固不可用，即实证亦惟表证重者当用。若中焦湿热壅滞，当用丹溪人参黄连法；虚者当于理中等法求之。

八九、滞下已成，腹胀痛，加减芩芍汤主之。

此滞下初成之实证，一以疏利肠间湿热为主。

加减芩芍汤方 苦辛寒法

白芍三钱　黄芩二钱　黄连一钱五分　厚朴二钱　木香一钱，煨　广皮二钱

水八杯，煮取三杯，分三次温服。忌油腻、生冷。

〔加减法〕肛坠者，加槟榔二钱。腹痛甚欲便，便后痛减，再痛再便者，白滞加附子一钱五分，酒炒大黄三钱；红滞加肉桂一钱五分，酒炒大黄三钱，通爽后即止，不可频下。如积未净，当减其制，红积加归尾一钱五分，红花一钱，桃仁二钱。舌浊脉实有食积者，加楂肉一钱五分，神曲二钱，枳壳一钱五分。湿重者，目黄舌白不渴，加茵陈三钱，白通草一钱，滑石一钱。

九十、滞下，湿热内蕴，中焦痞结，神识昏乱，泻心汤主之。

滞下由于湿热内蕴，以致中痞，但以泻心治痞结之所由来，而滞自止矣。

泻心汤方法并见前

九一、滞下红白，舌色灰黄，渴不多饮，小溲不利，滑石藿香汤主之。

此暑湿内伏，三焦气机阻窒，故不肯见积治积，乃以辛淡渗湿宣气，芳香利窍，治所以致积之因，庶积滞不期愈而自愈矣。

滑石藿香汤方辛淡合芳香法

飞滑石三钱　白通草一钱　猪苓二钱　茯苓皮三钱　藿香梗二钱　厚朴二钱　白蔻仁一钱　广皮一钱

水五杯，煮取二杯，分二次服。

九二、湿温下利，脱肛，五苓散加寒水石主之。

此急开支河，俾湿去而利自止。

五苓散加寒水石方辛温淡复寒法

即于五苓散内加寒水石三钱，如服五苓散法。久痢不在用之。

九三、久痢阳明不阖，人参石脂汤主之。

九窍不和，皆属胃病。久痢胃虚，虚则寒，胃气下溜，故以堵截阳明为法。

人参石脂汤方辛甘温合涩法，即桃花汤之变法也。

人参三钱　赤石脂三钱，细末　炮姜二钱　白粳米一合，炒

水五杯，先煮人参、白米、炮姜，令浓，得二杯，后调石脂细末，和均，分二次服。

九四、自利腹满，小便清长，脉濡而小，病在太阴，法当温脏，勿事通腑，加减附子理中汤主之。

此偏于湿合脏阴无热之证，故以附子理中汤，去甘守之人参、甘草，加通运之

茯苓、厚朴。

加减附子理中汤方苦辛温法

白术三钱　附子二钱　干姜二钱　茯苓三钱　厚朴二钱

水五杯，煮取二杯，分二次温服。

汪按：理中不独湿困太阴宜用，每见夏日伤冰水瓜果，立时发痢者，止有寒湿，并无热证，小儿尤多此证，小便亦或短赤，不可拘泥，宜用理中，甚则加附子。瓜果积，加丁香、草果；下利滞涩者，加当归；其有误用克伐者，则人参又当倍用矣；上焦有暑湿或呕者，反佐姜连少许。

九五、自利不渴者属太阴，甚则哕俗名呃忒，冲气逆，急救土败，附子粳米汤主之。

此条较上条更危，上条阴湿与脏阴相合，而脏之真阳未败，此则脏阳结而邪阴与脏阴毫无忌惮，故上条犹系通补，此则纯用守补矣。扶阳抑阴之大法如此。

附子粳米汤方苦辛热法

人参三钱　附子二钱　炙甘草二钱　粳米一合　干姜二钱

水五杯，煮取二杯，渣再煮一杯，分三次温服。

九六、疟邪热气，内陷变痢，久延时日，脾胃气衰，面浮腹膨，里急肛坠，中虚伏邪，加减小柴胡汤主之。

疟邪在经者多，较之痢邪在脏腑者浅，痢则深于疟矣。内陷云者，由浅入深也。眉批：以上数条，俱于虚实浅深字著眼。治之之法，不出喻氏逆流挽舟之议，盖陷而入者，仍提而使之出也。故以柴胡由下而上，入深出浅，合黄芩两和阴阳之邪，以人参合谷芽宣补胃阳，丹皮、归、芍内护三阴，谷芽推气分之滞，山楂推血

分之滞。谷芽升气分，故推谷滞；山楂降血分，故推肉滞也。

加减小柴胡汤苦辛温法

柴胡三钱　黄芩二钱　人参一钱　丹皮一钱　白芍二钱,炒　当归一钱五分,土炒　谷芽一钱五分　山楂一钱五分,炒

水八杯，煮取三杯，分三次温服。

九七、春温内陷下痢，最易厥脱，加减黄连阿胶汤主之。

春温内陷，其为热多湿少明矣。热必伤阴，故立法以救阴为主。救阴之法，岂能出育阴、坚阴两法外哉！此黄连之坚阴，阿胶之育阴，所以合而名汤也。从黄连者黄芩，从阿胶者生地、白芍也，炙草则统甘苦而并和之。此下三条，应列下焦，以与诸内陷并观，故列于此。

加减黄连阿胶汤甘寒苦寒合化阴气法

黄连三钱　阿胶三钱　黄芩二钱　炒生地四钱　生白芍五钱　炙甘草一钱五分

水八杯，煮取三杯，分三次温服。

九八、气虚下焰，门户不藏，加减补中益气汤主之。

此邪少虚多，偏于气分之证，故以升补为主。

加减补中益气汤甘温法

人参二钱　黄芪二钱　广皮一钱　炙甘草一钱　归身二钱　炒白芍三钱　防风五分升麻三分

水八杯，煮取三杯，分三次温服。

九九、内虚下陷，热利下重，腹痛，脉左小右大，加味白头翁汤主之。

此内虚湿热下陷，将成滞下之方。仲景厥阴篇谓热利下重者，白头翁汤主之。按热注下焦，设不差，必圊脓血。脉右大者，邪从上中而来；左小者，下焦受邪，

坚结不散之象。故以白头翁无风而摇者，禀甲乙之气，透发下陷之邪，使之上出；又能有风而静，禀庚辛之气，清能除热，燥能除湿，湿热之积滞去而腹痛自止。秦皮得水木相生之气，色碧而气味苦寒，所以能清肝热。黄连得少阴水精，能清肠澼之热。黄柏得水土之精，渗湿而清热。加黄芩、白芍者，内陷之证，由上而中而下，且右手脉大，上中尚有余邪，故以黄芩清肠胃之热，兼清肌表之热，黄连、黄柏但走中下，黄芩则走中上，盖黄芩手足阳明、手太阴药也；白芍去恶血，生新血，且能调血中之气也。按仲景太阳篇有表证未罢，误下而成协热下利之证，心下痞硬之寒证，则用桂枝人参汤；脉促之热证，则用葛根黄连黄芩汤[①]，与此不同。

加味白头翁汤苦寒法

白头翁三钱　秦皮二钱　黄连二钱　黄柏二钱　白芍二钱　黄芩三钱

水八杯，煮取三杯，分三次服。

汪按：治痢之法，非通则涩，扼要在有邪无邪，阴阳气血浅深，久暂虚实之间，稍误则危，不可不慎也。又痢俱兼湿，例禁柔腻（温邪下痢者非）。其有久痢阴虚，当摄纳阴液；或阴中阳虚，应用理阴煎等法者，属下焦。

征按：滞下、自利诸条，俱系下焦篇证，似不应列入中焦。要知致病之由，则自中焦而起，所以《金匮》方中只有黄芩汤，以治太阳少阳两经合病之下利，遂开万世治利之门。经云治病必求其本，此之谓也。

---

① 葛根黄连黄芩汤：仲景《伤寒论》为葛根黄芩黄连汤。

秋 燥

一百、燥伤胃阴，五汁饮主之，玉竹麦门冬汤亦主之。

五汁饮 方法并见前

玉竹麦门冬汤 甘寒法

玉竹三钱 麦冬三钱 沙参二钱 生甘草一钱

水五杯，煮取二杯，分二次服。土虚者，加生扁豆。气虚者，加人参。

百一、胃液干燥，外感已净者，牛乳饮主之。

此以津血填津血法也。

牛乳饮甘寒法

牛乳一杯

重汤炖熟，顿服之。甚者，日再服。

百二、燥证气血两燔者，玉女煎主之。

玉女煎方见上焦篇

汪按：燥证路径无多，故方法甚简。始用辛凉，继用甘凉，与温热相似。但温热传至中焦，间有当用寒苦者，燥证则惟喜柔润，最忌苦燥，断无用之之理矣。其有湿未退而燥已起，及上燥下湿、下燥上湿者，俱见湿门。

卷三　问心堂温病条辨下焦篇

汪瑟庵先生参订　吴　瑭鞠通氏著
征以园先生同参　受业任嘉会校字
朱武曹先生点评　男　廷莲　同校

风温 温热 温疫 温毒 冬温

一、风温、温热、温疫、温毒、冬温，邪在阳明久羁，或已下，或未下，身热面赤，口干舌燥，甚则齿黑唇裂，脉沉实者，仍可下之；脉虚大，手足心热甚于手足背者，加减复脉汤主之。

温邪久羁中焦阳明阳土，未有不克少阴癸水者，或已下而阴伤，或未下而阴竭，若实证居多，正气未至溃败，脉来沉实有力，尚可假手于一下，即《伤寒论》中急下以存津液之谓。若中无结粪，邪热少而虚热多，其人脉必虚，手足心主里，其热必甚于手足背之主表也。若再下其热，是竭其津而速之死也。故以复脉汤复其津液，阴复则阳留，庶可不至于死也。去参、桂、姜、枣之补阳，加白芍收三阴之阴，故云加减复脉汤。在仲景当日，治伤于寒者之结、代，自有取于参、桂、姜、枣，复脉中之阳；今治伤于温者之阳亢阴竭，不得再补其阳也。用古法而不拘用古方，医者之化裁也。

二、温病误表，津液被劫，心中震震，舌强神昏，宜复脉法复其津液，舌上津回则生；汗自出，中无所主者，救逆汤

主之。

误表动阳，心气伤则心震，心液伤则舌蹇，故宜复脉复其津液也。若伤之太甚，阴阳有脱离之象，复脉亦不胜任，则非救逆不可。

三、温病耳聋，病系少阴，与柴胡汤者必死，六七日以后，宜复脉辈复其精。

温病无三阳经证，却有阳明腑证中焦篇已申明腑证之由矣、三阴脏证。盖脏者，藏也，藏精者也。温病最善伤精，三阴实当其冲。如阳明结则脾阴伤而不行，脾胃脏腑切近相连，夫累及妻，理固然也，有急下以存津液一法。土实则水虚，浸假① 而累及少阴矣，耳聋、不卧等证是也。水虚则木强，浸假而累及厥阴矣，目闭、痉厥等证是也。此由上及下，由阳入阴之道路，学者不可不知。按温病耳聋，《灵》《素》称其必死，岂少阳耳聋，竟至于死耶！经谓肾开窍于耳，脱精者耳聋，盖初则阳火上闭，阴精不得上承，清窍不通，继则阳亢阴竭，若再以小柴胡汤直升少阳，其势必至下竭上厥，不死何待！何时医悉以陶氏六书，统治四时一切病证，而不究心于《灵》《素》《难经》也

---

① 浸假：逐渐。

哉！瑭于温病六七日以外，壮火少减，阴火内炽耳聋者，悉以复阴得效。曰宜复脉辈者，不过立法如此，临时对证，加减尽善，是所望于当其任者。

四、劳倦内伤，复感温病，六七日以外不解者，宜复脉法。

此两感治法也。甘能益气，凡甘皆补，故宜复脉。服二三帖后，身不热而倦甚，仍加人参。

五、温病已汗而不得汗，已下而热不退，六七日以外，脉尚躁盛者，重与复脉汤。

已与发汗而不得汗，已与通里而热不除，其为汗、下不当可知。脉尚躁盛，邪固不为药衰，正气亦尚能与邪气分争，故须重与复脉，扶正以敌邪，正胜则生矣。

六、温病误用升散，脉结、代，甚则脉两至者，重与复脉，虽有他证，后治之。

此留人治病法也。即仲景里急，急当救里之义。

七、汗下后，口燥咽干，神倦欲眠，舌赤苔老，与复脉汤。

在中焦下后与益胃汤，复胃中津液，以邪气未曾深入下焦。若口燥咽干，乃少阴之液无以上供，神昏欲眠，有少阴但欲寐之象，故与复脉。

八、热邪深入，或在少阴，或在厥阴，均宜复脉。

此言复脉为热邪劫阴之总司也。盖少阴藏精，厥阴必待少阴精足而后能生，二经均可主以复脉者，乙癸同源也。

加减复脉汤方甘润存津法

炙甘草六钱　干地黄六钱，按地黄三种

用法：生地者，鲜地黄未晒干者也，可入药煮用，可取汁用，其性甘凉，上中焦用以退热存津；干地黄者，乃生地晒干，已为丙火炼过，去其寒凉之性，本草称其甘平；熟地，制以酒与砂仁，九蒸九晒而成，是又以丙火、丁火合炼之也，故其性甘温。奈何今人悉以干地黄为生地，北人并不知世有生地，金谓干地黄为生地，而曰寒凉，指鹿为马，不可不辨。生白芍六钱　麦冬五钱，不去心　阿胶三钱　麻仁三钱

按柯韵伯谓：旧传麻仁者误，当系枣仁。彼从心悸动三字中看出传写之误，不为无见。今治温热，有取于麻仁甘益气，润去燥，故仍从麻仁

水八杯，煮取八分三杯，分三次服。剧者，加甘草至一两，地黄、白芍八钱，麦冬七钱，日三夜一服。

救逆汤方镇摄法

即于加减复脉汤内去麻仁，加生龙骨四钱，生牡蛎八钱，煎如复脉法。脉虚大欲散者，加人参二钱。

九、下后大便溏甚，周十二时三四行，脉仍数者，未可与复脉汤，一甲煎主之；服一二日，大便不溏者，可与一甲复脉汤。

下后法当数日不大便，今反溏而频数，非其人真阳素虚，即下之不得其道，有亡阴之虑。若以复脉滑润，是以存阴之品，反为泻阴之用。故以牡蛎一味，单用则力大，既能存阴，又涩大便，且清在里之余热，一物而三用之。

一甲煎咸寒兼涩法

生牡蛎二两，碾细　水八杯，煮取三杯，分温三服。

一甲复脉汤方

即于加减复脉汤内去麻仁，加牡蛎一

两。

十、下焦温病，但大便溏者，即与一甲复脉汤。

温病深入下焦劫阴，必以救阴为急务。然救阴之药多滑润，但见大便溏，不必待日三四行，即以一甲复脉法，复阴之中，预防泄阴之弊。

十一、少阴温病，真阴欲竭，壮火复炽，心中烦，不得卧者，黄连阿胶汤主之。

按前复脉法为邪少虚多之治。其有阴既亏而实邪正盛，甘草即不合拍。心中烦，阳邪挟心阳独亢于上，心体之阴，无容留之地，故烦杂无奈；不得卧，阳亢不入于阴，阴虚不受阳纳，虽欲卧得乎！此证阴阳各自为道，不相交互，去死不远，故以黄芩从黄连，外泻壮火而内坚真阴；以芍药从阿胶，内护真阴而外捍亢阳。名黄连阿胶汤者，取一刚以御外侮，一柔以护内主之义也。其交关变化、神明不测之妙，全在一鸡子黄。前人训鸡子黄，金[①]

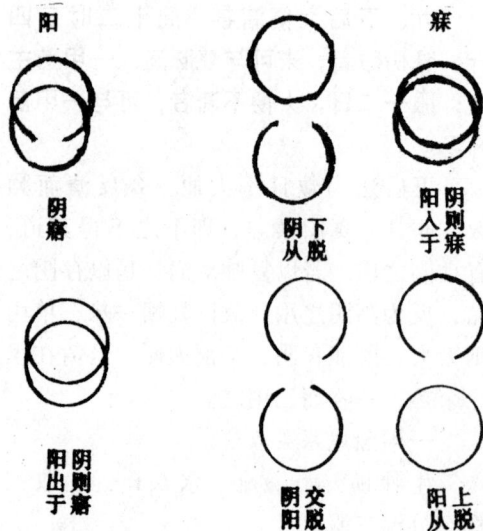

谓鸡为巽[②]木，得心之母气，色赤入心，虚则补母而已，理虽至当，殆未尽其妙。

盖鸡子黄有地球之象，为血肉有情，生生不已，乃奠安中焦之圣品，有甘草之能，而灵于甘草；其正中有孔，故能上通心气，下达肾气，居中以达两头，有莲子之妙用；其性和平，能使亢者不争，弱者得振；其气焦臭，故上补心；其味甘咸，故下补肾；再释家[③]有地水风火之喻，此证大风一起，荡然无余，鸡子黄镇定中焦，通彻上下，合阿胶能预熄内风之震动也。然不知人身阴阳相抱之义，必未能识仲景用鸡子黄之妙，谨将人身阴阳生死痦寐图形，开列于后，以便学者入道有阶也。眉批：不知阴阳相抱之理，亦不知伤寒必当救阳，温病必当救阴之妙。

黄连阿胶汤方苦甘咸寒法

黄连四钱　黄芩一钱　阿胶三钱　白芍一钱　鸡子黄二枚

水八杯，先煮三物，取三杯，去滓，内胶烊尽，再内鸡子黄，搅令相得，日三服。

征按：此《金匮》治伤寒少阴病，二三日以上，心烦不得卧之祖方也。二三日以上，寒变热之时也。少阴多寐，以传经之阳邪灼阴，故不得卧，与少阴温病，确乎相合。阳亢不入于阴，阴虚不受阳纳二语，虽倡自叶氏，然亦自经文"卫气留于阳则阳气满，不得入于阴则阴气虚，故目不瞑"而来，可为一切不寐之总纲。他如湿痰留于胃腑不寐，《内经》则有半夏汤以通其阳，其方则以千里外之流水扬万遍，取五升，炊以苇薪，沸则内秫米一升，半夏五合，炊至升半，去渣，饮汁一小杯，日三服，以知为度。虚烦不眠，仲祖则有酸枣仁汤以和其阴，方用枣仁二

---

① 金（qiān）：全，都。

② 巽（xùn）：八卦之一，代表风。

③ 释家：佛教。

升，知母、茯苓、川芎各二两，甘草一两，以水八升，煮酸枣仁得六升，内诸药，煮取三升，分温三服。又如胆虚不寐，《本事方》有鳖甲丸，鳖甲、枣仁、羌活、牛膝、五味、参、芪各等分，细末，蜜丸桐子大，每用温酒服三四十丸。痰热不眠，《集验方》有温胆汤，橘红、半夏、茯神、甘草、枳实、竹茹。振悸不眠，半夏、陈皮、甘草、芡实、茯苓、竹茹。虚劳不寐，枣仁二两，碾末，同半夏二合煮糜，入地黄汁一合，再煮，时时与服。六一散加牛黄，治烦躁不眠。竹叶汤调服炒枣仁末，治脾虚不眠之类。条例甚多，总不出乎安胃和中，俾阳明之气顺，则阴阳之道路可通而已矣。

十二、夜热早凉，热退无汗，热自阴来者，青蒿鳖甲汤主之。

夜行阴分而热，日行阳分而凉，邪气深伏阴分可知；热退无汗，邪不出表而仍归阴分，更可知矣，故曰热自阴分而来，非上中焦之阳热也。邪气深伏阴分，混处气血之中，不能纯用养阴；又非壮火，更不得任用苦燥。故以鳖甲蠕动之物，入肝经至阴之分，既能养阴，又能入络搜邪；以青蒿芳香透络，从少阳领邪外出；细生地清阴络之热；丹皮泻血中之伏火；知母者，知病之母也，佐鳖甲、青蒿而成搜剔之功焉。再此方有先入后出之妙，青蒿不能直入阴分，有鳖甲领之入也；鳖甲不能独出阳分，有青蒿领之出也。

青蒿鳖甲汤方辛凉合甘寒法

青蒿二钱　鳖甲五钱　细生地四钱　知母二钱　丹皮三钱

水五杯，煮取二杯，日再服。

十三、热邪深入下焦，脉沉数，舌干齿黑，手指但觉蠕动，急防痉厥，二甲复脉汤主之。

此示人痉厥之渐也。温病七八日以后，热深不解，口中津液干涸，但觉手指掣动，即当防其痉厥，不必俟其已厥而后治也。故以复脉育阴，加入介属潜阳，使阴阳交纽，庶厥可不作也。

二甲复脉汤方咸寒甘润法

即于加减复脉汤内，加生牡蛎五钱，生鳖甲八钱。

十四、下焦温病，热深厥甚，脉细促，心中憺憺大动，甚则心中痛者，三甲复脉汤主之。

前二甲复脉，防痉厥之渐；即痉厥已作，亦可以二甲复脉止厥。兹又加龟板名三甲者，以心中大动，甚则痛而然也。心中动者，火以水为体，肝风鸱张，立刻有吸尽西江之势，肾水本虚，不能济肝而后发痉，既痉而水难猝补，心之本体欲失，故憺憺然而大动也。眉批：此心动与水停心下者相反。心为丁火，所恶者客水，而所喜者真水，故心与肾并主少阴也。一则水气上凌心，若薪炭之见水而爆沸也；一则水不济火，若游鱼之失水而腾跃也。一则通阳利水，一则潜阳补水，当于脉证辨之。甚则痛者，阴维为病主心痛，此证热久伤阴，八脉丽于肝肾，肝肾虚而累及阴维，故心痛，非如寒气客于心胸之心痛可用温通。故以镇肾气、补任脉、通阴维之龟板止心痛，合入肝搜邪之二甲，相济成功也。

三甲复脉汤方同二甲汤法

即于二甲复脉汤内加生龟板一两。

十五、既厥且哕俗名呃忒，**脉细而劲，小定风珠主之。**

温邪久踞下焦，烁肝液为厥，扰冲脉为哕，脉阴阳俱减则细，肝木横强则劲，故以鸡子黄实土而定内风；龟板补任谓任脉而镇冲脉；阿胶沉降，补液而熄肝风；淡菜生于咸水之中而能淡，外偶内奇，有坎卦之象，能补阴中之真阳，其形翕阖，故又能潜真阳之上动；童便以浊液仍归浊道，用以为使。名定风珠者，以鸡子黄宛如珠形，得巽木之精，而能熄肝风，肝为巽木，巽为风也。龟亦有珠，具真武之德而镇震木。震为雷，在人为胆，雷动未有无风者，雷静而风亦静矣。亢阳直上巅顶，龙上于天也，制龙者，龟也。古者豢龙御龙之法，失传已久，其大要不出乎此。眉批：鳖名守神，亦此义。

小定风珠方甘寒咸法

鸡子黄一枚，生用　真阿胶二钱　生龟板六钱　童便一杯　淡菜三钱

水五杯，先煮龟板、淡菜，得二杯，去滓，入阿胶，上火烊化，内鸡子黄，搅令相得，再冲童便，顿服之。

十六、热邪久羁，吸烁真阴，或因误表，或因妄攻，神倦瘛疭，脉气虚弱，舌绛苔少，时时欲脱者，大定风珠主之。

此邪气已去八九，真阴仅存一二之治也。观脉虚苔少可知，故以大队浓浊填阴塞隙，介属潜阳镇定。以鸡子黄一味，从足太阴，下安足三阴，上济手三阴，使上下交合，阴得安其位，斯阳可立根基，俾阴阳有眷属一家之义，庶可不致绝脱欤！

大定风珠方酸甘咸法

生白芍六钱　阿胶三钱　生龟板四钱　干地黄六钱　麻仁二钱　五味子二钱　生牡蛎四钱　麦冬六钱，连心　炙甘草四钱　鸡子黄二枚，生　鳖甲四钱，生

水八杯，煮取三杯，去滓，再入鸡子黄，搅令相得，分三次服。喘加人参，自汗者加龙骨、人参、小麦，悸者加茯神、人参、小麦。

十七、壮火尚盛者，不得用定风珠、复脉；邪少虚多者，不得用黄连阿胶汤；阴虚欲痉者，不得用青蒿鳖甲汤。

此诸方之禁也。前数方虽皆为存阴退热而设，其中有以补阴之品，为退热之用者；有一面补阴，一面搜邪者；有一面填阴，一面护阳者。各宜心领神会，不可混也。

十八、痉厥神昏，舌短，烦躁，手少阴证未罢者，先与牛黄、紫雪辈，开窍搜邪，再与复脉汤存阴，三甲潜阳。临证细参，勿致倒乱。

痉厥神昏，舌蹇烦躁，统而言之，为厥阴证。然有手经、足经之分。在上焦以清邪为主，清邪之后，必继以存阴；在下焦以存阴为主，存阴之先，若邪尚有余，必先以搜邪。手少阴证未罢，如寸脉大，口气重，颧赤，白睛赤，热壮之类。

十九、邪气久羁，肌肤甲错，或因下后邪欲溃，或因存阴得液蒸汗，正气已虚，不能即出，阴阳互争而战者，欲作战汗也，复脉汤热饮之。虚盛者，加人参；肌肉尚盛者，但令静，勿妄动也。

按伤寒汗解必在下前，温病多在下后。缚解而后得汗，诚有如吴又可所云者。凡欲汗者，必当先烦，乃有汗而解。若正虚邪重，或邪已深入下焦，得下后里通；或因津液枯燥，服存阴药，液增欲汗，邪正努力纷争，则作战汗。战之得汗则生，汗不得出则死。此系生死关头，在顷刻之间。战者，阳极而似阴也。肌肤业已甲错，其津液之枯燥，固不待言。故以复脉加人参助其一臂之力，送汗出表。若其人肌肤尚厚，未至大虚者，无取复脉之助正，但当听其自然，勿事骚扰可耳，次

日再议补阴未迟。眉批：以上十九条，立法虽多，而一以存阴退热为主。

二十、时欲漱口不欲咽，大便黑而易者，有瘀血也，犀角地黄汤主之。

邪在血分，不欲饮水，热邪燥液口干，又欲求救于水，故但欲漱口，不欲咽也。瘀血溢于肠间，血色久瘀则黑，血性柔润，故大便黑而易也。犀角味咸，入下焦血分以清热，地黄去积聚而补阴，白芍去恶血，生新血，丹皮泻血中伏火。此蓄血自得下行，故用此轻剂以调之也。

犀角地黄汤方甘咸微苦法

干地黄一两　生白芍三钱　丹皮三钱　犀角三钱

水五杯，煮取二杯，分二次服，渣再煮一杯服。

二一、少腹坚满，小便自利，夜热昼凉，大便闭，脉沉实者，蓄血也，桃仁承气汤主之，甚则抵当汤。

眉批：以上二条，法稍变，一则为阴亏蓄血而设，补中有泻；一则为邪多蓄血而设，重在攻邪，以泻为补。

少腹坚满，法当小便不利，今反自利，则非膀胱气闭可知。夜热者，阴热也；昼凉者，邪气隐伏阴分也。大便闭者，血分结也。故以桃仁承气通血分之闭结也。若闭结太甚，桃仁承气不得行，则非抵当不可，然不可轻用，不得不备一法耳。

桃仁承气汤方苦辛咸寒法

大黄五钱　芒硝二钱　桃仁三钱　当归三钱　芍药三钱　丹皮三钱

水八杯，煮取三杯，先服一杯。得下，止后服；不知，再服。

抵当汤方飞走攻络苦咸法

大黄五钱　虻虫二十枚，炙干，为末　桃仁五钱　水蛭五分，炙干，为末

水八杯，煮取三杯，先服一杯。得下，止后服；不知，再服。

二二、温病脉，法当数，今反不数而濡小者，热撤里虚也。里虚下利稀水，或便脓血者，桃花汤主之。

温病之脉本数，因用清热药撤其热，热撤里虚，脉见濡小。下焦空虚则寒，即不下利，亦当温补，况又下利稀水、脓血乎！故用少阴自利，关闸不藏，堵截阳明法。

桃花汤方甘温兼涩法

赤石脂一两，半整用，煎；半为细末，调　炮姜五钱　白粳米二合

水八杯，煮取三杯，去渣。入石脂末一钱五分，分三次服。若一服愈，余勿服。虚甚者，加人参。

二三、温病七八日以后，脉虚数，舌绛苔少，下利日数十行，完谷不化，身虽热者，桃花粥主之。眉批：以上二条，大略相似，其中有移步换形之妙，学者留心。

上条以脉不数而濡小，下利稀水，定其为虚寒而用温涩。此条脉虽数而日下数十行，至于完谷不化，其里邪已为泄泻下行殆尽。完谷不化，脾阳下陷，火灭之象；脉虽数而虚，苔化而少，身虽余热未退，亦虚热也，纯系关闸不藏见证，补之稍缓则脱。故改桃花汤为粥，取其逗留中焦之意。此条认定完谷不化四字要紧。

桃花粥方甘温兼涩法

人参三钱　炙甘草三钱　赤石脂六钱，细末　白粳米二合

水十杯，先煮参、草，得六杯，去渣，再入粳米煮，得三杯，纳石脂末三钱，顿服之。利不止，再服第二杯，如上

法；利止，停后服。或先因过用寒凉，脉不数，身不热者，加干姜三钱。

汪按：前一甲煎为下后滑泄者设，此二方为阳虚而关闸撤者设，当审证用之。此外有虽下利而邪未净，如热结旁流之类，仍当下；及热利下重，当用苦寒坚阴，如白头翁汤、芩芍汤之类者，各有本条，不在此例，不可误用。其湿温、疟、痢等证，有当兼用升提者，又一例。

邪热不杀谷，亦有完谷一证，不可不慎，当于脉之虚实并兼现之证辨之。

二四、温病少阴下利，咽痛，胸满，心烦者，猪肤汤主之。

此《伤寒论》原文。按温病热入少阴，逼液下走，自利，咽痛，亦复不少，故采录于此。柯氏云：少阴下利，下焦虚矣。少阴脉循喉咙，其支者出络心，注胸中。咽痛，胸满，心烦者，肾火不藏，循经而上走于阳分也。阳并于上，阴并于下，火不下交于肾，水不上承于心，此未济之象。猪为水畜而津液在肤，用其肤以除上浮之虚火；佐白蜜、白粉之甘，泻心润肺而和脾，滋化源，培母气。水升火降，上热自除，而下利自止矣。

猪肤汤方甘润法

猪肤一斤，用白皮，从内刮去肥，令如纸薄。

上一味，以水一斗，煮取五升，去渣，加白蜜一升、白米粉五合，熬香，和令相得。

二五、温病少阴咽痛者，可与甘草汤；不差者，与桔梗汤。

柯氏云：但咽痛而无下利、胸满、心烦等证，但甘以缓之足矣。不差者，配以桔梗，辛以散之也。其热微，故用此轻剂耳。

甘草汤方甘缓法

甘草二两

上一味，以水三升，煮取一升半，去渣，分温再服。

桔梗汤方苦辛甘开提法

甘草二两　桔梗二两

法同前。

二六、温病入少阴，呕而咽中伤，生疮不能语，声不出者，苦酒汤主之。眉批：以上三条均系咽痛，其中又有分别。

王氏晋三云：苦酒汤治少阴水亏不能上济君火而咽生疮、声不出者。疮者，痏也。半夏之辛滑，佐以鸡子清之甘润，有利窍通声之功，无燥津涸液之虑。然半夏之功能，全赖苦酒摄入阴分，劫涎敛疮，即阴火沸腾，亦可因苦酒而降矣，故以为名。

苦酒汤方酸甘微辛法

半夏二钱，制　鸡子一枚，去黄，内上苦酒鸡子壳中

上二味，内半夏著苦酒中，以鸡子壳置刀环中，安火上，令三沸，去渣，少少含咽之。不差，更作三剂。

征按：醋能开胃散水，敛热解毒，局方消暑丸，尝以之煮半夏，亦此意也。

二七、妇女温病，经水适来，脉数，耳聋，干呕烦渴，辛凉退热，兼清血分，甚至十数日不解，邪陷发痉者，竹叶玉女煎主之。

此与两感证同法。辛凉解肌，兼清血分者，所以补上中焦之未备；甚至十数日不解，邪陷发痉，外热未除，里热又急，故以玉女煎加竹叶，两清表里之热。

竹叶玉女煎方辛凉合甘寒微苦法

生石膏六钱　干黄地四钱　麦冬四钱

知母二钱　牛膝二钱　竹叶三钱

水八杯，先煮石膏、地黄，得五杯，再入余四味，煮成二杯，先服一杯，候六时覆之。病解，停后服，不解，再服。上焦用玉女煎去牛膝者，以牛膝为下焦药，不得引邪深入也。兹在下焦，故仍用之。

二八、热入血室，医与两清气血，邪去其半，脉数，余邪不解者，护阳和阴汤主之。

此系承上条而言之也。大凡体质素虚之人，驱邪及半，必兼护养元气，仍佐清邪，故以参、甘护元阳，而以白芍、麦冬、生地，和阴清邪也。

护阳和阴汤方 甘凉甘温复法，偏于甘凉，即复脉汤法也

白芍五钱　炙甘草二钱　人参二钱　麦冬二钱，连心，炒　干地黄三钱，炒

水五杯，煮取二杯，分二次温服。

二九、热入血室，邪去八九，右脉虚数，暮微寒热者，加减复脉汤仍用参主之。

此热入血室之邪少虚多，亦以复脉为主法。脉右虚数，是邪不独在血分，故仍用参以补气。暮微寒热，不可认作邪实，乃气血俱虚，营卫不和之故。

加减复脉汤仍用参方

即于前复脉汤内，加人参三钱。

三十、热病经水适至，十余日不解，舌痿饮冷，心烦热，神气忽清忽乱，脉右长左沉，瘀热在里也，加减桃仁承气汤主之。

前条十数日不解用玉女煎者，以气分之邪尚多，故用气血两解。此条以脉左沉，不与右之长同，而神气忽乱，定其为蓄血，故以逐血分瘀热为急务也。

加减桃仁承气汤方 苦辛走络法

大黄三钱，制　桃仁三钱，炒　细生地六钱　丹皮四钱　泽兰二钱　人中白二钱 眉批：即上第二十一条方，去芒硝、归、芍、而易以生地、泽兰、人中白也。

水八杯，煮取三杯，先服一杯，候六时，得下黑血，下后神清渴减，止后服。不知，渐进。

按邵新甫云：考热入血室，《金匮》有五法：第一条主小柴胡，因寒热而用，虽经水适断，急提少阳之邪，勿令下陷为最。第二条伤寒发热，经水适来，已现昼明夜剧，谵语见鬼，恐人认阳明实证，故有无犯胃气及上二焦之戒。第三条中风寒热，经水适来，七八日脉迟身凉，胸胁满如结胸状，谵语者，显无表证，全露热入血室之候，自当急刺期门，使人知针力比药力尤捷。第四条阳明病下血谵语，但头汗出，亦为热入血室，亦刺期门，汗出而愈。第五条明其一证而有别因为害，如痰潮上脘，昏冒不知，当先化其痰，后除其热。眉批：第五条非另列一法也，总承上四条而分缓急之治。一证云者，言其或单有表证之寒热，或单有里证之谵语、结胸等证，而又有别因为害，则当从其急者而先治之。仲景教人当知变通，故不厌推广其义，乃今人一遇是证，不辨热入之轻重，血室之盈亏，遽与小柴胡汤，贻害必多。要之，热甚而血瘀者，与桃仁承气及山甲、归尾之属；血舍空而热者，用犀角地黄汤，加丹参、木通之属；表邪未尽而表证仍兼者，不妨借温通为使；血结胸，有桂枝红花汤，参入海蛤、桃仁之治；昏狂甚，进牛黄膏，调入清气化结之煎。再观叶案中有两解气血燔蒸之玉女煎法；热甚阴伤，有育阴养气之复脉法；又有护阴涤热之缓攻法。先圣后贤，其治条分缕析，学者审证定方，慎毋拘乎柴胡一法也。眉批：此段最宜著眼，证同而治不同

者，全在几希之间耳。

三一、温病愈后，嗽稀痰而不咳，彻夜不寐者，半夏汤主之。

此中焦阳气素虚之人，偶感温病，医以辛凉、甘寒，或苦寒清温热，不知十衰七八之戒，用药过剂，以致中焦反停寒饮，令胃不和，故不寐也。《素问》云：胃不和则卧不安。饮以半夏汤，覆杯则寐。盖阳气下交于阴则寐，胃居中焦，为阳气下交之道路，中寒饮聚，致令阳气欲下交而无路可循，故不寐也。半夏逐痰饮而和胃，秫米秉燥金之气而成，故能补阳明燥气之不及而渗其饮，饮退则胃和，寐可立至，故曰覆杯则寐也。

半夏汤辛甘淡法

半夏八钱，制　秫米二两，即俗所谓高粱是也，古人谓之稷，今或名为芦稷，如南方难得，则以薏仁代之

水八杯，煮取三杯，分三次温服。

汪案：不寐之因甚多，有阴虚不受阳纳者，有阳亢不入阴者，有胆热者，有肝用不足者，有心气虚者，有心液虚者，有跷脉不和者，有痰饮扰心者。温热病中，往往有兼不寐者，各察其因而治之，斯不误矣。

三二、饮退得寐，舌滑，食不进者，半夏桂枝汤主之。

此以胃腑虽和，营卫不和，阳未卒复，故以前半夏汤合桂枝汤，调其营卫，和其中阳，自能食也。

半夏桂枝汤方辛温甘淡法

半夏六钱　秫米一两　白芍六钱　桂枝四钱，虽云桂枝汤，却用小建中汤法，桂枝少于白芍者，表里异治也　炙甘草一钱　生姜三钱　大枣二枚，去核

水八杯，煮取三杯，分温三服。

三三、温病解后，脉迟，身凉如水，冷汗自出者，桂枝汤主之。

此亦阳气素虚之体质，热邪甫退，即露阳虚，故以桂枝汤复其阳也。

桂枝汤方见上焦篇。但此处用桂枝，分量与芍药等，不必多于芍药也；亦不必啜粥再令汗出，即仲景以桂枝汤小和之法是也。

三四、温病愈后，面色萎黄，舌淡，不欲饮水，脉迟而弦，不食者，小建中汤主之。

此亦阳虚之质也，故以小建中，小小建其中焦之阳气，中阳复则能食，能食则诸阳皆可复也。

小建中汤方甘温法

白芍六钱，酒炒　桂枝四钱　甘草三钱，炙　生姜三钱　大枣二枚，去核　胶饴五钱

水八杯，煮取三杯，去渣，入胶饴，上火烊化，分温三服。

汪案：温热病虑涸其阴，湿温病虑虚其阳。病后调理，温热当以滋阴为法；甘凉或佐甘酸。湿温当以扶阳为法，甘温或佐辛甘。不可错误。热病解后，脉静身凉，然而炎威虽退，余焰犹存，略予甘温，燎原复炽，饮食尚能助邪，况参、术、姜、桂及二陈之类乎！但体质不同，或平素阳虚，或寒凉过当，邪去正衰，不扶其阳则气立孤危，故列益阳数法于上，以备采用，所谓"有者求之，无者求之"，学者固不可不知有此法，然非见之真确，断不可冒昧轻投也。寒湿、湿温，病后化燥，有当用凉润者，可以隅反。

三五、温病愈后，或一月，至一年，面微赤，脉数，暮热，常思饮，不欲食者，五汁饮主之，牛乳饮亦主之。病后肌肤枯燥，小便溺管痛，或微燥咳，或不思

食，皆胃阴虚也，与益胃、五汁辈。

前复脉等汤，复下焦之阴。此由中焦胃用之阴不降，胃体之阳独亢，故以甘润法救胃用，配胃体，则自然欲食，断不可与俗套开胃健食之辛燥药，致令燥咳成痨也。眉批：以上五条，皆温热病后之余证。

五汁饮　牛乳饮方并见前秋燥门

益胃汤见中焦篇

按吴又可云：病后与其调理不善，莫若静以待动。是不知要领之言也。夫病后调理，较易于治病，岂有能治病，反不能调理之理乎！但病后调理，不轻于治病，若其治病之初，未曾犯逆，处处得法，轻者三五日而解，重者七八日而解，解后无余邪，病者未受大伤，原可不必以药调理，但以饮食调理足矣，经所谓食养尽之是也。若病之始受既重，医者又有误表、误攻、误燥、误凉之弊，遗殃于病者之气血，将见外感变而为内伤矣。全赖医者善补其过。谓未犯他医之逆；或其人阳素虚，阴素亏；或前因邪气太盛，攻剂不得不重；或本虚，邪不能张，须随清随补之类。而补人之过，谓已犯前医之治逆。退杀气，谓余邪或药伤。迎生气，或养胃阴，或护胃阳，或填肾阴，或兼固肾阳，以迎其先后天之生气。活人于万全，岂得听之而已哉！万一变生不测，推委于病者之家，能不愧于心乎！至调理大要，温病后一以养阴为主。饮食之坚硬浓厚者，不可骤进。间有阳气素虚之体质，热病一退，即露旧亏，又不可固执养阴之说，而灭其阳火。故本论中焦篇列益胃、增液、清燥等汤，下焦篇列复脉、三甲、五汁等复阴之法，乃热病调理之常理也；下焦篇又列建中、半夏、桂枝数法，以为阳气素虚，或误伤凉药之用，乃其变也。经所谓"有者求之，无者求之，微者责之；盛者

责之"，全赖司其任者，心诚求之也。

暑温　伏暑

三六、暑邪深入少阴消渴者，连梅汤主之；入厥阴麻痹者，连梅汤主之；心热，烦躁神迷甚者，先与紫雪丹，再与连梅汤。

肾主五液而恶燥，暑先入心，助心火独亢于上，肾液不供，故消渴也。再心与肾均为少阴，主火，暑为火邪，以火从火，二火相搏，水难为济，不消渴得乎！以黄连泻壮火，使不烁津，以乌梅之酸以生津，合黄连酸苦为阴；以色黑沉降之阿胶救肾水，麦冬、生地合乌梅，酸甘化阴，庶消渴可止也。肝主筋，而受液于肾，热邪伤阴，筋经无所秉受，故麻痹也。再包络与肝均为厥阴，主风木，暑先入心，包络代受，风火相搏，不麻痹得乎！眉批：大凡麻痹皆气不运行之故，暑温则壮火食气，壮火散气，故麻痹也。以黄连泻克水之火，以乌梅得木气之先，补肝之正，阿胶增液而熄肝风，冬、地补水以柔木，庶麻痹可止也。心热，烦躁神迷甚，先与紫雪丹者，开暑邪之出路，俾梅、连有入路也。

连梅汤方酸甘化阴酸苦泄热法

云连二钱　乌梅三钱，去核　麦冬三钱，连心　生地三钱　阿胶二钱

水五杯，煮取二杯，分二次服。脉虚大而芤者，加人参。

三七、暑邪深入厥阴，舌灰，消渴，心下板实，呕恶吐蛔，寒热，下利血水，甚至声音不出，上下格拒者，椒梅汤主之。

此土败木乘，正虚邪炽，最危之候。故以酸苦泄热、辅正驱邪立法，据理制

方，冀其转关耳。

椒梅汤方酸苦复辛甘法，即仲景乌梅圆法也，方义已见中焦篇　眉批：此方自乌梅圆化出，较之连梅，有一刚一柔之分。

黄连二钱　黄芩二钱　干姜二钱　白芍三钱，生　川椒三钱，炒黑　乌梅三钱，去核　人参二钱　枳实一钱五分　半夏二钱

水八杯，煮取三杯，分三次服。

三八、暑邪误治，胃口伤残，延及中下，气塞填胸，躁乱口渴，邪结内踞，清浊交混者，来复丹主之。

此正气误伤于药，邪气得以窃据于中，固结而不可解，攻补难施之危证，勉立旋转清浊一法耳。

来复丹方酸温法

太阴元精石一两　舶上硫黄一两　硝石一两，同硫黄为末，微火炒结砂子大　橘红二钱　青皮二钱，去白　五灵脂二钱，澄去砂，炒令烟尽

〔方论〕晋三王氏云：《易》言一阳来复于下，在人则为少阳生气所出之脏。病上盛下虚，则阳气去，生气竭，此丹能复阳于下，故曰来复。元精石乃盐卤至阴之精，硫黄乃纯阳石火之精，寒热相配，阴阳互济，有扶危拯逆之功；硝石化硫为水，亦可佐元、硫以降逆；灵脂引经入肝最速，能引石性内走厥阴，外达少阳，以交阴阳之枢纽；使以橘红、青皮者，纳气必先利气，用以为肝胆之向导也。

三九、暑邪久热，寝不安，食不甘，神识不清，阴液元气两伤者，三才汤主之。

凡热病久入下焦，消烁真阴，必以复阴为主。其或元气亦伤，又必兼护其阳。三才汤两复阴阳，而偏于复阴为多者也。

温热、温疫末传，邪退八九之际，亦有用处。暑温末传，亦有用复脉、三甲、黄连阿胶等汤之处。彼此互参，勿得偏执。盖暑温不列于诸温之内，而另立一门者，以后夏至为病暑，湿气大动。不兼湿不得名暑温，仍归温热门矣。既兼湿，则受病之初，自不得与诸温同法。若病至末传，湿邪已化，惟余热伤之际，其大略多与诸温同法。其不同者，前后数条，已另立法矣。

三才汤方甘凉法

人参三钱　天冬二钱　干地黄五钱

水五杯，浓煎两杯，分二次温服。欲复阴者，加麦冬、五味子；欲复阳者，加茯苓、炙甘草。

四十、蓄血，热入血室，与温热同法。

四一、伏暑、湿温胁痛，或咳，或不咳，无寒，但潮热，或竟寒热如疟状，不可误认柴胡证，香附旋覆花汤主之；久不解者，间用控涎丹。眉批：此证亦有兼眩冒、欲渴、欲呕，或有时烦躁者。

按伏暑、湿温，积留支饮，悬于胁下，而成胁痛之证甚多，即《金匮》水在肝而用十枣之证。彼因里水久积，非峻攻不可；此因时令之邪，与里水新搏，其根不固，不必用十枣之太峻，只以香附、旋覆，善通肝络而逐胁下之饮，苏子、杏仁，降肺气而化饮，所谓建金以平木；广皮、半夏，消痰饮之正，茯苓、薏仁，开太阳而阖阳明，所谓治水者必实土，中流涨者开支河之法也。用之得当，不过三五日自愈。其或前医不识病因，不合治法，致使水无出路，久居胁下，恐成悬饮内痛之证，为患非轻，虽不必用十枣之峻，然不能出其范围，故改用陈无择之控涎丹，

缓攻其饮。

香附旋覆花汤方苦辛淡合芳香开络法

生香附三钱　旋覆花三钱，绢包　苏子霜三钱　广皮二钱　半夏五钱　茯苓块三钱　薏仁五钱

水八杯，煮取三杯，分三次温服。腹满者，加厚朴；痛甚者，加降香末。

控涎丹方苦寒从治法

痰饮，阴病也。以苦寒治阴病，所谓求其属以衰之是也。按肾经以脏而言，属水，其味咸，其气寒；以经而言，属少阴，主火，其味苦，其气化燥热。肾主水，故苦寒为水之属，不独咸寒为水之属也。盖真阳藏之于肾，故肾与心并称少阴，而并主火也。知此理则知用苦寒、咸寒之法矣。泻火之有余用苦寒，寒能制火，苦从火化，正治之中，亦有从治；泻水之太过，亦用苦寒，寒从水气，苦从火味，从治之中，亦有正治，所谓水火各造其偏之极，皆相似也。苦咸寒治火之有余、水之不足为正治；亦有治水之有余、火之不足者，如介属、芒硝并能行水，水行则火复，乃从治也。

甘遂去心，制　大戟去皮，制　白芥子

上等分，为细末，神曲糊为丸，梧子大，每服九丸，姜汤下。壮者加之，羸者减之，以知为度。

眉批：以上暑温六条。

寒　湿

四二、湿之为物也，在天之阳时为雨露，阴时为霜雪，在山为泉，在川为水，包含于土中者为湿。其在人身也，上焦与肺合，中焦与脾合，其流于下焦也，与少阴癸水合。眉批：总纲，扼要。

此统举湿在天地人身之大纲，异出同源，以明土为杂气，水为天一所生，无所不合者也。眉批：为湿立案，语妙千古，不言寒者，寒本于湿，言湿而寒在其中矣。上焦与肺合者，肺主太阴湿土之气，肺病湿则气不得化，有雾露之象，向之火制金者，今反水克火矣，故肺病而心亦病也。观《素问》寒水司天之年，则曰阳气不令，湿土司天之年，则曰阳光不治自知。故上焦一以开肺气、救心阳为治。中焦与脾合者，脾主湿土之质，为受湿之区，故中焦湿证最多。脾与胃为夫妻，脾病而胃不能独治。再胃之脏象为土，土恶湿也，故开沟渠，运中阳，崇刚土，作堤防之治，悉载中焦。上、中不治，其势必流于下焦。《易》曰：水流湿。《素问》曰：湿伤于下。下焦乃少阴癸水，湿之质则水也，焉得不与肾水相合。吾见湿流下焦，邪水旺一分，正水反亏一分，正愈亏而邪愈旺，不可为矣。夫肾之真水，生于一阳，坎中满也，故治少阴之湿，一以护肾阳，使火能生土为主。肾与膀胱为夫妻，泄膀胱之积水，从下治，亦所以安肾中真阳也。脾为肾之上游，升脾阳，从上治，亦所以使水不没肾中真阳也。其病厥阴也奈何？盖水能生木，水太过，木反不生，木无生气，自失其疏泄之任，经有"风湿交争，风不胜湿"之文，可知湿土太过，则风木亦有不胜之时，故治厥阴之湿，以复其风木之本性，使能疏泄为主也。

本论原以温热为主，而类及于四时杂感。以宋元以来，不明仲景《伤寒》一书专为伤寒而设，乃以《伤寒》一书，应四时无穷之变，殊不合拍，遂至人著一书，而悉以《伤寒》名书。陶氏则以一人而屡著《伤寒》书，且多立妄诞不经名色，使后世学者，如行昏雾之中，渺不自觉其身之坠于渊也。今胪列四时杂感，春温、夏热、长夏暑湿、秋燥、冬寒，得其要领，

效如反掌。夫春温、夏热、秋燥，所伤皆阴液也，学者苟能时时预护，处处提防，岂复有精竭人亡之虑。眉批：燥亦有伤阳者，详见杂说。伤寒所伤者，阳气也，学者诚能保护得法，自无寒化热而伤阴，水负火而难救之虞。即使有受伤处，临证者知何者当护阳，何者当救阴，何者当先护阳，何者当先救阴，因端竟委，可备知终始而超道妙之神。瑭所以三致意者，乃在湿温一证。盖土为杂气，寄旺四时，藏垢纳污，无所不受，其间错综变化，不可枚举。其在上焦也，如伤寒；其在下焦也，如内伤；其在中焦也，或如外感，或如内伤。至人之受病也，亦有外感，亦有内伤，使学者心摇目眩，无从捉摸。其变证也，则有湿痹、水气、咳嗽、痰饮、黄汗、黄瘅、肿胀、疟疾、淋症、带症、便血、疝气、痔疮、痈脓等证；较之风、火、燥、寒四门之中，倍而又倍，苟非条分缕析，体贴入微，未有不张冠李戴者。

汪案：近代俗医，皆以伤寒法治温、热、暑、燥，入手妄用表散，末后又误认虚劳，妄行补阴补阳，以至生民夭枉，此书所为作也。若湿温之症，则又不然。世有粗工，稍知热病，一遇湿温，亦以温热之法施之，较之误认温热为伤寒者，厥罪惟均。眉批：学者宜细心分别。盖湿温一证，半阴半阳，其反复变迁，不可穷极，而又絪缊粘腻，不似伤寒之一表即解，温热之一清即愈。施治之法，万绪千端，无容一毫执著。篇中所述，亦只举其一隅，学者务宜勤求古训，精研理气，而后能贯通融会，泛应不穷。经云："知其要者，一言而终；不知其要，流散无穷。"是在潜心深造者矣。

四三、湿久不治，伏足少阴，舌白身痛，足跗①**浮肿，鹿附汤主之。**眉批：此治湿伤肾证一法。

湿伏少阴，故以鹿茸补督脉之阳。督脉根于少阴，所谓八脉丽于肝肾也。督脉总督诸阳，此阳一升，则诸阳听令。附子补肾中真阳，通行十二经，佐之以菟丝，凭空行气而升发少阴，则身痛可休。独以一味草果，温太阴独胜之寒以醒脾阳，则地气上蒸天气之白苔可除；且草果，子也，凡子皆达下焦。以茯苓淡渗，佐附子开膀胱，小便得利，而跗肿可愈矣。

鹿附汤方苦辛咸法

鹿茸五钱　附子三钱　草果一钱　菟丝子三钱　茯苓五钱

水五杯，煮取二杯，日再服，渣再煮一杯服。

四四、湿久，脾阳消乏，肾阳亦惫者，安肾汤主之。眉批：此治湿伤脾而并及于肾者又一法。

凡肾阳惫者，必补督脉，故以鹿茸为君，附子、韭子等补肾中真阳；但以苓、术二味，渗湿而补脾阳，釜底增薪法也。其曰安肾者，肾以阳为体，体立而用安矣。

安肾汤方辛甘温法

鹿茸三钱　胡芦巴三钱　补骨脂三钱　韭子一钱　大茴香二钱　附子二钱　茅术二钱　茯苓三钱　菟丝子三钱

水八杯，煮取三杯，分三次服。大便溏者，加赤石脂。久病恶汤者，可用贰拾份作丸。

四五、湿久伤阳，痿弱不振，肢体麻痹，痔疮下血，术附姜苓汤主之。眉批：此治湿伤脾肾两阳，由脏而及于腑者。

按痔疮有寒湿、热湿之分，下血亦有

---

① 跗（fū）：脚背。

寒湿、热湿之分，本论不及备载，但载寒湿痔疮下血者，以世医但知有热湿痔疮下血，悉以槐花、地榆从事，并不知有寒湿之因，畏姜、附如虎，故因下焦寒湿而类及之，方则两补脾肾两阳也。

术附姜苓汤方辛温苦淡法

生白术五钱　附子三钱　干姜三钱　茯苓五钱

水五杯，煮取二杯，日再服。

四六、先便后血，小肠寒湿，黄土汤主之。眉批：此治湿伤腑阳而并及于脏阴者。

此因上条而类及，以补偏救弊也，义见前条注下。前方纯用刚者，此方则以刚药健脾而渗湿，柔药保肝肾之阴，而补丧失之血，刚柔相济，又立一法，以开学者门径。后世黑地黄丸法，盖仿诸此。

黄土汤方甘苦合用刚柔互济法

甘草三两　干地黄三两　白术三两　附子三两，炮　阿胶三两　黄芩三两　灶中黄土半斤

水八升，煮取二升，分温二服。分量、服法，悉录古方，未敢增减，用者自行斟酌可也。

征按：李东垣云：古之方剂分量，与今不同。云一升，即今之大白盏也；曰字，二分半也；铢，四分也；四字曰钱，十分也；二十四铢为一两；云三两，即今之二两；云一两，即今之六钱半也；云一升，即二合半也；古之一两，今用六钱可也。以上所用古方，俱可类推。

四七、秋湿内伏，冬寒外加，脉紧无汗，恶寒身痛，喘咳稀痰，胸满，舌白滑，恶水，不欲饮，甚则倚息不得卧，腹中微胀，小青龙汤主之；脉数有汗，小青龙去麻、辛主之；大汗出者，倍桂枝，减干姜，加麻黄根。

此条以经有"秋伤于湿，冬生咳嗽"之明文，故补三焦饮症数则，略示门径。眉批：此治秋湿至冬而发，移步换形法。按经谓秋伤于湿者，以长夏湿土之气，介在夏秋之间，七月大火西流，月建申，申者，阳气毕伸也，湿无阳气不发，阳伸之极，湿发亦重，人感此而至冬日寒水司令，湿水同体相搏而病矣。眉批：明乎此，方可与之言经，从来注家，孰论及此。喻氏擅改经文，谓湿曰燥者，不明六气运行之道。如大寒，冬令也，厥阴气至而纸鸢起矣。四月，夏令也，古谓首夏犹清和，俗谓四月为麦秀寒，均谓时虽夏令，风木之气犹未尽灭也。他令仿此。至于湿土寄旺四时，虽在冬令，朱子谓"将大雨雪，必先微温"，盖微温则阳气通，阳通则湿行，湿行而雪势成矣，况秋日竟无湿气乎！此其间有说焉，经所言之秋，指中秋以前而言，秋之前半截也；喻氏所指之秋，指秋分以后而言，秋之后半截也。眉批：此一段，使喻氏复起，当亦为之心折矣。古脱燥论，盖世远年湮，残缺脱简耳。喻氏补论诚是，但不应擅改经文，竟崇己说，而不体之日月运行，寒暑倚伏之理与气也。眉批：眼前都是至理，不明乎今者，不可与之言古。喻氏学问诚高，特霸气未消，其温病论亦犯此病。学者遇咳嗽之证，兼合脉色，以详察其何因，为湿，为燥，为风，为火，为阴虚，为阳弱，为前候伏气，为现行时令，为外感而发动内伤，为内伤而招引外感，历历分明。或当用温用凉，用补用泻，或寓补于泻，或寓泻于补，择用先师何法何方，妙手空空，毫无成见，因物付物，自无差忒矣。即如此症，以喘咳痰稀，不欲饮水，胸满腹胀，舌白，定其为伏湿痰饮所致。以脉紧无汗，为遇寒而发。故用仲景

先师辛温、甘酸之小青龙，外发寒而内蠲[1]饮，龙行而火随，故寒可去；龙动而水行，故饮可蠲。眉批：用青龙汤者，知此义否。以自汗脉数，此因饮邪上冲肺气之数，不可认为火数。为遇风而发，不可再行误汗伤阳，使饮无畏忌，故去汤中之麻黄、细辛发太阳、少阴之表者。眉批：非真寒伤太阳经者，不可用麻黄、细辛。倍桂枝以安其表。汗甚则以麻黄根收表疏之汗。夫根有归束之义，麻黄能行太阳之表，即以其根归束太阳之气也。大汗出，减干姜者，畏其辛而致汗也。有汗去麻、辛，不去干姜者，干姜根而中实，色黄而圆，土象也，土性缓。不比麻黄干而中空，色青而直，木象也，木性急，干姜岂性缓药哉！较之麻黄为缓耳。且干姜得丙火煅炼而成，能守中阳；麻黄则纯行卫阳，故其剽急之性，远甚于干姜也。细辛细而辛窜，走络最急也。且少阴经之报使，误发少阴汗者，必伐血。

小青龙汤方辛甘复酸法

麻黄三钱，去节　甘草三钱，炙　桂枝五钱，去皮　芍药三钱　五味二钱　干姜三钱　半夏五钱　细辛二钱

水八碗，先煮麻黄，减一碗许，去上沫，内诸药，煮取三碗，去滓，温服一碗。得效，缓后服；不知，再服。

四八、喘咳息促，吐稀痰，脉洪数，右大于左，喉哑，是为热饮，麻杏石甘汤主之。

《金匮》谓病痰饮者，当以温药和之。盖饮属阴邪，非温不化，故饮病当温者，十有八九，然当清者，亦有一二。如此证息促，知在上焦；涎稀，知非劳伤之咳，亦非火邪之但咳无痰而喉哑者可比；右大于左，纯然肺病。此乃饮邪隔拒，心火壅遏，肺气不能下达。音出于肺，金实不

鸣。故以麻黄中空而达外，杏仁中实而降里，石膏辛淡性寒，质重而气清轻，合麻、杏而宣气分之郁热，甘草之甘以缓急，补土以生金也。按此方即大青龙之去桂枝、姜、枣者也。

麻杏石甘汤方辛凉甘淡法

麻黄三钱，去节　杏仁三钱，去皮尖，碾细　石膏三钱，碾　甘草二钱，炙

水八杯，先煮麻黄，减二杯，去沫，内诸药，煮取三杯。先服一杯，以喉亮为度。

四九、支饮不得息，葶苈大枣泻肺汤主之。

支饮上壅胸膈，直阻肺气，不令下降，呼息难通，非用急法不可。故以禀金火之气、破癥瘕积聚、通利水道、性急之葶苈，急泻肺中之壅塞；然其性剽悍，药必入胃过脾，恐伤脾胃中和之气，故以守中缓中之大枣，护脾胃而监制之，使不旁伤他脏，一急一缓，一苦一甘，相须成功也。

葶苈大枣泻肺汤苦辛甘法

苦葶苈三钱，炒香，碾细　大枣五枚，去核

水五杯，煮成二杯，分二次服。得效，减其制；不效，再作服；衰其大半而止。

五十、饮家反渴，必重用辛。上焦加干姜、桂枝；中焦加枳实、橘皮；下焦加附子、生姜。

《金匮》谓干姜、桂枝为热药也，服之当遂渴，今反不渴者，饮也。是以不渴定其为饮，人所易知也。又云：水在肺，其人渴。是饮家亦有渴症，人所不知。今人见渴投凉，轻则用花粉、冬、地，重则

---

[1]　蠲（juān）：祛除、免除。

用石膏、知母，全然不识病情。盖火咳无痰，劳咳胶痰，饮咳稀痰，兼风寒则难出，不兼风寒则易出，深则难出，浅则易出。其在上焦也，郁遏肺气，不能清肃下降，反挟心火上升烁咽，渴欲饮水，愈饮愈渴，饮后水不得行，则愈饮愈咳，愈咳愈渴，明知其为饮而渴也，用辛何妨，《内经》所谓辛能润是也。以干姜峻散肺中寒水之气，而补肺金之体，使肺气得宣，而渴止咳定矣。其在中焦也，水停心下，郁遏心气不得下降，反来上烁咽喉，又格拒肾中真液，不得上潮于喉，故嗌干而渴也。重用枳实，急通幽门，使水得下行，而脏气各安其位，各司其事，不渴不咳矣。其在下焦也，水郁膀胱，格拒真水不得外滋上潮，且邪水旺一分，真水反亏一分。藏真水者，肾也。肾恶燥，又肾脉入心，由心入肺，从肺系上循喉咙，平人之不渴者，全赖此脉之通调，开窍于舌下玉英、廉泉，今下焦水积，而肾脉不得通调，故亦渴也。附子合生姜为真武法，补北方司水之神，使邪水畅流，而真水滋生矣。大抵饮家当恶水，不渴者，其病犹轻，渴者，其病必重。如温热应渴，渴者犹轻，不渴者甚重，反象也。所谓加者，于应用方中，重加之也。

五一、饮家阴吹，脉弦而迟，不得固执《金匮》法，当反用之，橘半桂苓枳姜汤主之。

《金匮》谓阴吹正喧，猪膏发煎主之。盖以胃中津液不足，大肠津液枯槁，气不后行，逼走前阴，故重用润法，俾津液充足流行，浊气仍归旧路矣。若饮家之阴吹，则大不然。盖痰饮蟠踞中焦，必有不寐、不食、不饥、不便、恶水等证，脉不数而迟弦，其为非津液之枯槁，乃津液之积聚胃口可知。故用九窍不和，皆属胃病

例，峻通胃液下行，使大肠得胃中津液滋润而病如失矣。此证系余治验，故附录于此，以开一条门径。眉批：阴吹亦有受风而作者，然必先有蓄湿在内。

橘半桂苓枳姜汤苦辛淡法

半夏二两　小枳实一两　橘皮六钱　桂枝一两　茯苓块六钱　生姜六钱

甘澜水十碗，煮成四碗，分四次，日三夜一服，以愈为度。愈后以温中补脾，使饮不聚为要。其下焦虚寒者，温下焦。肥人用温燥法，瘦人用温平法。

按痰饮有四，除久留之伏饮，非因暑湿暴得者不议外，悬饮已见于伏暑例中，暑饮相搏，见上焦篇第二十九条，兹特补支饮、溢饮之由，及暑湿暴得者，望医者及时去病，以免留伏之患。并补《金匮》所未及者二条，以开后学读书之法。《金匮》溢饮条下，谓大青龙汤主之，小青龙汤亦主之。注家俱不甚晰，何以同一溢饮，而用寒用热，两不相侔哉？眉批：能从此等处留心，则学日进，所以读书贵乎得间也。按大青龙有石膏、杏仁、生姜、大枣，而无干姜、细辛、五味、半夏、白芍，盖大青龙主脉洪数、面赤、喉哑之热饮，小青龙主脉弦紧不渴之寒饮也。由此类推，"胸中有微饮，苓桂术甘汤主之，肾气丸亦主之"，苓桂术甘，外饮治脾也；肾气丸，内饮治肾也。再胸痹门中，"胸痹心中痞，留气结在胸，胸满，胁下逆抢心，枳实薤白汤主之，人参汤亦主之"，又何以一通一补，而主一胸痹乎？盖胸痹因寒湿痰饮之实证，则宜通阳，补之不惟不愈，人参增气且致喘满；若无风寒、痰饮之外因、不内外因，但系胸中清阳之气不足而痹痛者，如苦读书而妄想，好歌曲而无度，重伤胸中阳气者，老人清阳日薄者，若再以薤白、栝蒌、枳实，滑之，泻之，通之，是速之成劳也，断非人参汤不

可。学者能从此类推，方不死于句下，方可与言读书也。

五二、暴感寒湿成疝，寒热往来，脉弦反数，舌白滑，或无苔，不渴，当脐痛，或胁下痛，椒桂汤主之。

此小邪中里证也。疝，气结如山也。此肝脏本虚，或素有肝郁，或因暴怒，又猝感寒湿，秋月多得之。既有寒热之表证，又有脐痛之里证，表里俱急，不得不用两解。方以川椒、吴萸、小茴香直入肝脏之里，又芳香化浊流气；以柴胡从少阳领邪出表，病在肝，治胆也；又以桂枝协济柴胡者，病在少阴，治在太阳也，经所谓病在脏，治其腑之义也，况又有寒热之表证乎！佐以青皮、广皮，从中达外，峻伐肝邪也；使以良姜，温下焦之里也；水用急流，驱浊阴使无留滞也。

椒桂汤方苦辛通法

川椒六钱，炒黑　桂枝六钱　良姜三钱
柴胡六钱　小茴香四钱　广皮三钱　吴茱萸四钱，泡淡　青皮三钱

急流水八碗，煮成三碗。温服一碗，覆被令微汗佳；不汗，服第二碗，接饮生姜汤促之；得汗，次早服第三碗，不必覆被再令汗。

五三、寒疝，脉弦紧，胁下偏痛，发热，大黄附子汤主之。

此邪居厥阴，表里俱急，故用温下法以两解之也。脉弦为肝郁，紧，里寒也；胁下偏痛，肝胆经络为寒湿所搏，郁于血分而为痛也；发热者，胆因肝而郁也。故用附子温里通阳，细辛暖水脏而散寒湿之邪；肝胆无出路，故用大黄，借胃腑以为出路也；大黄之苦，合附子、细辛之辛，苦与辛合，能降能通，通则不痛也。

大黄附子汤方苦辛温下法

大黄五钱　熟附子五钱　细辛三钱

水五杯，煮取两杯，分温二服。原方分量甚重，此则从时改轻，临时对证斟酌。

五四、寒疝，少腹或脐旁，下引睾丸，或掣胁，下掣腰，痛不可忍者，天台乌药散主之。

此寒湿客于肝肾小肠而为病，故方用温通足厥阴、手太阳之药也。乌药祛膀胱冷气，能消肿止痛；木香透络定痛；青皮行气伐肝；良姜温脏劫寒；茴香温关元，暖腰肾，又能透络定痛；槟榔至坚，直达肛门，散结气，使坚者溃，聚者散，引诸药逐浊气，由肛门而出；川楝导小肠湿热，由小便下行，炒以斩关夺门之巴豆，用气味而不用形质，使巴豆帅气药散无形之寒，随槟榔下出肛门；川楝得巴豆迅烈之气，逐有形之湿，从小便而去，俾有形无形之结邪，一齐解散而病根拔矣。

按疝瘕之证尚多，以其因于寒湿，故因下焦寒湿而类及三条，略示门径，直接中焦篇腹满腹痛等证。古人良法甚夥，而张子和专主于下，本之《金匮》病至其年月日时复发者当下之例，而方则从大黄附子汤悟入，并将淋、带、痔疮、癃闭等证，悉收入疝门，盖皆下焦寒湿、湿热居多。而叶氏于妇科久病癥瘕，则以通补奇经，温养肝肾为主，盖本之《内经》"任脉为病，男子七疝，女子带下瘕聚"也。此外良法甚多，学者当于各家求之，兹不备载。

天台乌药散方苦辛热急通法

乌药五钱　木香五钱　小茴香五钱，炒黑
良姜五钱，炒　青皮五钱　川楝子十枚
巴豆七十二粒　槟榔五钱

先以巴豆微打破，加麸数合，炒川楝子，以巴豆黑透为度，去巴豆、麸子不用，但以川楝同前药为极细末，黄酒和服

一钱。不能饮者，姜汤代之。重者日再服，痛不可忍者，日三服。

湿 温

五五、湿温久羁，三焦弥漫，神昏窍阻，少腹硬满，大便不下，宣清导浊汤主之。 眉批：自此以后二十三条，皆补前第四十二条之所引而未发者，故另立一门，以见湿有寒热之分，而湿温之变化无穷也。

此湿久郁结于下焦气分，闭塞不通之象，故用能升、能降、苦泄滞、淡渗湿之猪苓，合甘少淡多之茯苓，以渗湿利气；寒水石色白性寒，由肺直达肛门，宣湿清热，盖膀胱主气化，肺开气化之源，肺藏魄，肛门曰魄门，肺与大肠相表里之义也；晚蚕砂化浊中清气，大凡肉体未有死而不腐者，蚕则僵而不腐，得清气之纯粹者也，故其粪不臭、不变色，得蚕之纯清，虽走浊道而清气独全，既能下走少腹之浊部，又能化浊湿而使之归清，以己之正，正人之不正也，用晚者，本年再生之蚕，取其生化最速也；皂荚辛咸性燥，入肺与大肠，金能退暑，燥能除湿，辛能通上下关窍，子更直达下焦，通大便之虚闭，合之前药，俾郁结之湿邪，由大便而一齐解散矣。二苓、寒石，化无形之气；蚕砂、皂子，逐有形之湿也。

宣清导浊汤 苦辛淡法

猪苓五钱　茯苓五钱　寒水石六钱　晚蚕砂四钱　皂荚子三钱，去皮

水五杯，煮成两杯，分二次服，以大便通快为度。

五六、湿凝气阻，三焦俱闭，二便不通，半硫丸主之。

热伤气，湿亦伤气者何？热伤气者，肺主气而属金，火克金则肺所主之气伤矣。湿伤气者，肺主天气，脾主地气，俱属太阴湿土，湿气太过，反伤本脏化气，湿久浊凝，至于下焦，气不惟伤而且阻矣。气为湿阻，故二便不通，今人之通大便，悉用大黄，不知大黄性寒，主热结有形之燥粪；若湿阻无形之气，气既伤而且阻，非温补真阳不可。硫黄热而不燥，能疏利大肠，半夏能入阴，燥胜湿，辛下气，温开郁，三焦通而二便利矣。按上条之便闭，偏于湿重，故以行湿为主；此条之便闭，偏于气虚，故以补气为主。盖肾司二便，肾中真阳为湿所困，久而弥虚，失其本然之职，故助之以硫黄；肝主疏泄，风湿相为胜负，风胜则湿行，湿凝则风息，而失其疏泄之能，故通之以半夏。若湿尽热结，实有燥粪不下，则又不能不用大黄矣。学者详审其证可也。

半硫丸 酸辛温法

石硫黄硫黄有三种：土黄，水黄，石黄也。入药必须用产于石者。土黄土纹，水黄直丝，色皆滞暗而臭；惟石硫黄方棱石纹而有宝光，不臭，仙家谓之黄矾，其形大势如矾。按硫黄感日之精，聚土之液，相结而成。生于艮土者佳，艮土者，少土也，其色晶莹，其气清而毒小。生于坤土者恶，坤土者，老土也，秽浊之所归也，其色板滞，其气浊而毒重，不堪入药，只可作火药用。石黄产于外洋，来自舶上，所谓倭黄是也。入莱菔内煮六时则毒去　半夏制

上二味，各等分，为细末，蒸饼为丸，梧子大，每服一二钱，白开水送下。按半硫丸通虚闭，若久久便溏，服半硫丸亦能成条，皆其补肾燥湿之功也。

五七、浊湿久留，下注于肛，气闭，肛门坠痛，胃不喜食，舌苔腐白，术附汤主之。

此浊湿久留肠胃，致肾阳亦困，而肛门坠痛也。肛门之脉曰尻，肾虚则痛，气结亦痛。但气结之痛有二：寒湿、热湿也。热湿气实之坠痛，如滞下门中用黄

连、槟榔之证是也。此则气虚而为寒湿所闭，故以参、附峻补肾中元阳之气，姜、术补脾中健运之气，朴、橘行浊湿之滞气，俾虚者充，闭者通，浊者行，而坠痛自止，胃开进食矣。按肛痛有得之大恐或房劳者，治以参、鹿之属，证属虚劳，与此对勘，故并及之。再此条应入寒湿门，以与上三条有互相发明之妙，故列于此，以便学者之触悟也。

术附汤方苦辛温法

生茅术五钱　人参二钱　厚朴三钱　生附子三钱　炮姜三钱　广皮三钱

水五杯，煮成两杯。先服一杯，约三时，再服一杯，以肛痛愈为度。

五八、疟邪久羁，因疟成劳，谓之劳疟；络虚而痛，阳虚而胀，胁有疟母，邪留正伤，加味异功汤主之。

此证气血两伤。经云：劳者温之。故以异功温补中焦之气，归、桂合异功温养下焦之血，以姜、枣调和营卫，使气血相生而劳疟自愈。此方补气，人所易见，补血人所不知。经谓：中焦受气，取汁变化而赤，是谓血。凡阴阳两伤者，必于气中补血，定例也。

加味异功汤方辛甘温阳法

人参三钱　当归一钱五分　肉桂一钱五分　炙甘草二钱　茯苓三钱　於术三钱，炒焦　生姜三钱　大枣二枚，去核　广皮二钱

水五杯，煮成两杯，渣再煮一杯，分三次服。

五九、疟久不解，胁下成块，谓之疟母，鳖甲煎丸主之。

疟邪久扰，正气必虚，清阳失转运之机，浊阴生窃踞之渐，气闭则痰凝血滞，而块势成矣。胁下乃少阳、厥阴所过之地，按少阳、厥阴为枢，疟不离乎肝胆，

久扰则脏腑皆困，转枢失职，故结成积块，居于所部之分。谓之疟母者，以其由疟而成，且无已时也。按《金匮》原文："病疟以月一日发，当以十五日愈；设不瘥，当月尽解；如其不瘥，当云何？此结为癥瘕，名曰疟母，急治之，宜鳖甲煎丸。"盖人身之气血与天地相应，故疟邪之著于人身也，其盈缩进退，亦必与天地相应。如月一日发者，发于黑昼月廓空时，气之虚也，当俟十五日愈。五者，生数之终；十者，成数之极；生成之盈数相会，五日一元，十五日三元一周；一气来复，白昼月廓满之时，天气实而人气复，邪气退而病当愈。设不瘥，必俟天气再转，当于月尽解。如其不瘥，又当云何？然月自亏而满，阴已盈而阳已缩；自满而亏，阳已长而阴已消；天地阴阳之盈缩消长已周，病尚不愈，是本身之气血，不能与天地之化机相为流转，日久根深，牢不可破，故宜急治也。

鳖甲煎丸方

鳖甲十二分，炙　乌扇三分，烧　黄芩三分　柴胡六分　鼠妇三分，熬　干姜三分　大黄三分　芍药五分　桂枝三分　葶苈一分，熬　石韦三分，去毛　厚朴三分　牡丹皮五分　瞿麦二分　紫葳三分　半夏一分　人参一分　䗪虫五分，熬　阿胶三分，炒　蜂窝四分，炙　赤硝十二分　蜣螂六分，熟　桃仁二分

上二十三味，为细末。取煅灶下灰一斗，清酒一斛五斗，浸灰，俟酒尽一半，著鳖甲于中，煮令泛烂如胶漆，绞取汁，纳诸药煎，为丸，如梧子大。空心服七丸，日三服。

〔方论〕　此辛苦通降，咸走络法。鳖甲煎丸者，君鳖甲而以煎成丸也，与他丸法迥异，故曰煎丸。方以鳖甲为君者，以鳖甲守神入里，专入肝经血分，能消癥瘕，领带四虫，深入脏络，飞者升，走者

降，飞者兼走络中气分，走者纯走络中血分。助以桃仁、丹皮、紫葳之破满行血，副以葶苈、石韦、瞿麦之行气渗湿，臣以小柴胡、桂枝二汤，总去三阳经未结之邪；大承气急驱入腑已结之渣滓；佐以人参、干姜、阿胶，护养鼓荡气血之正，俾邪无容留之地，而深入脏络之病根拔矣。按小柴胡汤中有甘草，大承气汤中有枳实，仲景之所以去甘草，畏其太缓，凡走络药，不须守法；去枳实，畏其太急而直走肠胃，亦非络药所宜也。

六十、太阴三疟，腹胀不渴，呕水，温脾汤主之。

三疟本系深入脏真之痼疾，往往经年不愈，现脾胃症，犹属稍轻。腹胀不渴，脾寒也，故以草果温太阴独胜之寒，辅以厚朴消胀。呕水者，胃寒也，故以生姜降逆，辅以茯苓渗湿而养正。蜀漆乃常山苗，其性急走疟邪。导以桂枝，外达太阳也。

温脾汤方苦辛温里法

草果二钱　桂枝三钱　生姜五钱　茯苓五钱　蜀漆三钱，炒　厚朴三钱

水五杯，煮取两杯，分二次温服。

六一、少阴三疟，久而不愈，形寒嗜卧，舌淡脉微，发时不渴，气血两虚，扶阳汤主之。

"疟论"篇：黄帝问曰：时有间二日，或至数日发，或渴或不渴，其故何也？岐伯曰：其间日者，邪气客于六腑，而有时与卫气相失，不能相得，故休数日乃作也。疟者，阴阳更胜也。或甚或不甚，故或渴或不渴。"刺疟篇"曰：足少阴之疟，令人呕吐甚，多寒热，热多寒少，欲闭户牖而处，其病难已。夫少阴疟，邪入至深，本难速已；三疟又系积重难反，与卫气相失之证，久不愈，其常也。既已久不愈矣，气也，血也，有不随时日耗散也

哉！形寒嗜卧，少阴本证；舌淡，脉微，不渴，阳微之象。故以鹿茸为君，峻补督脉，一者八脉丽于肝肾，少阴虚，则八脉亦虚；一者督脉总督诸阳，为卫气之根本。人参、附子、桂枝，随鹿茸而峻补太阳，以实卫气；当归随鹿茸以补血中之气，通阴中之阳；单以蜀漆一味，急提难出之疟邪，随诸阳药努力奋争，由卫而出。阴脏阴证，故汤以扶阳为名。

扶阳汤辛甘温阳法

鹿茸五钱，生锉末，先用黄酒煎得　熟附子三钱　人参二钱　粗桂枝三钱　当归二钱　蜀漆三钱，炒黑

水八杯，加入鹿茸酒，煎成三小杯，日三服。

六二、厥阴三疟，日久不已，劳则发热，或有痞结，气逆欲呕，减味乌梅圆法主之。

凡厥阴病甚，未有不犯阳明者。邪不深不成三疟，三疟本有难已之势，既久不已，阴阳两伤。劳则内发热者，阴气伤也；痞结者，阴邪也；气逆欲呕者，厥阴犯阳明，而阳明之阳将惫也。故以乌梅圆法之刚柔并用，柔以救阴，而顺厥阴刚脏之体，刚以救阳，而充阳明阳腑之体也。

减味乌梅圆法酸苦为阴，辛甘为阳复法

以下方中，多无分量，以分量本难预定，用者临时斟酌可也。

半夏　黄连　干姜　吴萸　茯苓　桂枝　白芍　川椒炒黑　乌梅

按疟、痢两门，日久不治，暑湿之邪，与下焦气血混处者，或偏阴、偏阳、偏刚、偏柔；或宜补、宜泻、宜通、宜涩；或从太阴，或从少阴，或从厥阴，或护阳明，其证至杂至多，不及备载。本论原为温、暑而设，附录数条于湿温门中者，以见疟、痢之原起于暑湿，俾学者识

得源头，使杂症有所统属，粗具规模而已。欲求美备，勤绎各家。

六三、酒客久痢，饮食不减，茵陈白芷汤主之。

久痢无他证，而且能饮食如故，知其病之未伤脏真胃土，而在肠中也；痢久不止者，酒客湿热下注。故以风药之辛，佐以苦味入肠，芳香凉淡也。盖辛能胜湿而升脾阳，苦能渗湿清热，芳香悦脾而燥湿，凉能清热，淡能渗湿也，俾湿热去而脾阳升，痢自止矣。

茵陈白芷汤方苦辛淡法

绵茵陈　白芷　北秦皮　茯苓皮　黄柏　藿香

六四、老年久痢，脾阳受伤，食滑便溏，肾阳亦衰，双补汤主之。

老年下虚久痢，伤脾而及肾，食滑便溏，亦系脾肾两伤。无腹痛、肛坠、气胀等证，邪少虚多矣。故以人参、山药、茯苓、莲子、芡实甘温而淡者补脾渗湿，再莲子、芡实，水中之谷，补土而不克水者也；以补骨、苁蓉、巴戟、菟丝、覆盆、萸肉、五味酸甘微辛者，升补肾脏阴中之阳，而兼能益精气、安五脏者也。此条与上条当对看。上条以酒客久痢，脏真未伤而湿热尚重，故虽日久仍以清热渗湿为主；此条以老年久痢，湿热无多而脏真已歉，故虽滞下不净，一以补脏固正立法，于此亦可以悟治病之必先识证也。

双补汤方复方也，法见注中

人参　山药　茯苓　莲子　芡实　补骨脂　苁蓉　萸肉　五味子　巴戟天　菟丝子　覆盆子

六五、久痢，小便不通，厌食欲呕，加减理阴煎主之。

此由阳而伤及阴也。小便不通，阴液涸矣；厌食欲呕，脾胃两阳败矣。故以熟地、白芍、五味收三阴之阴，附子通肾阳，炮姜理脾阳，茯苓理胃阳也。按原方通守皆施，刚柔互用，而名理阴煎者，意在偏护阴也。熟地守下焦血分，甘草守中焦气分，当归通下焦血分，炮姜通中焦气分，盖气能统血，由气分之通，及血分之守，此其所以为理也。此方去甘草、当归，加白芍、五味、附子、茯苓者，为其厌食欲呕也。若久痢，阳不见伤，无食少、欲呕之象，但阴伤甚者，又可以去刚增柔矣。用成方总以活泼流动、对症审药为要。

加减理阴煎方辛淡为阳、酸甘化阴复法。凡复法，皆久病未可以一法了事者

熟地　白芍　附子　五味　炮姜　茯苓

六六、久痢带瘀血，肛中气坠，腹中不痛，断下渗湿汤主之。

此涩血分之法也。腹不痛，无积滞可知。无积滞，故用涩也。然腹中虽无积滞，而肛门下坠，痢带瘀血，是气分之湿热久而入于血分，故重用樗根皮之苦燥湿、寒胜热、涩以断下、专入血分而涩血为君；地榆得先春之气，木火之精，去瘀生新；茅术、黄柏、赤苓、猪苓开膀胱，使气分之湿热由前阴而去，不致遗留于血分也；楂肉亦为化瘀而设，银花为败毒而然。

断下渗湿汤方苦辛淡法

樗根皮一两，炒黑　生茅术一钱　生黄柏一钱　地榆一钱五分，炒黑　楂肉三钱，炒黑　银花一钱五分，炒黑　赤苓三钱　猪苓一钱五分

水八杯，煮成三杯，分三次服。

六七、下痢无度，脉微细，肢厥，不

进食，桃花汤主之。

此涩阳明阳分法也。下痢无度，关闸不藏；脉微细，肢厥，阳欲脱也。故以赤石脂急涩下焦，粳米合石脂堵截阳明，干姜温里而回阳，俾痢止则阴留，阴留则阳斯恋矣。

桃花汤方法见温热下焦篇

六八、久痢，阴伤气陷，肛坠尻酸，地黄余粮汤主之。

此涩少阴阴分法也。肛门坠而尻脉酸，肾虚而津液消亡之象。故以熟地、五味补肾而酸甘化阴；余粮固涩下焦，而酸可除、坠可止、痢可愈也。按石脂、余粮，皆系石药而性涩，桃花汤用石脂，不用余粮，此则用余粮，而不用石脂。盖石脂甘温，桃花温剂也；余粮甘平，此方救阴剂也，无取乎温，而有取乎平也。

地黄余粮汤方酸甘兼涩法
熟地黄　禹余粮　五味子

六九、久痢伤肾，下焦不固，肠腻滑下，纳谷运迟，三神丸主之。

此涩少阴阴中之阳法也。肠腻滑下，知下焦之不固；纳谷运迟，在久痢之后，不惟脾阳不运，而肾中真阳亦衰矣。故用三神丸温补肾阳，五味兼收其阴，肉果涩自滑之脱也。

三神丸方酸甘辛温兼涩法，亦复方也
五味子　补骨脂　肉果去净油

七十、久痢伤阴，口渴舌干，微热微咳，人参乌梅汤主之。

口渴微咳于久痢之后，无湿热客邪款证，故知其阴液太伤，热病液涸，急以救阴为务。

人参乌梅汤酸甘化阴法
人参　莲子炒　炙甘草　乌梅　木瓜

山药

按此方于救阴之中，仍然兼护脾胃。若液亏甚而土无他病者，则去山药、莲子，加生地、麦冬，又一法也。

七一、痢久阴阳两伤，少腹肛坠，腰胯脊髀酸痛，由脏腑伤及奇经，参茸汤主之。

少腹坠，冲脉虚也；肛坠，下焦之阴虚也；腰，肾之腑也，胯，胆之穴也谓环跳，脊，太阳夹督脉之部也，髀，阳明部也，俱酸痛者，由阴络而伤及奇经也。参补阳明，鹿补督脉，归、茴补冲脉，菟丝、附子升少阴，杜仲主腰痛，俾八脉有权，肝肾有养，而痛可止，坠可升提也。

按环跳本穴属胆，太阳、少阴之络实会于此。

参茸汤辛甘温法
人参　鹿茸　附子　当归炒　茴香炒
菟丝子　杜仲

按此方虽曰阴阳两补，而偏于阳。若其人但坠而不腰脊痛，偏于阴伤者多，可于本方去附子，加补骨脂，又一法也。

七二、久痢伤及厥阴，上犯阳明，气上撞心，饥不欲食，干呕腹痛，乌梅圆主之。

肝为刚脏，内寄相火，非纯刚所能折；阳明腑，非刚药不复其体。仲景厥阴篇中，列乌梅圆治木犯阳明之吐蛔，自注曰：又主久痢方。然久痢之证不一，亦非可一概用之者也。叶氏于木犯阳明之疟、痢，必用其法而化裁之，大抵柔则加白芍、木瓜之类，刚则加吴萸、香附之类，多不用桂枝、细辛、黄柏，其与久痢纯然厥阴见证，而无犯阳明之呕而不食撞心者，则又纯乎用柔，是治厥阴久痢之又一法也。按泻心寒热并用，而乌梅圆则又寒

热刚柔并用矣。盖泻心治胸膈间病，犹非纯在厥阴也，不过肝脉络胸耳。若乌梅圆则治厥阴、防少阳、护阳明之全剂。

乌梅圆方酸甘辛苦复法。酸甘化阴，辛苦通降，又辛甘为阳，酸苦为阴

乌梅　细辛　干姜　黄连　当归　附子　蜀椒炒焦去汗　桂枝　人参　黄柏

此乌梅圆本方也。独无论者，以前贤名注林立，兹不再赘。分量、制法，悉载《伤寒论》中。

七三、休息痢经年不愈，下焦阴阳皆虚，不能收摄，少腹气结，有似癥瘕，参芍汤主之。

休息痢者，或作或止，止而复作，故名休息，古称难治。所以然者，正气尚旺之人，即受暑、湿、水、谷、血、食之邪太重，必日数十行，而为胀，为痛，为里急后重等证，必不或作或辍也。其成休息证者，大抵有二，皆以正虚之故。一则正虚留邪在络，至其年月日时复发，而见积滞腹痛之实证者，可遵仲景凡病至其年月日时复发者当下之例，而用少少温下法，兼通络脉，以去其隐伏之邪；或丸药缓攻，俟积尽而即补之；或攻补兼施，中下并治，此虚中之实证也。一则纯然虚证，以痢久滑泄太过，下焦阴阳两伤，气结似乎癥瘕，而实非癥瘕，舍温补其何从！故以参、苓、炙草守补中焦，参、附固下焦之阳，白芍、五味收三阴之阴，而以少阴为主，盖肾司二便也。汤名参芍者，取阴阳兼固之义也。

参芍汤方辛甘为阳、酸甘化阴复法

人参　白芍　附子　茯苓　炙甘草　五味子

七四、噤口痢，热气上冲，肠中逆阻似闭，腹痛在下尤甚者，白头翁汤主之。

此噤口痢之实证，而偏于热重之方也。

白头翁汤方注见前

七五、噤口痢，左脉细数，右手脉弦，干呕腹痛，里急后重，积下不爽，加减泻心汤主之。

此亦噤口痢之实证，而偏于湿热太重者也。脉细数，温热著里之象；右手弦者，木入土中之象也。故以泻心去守中之品，而补以运之，辛以开之，苦以降之；加银花之败热毒，查炭之克血积，木香之通气积，白芍以收阴气，更能于土中拔木也。

加减泻心汤方苦辛寒法

川连　黄芩　干姜　银花　查炭　白芍　木香汁

七六、噤口痢，呕恶不饥，积少痛缓，形衰脉弦，舌白不渴，加味参苓白术散主之。

此噤口痢邪少虚多，治中焦之法也。积少痛缓，则知邪少；舌白者，无热；形衰不渴，不饥不食，则知胃关欲闭矣；脉弦者，《金匮》谓弦则为减，盖谓阴精阳气俱不足也。《灵枢》谓：诸小脉者，阴阳形气俱不足，勿取以针，调以甘药也。仲景实本于此而作建中汤，治诸虚、不足，为一切虚劳之祖方。李东垣又从此化出补中益气、升阳益气、清暑益气等汤，皆甘温除大热法，究不若建中之纯，盖建中以德胜，而补中以才胜者也。调以甘药者，十二经皆秉气于胃，胃复则十二经之诸虚、不足，皆可复也。叶氏治虚多脉弦之噤口痢，仿古之参苓白术散而加之者，亦同诸虚、不足，调以甘药之义，又从仲景、东垣两法化出，而以急复胃气为要者也。

加味参苓白术散方本方甘淡微苦法，加则辛甘化阳、芳香悦脾、微辛以通、微苦以降也

人参二钱　白术一钱五分，炒焦　茯苓一钱五分　扁豆二钱，炒　薏仁一钱五分　桔梗一钱　砂仁七分，炒　炮姜一钱　肉豆蔻一钱　炙甘草五分

共为极细末，每服一钱五分，香粳米汤调服，日二次。

〔方论〕 参苓白术散原方，兼治脾胃，而以胃为主者也。其功但止土虚无邪之泄泻而已。此方则宣通三焦，提上焦，涩下焦，而以醒中焦为要者也。参、苓、白术，加炙草，则成四君矣。按四君以参、苓为胃中通药，胃者，腑也，腑以通为补也；白术、炙草为脾经守药，脾者，脏也，脏以守为补也。茯苓淡渗，下达膀胱，为通中之通；人参甘苦，益肺胃之气，为通中之守；白术苦能渗湿，为守中之通；甘草纯甘，不兼他味，又为守中之守。合四君为脾胃两补之方。加扁豆、薏仁以补肺胃之体，炮姜以补脾肾之用；桔梗从上焦开提清气，砂仁、肉蔻从下焦固涩浊气，二物皆芳香，能涩滑脱，而又能通下焦之郁滞，兼醒脾阳也。为末，取其留中也；引以香粳米，亦以其芳香悦土，以胃所喜为补也。上下斡旋，无非冀胃气渐醒，可以转危为安也。

七七、噤口痢，胃关不开，由于肾关不开者，肉苁蓉汤主之。

此噤口痢邪少虚多，治下焦之法也。盖噤口日久，有责在胃者，上条是也；亦有由于肾关不开，而胃关愈闭者，则当以下焦为主。方之重用苁蓉者，以苁蓉感马精而生，精血所生之草而有肉者也。马为火畜，精为水阴，禀少阴水火之气而归于太阴坤土之药，其性温润平和，有从容之

意，故得从容之名，补下焦阳中之阴有殊功。《本经》称其强阴益精，消癥瘕。强阴者，火气也；益精者，水气也。癥瘕乃气血积聚，有形之邪，水火既济，中土气盛，而积聚自消。兹以噤口痢阴阳俱损，水土两伤，而又滞下之积聚未清，苁蓉乃确当之品也；佐以附子补阴中之阳，人参、干姜补土，当归、白芍补肝肾，芍用桂制者，恐其呆滞，且束入少阴血分也。

肉苁蓉汤辛甘法

肉苁蓉一两，泡淡　附子二钱　人参二钱　干姜炭二钱　当归二钱　白芍三钱，肉桂汤浸，炒

水八杯，煮取三杯，分三次缓缓服。胃稍开，再作服。

秋　燥

七八、燥久伤及肝肾之阴，上盛下虚，昼凉夜热，或干咳，或不咳，甚则痉厥者，三甲复脉汤主之，定风珠亦主之，专翕大生膏亦主之。眉批：此方不专治前证也，凡上实下虚，肾液不足，及妇人血海枯干，八脉伤损等证，胥可以此治之，其用宏矣。

肾主五液而恶燥，或由外感邪气，久羁而伤及肾阴，或不由外感而内伤致燥，均以培养津液为主。肝木全赖肾水滋养，肾水枯竭，肝断不能独治，所谓乙癸同源，故肝肾并称也。三方由浅入深，定风浓于复脉，皆用汤，从急治。专翕取乾坤之静，多用血肉之品，熬膏为丸，从缓治。盖下焦深远，草木无情，故用有情缓治。再暴虚易复者，则用二汤；久虚难复者，则用专翕。专翕之妙，以下焦丧失皆腥臭脂膏，即以腥臭脂膏补之，较之丹溪之知柏地黄，云治雷龙之火而安肾燥，明眼自能辨之。盖凡甘能补，凡苦能泻，独

不知苦先入心，其化以燥乎！再雷龙不能以刚药直折也，肾水足则静，自能安其专翕之性；肾水亏则动而躁，因燥而躁也。善安雷龙者，莫如专翕，观者察之。

三甲复脉汤　定风珠并见前

专翕大生膏酸甘咸法

人参二斤，无力者以制洋参代之　茯苓二斤　龟板一斤，另熬胶　乌骨鸡一对　鳖甲一斤，另熬胶　牡蛎一斤　鲍鱼二斤　海参二斤　白芍二斤　五味子半斤　麦冬二斤，不去心①　羊腰子八对　猪脊髓一斤　鸡子黄二十圆　阿胶二斤　莲子二斤　芡实三斤　熟地黄三斤　沙苑蒺藜一斤　白蜜一斤　枸杞子一斤，炒黑

上药分四铜锅，忌铁器，搅用铜勺。以有情归有情者二，无情归无情者二，文火细炼六昼夜②，去渣，再熬三昼夜③，陆续合为一锅，煎炼成膏，末下三胶，合蜜和匀，以方中有粉无汁之茯苓、白芍、莲子、芡实为细末，合膏为丸。每服二钱，渐加至三钱，日三服，约一日一两，期年为度。每殒胎必三月，肝虚而热者，加天冬一斤，桑寄生一斤，同熬膏，再加鹿茸二十四两为末。本方以阴生于八，成于七，故用三七二十一之奇方，守阴也。加方用阳生于七，成于八，三八二十四之偶方，以生胎之阳也。古法通方多用偶，守法多用奇，阴阳互也。

征按：此集始于银翘散之清芬，终于专翕膏之浊臭，本乎天者亲上，本乎地者亲下，则各从其类也。后之览者，亦可以悟三焦大意矣。

---

① 麦冬……不去心：人卫影印本作"荑肉半斤"。

② 六昼夜：道光十五年本和人卫影印本作"三昼夜"。

③ 三昼夜：道光十五年本和人卫影印本作"六昼夜"。

卷四 问心堂温病条辨杂说

汪瑟庵先生参订　吴　瑭鞠通氏著
征以园先生同参　受业侄嘉会校字
朱武曹先生点评　男　廷莲　同校

汗　论

汗也者，合阳气阴精蒸化而出者也。《内经》云：人之汗，以天地之雨名之。盖汗之为物，以阳气为运用，以阴精为材料。阴精有余，阳气不足，则汗不能自出，不出则死；阳气有余，阴精不足，多能自出，再发则痉，痉亦死；或熏灼而不出，不出亦死也。其有阴精有余，阳气不足，又为寒邪肃杀之气所搏，不能自出者，必用辛温味薄急走之药，以运用其阳气，仲景之治伤寒是也。《伤寒》一书，始终以救阳气为主。其有阳气有余，阴精不足，又为温热升发之气所铄，而汗自出，或不出者，必用辛凉以止其自出之汗，用甘凉、甘润培养其阴精为材料，以为正汗之地，本论之治温热是也。本论始终以救阴精为主。此伤寒所以不可不发汗，温热病断不可发汗之大较也。眉批：阴阳配对，疏发致汗之由与不汗之由，可汗之由与不可汗之由，二千余年以来，不断之疑案，至今始定。唐宋以来，多昧于此，是以人各著一伤寒书，而病温热者之祸亟矣。呜呼！天道欤？抑人事欤？

方中行先生或问六气论

原文云：或问天有六气，风、寒、暑、湿、燥、火。风、寒、暑、湿，经皆揭病出条例以立论，而不揭燥、火，燥、火无病可论乎？曰：《素问》言春伤于风，夏伤于暑，秋伤于湿，冬伤于寒者，盖以四气之在四时，各有专令，故皆专病也。燥、火无专令，故不专病，而寄病于百病之中；犹土无正位，而寄王于四时辰戌丑未之末。不揭者，无病无燥、火也。愚按此论，牵强臆断，不足取信，盖信经太过则凿之病也。春风，夏火，长夏湿土，秋燥，冬寒，此所谓播五行于四时也。经言先夏至为病温，即火之谓；夏伤于暑，指长夏中央土而言也；秋伤于湿，指初秋而言，乃上令湿土之气，流行未尽。盖天之行令，每微于令之初，而盛于令之末；至正秋伤燥，想代远年湮，脱简故耳。喻氏补之诚是，但不当硬改经文，已详论于下焦寒湿第四十七条中。今乃以土寄王四时比燥、火，则谬甚矣。夫寄王者，湿土也，岂燥、火哉！以先生之高明，而于六气乃昧昧焉，亦千虑之失矣。

伤寒注论

仲祖《伤寒论》，诚为金科玉律，奈注解甚难。盖代远年湮，中间不无脱简，又为后人妄增，断不能起仲景于九原而问之，何条在先，何条在后，何处尚有若干文字，何处系后人伪增，惟有阙疑阙殆，择其可信者而从之，不可信者而考之已尔。创斯注者，则有林氏、成氏，大抵随文顺解，不能透发精义，然创始实难，不为无功。有明中行方先生，实能苦心力索，畅所欲言，溯本探微，阐幽发秘，虽未能处处合拍，而大端已具。喻氏起而作《尚论》，补其阙略，发其所未发，亦诚仲景之功臣也；然除却心解数处，其大端亦从方论中来，不应力诋方氏。眉批：从来著作家多犯此病。北海林先生，刻方氏前条辨，附刻《尚论篇》，历数喻氏僭[1]窃之罪，条分而畅评之。喻氏之后，又有高氏，注《尚论发明》，亦有心得可取处，其大端暗窃方氏，明尊喻氏，而有力诋喻氏，亦如喻氏之于方氏也。北平刘觉荛先生起而证之，亦如林北海之证《尚论》者然，公道自在人心也。其他如郑氏、程氏之后条辨，无足取者，明眼人自识之。舒驰远之集注，一以喻氏为主，兼引程郊倩之后条辨，杂以及门之论断，若不知有方氏之前条辨者，遂以喻氏窃方氏之论，直谓为喻氏书矣。此外有沈目南注，张隐庵集注，程云来集注，皆可阅。至慈溪柯韵伯注《伤寒论》，著《来苏集》，聪明才辩，不无发明，可供采择；然其自序中谓大青龙一证，方、喻之注大错，目之曰郑声，曰杨墨，及取三注对勘，虚中切理而细绎之，柯注谓风有阴阳，汗出、脉缓之桂枝证，是中鼓动之阳风；汗不出、脉紧、烦躁之大青龙证，是中凛冽之阴风。

试问中鼓动之阳风者，而主以桂枝辛甘温法，置《内经》风淫于内，治以辛凉，佐以苦甘之正法于何地？仲景自序云撰用《素问》《九卷》，反背《素问》而立法耶？且以中鼓动之阳风者，主以甘温之桂枝，中凛冽之阴风者，反主以寒凉之石膏，有是理乎？其注烦躁，又曰热淫于内，则心神烦扰；风淫于内，故手足躁乱。方先生原注：风为烦，寒则躁。既曰凛冽阴风，又曰热淫于内，有是理乎？种种矛盾，不可枚举。方氏立风伤卫，寒伤营，风寒两伤营卫，吾不敢谓即仲景之本来面目，然欲使后学眉目清楚，不为无见。如柯氏之所序，亦未必即仲景之心法而高于方氏也。其删改原文处，多逞臆说，不若方氏之纯正矣。眉批：恃才气者多武断。且方氏创通大义，其功不可没也。喻氏、高氏、柯氏三子之于方氏，补偏救弊，其卓识妙悟，不无可取，而独恶其自高己见，各立门户，务掩前人之善耳。后之学者，其各以明道济世为急，毋以争名竞胜为心，民生幸甚。眉批：仁人之言，其利溥[2]哉。

汪按：分风寒营卫三法，始于成氏，未为甚非。至方氏始各立疆界，喻氏并将温病小儿分为三法，则愈失愈远矣。

风　　论

《内经》曰：风为百病之长。又曰：风者善行而数变。夫风何以为百病之长乎？大《易》曰：元者，善之长也。盖冬至四十五日以后夜半，少阳起而立春，于立春前十五日交大寒节，而厥阴风木行令，所以疏泄一年之阳气，以布德行仁，

生养万物者也。故王者功德既成以后，制礼作乐，舞八佾① 而宣八风，所谓四时和，八风理，而民不夭折。风非害人者也，人之腠理密而精气足者，岂以是而病哉！而不然者，则病斯起矣。以天地生生之具，反为人受害之物，恩极大而害亦广矣。盖风之体不一，而风之用有殊。春风自下而上，夏风横行空中，秋风自上而下，冬风刮地而行。其方位也，则有四正四隅，此方位之合于四时八节也。立春起艮方，从东北隅而来，名之曰条风。八节各随其方而起，常理也。如立春起坤方，谓之冲风，又谓之虚邪贼风，为其乘月建之虚，则其变也。春初之风，则夹寒水之母气；春末之风，则带火热之子气。夏初之风，则木气未尽，而炎火渐生。长夏之风，则挟暑气、湿气、木气未为木库，大雨而后暴凉，则挟寒水之气；久晴不雨，以其近秋也，而先行燥气，是长夏之风，无所不兼，而人则无所不病矣。眉批：所谓土兼五行也。初秋则挟湿气，季秋则兼寒水之气，所以报冬气也。初冬犹兼燥金之气，正冬则寒水本令，而季冬又报来春风木之气，纸鸢起矣。再由五运六气而推，大运如甲己之岁，其风多兼湿气。一年六气中，客气所加何气，则风亦兼其气而行令焉。然则五运六气非风不行，风也者，六气之帅也，诸病之领袖也，故曰百病之长也。其数变也奈何？如夏日早南风，少移时则由西而北而东，方南风之时，则晴而热，由北而东，则雨而寒矣。四时皆有早暮之变，不若夏日之数而易见耳。夫夏日曰长曰化，以盛万物也，而病亦因之而盛，《阴符》所谓害生于恩也。无论四时之风，皆带凉气者，木以水为母也；转化转热者，木生火也；且其体无微不入，其用无处不有，学者诚能体察风之体用，而于六淫之病，思过半矣。前人多

守定一桂枝，以为治风之祖方，下此则以羌、防、柴、葛为治风之要药，皆未体风之情与《内经》之精义者也。桂枝汤在伤寒书内，所治之风，风兼寒者也，治风之变法也。若风之不兼寒者，则从《内经》风淫于内，治以辛凉，佐以苦甘，治风之正法也。以辛凉为正而甘温为变者何？风者，木也，辛凉者，金气，金能制木故也。风转化转热，辛凉苦甘则化凉气也。眉批：医不讲化气，不可与言治病用药。

医书亦有经子史集论

儒书有经子史集，医书亦有经子史集。《灵枢》、《素问》、《神农本经》、《难经》、《伤寒论》、《金匮玉函经》，为医门之经；而诸家注论、治验、类案、本草、方书等，则医之子、史、集也。经细而子、史、集粗，经纯而子、史、集杂，理固然也。学者必不可不尊经，不尊经则学无根柢，或流于异端；然尊经太过，死于句下，则为贤者过之，《孟子》所谓：尽信书，则不如无书也。不肖者不知有经，仲景先师所谓各承家技，终始顺旧，省疾问病，务在口给，相对斯须，便处汤药，自汉时而已然矣，遑问后世，此道之所以常不明而常不行也。

本论起银翘散论

本论第一方用桂枝汤者，以初春余寒之气未消，眉批：此是初春畏寒之症，即以桂枝鼓动微阳。虽曰风温系少阳之气，少阳紧承厥阴，厥阴根乎寒水，初起恶寒之证尚多，故仍以桂枝为首，犹时文之领上文来脉也。本论方法之始，实始于银翘

---

① 佾（yì）：古时乐舞的行列。

散。

汪按：温病首桂枝，宗仲景也。再按：初春少阳主令，柴胡证亦时有，果诊候确当，亦当用之。本论不载者，以世俗多妄以柴胡通治四时杂感，故不欲相混，恐致伤寒、温病界限不清耳。

吴按：六气播于四时，常理也。诊病者，要知夏日亦有寒病，冬日亦有温病，次年春夏尚有上年伏暑，错综变化，不可枚举，全在测证的确。本论凡例内云，除伤寒宗仲景法外，俾四时杂感，朗若列眉，后世学者，察证之时，若真知确见其为伤寒，无论何时，自当仍宗仲景；若真知六气中为何气，非伤寒者，则于本论中求之。上焦篇辨伤寒、温暑疑似之间最详。

本论粗具规模论

本论以前人信经太过，经谓热病者，伤寒之类也；又以《伤寒论》为方法之祖，故前人遂于伤寒法中求温热，中行且犯此病。混六气于一《伤寒论》中，治法悉用辛温，其明者亦自觉不合，而未能自立模范。眉批：大意已见于前卷，此又反复以申明之。瑭哀道之不明，人之不得其死，不自揣度而作是书，非与人争名，亦毫无求胜前贤之私心也。至其序论采录处，粗陈大略，未能细详，如暑证中之大顺散、冷香饮子、浆水散之类，俱未收录。一以前人已有，不必屋上架屋，一以卷帙纷繁，作者既苦日力无多，观者反畏繁而不览，是以本论不过粗具三焦六淫之大概规模而已。惟望后之贤者，进而求之，引而伸之，斯愚者之大幸耳。

寒　疫　论

世多言寒疫者，究其病状，则憎寒壮热，头痛，骨节烦疼，虽发热而不甚渴，时行则里巷之中，病俱相类，若役使者然，非若温病之不甚头痛、骨痛而渴甚，故名曰寒疫耳。盖六气寒水司天在泉，或五运寒水太过之岁，或六气中加临之客气为寒水，不论四时，或有是证。其未化热而恶寒之时，则用辛温解肌；既化热之后，如风温证者，则用辛凉清热，无二理也。

眉批：征按：寒疫颇类伤寒，但脉不甚紧，亦不数而缓，间亦有口渴、便秘、耳聋者。

伪病名论

病有一定之名，近有古无今有之伪名，盖因俗人不识本病之名而伪造者，因而乱治，以致误人性命。如滞下、肠澼、便下脓血，古有之矣，今则反名曰痢疾。盖利者，滑利之义，古称自利者，皆泄泻通利太过之证也。滞者，淤涩不通之象，二义正相反矣。然治法尚无大疵谬也。至妇人阴挺、阴蚀、阴痒、阴菌等证，古有明文，大抵多因于肝经郁结，湿热下注，浸淫而成，近日北人名之曰癙，历考古文，并无是字，焉有是病！而治法则用一种恶劣妇人，以针刺之，或用细勾勾之，利刀割之，十割九死，哀哉！眉批：即或不死，而已割复发，此生非割不行，竟委身于恶妇，岂亦宿孽使然欤！其或间有一二，刀伤不重，去血不多，病本轻微者，得愈，则恣索重谢。试思前阴乃肾之部，肝经蟠结之地，冲、任、督三脉由此而分走前后，岂可肆用刀勾之所。甚则肝郁胁痛，经闭寒热等证，而亦名之曰瘕，无形可割，则以大针针之。在妇人犹可借口曰妇人隐疾，以妇人治之。甚至数岁之男孩，痔疮、疝、瘕、痞疾、外感之遗邪，总而名之曰瘕，而针之，割之，更属可恶。在庸俗乡愚信而用之，犹可说也，竟有读书明理之文人，而亦为之蛊惑，不亦怪哉！又如暑月中恶腹痛，若霍乱而不得吐泻，烦闷欲死，阴凝之痞证也，治以苦辛芳热则愈，成霍乱则轻，论在中焦寒湿门中，乃今世相传谓之痧证，又有绞肠痧、乌痧之名，遂至方书中亦有此等名目矣。俗治以钱刮关节，使血气一分一合，数分数合而阳气行，行则通，通则痞开痛减而愈。但愈后周十二时不可饮水，饮水得阴气之凝，则留邪在络，遇寒或怒（动厥阴），则不时举发，发则必刮痧也。是则痧固伪名，刮痧乃通阳之法，虽流俗之治，颇能救急，犹可也。但禁水甚难，最易留邪。无奈近日以刮痧之法刮温病，夫温病，阳邪也，刮则通阳太急，阴液立见消亡，虽后来医治得法，百无一生。吾亲见有痉而死者，有痒不可忍而死者，庸俗之习，牢不可破，岂不哀哉！此外伪名妄治颇多，兹特举其尤者耳。若时医随口捏造伪名，南北皆有，不胜指屈矣。呜呼！名不正，必害于事，学者可不察乎！

眉批：有以伪名相传者，亦有不知其证而随口捏造伪名者，外科尤甚。

温病起手太阴论

四时温病，多似伤寒。伤寒起足太阳，今谓温病起手太阴，何以手太阴亦主外感乎？手太阴之见证，何以大略似足太阳乎？手足有上下之分，阴阳有反正之义，庸可混乎！《素问·平人气象论》曰：藏真高于肺，以行营卫阴阳也。《伤寒论》

中，分营分卫，言阴言阳，以外感初起，必由卫而营，由阳而阴。足太阳如人家大门，由外以统内，主营卫阴阳；手太阴为华盖，三才之天，由上以统下，亦由外以包内，亦主营卫阴阳，故大略相同也。眉批：征按：外以统内，犹城郭之于宫室；上以统下，犹冠冕之于裳履，二者相似略同。大虽同而细终异，异者何？如太阳之窍主出，太阴之窍兼主出入；太阳之窍开于下，太阴之窍开于上之类，学者须于同中求异，异中验同，同异互参，真诠自见。

征按：昔贤有云：伤寒传足不传手。是说也，举世莫名其故。考诸"阴阳别论"，三阳三阴之脉，皆起于足，不起于手。人之伤于寒也，每伤于太阳寒水之地气，故其应于人身也，足先受之。太阳根起于至阴，其穴在足小指之外侧；阳明根起于厉兑，其穴在足大指、次指之端；少阳根起于窍阴，其穴在足小指、次指之端；太阴根起于隐白，其穴在足大指之端；少阴根起于涌泉，其穴在足心下蜷指宛宛中；厥阴根起于大敦，其穴在足大指三毛中。其行于周身也，三阳脉行于表，三阴脉行于里，外为阳，内为阴，背为阳，腹为阴。伤寒由表入里，由浅入深，以次相传，必然之势。惟其足先受也，其病侧重在足。自不传于手经不然，岂有一人之身，截而为二之理，而六气之邪，又有所偏向哉！若赵氏《医贯》中，直将三阳三阴传经之说，一概抹煞，并不分伤寒、温病，惟以一逍遥散主治，又不免师心悖经之弊。以上所云，盖指冬月之正伤寒也。初春去冬未远，寒水之气尚在；至若四时伤寒，虽非寒水之气，而亦不免于浊阴之地气，诚不若温病所受，受于身半以上，多从鼻孔而入，盖身半以上主天气，肺开窍于鼻，亦天气也。

燥 气 论

前三焦篇所序之燥气，皆言化热伤津之证，治以辛甘微凉，金必克木，木受克，则子为母复仇，火来胜复矣。未及寒化。盖燥气寒化，乃燥气之正，《素问》谓阳明所至为清劲是也。《素问》又谓：燥极而泽。土为金母，水为金子也。本论多类及于寒湿、伏暑门中，如腹痛、呕吐之类，经谓燥淫所胜，民病善呕，心胁痛，不能转侧者是也，治以苦温，《内经》治燥之正法也。前人有六气之中，惟燥不为病之说。盖以燥统于寒，吴氏《素问》注云：寒统燥湿，暑统风火，故云寒暑六入也。而近于寒，凡见燥病，只以为寒，而不知其为燥也。合六气而观之，余俱主生，独燥主杀，岂不为病者乎！细读《素问》自知。再前三篇原为温病而设，而类及于暑温、湿温，其于伏暑、湿温门中，尤必三致意者，盖以秋日暑湿踞于内，新凉燥气加于外，燥湿兼至，最难界限清楚，稍不确当，其败坏不可胜言。经谓粗工治病，湿证未已，燥证复起，盖谓此也。湿有兼热兼寒，暑有兼风兼燥，燥有寒化热化。先将暑、湿、燥分开，再将寒、热辨明，自有准的。

外感总数论

天以六气生万物，其错综变化无形之妙用，愚者未易窥测，而人之受病，即从此而来。近人止知六气太过曰六淫之邪，《内经》亦未穷极其变。夫六气伤人，岂界限清楚、毫无兼气也哉！以六乘六，盖三十六病也。夫天地大道之数，无不始于一，而成于三，如一三为三，三三如九，九九八十一，而黄钟始备。六气为病，必

再以三十六数，乘三十六，得一千二百九十六条，而外感之数始穷。此中犹不兼内伤，若兼内伤，则靡[①] 可纪极矣。呜呼！近人凡见外感，主以一柴葛解肌汤，岂不谬哉！

治 病 法 论

治外感如将，兵贵神速，机圆法活，去邪务尽，善后务细，盖早平一日，则人少受一日之害。治内伤如相。坐镇从容，神机默运，无功可言，无德可见，而人登寿域。治上焦如羽，非轻不举。治中焦如衡，非平不安。治下焦如权。非重不沉。

吴又可温病禁黄连论

唐宋以来，治温热病者，初用辛温发表，见病不为药衰，则恣用苦寒，大队芩、连、知、柏，愈服愈燥，河间且犯此弊。盖苦先入心，其化以燥，燥气化火，反见齿板黑，舌短黑，唇裂黑之象，火极而似水也。吴又可非之诚是。但又不识苦寒化燥之理，以为黄连守而不走，大黄走而不守。夫黄连不可轻用，大黄与黄连同一苦寒药，迅利于黄连百倍，反可轻用哉？余用普济消毒饮于温病初起，必去芩、连，畏其入里而犯中下焦也。于应用芩、连方内，必大队甘寒以监之，但令清热化阴，不令化燥。如阳亢不寐、火腑不通等证，于酒客便溏频数者，则重用之。湿温门中不惟不忌芩、连，仍重赖之，盖欲其化燥也。语云：药用当而通神。医者之于药，何好何恶，惟当之是求。

汪按：王太仆曰：大热而甚，寒之不寒，是无水也。苦寒者，寒之也；甘寒

————

① 靡（mǐ）：无。

者，壮水之主，以制阳光也。

风温温热气复论

仲景谓腰以上肿当发汗，腰以下肿当利小便，盖指湿家风水、皮水之肿而言。又谓无水虚肿，当发其汗，盖指阳气闭结而阴不虚者言也。若温热大伤阴气之后，由阴精损及阳气，愈后阳气暴复，阴尚亏歉之至，岂可发汗利小便哉！吴又可于气复条下，谓血乃气之依归，气先血而生，无所依归，故暂浮肿，但静养节食自愈。余见世人每遇浮肿，便与淡渗利小便方法，岂不畏津液消亡而成三消证，快利津液为肺痈、肺痿证，与阴虚咳嗽、身热之劳损证哉！余治是证，悉用复脉汤，重加甘草，只补其未足之阴，以配其已复之阳，而肿自消。千治千得，无少差谬，敢以告后之治温热气复者。暑温、湿温，不在此例。

治血论

人之血，即天地之水也，在卦为坎坎为血卦。治水者，不求之水之所以治，而但曰治水，吾未见其能治也。盖善治水者，不治水而治气。眉批：名言不刊。坎之上下两阴爻，水也；坎之中阳，气也；其原分自乾之中阳。乾之上下两阳，臣与民也；乾之中阳，在上为君，在下为师；眉批：所谓水天一气。天下有君师，各行其道于天下，而彝伦不叙者乎？天下有彝论攸叙，而水不治者乎？此《洪范》所以归本皇极，而与《禹贡》相为表里者也。故善治血者，不求之有形之血，而求之无形之气。盖阳能统阴，阴不能统阳；气能生血，血不能生气。倘气有未和，如男子不能正家，而责之无知之妇人，不亦拙

乎！至于治之之法，上焦之血，责之肺气，或心气；中焦之血，责之胃气，或脾气；下焦之血，责之肝气、肾气、八脉之气。治水与血之法，间亦有用通者，开支河也；有用塞者，崇堤防也。然皆已病之后，不得不与治其末；而非未病之先，专治其本之道也。

汪按：血虚者，补其气而血自生；血滞者，调其气而血自通；血外溢者，降其气而血自下；血内溢者，固其气而血自止。

九 窍 论

人身九窍，上窍七，下窍二。上窍为阳，下窍为阴，尽人而知之也。其中阴阳奇偶生成之妙谛，《内经》未言，兹特补而论之。阳窍反用偶，阴窍反用奇。上窍统为阳，耳目视听，其气清为阳；鼻嗅口食，其气浊则阴也。耳听无形之声，为上窍阳中之至阳，中虚而形纵，两开相离甚远。目视有形之色，为上窍阳中之阴，中实而横，两开相离较近。鼻嗅无形之气，为上窍阴中之阳，虚而形纵，虽亦两窍，外则仍统于一。口食有形之五味，为上窍阴中之阴，中又虚又实，有出有纳，而形横，外虽一窍，而中仍二。眉批：独出心裁，穷理入细。合上窍观之，阳者偏，阴者正，土居中位也；阳者纵，阴者横，纵走气，而横走血，血阴而气阳也。虽曰七窍，实则八也。阳窍外阳七数而内阴八数，外奇而内偶，阳生于七，成于八也。生数，阳也；成数，阴也。阳窍用成数，七八成数也。下窍能生化之前阴，阴中之阳也，外虽一窍而内实二，阳窍用偶也。后阴但主出浊，为阴中之至阴，内外皆一而已，阴窍用奇也。合下窍观之，虽曰二窍，暗则三也。阴窍外阴二数而内阳三

数，外偶而内奇；阴窍用生数，二三生数也。上窍明七，阳也；暗八，阴也。下窍明二，阴也；暗三，阳也。合上下窍而论之，明九，暗十一。十一者，一也。九为老，一为少，老成而少生也。九为阳数之终，一为阳数之始，始终上下，一阳气之循环也。开窍者，运阳气也。妙谛无穷，一互字而已。但互中之互，最为难识，余尝叹曰：修身者，是字难；格致者，互字难。

汪按：此即阴阳互根之义，发明极精核。

形 体 论

《内经》之论形体，头、足、腹、背、经络、脏腑详矣，而独未总论夫形体之大纲。不揣鄙陋补之。人之形体，顶天立地，端直以长，不偏不倚，木之象也。在天为元，在五常为仁。是天以仁付之人也，故使其体直，而麟凤龟龙之属莫与焉。孔子曰：人之生也，直；罔①之生也，幸而免。蘧篨戚施②，直之对也。程子谓：生理本直。味本字之义，盖言天以本直之理，生此端直之形，人自当行公直之行也。眉批：以希贤希圣之心，行生物生人之道。人之形体，无鳞介毛羽，谓之倮虫。倮者，土也。土主信，是地以信付之人也。人受天之仁，受地之信，备健顺五常之德，而有精神魂魄，心意志思智虑，以行孝悌忠信，以期不负天地付畀③之重，自别于麟凤龟龙之属。故孟子曰：

万物皆备于我矣。又曰：惟圣人然后可以践形。《孝经》曰：天地之道，人为贵。人可不识人之形体以为生哉！医可不识人之形体以为治哉！

征按：本论补《伤寒论》未备而作也。杂说一卷，又补篇中遗意，而欲拯流俗之弊，末作九窍、形体二论，总结全部，兼补《内经》之所阙，欲人见著知微，明体达用，即如九窍、形体，日在目前，犹且习焉不察，从未经人道破。甚矣！格致④之难也。儒者不能格致，则无以穷理尽性以至于命，是负天之所生；医者不能格致，则无以处方用法，生物生人，日从事于轩岐之书，亦犹是瞑行而索途耳。盖人之自生，与生人之生，异出同原，皆赖此一点不忍之心为之，所谓仁也。论形体而归本于造化，见天地付畀甚重，不可不自重，而又望人甚重以重之。是篇也，兼形气名物理数而言，非若小家倚于一偏之论而已也。其不忍之心，为何如耶！

汪按：杂说一篇，因本论有未备者，作此以纬之。虽偶及形体气血，大旨仍以发明本论，非泛言医理也。妇人、小儿，各有专科，然自温病门径未清，因而产后惊风、急惊、慢惊之伪名，纷纭舛错，故作解产难、解儿难。痘疹之为证，仍与六气同治。痘虽原于胎毒，亦因六气而发，故并及之。盖温病门径不清，势必以他法妄治。然非诸证门径皆清，亦不能辨明温病。经云：知其要者，一言而终。是所望于学者之博学详说，而一以贯之矣。

---

① 罔（wǎng）：通"魍"，传说为山川中的精怪。
② 蘧篨（qú chú）戚施：蘧篨即后仰而不能俯身之人；戚施即驼背而不能仰身之人。
③ 付畀（bì）：给与。
④ 格致："格物致知"的略语，即穷究事理，获得真正的理性知识。

卷五 问心堂温病条辨解产难

汪瑟庵先生参订 吴 瑭鞠通氏著
征以园先生同参 受业任嘉会校字
朱武曹先生点评 男 廷莲 同校

解产难题词

天地化生万物，人为至贵。四海之大，林林总总[①]，孰非母产。然则母之产子也，得天地、四时、日月、水火自然之气化，而亦有难云乎哉？曰：人为之也。产后偶有疾病，不能不有赖于医。无如医者不识病，亦不识药，而又相沿故习，伪立病名；或有成法可守者而不守，或无成法可守者，而妄生议论；或固执古人一偏之论，而不知所变通。种种遗患，不可以更仆数[②]。夫以不识之药，处于不识之病，有不死之理乎？其死也，病家不知其所以然，死者更不知其所以然，而医者亦复不知其所以然。鸣呼冤哉！瑭目击神伤，作解产难。

产 后 总 论

产后治法，前人颇多，非如温病混入《伤寒论》中毫无尺度者也。奈前人亦不无间有偏见，且散见于诸书之中，今人读书不能搜求拣择，以致因陋就简，相习成风。兹特指出路头，学者随其所指而进步焉，当不岐于路矣。本论不及备录，古法之阙略者补之，偏胜者论之，流俗之坏乱

者正之，治验之可法者表之。

产后三大证论一

产后惊风之说，由来已久，方中行先生驳之最详，兹不复议。《金匮》谓新产妇人有三病：一者病痉，二者病郁冒，三者大便难。新产血虚，多汗出，喜中风，故令人病痉；亡血复汗，故令郁冒；亡津液，胃燥，故大便难。产妇郁冒，其脉微弱，呕不能食，大便反坚，但头汗出，所以然者，血虚而厥，厥而必冒，冒家欲解，必大汗出，以血虚下厥，孤阳上出，故头汗出。所以产妇喜汗出者，亡阴血虚，阳气独盛，故当汗出，阴阳乃复。眉批：经所谓阴平阳秘，精神乃治也。大便坚，呕不能食，小柴胡汤主之。病解能食，七八日复发热者，此为胃实，大承气汤主之。按此论乃产后大势之全体也，而方则为汗出中风一偏之证而设，故沈目南谓仲景本意，发明产后气血虽虚，然有实证，即当治实，不可顾虑其虚，反致病剧也。

---

① 林林总总：众多之貌。
② 不可以更仆数（gēng pú shǔ）：即使换很多人来数，也数不完。

产后三大证论二

按产后亦有不因中风，而本脏自病郁冒、痉厥、大便难三大证者。盖血虚则厥，阳孤则冒，液短则大便难。冒者汗者，脉多洪大而芤；痉者厥者，脉则弦数，叶氏谓之肝风内动，余每用三甲复脉、大小定风珠及专翁大生膏而愈。方法注论悉载下焦篇。浅深次第，临时斟酌。

产后三大证论三

《心典》云：血虚汗出，筋脉失养，风入而益其劲，此筋病也；亡阴血虚，阳气遂厥，而寒复郁之，则头眩而目瞀，此神病也；胃藏津液而灌溉诸阳，亡津液胃燥，则大肠失其润而大便难，此液病也。三者不同，其为亡血伤津则一，故皆为产后所有之病。即此推之，凡产后血虚诸证，可心领而神会矣。按以上三大证，皆可用三甲复脉、大小定风珠、专翁膏主之。盖此六方，皆能润筋，皆能守神，皆能增液故也，但有浅深次第之不同耳。产后无他病，但大便难者，可与增液汤。方注并见中焦篇温热门。以上七方，产后血虚液短，虽微有外感，或外感已去大半，邪少虚多者，便可选用，不必俟外感尽净而后用之也。再产后误用风药，误用辛温刚燥，致令津液受伤者，并可以前七方斟酌救之。余制此七方，实从《金匮》原文体会而来，用之无不应手而效，故敢以告来者。眉批：方出心血，悟从《金匮》，故能奏效如神，非若张氏之以羌活代麻黄也。

产后瘀血论

张石顽云：产后元气亏损，恶露乘虚上攻，眼花头眩，或心下满闷，神昏口噤，或痰涎壅盛者，急用热童便主之。或血下多而晕，或神昏烦乱，芎归汤加人参、泽兰、童便，兼补而散之。此条极须斟酌，血下多而晕，血虚可知，岂有再用芎、归、泽兰辛窜走血中气分之品，以益其虚哉！其方全赖人参固之，然人参在今日，值重难办，方既不善，人参又不易得，莫若用三甲复脉、大小定风珠之为愈也，明者悟之。又败血上冲有三：或歌舞谈笑，或怒骂坐卧，甚则逾墙上屋，此败血冲心，多死，用花蕊石散，或琥珀黑龙丹，如虽闷乱，不至癫狂者，失笑散加郁金；若饱闷、呕恶、腹满胀痛者，此败血冲胃，五积散或平胃加姜、桂，不应，送来复丹，呕逆、腹胀，血化为水者，《金匮》下瘀血汤；若面赤、呕逆欲死，或喘急者，此败血冲肺，人参、苏木，甚则加芒硝荡涤之。大抵冲心者，十难救一，冲胃者，五死五生，冲肺者，十全一二。眉批：今所谓冲心者，皆冲胃也，冲心者，十不一见。又产后口鼻起黑色而鼻衄者，是胃气虚败而血滞也，急用人参、苏木，稍迟不救。愚按产后原有瘀血上冲等证，张氏论之详矣。产后瘀血实证，必有腹痛拒按情形，如果痛处拒按，轻者用生化汤，重者用回生丹最妙。盖回生丹以醋煮大黄，约入病所而不伤他脏，内多飞走有情食血之虫，又有人参护正，何瘀不破，何正能伤。近见产妇腹痛，医者并不问拒按喜按，一概以生化汤从事，甚至病家亦不延医，每至产后，必服生化汤十数帖，成阴虚劳病，可胜悼哉！余见古本《达生篇》中，生化汤方下注云：专治产后瘀血腹痛、儿枕痛，能化瘀生新也。方与病对，确有所据。近日刻本，直云：治产后诸病，甚至有注产下即服者，不通已极，可恶可恨。再《达生篇》一书，大要教人静镇，待造化之自然，妙不可言，而所用方药，则未可尽信。如达生汤下，怀孕九月后服，多服尤妙，所谓天下本无事，庸人自扰之矣。岂有不问孕妇之身体脉象，一概投药之理乎？假如沉涩之脉，服达生汤则可，若流利洪滑之脉，血中之气本旺，血分温暖，何可再用辛走气乎？眉批：孕妇之脉，洪滑流利者无病，沉弦迟涩皆病也。必致产后下血过多而成痉厥矣。如此等不通之语，辨之不胜其辨，可为长太息也！

征按：近时有保产无忧饮一方，不知起自何人，盛行都下，无论产前何病，一概用之。甚至有孕妇人，无病亦服之，名曰安胎，而药肆中即以此方，并生化汤，撮合现成，谓之官方药，治胎前产后一切病证，更觉可笑。

产后宜补宜泻论

朱丹溪云：产后当大补气血，即有杂病，从末治之；一切病多是血虚，皆不可发表。张景岳云：产后既有表邪，不得不解；既有火邪，不得不清；既有内伤停滞，不得不开通消导，不可偏执。如产后外感风寒，头痛身热，便实中满，脉紧数、洪大有力，此表邪实病也。又火盛者，必热渴躁烦，或便结腹胀，口鼻舌焦黑，酷喜冷饮，眼眵尿痛，溺赤，脉洪滑，此内热实病也。又或因产过食，致停蓄不散，此内伤实病也。又或郁怒动肝，胸胁胀痛，大便不利，脉弦滑，此气逆实病也。又或恶露未尽，瘀血上冲，心腹胀满，疼痛拒按，大便难，小便利，此血逆

实证也。遇此等实证，若用大补，是养虎为患，误矣！愚按二子之说，各有见地，不可偏废，亦不可偏听。如丹溪谓产后不可发表，仲景先师原有亡血禁汗之条，盖汗之则痉也。产后气血诚虚，不可不补，然杂证一概置之不问，则亦不可，张氏驳之，诚是。但治产后之实证，自有妙法。妙法为何？手挥目送是也。手下所治系实证，目中心中意中注定是产后。识证真，对病确，一击而罢；眉批：执其两端，用其中于民。治上不犯中，治中不犯下，目中清楚，指下清楚，笔下再清楚，治产后之能事毕矣。如外感自上焦而来，固云治上不犯中，然药反不可过轻，须用多备少服法，中病即已，外感已即复其虚，所谓无粮之兵，贵在速战，若畏产后虚怯，用药过轻，延至三四日后，反不能胜药矣。余治产后温暑，每用此法。如腹痛拒按则化瘀，喜按即补络，快如转丸，总要医者平日用功参悟古书，临证不可有丝毫成见而已。眉批：胸中要有成竹，临证时却不可先有成见。

产后六气为病论

产后六气为病，除伤寒遵仲景师外，孕妇伤寒，后人有六合汤法。当于前三焦篇中求之。斟酌轻重，或速去其邪，所谓无粮之师，贵在速战者是也。或兼所其虚，一面扶正，一面驱邪。大抵初起以速清为要，重证亦必用攻。余治黄氏温热，妊娠七月，胎已欲动，大实大热，目突舌烂，乃前医过于瞻顾所致，用大承气一服，热退胎安，今所生子二十一岁矣。如果六气与痉瘈之因，皦然心目，俗传产后惊风之说可息矣。

产后不可用白芍辩

朱丹溪谓产后不可用白芍，恐伐生生之气，则大谬不然，但视其为虚寒、虚热耳。若系虚寒，虽非产后，亦不可用，如仲景有桂枝汤去芍药法，小青龙去芍药法。若系虚热，必宜用之收阴。后世不善读书者，古人良法不知守，此等偏谬处，偏牢记在心，误尽大事，可发一叹。按白芍花开春末夏初，禀厥阴风木之全体，得少阴君火之气化，炎上作苦，故气味苦平，《本经》芍药并无酸字，但云苦平无毒，酸字，后世妄加者也。主治邪气腹痛，除血痹，破坚积、寒热疝瘕，止痛，利小便，益气，岂伐生生之气者乎？使伐生气，仲景小建中汤，补诸虚不足而以之为君乎？张隐庵《本草崇原》中论之最详。眉批：仲祖方中，四逆散用之，当归四逆汤用之，真武汤亦用之。

征按：产后之不用白芍，犹之乎产后之不用人参也。世俗医者云：不怕胎前一两，只怕产后一分。甚言产后之不用参也。余荆室①素禀阳微，产后恶露亦少，忽而郁冒不知人，仆妇儿女环侍逾时，皆以为死，且唤且哭。余审视之，知其为阳气不复也，急以独参汤灌之乃苏，而其母家犹以为孟浪。甚矣！邪说之害，良②可叹也！

产后误用归芎亦能致瘕论

当归、川芎，为产后要药，然惟血寒而滞者为宜，若血虚而热者，断不可用。盖当归秋分始开花③，得燥金辛烈之气，香窜异常，甚于麻、辛，不过麻、辛无汁而味薄，当归多汁而味厚耳。用之得当，功力最速；用之不当，为害亦不浅。如亡血液亏，孤阳上冒等证，而欲望其补血，不亦愚哉！盖当归止能运血，裒多益寡④，急走善窜，不能静守，误服致瘕，瘕甚则脱。川芎有车轮纹，其性更急于当归，盖物性之偏长于通者，必不长于守也。世人不敢用白芍，而恣用当归、川芎，何其颠倒哉！眉批：生化汤命名，全是以通为补之义。

产后当究奇经论

产后虚在八脉，孙真人创论于前，叶天士畅明于后，妇科所当首识者也。盖八脉丽⑤于肝肾，如树木之有本也。阴阳交构，胎前产后，生生化化，全赖乎此。古语云医道通乎仙道者，此其大门也。眉批：如此，而后可读丹经。

下死胎不可拘执论

死胎不下，不可拘执成方而悉用通法，当求其下之故，参之临时所现之证若何，补偏救弊，而胎自下也。余治一妇，死胎不下二日矣，诊其脉则洪大而芤，问其证则大汗不止，精神恍惚欲脱。余曰：此心气太虚，不能固胎，不问胎死与否，先固心气。用救逆汤加人参，煮三杯，服一杯而汗敛，服二杯而神清气宁，三杯未服而死胎下矣。下后补肝肾之阴，以配心阳之用而愈。若执成方而用平胃、朴硝，有生理乎？

---

① 荆室：对人谦称自己的妻子。

② 良：很。

③ 秋分始开花：道光十五年本和人卫影印本作"七八月开花"。

④ 裒（póu）多益寡：取有余，补不足。

⑤ 丽：附着。

催生不可拘执论

催生亦不可拘执一辙，阳虚者补阳，阴损者翕[①]阴，血滞者通血。余治一妇素日脉迟，而有癥瘕寒积厥痛，余用通补八脉大剂丸料，服半载而成胎，产时五日不下，是夕方延余诊视。余视其面青，诊其脉再至，用安边桂五钱，加入温经补气之品，作三杯，服二杯而生矣，亦未曾服第三杯也。眉批：不问其所以然之故，而惟事催生，若冬葵子、兔脑丸之类，遇此等证，何益哉。次日诊其脉涩，腹痛甚，拒按，仍令其服第三杯，又减其制，用一帖，下癥块长七八寸，宽二三寸。其人腹中癥块本有二枚，兹下其一，不敢再通矣。眉批：经所谓衰其大半而止，过则死也。仍用温通八脉，由渐而愈。其他治验甚多，略举一二，以见门径耳。

产后当补心气论

产后心虚一证，最为吃紧。盖小儿禀父之肾气、母之心气而成，胞宫之脉，上系心包，产后心气十有九虚，故产后补心气亦大扼要。再水火各自为用，互相为体，产后肾液虚，则心体亦虚，补肾阴以配心阳，取坎填离法也。余每于产后惊悸脉芤者，用加味大定风珠，获效多矣。方见温热下焦篇，即大定风珠加人参、龙骨、浮小麦、茯神者。产后一切外感，当于本论三焦篇中求之，再细参叶案则备矣。

产后虚寒虚热分别论治论

产后虚热，前则有三甲复脉三方，大小定风珠二方，专翕膏一方，增液汤一方。三甲、增液，原为温病善后而设；定风珠、专翕膏，则为产后虚损、无力服人参而设者也。古人谓产后不怕虚寒，单怕虚热。盖温经之药，多能补虚，而补虚之品，难以清热也。故本论详立补阴七法，所以补丹溪之未备。又立通补奇经丸，为下焦虚寒而设。又立天根月窟膏，为产后及劳伤下焦阴阳两伤而设也，乃从阳补阴，从阴补阳互法，所谓天根月窟间来往，三十六宫都是春也。

汪按：产后别有类白虎一证，大热、大汗、大渴，全似白虎，惟脉大而无力，东垣用补血汤治之，余用有验。盖此证本于劳役伤阳，不徒阴伤，此汤即从仲景羊肉汤化出也。

保胎论一

每殒胎[②]五六月者，责之中焦不能荫[③]胎，宜平日常服小建中汤；下焦不足者，天根月窟膏，蒸动命门真火，上蒸脾阳，下固八脉，真精充足，自能固胎矣。

汪按：五六月堕胎者，用杜仲续断丸；脾虚甚者，加白术。三月堕胎者，用逍遥散加生地，热甚者，加黄芩，亦能保胎。论中所立膏方，乃为虚损之甚，精血衰亏者设耳。眉批：此书原补前人之未备，非谓全璧，学者参考可也。

保胎论二

每殒胎必三月者，肝虚而热，古人主以桑寄生汤。夫寄生临时保胎，多有鞭长

---

① 翕（xī）：收敛。
② 殒（yǔn）胎：胎堕。
③ 荫（yìn）：保护，保佑。

莫及之患，且方中重用人参合天冬，岂尽人而能用者哉！莫若平时长服二十四味专翕膏，方见下焦篇秋燥门。轻者一料，即能大生；重者两料，滑过三四次者，永不堕胎。每一料得干丸药二十斤，每日早中晚服三次，每次三钱，约服一年。必须戒房事，毋令速速成胎方妙。盖肝热者，成胎甚易，虚者又不能保，速成速堕，速堕速成，尝见一年内二三次堕者，不死不休，仍未曾育一子也。专翕纯静，翕摄阳动之太过，肝虚热，易成易堕，岂非动之太过乎。药用有情者半，以补下焦精血之损；以洋参数斤代人参，九制以去其苦寒之性，炼九日以合其纯一之体，约费不过三四钱人参之价可办矣。愚制二十一味专翕膏，原为产后亡血过多，虚不肯复，痉厥心悸等证而设，后加麋茸、桑寄生、天冬三味，保三月殒胎三四次者，获效多矣，故敢以告来者。

通补奇经丸方 甘咸微辛法

鹿茸八两，力不能者，以嫩毛角代之　紫石英生，研极细，二两　龟板炙，四两　枸杞子四两　当归炒黑，四两　肉苁蓉六两　小茴香炒黑，四两　鹿角胶六两　沙苑蒺藜二两　补骨脂四两　人参力绵者以九制洋参代之，人参用二两，洋参用四两　杜仲二两

上为极细末，炼蜜为丸，小梧子大，每服二钱，渐加至三钱。大便溏者，加莲子、芡实、牡蛎各四两。以蒺藜、洋参熬膏法丸。淋、带者，加桑螵蛸、菟丝子各四两。癥瘕久聚，少腹痛者，去补骨、蒺藜、杜仲，加肉桂、丁香各二两。

天根月窟膏方 酸甘咸微辛法，阴阳两补、通守兼施复法也

鹿茸一斤　乌骨鸡一对　鲍鱼二斤　鹿角胶一斤　鸡子黄十六枚　海参二斤　龟板二斤　羊腰子十六枚　桑螵蛸一斤　乌贼骨一斤　茯苓二斤　牡蛎二斤　洋参三斤　菟丝子一斤　龙骨二斤　莲子三斤　桂圆肉一斤　熟地四斤　沙苑蒺藜二斤　白芍二斤　芡实二斤　归身一斤　小茴香一斤　补骨脂二斤　枸杞子二斤　肉苁蓉二斤　萸肉一斤　紫石英一斤　生杜仲一斤　牛膝一斤　萆薢一斤　白蜜三斤

上三十二味，熬如专翕膏法。用铜锅四口，以有情归有情者[1]二，无情归无情者[2]二，文火次第煎炼，取汁，另入一净锅内，细炼九昼夜成膏，后下胶、蜜，以方中有粉无汁之茯苓、莲子、芡实、牡蛎、龙骨、鹿茸、白芍、乌贼骨八味，为极细末，和前膏为丸，梧子大。每服三钱，日三服。

此方治下焦阴阳两伤，八脉告损，急不能复，胃气尚健，胃弱者，不可与，恐不能传化重浊之药也。无湿热证者；男子遗精、滑泄，精寒无子，腰膝酸痛之属肾虚者；以上数条，有湿热，皆不可服也。老年体瘦痹中，头晕耳鸣，左肢麻痹，缓纵不收，属下焦阴阳两虚者；以上诸证，有单属下焦阴虚者，宜专翕膏，不宜此方。妇人产后下亏，淋带癥瘕，胞宫虚寒无子，数数殒胎，或少年生育过多，年老腰膝尻胯[3]酸痛者。

---

① 有情者：指动物类药材。
② 无情者：指植物、矿物类药材。
③ 尻胯（kāo kuà）：泛指腰至大腿之间的部位。

卷六 问心堂温病条辨解儿难

汪瑟庵先生参订 吴 瑭鞠通氏著
征以园先生同参 受业侄嘉会校字
朱武曹先生点评 男 廷莲 同校

解儿难题词

儿曷① 为乎有难？曰：天时、人事为之也。难于天者一，难于人者二。天之大德曰生，曷为乎难儿也？曰：天不能不以阴阳五行化生万物，五行之运，不能不少有所偏，在天原所以相制，在儿任其气则生，不任其气则难，虽天亦莫可如何也，此儿之难于天者也。其难于人者奈何？曰：一难于儿之父母，一难于庸陋之医。天下之儿皆天下父母所生，天下父母有不欲其儿之生者乎？曷为乎难于父母耶？曰：即难于父母欲其儿之生也。父母曰：人生于温，死于寒。故父母惟恐其儿之寒也。父母曰：人以食为天，饥则死。故父母惟恐其儿之饥也。天下之儿，得全其生者，此也；天下之儿，或受其难者，亦此也。谚有之曰：小儿无冻饿之患，有饱暖之灾。此发乎情，不能止乎义礼，止知以慈为慈，不知以不慈为慈，此儿之难于父母者也。天下之医，操生人之术，未有不欲天下之儿之生，未有不利天下之儿之生；天下之儿之难，未有不赖天下之医之有以生之也。然则医也者，所以补天与父母之不及以生儿者也，曷为乎天下之儿，难于天下之医也？曰：天下若无医，

则天下之儿难犹少，且难于天与父母无怨也。人受生于天与父母，即难于天与父母，又何怨乎！自天下之医愈多，斯天下之儿难愈广，以受生于天、于父母之儿，而难于天下之医，能无怨乎！曷为乎医愈多而儿之难愈广？曰：医也者，顺天之时，测气之偏，适人之情，体物之理，名也，物也，象也，数也，无所不通，而受之以谦，而后可以言医，尤必上与天地呼吸相通，下与小儿呼吸相通，而守之以诚，而后可以为医。奈何挟生人之名，为利己之术，不求岁气，不畏天和，统举四时，率投三法，毫无知识，囿② 于见闻，并不知察色之谓何，闻声之谓何，朝微夕甚之谓何，或轻或重之谓何，甚至一方之中，外自太阳，内至厥阴，既与发表，又与攻里，且坚执小儿纯阳之说，无论何气使然，一以寒凉为准，无论何邪为病，一以攻伐为先；谬造惊风之说，惑世诬民；妄为疳疾之丸，戕③ 生伐性；天下之儿之难，宁有终穷乎？前代贤医，历有辩难，而未成书。瑭虽不才，愿解儿难。

---

① 曷 (hé)：怎么。
② 囿 (yòu)：局限。
③ 戕 (qiāng)：伤害，杀害。

儿科总论

古称难治者，莫如小儿，名之曰哑科。以其疾痛烦苦，不能自达；且其脏腑薄，藩篱疏，易于传变；肌肤嫩，神气怯，易于感触；其用药也，稍呆则滞，稍重则伤，稍不对证，则莫知其乡，捉风捕影，转救转剧，转去转远；惟较之成人，无七情六欲之伤，外不过六淫，内不过饮食、胎毒而已。然不精于方脉、妇科，透彻生化之源者，断不能作儿科也。

汪按：小儿但无色欲耳，喜怒悲恐，较之成人更专且笃，亦不可不察也。

俗传儿科为纯阳辩

古称小儿纯阳，此丹灶家言，谓其未曾破身耳，非盛阳之谓。小儿稚阳未充，稚阴未长者也。男子生于七，成于八，故八月生乳牙，少有知识；八岁换食牙，渐开智慧；十六而精通，可以有子；三八二十四岁，真牙生俗谓尽根牙。而精足，筋骨坚强，可以任事，盖阴气长而阳亦充矣。女子生于八，成于七，故七月生乳牙，知提携①；七岁换食牙，知识开，不令与男子同席；二七十四而天癸至；三七二十一岁而真牙生，阴始足，阴足而阳充也，命之嫁。小儿岂盛阳者哉！俗谓女子知识恒②早于男子者，阳进阴退故也。

儿科用药论

世人以小儿为纯阳也，故重用苦寒。夫苦寒药，儿科之大禁也。丹溪谓产妇用白芍，伐生生之气，不知儿科用苦寒，最伐生生之气也。小儿，春令也，东方也，木德也，其味酸甘。酸味，人或知之，甘

则人多不识。眉批：小儿每喜食酸甘，其理于此可悟。盖弦脉者，木脉也，经谓弦无胃气者死。胃气者，甘味也，木离土则死，再验之木实，则更知其所以然矣。木实惟初春之梅子酸多甘少，其他皆甘多酸少者也。故调小儿之味，宜甘多酸少，如钱仲阳之六味丸是也。苦寒之所以不可轻用者何？炎上作苦，万物见火而化，苦能渗湿。人，倮虫③也，体属湿土，湿淫固为人害，人无湿则死。故湿重者肥，湿少者瘦，小儿之湿，可尽渗哉！在用药者以为泻火，不知愈泻愈瘦，愈化愈燥。眉批：经云：壮火食气，气食少火。苦先入心，其化以燥也，而且重伐胃汁，直致痉厥而死者有之。小儿之火，惟壮火可减；若少火则所赖以生者，何可恣用苦寒以清之哉！故存阴退热为第一妙法。存阴退热，莫过六味之酸甘化阴也。惟湿温门中，与辛淡合用，燥火则不可也。余前序温热，虽在大人，凡用苦寒，必多用甘寒监之，惟酒客不禁。

儿科风药禁

近日行方脉者，无论四时所感为何气，一概羌、防、柴、葛。不知仲景先师，有风家禁汗，亡血家禁汗，湿家禁汗，疮家禁汗四条，皆为其血虚致痉也。然则小儿痉病，多半为医所造，皆不识六气之故。

痉因质疑

痉病之因，《素问》曰：诸痉项强，

---

① 提携：指领着小儿走路。
② 恒：普通的，经常的。
③ 倮虫：身上无鳞、介、羽、毛的动物。

皆属于湿。此湿字，大有可疑，盖风字误传为湿字也。余少读方中行先生《痉书》，一生治病，留心痉证，觉六气皆能致痉。风为百病之长，六气莫不由风而伤人。所有痉病现证，皆风木刚强屈伸之象。湿性下行而柔，木性上行而刚，单一湿字，似难包得诸痉。且湿字与项强字即不对，中行《痉书》一十八条，除引《素问》《千金》二条，余十六条内，脉二条，证十四条，俱无湿字证据。如脉二条，一曰夫痉脉按之紧如弦，直上下行；二曰《脉经》云：痉家，其脉伏坚，直上下。皆风木之象，湿之反面也。余十四条，风寒致痉居其十，风家禁下一条，疮家禁汗一条，新产亡血二条，皆无所谓湿也者。即《千金》一条，曰：太阳中风，重感于寒湿则变痉也。上下文义不续，亦不可以为据。中行注云：痉，自《素问》以来，其见于《伤寒论》者，乃叔和所述《金匮》之略也；《千金》虽有此言，未见其精悉。可见中行亦疑之。眉批：汪按：方书首一条，引《金匮》太阳病发汗太多，因致痉。经但云发汗太多，并未言湿。方氏以汗多流滴为湿，有心牵合《素问》，未为真确。且刚痉无汗，何以亦谓之湿？方氏注此，亦觉难通而强为之说。又如水流滴，风去湿不去，乃湿家之禁，桂枝解肌，尚不欲大汗，若麻黄发汗，并无太过之禁。况本文汗多致痉，正以血虚之故，并非因汗而湿、因湿而痉，方中栝蒌、桂枝、葛根等汤，亦无除湿之义。方氏立论，附会难通，后学勿为所误可也。且《千金》一书，杂乱无章，多有后人羼①杂，难以为据。《灵枢》《素问》二书，非神圣不能道，然多述于战国、汉人之笔，可信者十之八九，其不可信者一二，如其中多有后世官名、地名，岂轩岐逆料后世之语，而先言之哉？且代远年湮②，不无

脱简错误之处。瑭学述浅陋，不敢信此湿字，亦不敢直断其非，阙疑以俟来者。

汪按：古书甚少，除朝廷史志外，其余学术，皆师弟以口耳相传，至战国时始著之竹帛，如《内经》等书，后人或以为岐黄自作，或以后人伪托，皆非也。

湿痉或问

或问：子疑《素问》痉因于湿，而又谓六淫之邪皆能致痉，亦复有湿痉一条，岂不自相矛盾乎？曰：吾所疑者诸字、皆字，似湿之一字，不能包括诸痉，惟风可以该括，一也；再者湿性柔，不能致强，初起之湿痉，必兼风而后成也。且俗名痉为惊风，原有急、慢二条。所谓急者，一感即痉，先痉而后病；所谓慢者，病久而致痉者也。一感即痉者，只要认证真，用药确，一二帖即愈，易治也。病久而痉者，非伤脾阳，肝木来乘，即伤胃汁、肝阴，肝风鸱张，一虚寒，一虚热，为难治也。吾见湿因致痉，先病后痉者多，如夏月小儿暑湿泄泻暴注，一昼夜百数十行，下多亡阴，肝乘致痉之类；霍乱最能致痉，皆先病后痉者也。当合之杂说中"风论"一条参看。以卒得痉病而论，风为百病之长，六淫之邪，皆因风而入。以久病致痉而论，其强直、背反、瘈疭之状，皆肝风内动为之也。眉批：瘈疭与瘛纵义同。方书云：或瘛纵口张为痉，俗作痓。似风之一字，可以包得诸痉。要知痉者，筋病也，知痉之为筋病，思过半矣。

① 羼（chàn）：搀杂。
② 湮（yān）：埋没。

痉有寒热虚实四大纲论

六淫致痉，实证也；产妇亡血，病久致痉，风家误下，温病误汗，疮家发汗者，虚痉也。风寒、风湿致痉者，寒证也；风温、风热、风暑、燥火致痉者，热痉也。按此皆瘈证，属火，后世统谓之痉矣，后另有论。俗称慢脾风者，虚寒痉也；本论后述本脏自病者，虚热痉也。亦系瘈证。

小儿痉病瘈病共有九大纲论

眉批：前即立寒热虚实四大纲，如屋之有柱矣；此又分为九大纲，层层入细。

寒痉

仲景先师所述方法具在，但须对证细加寻绎。如所云太阳证，体强，几几然，脉沉迟之类，有汗为柔痉，为风多寒少，而用桂枝汤加法；无汗为刚痉，为寒痉，而用葛根汤，汤内有麻黄，乃不以桂枝立名，亦不以麻黄立名者，以其病已至阳明也。诸如此类，须平时熟读其书，临时再加谨慎，手下自有准的矣。

风寒咳嗽致痉者，用杏苏散辛温例，自当附入寒门。

风温痉 按此即瘈证，少阳之气为之也。下温热、暑温、秋燥，皆同此例。

乃风之正令，阳气发泄之候，君火主气之时，宜用辛凉正法。轻者用辛凉轻剂，重者用辛凉重剂，如本论上焦篇银翘散、白虎汤之类；伤津液者，加甘凉，如银翘散加生地、麦冬，玉女煎以白虎合冬、地之类；神昏谵语，兼用芳香以开膻中，如清宫汤、牛黄丸、紫雪丹之类；愈后用六味、三才、复脉辈，以复其丧失之津液。

风温咳嗽致痉者，用桑菊饮方见上焦篇、银翘散辛凉例，与风寒咳嗽迥别，断不可一概用杏苏辛温也。

温热痉 即六淫之火气，消铄真阴者也，《内经》谓先夏至为病温者是也

即同上风温论治。但风温之病痉者，轻而少，温热之致痉者，多而重也。药之轻重浅深，视病之轻重浅深而已。

暑痉 暑兼湿热，后有湿痉一条，此则偏于热多湿少之病，去温热不远，经谓后夏至为病暑者是也

按俗名小儿急惊风者，惟暑月最多，而兼证最杂，非心如澄潭，目如智珠，笔如分水犀者，未易辨此。盖小儿肤薄神怯，经络脏腑嫩小，不奈三气发泄。邪之来也，势如奔马，其传变也，急如掣电，岂粗疏者所能当此任哉！如夏月小儿身热头痛，项强无汗，此暑兼风寒者也，宜新加香薷饮；有汗则仍用银翘散，重加桑叶；咳嗽则用桑菊饮；汗多则用白虎；脉芤而喘，则用人参白虎；身重汗少，则用苍术白虎；脉芤，面赤，多言，喘喝欲脱者，即用生脉散；神识不清者，即用清营汤加钩藤、丹皮、羚羊角；神昏者，兼用紫雪丹、牛黄丸等；病势轻微者，用清络饮之类，方法悉载上焦篇。学者当于前三焦篇暑门中细心求之。但分量或用四之一，或用四之二，量儿之壮弱大小加减之。痉因于暑，只治致痉之因，而痉自止，不必沾沾但于痉中求之。若执痉以求痉，吾不知痉为何物。夫痉，病名也，头痛，亦病名也。善治头痛者，必问致头痛之因。盖头痛有伤寒头痛，伤风头痛，暑头痛，热头痛，湿头痛，燥头痛，痰厥头痛，阳虚头痛，阴虚头痛，跌扑头痛，心火欲作痈脓之头痛，肝风内动、上窜少阳胆络之偏头痛，朝发暮死之真头痛，若不问其致病之因，如时人但见头痛，一以羌

活、藁本从事，何头痛之能愈哉！况痉病之难治者乎！

湿痉 按此一条，瘛痉兼有，其因于寒湿者，则兼太阳寒水气，其泄泻太甚，下多亡阴者，木气来乘，则瘛矣。

按中湿即痉者少，盖湿性柔而下行，不似风刚而上升也。其间有兼风之痉，《名医类案》中有一条云：小儿吐呃，欲作痫者，五苓散最妙。本论湿温上焦篇，有三仁汤一法；邪入心包，用清宫汤去莲心、麦冬，加银花、赤小豆皮一法；用紫雪丹一法；银翘马勃散一法；千金苇茎汤加滑石、杏仁一法；而寒湿例中，有形似伤寒，舌白不渴，经络拘急，桂枝姜附汤一法。凡此非必皆现痉病而后治。盖既感外邪，久则致痉，于其未痉之先，知系感受何邪，以法治之，而痉病之源绝矣，岂不愈于见痉治痉哉！眉批：圣人不治已病治未病，不治已乱治未乱，此其道也。若儿科能于六淫之邪，见几于早，吾知小儿之痉病必少。湿久致痉者多，盖湿为浊邪，最善弥漫三焦，上蔽清窍，内蒙膻中，学者当于前中焦、下焦篇中求之。由疟、痢而致痉者，见其所伤之偏阴偏阳而补救之，于疟、痢门中求之。

燥痉

燥气化火，消铄津液，亦能致痉，其治略似风温，学者当于本论前三焦篇秋燥门中求之。但正秋之时，有伏暑内发，新凉外加之证，燥者宜辛凉甘润，有伏暑则兼湿矣，兼湿则宜苦辛淡，甚则苦辛寒矣，不可不细加察焉。燥气化寒，胁痛呕吐，法用苦温，佐以甘辛。

内伤饮食痉 俗所谓慢脾风者是也。

按此证必先由于吐泻，有脾胃两伤者，有专伤脾阳者，有专伤胃阳者，有伤及肾阳者，参苓白术散、四君、六君、异功、补中益气、理中等汤，皆可选用。虚寒甚者，理中加丁香、肉桂、肉果、诃子之类；因他病伤寒凉药者，亦同此例。叶案中有阴风入脾络一条，方在小儿痫痉厥门中，其小儿吐泻门中，言此证最为详细。案后华岫云驳俗论最妙，学者不可不静心体察焉！再参之钱仲阳、薛立斋、李东垣、张景岳诸家，可无余蕴矣。再按此证最险，最为难治，世之讹传妄治已久，四海同风，历有年所，方中行驳之于前，诸君子畅论于后，至今日而其伪风不息，是所望于后之强有力者，悉取其伪书而焚耳。细观叶案治法之妙，全在见吐泻时，先防其痉，非于既痉而后设法也。故余前治六淫之痉，亦同此法。所谓上工不治已病治未病，圣人不治已乱治未乱也。

客忤[①] **痉** 俗所谓惊吓是也。

按小儿神怯气弱，或见非常之物，听非常之响，或失足落空，跌扑之类，百证中或有一二，非小儿所有痉病，皆因于惊吓也。证现发热，或有汗，或无汗，面时青时赤，梦中呓语，手足蠕动，宜复脉汤去参、桂、姜、枣，加丹参、丹皮、犀角，补心之体，以配心之用。大便结者，加元参；溏者，加牡蛎。汗多，神不宁，有恐惧之象者，加龙骨、整琥珀、整朱砂块。取其气而不用其质，自无流弊。必细询病家确有所见者，方用此例。若语涉支离，猜疑不定者，静心再诊，必得确情，而后用药。

愚儿三岁，六月初九辰时，倚门落空，少时发热，随热随痉，昏不知人，手足如冰，无脉，至戌时而痉止，身热神昏无汗。次日早，余方与复脉汤去参、桂、姜、枣，每日一帖，服三四杯。不饮不食，至十四日巳时，得战汗而愈。若当痉厥神昏之际，妄动乱治，岂有生理乎！盖

————

① 客忤（wǔ）：受外来惊吓而神情逆乱。

痉厥则阴阳逆乱，少不合拍，则不可救，病家情急，因乱投药饵，胡针乱灸而死者，不可胜纪。病家中无主宰，医者又无主宰，儿命其何堪哉！如包络热重，唇舌燥，目白睛有赤缕者，牛黄清心丸，本论牛黄安宫丸[①]、紫雪丹辈，亦可酌而用之。

汪按：世妄传惊风之证，惟此一证，乃副其名。其因风因热等项之惊，神气昏愦，往往对面击鼓放铳[②]，全然不知；客忤之证，则神惊胆怯，畏见异言异服，极易分别也。又按此证心气素虚者，复脉中须仍用人参。

本脏自病痉此证则瘛病也。

按此证由于平日儿之父母，恐儿之受寒，覆被过多，著衣过厚，或冬日房屋热炕过暖，以致小儿每日出汗，汗多亡血，亦如产妇亡血致痉一理。肝主血，肝以血为自养，血足则柔，血虚则强，故曰本脏自病。然此一痉也，又实为六淫致痉之根。盖汗多亡血者，本脏自病；汗多亡卫外之阳，则易感六淫之邪也。全赖明医参透此理，于平日预先告谕小儿之父母，勿令过暖汗多亡血，暗中少却无穷之病矣，所谓治未病也。治本脏自病法，一以育阴柔肝为主，即同产后血亡致痉一例，所谓血足风自灭也。六味丸、复脉汤、三甲复脉三方、大小定风珠二方、专翕膏，皆可选用。专翕膏为痉止后，每日服四五钱，分二次，为填阴善后计也。六淫误汗致痉者，亦同此例。救风温、温热误汗者，先与存阴，不比伤寒误汗者急与护阳也。盖寒病不足在阳，温病不足在阴也。

征按：痉证有五，乃督脉病也。秦越人《难经》，督脉为病，脊强而厥；张仲景《金匮》，脊强者，五痉之总名，其证卒口噤，背反张而瘛疭。此段重重细说，可以补仲景之未备。

小儿易痉总论

按小儿易痉之故，一由于肌肤薄弱，脏腑嫩小，传变最速；一由近世不明六气感人之理，一见外感，无论何邪，即与发表。既痉之后，重用苦寒，虽在壮男壮女，二三十岁，误汗致痉而死者，何可胜数！小儿薄弱，则更多矣。余于医学，不敢自信，然留心此证几三十年，自觉洞彻此理，尝谓六气明而痉必少，敢以质之明贤，共商救世之术也。

痉病瘛病总论

《素问》谓太阳所至为痉，少阳所至为瘛。盖痉者，水也；瘛者，火也。又有寒厥、热厥之论最详。后人不分痉、瘛、厥为三病，统言曰惊风痰热，曰角弓反张，曰搐搦，曰抽掣，曰痫痉厥。方中行作《痉书》，其或问中所论，亦混瘛而为痉，笼统议论。叶案中治痫痉厥最详，而统称痉厥，无瘛之名目，亦混瘛为痉。考之他书，更无分别。前痉病论因之从时人所易知也。谨按痉者，强直之谓，后人所谓角弓反张，古人所谓痉也。瘛者，蠕动引缩之谓，后人所谓抽掣、搐搦，古人所谓瘛也。抽掣搐搦不止者，瘛也；时发时止，止后或数日，或数月复发，发亦不待治而自止者，痫也。四肢冷如冰者，厥也；四肢热如火者，厥也；有时而冷如冰，有时而热如火者，亦厥也。眉批：厥原有阴厥、阳厥之分。大抵痉、瘛、痫、厥四门，当以寒热虚实辨之，自无差错。仲景刚痉、柔痉之论，为伤寒而设，未尝

---

① 牛黄安宫丸：指安宫牛黄丸。
② 铳（chòng）：旧时指枪一类的火器。

议及瘛病，故总在寒水一门，兼风则有有汗之柔痉，盖寒而实者也。除寒痉外，皆瘛病之实而热者也。湿门则有寒痉，有热瘛，有实有虚。热病久耗其液，则成虚热之瘛矣。前列小儿本脏自病一条，则虚热也。产后惊风之痉，有寒痉，仲景所云是也；有热瘛，本论所补是也。总之，痉病宜用刚而温，瘛病宜用柔而凉。又有痉而兼瘛，瘛而兼痉，所谓水极而似火，火极而似水也。至于痫证，亦有虚有实，有留邪在络之客邪，有五志过极之脏气，叶案中辨之最详，分别治之可也。瑭因前辈混瘛与痉为一证，故分晰而详论之，以备裁采。

征按：此亦数千余年之疑案，莫能剖而析之，女娲炼石补天，予独不以其言为河汉①。

六气当汗不当汗论

六气六门，止有寒水一门，断不可不发汗者。伤寒脉紧无汗，用麻黄汤正条；风寒挟痰饮，用大小青龙一条。饮者，寒水也，水气无汗，用麻黄甘草、附子麻黄等汤。水者，寒水也，有汗者即与护阳。湿门亦有发汗之条，兼寒者也；其不兼寒而汗自出者，则多护阳之方。其他风温禁汗，暑门禁汗，亡血禁汗，疮家禁汗，禁汗之条颇多，前已言之矣。盖伤于寒者，必入太阳，寒邪与寒水一家，同类相从也。其不可不发者何？太阳本寒标热，寒邪内合寒水之气，止有寒水之本，而无标热之阳，不成其为太阳矣。水来克火，如一阳陷于二阴之中，故急用辛温发汗，提阳外出。欲提阳者，乌得不用辛温哉！若温、暑伤手太阴，火克金也，太阴本燥标湿，若再用辛温，外助温、暑之火，内助脏气之燥，两燥相合，而土之气化无从，

不成其为太阴矣，津液消亡，不痉何待！故初用辛凉以救本脏之燥，而外退温、暑之热；继用甘润，内救本脏之湿，外敌温、暑之火，而脏象化气，本来面目可不失矣。此温、暑之断不可发汗，即不发汗之辛甘，亦在所当禁也。且伤寒门中，兼风而自汗者，即禁汗，所谓有汗不得用麻黄。无奈近世以羌活代麻黄，不知羌活之更烈于麻黄也。盖麻黄之发汗，中空而通，色青而疏泄，生于内地，去节方发汗，不去节尚能通能留，其气味亦薄；若羌活乃羌地所生之独活，气味雄烈不可当。试以麻黄一两，煮于一室之内，两三人坐于其侧，无所苦也；以羌活一两，煮于一室内，两三人坐于其侧，则其气味之发泄，弱者即不能受矣。温、暑门之用羌、防、柴、葛，产后亡血家之用当归、川芎、泽兰、炮姜，同一杀人利剑。有心者共筹②之。

征按：麻黄轻虚，形如肺管，宣阳救肺，遇壅塞之证，有用至一二两方效者。羌活中实，形如骨节，故能窜走周身，追风至骨，其去麻黄远矣。

疳疾论

疳者，干也，人所共知。不知干生于湿，湿生于土虚，土虚生于饮食不节，饮食不节，生于儿之父母之爱其子，惟恐其儿之饥渴也。盖小儿之脏腑薄弱，能化一合者，与一合有半，即不能化，而脾气郁矣。再小儿初能饮食，见食即爱，不择精粗，不知满足，及脾气已郁而不舒，有拘急之象，儿之父母，犹认为饥渴而强与之。日复一日，脾因郁而水谷之气不化，

---

① 河汉：比喻不可凭信的大话、空话。
② 筹：谋划，商讨。

水谷之气不化而脾愈郁，不为胃行津液，湿斯停矣。土恶湿，湿停而脾胃俱病矣。中焦受气，取汁变化而赤是谓血。中焦不受水谷之气，无以生血，而血干矣。再水谷之精气，内入五脏，为五脏之汁；水谷之悍气，循太阳外出，捍卫外侮之邪而为卫气。中焦受伤，无以散精气，则五脏之汁亦干；无以行悍气，而卫气亦馁。卫气馁，故多汗。汗多而营血愈虚，血虚故肢体日瘦。中焦湿聚不化而腹满，腹日满而肢愈瘦，故曰干生于湿也。医者诚能识得干生于湿，湿生于土虚，且扶土之不暇，犹敢恣用苦寒，峻伤其胃气，重泄其脾气哉！治法允推东垣、钱氏、陈氏、薛氏、叶氏，诚得仲景之心法者也。疏补中焦，第一妙法；升降胃气，第二妙法；升陷下之脾阳，第三妙法；甘淡养胃，第四妙法；谓和营卫，第五妙法；食后击鼓，以鼓动脾阳，第六妙法；即古者以乐侑食之义，鼓荡阳气，使之运用也。《难经》谓伤其脾胃者，调其饮食，第七妙法；如果生有疳虫，再少用苦寒酸辛，眉批：苦能燥湿，辛本燥气之化。如芦荟、胡黄连、乌梅、史君、川椒之类，此第八妙法，若见疳即与苦寒杀虫便误矣；考洁古、东垣，每用丸药缓运脾阳，缓宣胃气，盖有取乎渣质有形，与汤药异歧，亦第九妙法也。

近日都下相传一方，以全蝎三钱，烘干为末，每用精牛肉四两，作肉团数枚，加蝎末少许，蒸熟，令儿逐日食之，以全蝎末完为度，治疳疾有殊功。眉批：青州全蝎，其功尤胜。愚思蝎色青，属木，肝经之虫，善窜而疏土，其性阴，兼通阴络，疏脾郁之久病在络者最良，然其性剽悍有毒。牛肉甘温，得坤土之精，最善补土，禀牡[1] 马之贞[2]，其性健顺，既能补脾之体，又能运脾之用。牛肉得全蝎而愈健，全蝎得牛肉而不悍，一通一补，相需成功，亦可备用。一味金鸡散亦妙。用鸡内金不经水洗者，不拘多少，烘干为末，不拘何食物皆加之，性能杀虫磨积，即鸡之脾，能复脾之本性。小儿疳疾，有爱食生米、黄土、石灰、纸、布之类者，皆因小儿无知，初饮食时，不拘何物即食之，脾不能运，久而生虫，愈爱食之矣。全在提携之者，有以谨之于先；若既病治法，亦惟有暂运脾阳，有虫者，兼与杀虫，断勿令再食，以新推陈，换其脏腑之性，复其本来之真方妙。

征按：奇偶偏方，每多奏效，其力专也。犹忆幼务举业时，业师华阴孝廉李公，世精于医，有以患疳证之小儿来求治者，出一方，则惟大枣百十枚，去核，象核之大小，实以生军，外裹以面，煨透熟，捣为丸，如小枣核大，每服七丸，日再服，神效。此亦一通一补法也。

痘 证 总 论

《素问》曰：治病必求其本。盖不知其本，举手便误，后虽有锦绣心思，皆鞭长莫及矣。治痘明家，古来不下数十，可称尽善，不比温病毫无把握，尚俟愚陋之鄙论也。但古人治法良多，而议病究未透彻来路，皆由不明六气为病与温病之源。故论痘发之源者，只及其半，谓痘证为先天胎毒，由肝肾而脾胃而心肺是矣。总未议及发于子午卯酉之年，而他年罕发者何故。盖子午者，君火司天；卯酉者，君火在泉。人身之司君火者，少阴也。少阴有两脏，心与肾也。先天之毒，藏于肾脏。肾者，坎也，有二阴以恋一阳，又以太阳

---

[1] 牡：指雄性动物。
[2] 贞：刚劲健顺。

寒水为腑，故不发也，必待君火之年，与人身君火之气相搏，激而后发也。眉批：卓识确论，千古不磨。故北口外寒水凝结之所，永不发痘。盖人生之胎毒如火药，岁气之君火如火线，非此引之不发。以是知痘证与温病之发同一类也。试观"六元正纪"所载温厉大行，民病温厉之处，皆君相两火加临之候，未有寒水湿土加临而病温者，亦可知愚之非臆说① 矣。

痘证禁表药论

表药者，为寒水之气郁于人之皮肤经络，与人身寒水之气相结，不能自出而设者也。痘证由君火、温气而发，要表药何用？以寒水应用之药，而用之君火之证，是犹缘木而求鱼也。缘木求鱼，无后灾；以表药治痘疮，后必有大灾。盖痘以筋骨为根本，以肌肉为战场，以皮肤结痂为成功之地。用表药虚表，先坏其立功之地，故八九朝灰白塌陷，咬牙寒战，倒靥黑陷之证蜂起矣。古方精妙，不可胜数，惟用表药之方，吾不敢信。今人且恣用羌、防、柴、葛、升麻、紫苏矣。更有愚之愚者，用表药以发闷证是也。痘发内由肝肾，外由血络，闷证有紫、白之分：紫闷者，枭毒把持太过，法宜清凉败毒，古用枣变百祥丸，从肝肾之阴内透，用紫雪芳凉，从心包之阳外透；白闷则本身虚寒，气血不支之证，峻用温补气血，托之外出。按理立方，以尽人力。病在里而责之表，不亦愚哉！眉批：说理精透。

痘证初起用药论

痘证初起，用药甚难。难者何？预护之为难也。盖痘之放肥、灌浆、结痂，总从见点之初立根基，非深思远虑者不能

也。且其形势未曾显张，大约辛凉解肌，芳香透络，化浊解毒者，十之七八；本身气血虚寒，用温煦保元者，十之二三。尤必审定儿之壮弱肥瘦，黑白青黄，所偏者何在，所不足者何在，审视体质明白，再看已未见点，所出何苗，参之春夏秋冬，天气寒热燥湿，所病何时，而后定方。务于七日前先清其所感之外邪，七日后只有胎毒，便不夹杂矣。眉批：七日前先清其所感之外邪，语义自明。

征按：治痘之法，全是活泼泼地，不可执一。谚云：走马看伤寒，回头看痘疹，言其转关最速也。

治痘明家论

治痘之明家甚多，皆不可偏废者也。若专主于寒、热、温、凉一家之论，希图省事，祸斯亟矣。痘科首推钱仲阳、陈文中二家。钱主寒凉，陈主温热。在二家不无偏胜，在后学实不可偏废。盖二家犹水火也，似乎极不同性，宗此则害彼，宗彼则害此。然万物莫不成于水火。使天时有暑而无寒，万物焦矣；有寒而无暑，万物冰矣。一阴一阳之谓道。二家之学，似乎相背，其实相需，眉批：相需二字极斟酌。实为万世治痘立宗旨。宗之若何？大约七日以前，外感用事，痘发由温气之行，用钱之凉者十之八九，用陈之温者一二。七日以后，本身气血用事，纯赖脏真之火，炼毒成浆，此火不外鼓，必致内陷，用陈之温者多，而用钱之凉者少也。若始终实热者，则始终用钱；始终虚寒者，则始终用陈。痘科无一定之证，故无一定之方也。丹溪立解毒、和中、安表之说，亦最为扼要。痘本有毒可解，但须解

---

① 臆（yì）说：缺乏事实根据的说法。

之于七日之前。有毒郁而不放肥、不上浆者，乌得不解毒哉！如天之亢阳不雨，万物不生矣。痘证必须和中，盖脾胃最为吃紧，前所谓以中焦作战场也。安表之论，更为妙谛。表不安，虽至将成犹败也。前所谓以皮肤结痂为成功之地，而可不安之也哉！安之不暇，而可混发以伤之也哉！眉批：和、安二字极有酌。至其宗钱而非陈，则其偏也。万氏以脾胃为主，魏氏以保元为主，亦确有见识，虽皆从二家脱化，而稍偏于陈。费建中《救偏琐言》，盖救世人不明痘之全体大用，偏用陈文中之辛热者也。书名救偏，其意可知。若专主其法，悉以大黄、石膏从事，则救偏而反偏矣。胡氏辄投汗下，下法犹有用处，汗法则不可也。翁仲仁《金镜录》一书，诚为痘科宝筏。其妙处全在于看，认证真确，治之自效。初学必须先熟读其书，而后历求诸家，方不误事。此后翟氏、聂氏，深以气血盈亏，解毒化毒，分析阐扬钱氏、陈氏底蕴，超出诸家之上，然分别太多，恐读者目眩。愚谓看法必宗翁氏，叶氏有补翁仲仁不及之条；治法兼用钱、陈，以翟氏、聂氏，为钱、陈之注，参考诸家可也。眉批：如此立法，是古人皆为我师，古师皆为我用矣，所谓学无常师，主善为师也。近日都下盛行《正宗》一书，大抵用费氏、胡氏之法而推广之，恣用大汗大下，名归宗汤，石膏、大黄始终重用，此在禀毒太过者则可，岂可以概治天下之小儿哉！南方江西、江南等省，全恃种痘，一遇自出之痘，全无治法，医者无论何痘，概禁寒凉，以致有毒火者，轻者重，重者死，此皆偏之为害也。

痘疮稀少不可恃论

相传痘疮稀少，不过数十粒，或百余粒，根颗圆绽者，以为状元痘，可不服药。愚则以为三四日间，亦须用辛凉解毒药一帖，无庸多服；七八日间，亦宜用甘温托浆药一帖，多不过二帖，务令浆行满足。所以然者何？愚尝见稀少之痘，竟有浆行不足，结痂后患目，毒流心肝二经，或数月，或半年后，烦躁而死，不可救药者。

汪按：产者，常也，可不服药。痘则病也，当以药调。惟药之不当，反不如勿药耳。所云三四日，七八日者，当参之形色，不可执一。

痘证限期论

痘证限期，近日时医，以为十二日结痂之后，便云收功。古传百日内，皆痘科事也。愚有表侄女，于三四月间出痘，浆行不足，百日内患目，目珠高出眼外，延至次年二月方死，死时面现五色，忽而青而赤而黄而白而黑，盖毒气遍历五脏，三昼夜而后气绝。至今思之，犹觉惨甚，医者可不慎哉！十二日者，结痂之限也。况结痂之限，亦无定期。儿生三岁以后者，方以十二日为准；若初周以后，只九日限耳；未周一岁之孩，不过七日限。眉批：儿愈小，则期愈促，此限不可不知。

行浆务令满足论

近时人心不古[1]，竞尚粉饰[2]，草草了事。痘顶初浑，便云浆足，病家不知，惟医是听。浆不足者，发痘毒犹可医治；若发于关节隐处，亦致丧命，或成废人；患目烦躁者，百无一生，即不死而双目失

---

[1]　不古：不象古人那样质朴。
[2]　粉饰：装饰表面，掩盖缺点或污点。

明矣，愚经历不少。浆色大约以黄豆色为准，痘多者，腿脚稍清犹可。愚一生所治之痘，痘后毫无遗患，无他谬巧[1]，行浆足也。近时之弊，大约有三：一由于七日前过用寒凉，七日后又不知补托，畏温药如虎，甚至一以大黄从事，此用药之不精也；二由于不识浆色，此目力之不精也；三由于存心粉饰，心地之不慈也。余存心不敢粉饰，不忍粉饰，口过直而心过慈，以致与世不合。目击儿之颠连疾苦而莫能救，不亦大可哀哉！今作此论，力矫时弊，实从数十年经历中得来。见痘后之证，百难于痘前。盖痘前有浆可上，痘后无浆可行；痘前自内而外出，外出者顺；痘后自外而内陷，内陷者逆也。毒陷于络，犹可以法救之；毒陷于脏而脏真伤，考古竟无良法可救。由逆痘而死者，医可以对儿；由治法不精，而遗毒死者，其何以对小儿哉？阅是论者，其思慎之于始乎！

汪按：北方之一以大黄从事，犹南方之专用升发温补也。然北方之法，在枭毒之证，有宜用者。余甥女出痘，于二十日外，犹日用大黄，计前后用大黄至四五斤，石膏称是，然后收功。每日服四两大黄浓汁，方能进食，此亦不可不知。总之，无一定之痘，故无一定之方，前论二言尽之矣。

疹　论

若明六气为病，疹不难治。但疹之限期最迫，只有三日。一以辛凉为主。如俗所用防风、广皮、升麻、柴胡之类，皆在所禁。俗见疹必表，外道也。大约先用辛凉清解，后用甘凉收功。赤疹误用麻黄、三春柳等辛温伤肺，以致喘咳欲厥者，初用辛凉加苦梗、施覆花，上提下降；甚则

用白虎加旋覆、杏仁；继用甘凉加旋覆花以救之；咳大减者，去之。凡小儿连咳数十声不能回转，半日方回如鸡声者，千金苇茎汤合葶苈大枣泻肺汤主之；近世用大黄者，杀之也。盖葶苈走肺经气分，虽兼走大肠，然从上下降，而又有大枣以载之缓之，使不急于趋下；大黄则纯走肠胃血分，下有形之滞，并不走肺，徒伤其无过之地故也。若固执病在脏、泻其腑之法，则误矣。

眉批：征按：疹，肺病也，凡腑药都用不著。明明发于皮毛，非若疮疖发于阳明肌肉也。但为其有出没之势，故俗为透表，并不知疹为何物耳。

泻白散不可妄用论

钱氏制泻白散，方用桑白皮、地骨皮、甘草、粳米，治肺火皮肤蒸热，日晡尤甚，喘咳气急，面肿，热郁肺逆等证。历来注此方者，只言其功，不知其弊。如李时珍以为泻肺诸方之准绳。虽明如王晋三、叶天士，犹率意用之。愚按此方治热病后与小儿痘后，外感已尽，真气不得归元，咳嗽上气，身虚热者，甚良；若兼一毫外感，即不可用。眉批：不兼一毫外感方用，宜细审之。如风寒、风温正盛时，而用桑皮、地骨，或于别方中加桑皮，或加地骨，如油入面，锢结而不可解矣。考《金匮》金疮门中王不留行散，取用桑东南根白皮以引生气，烧灰存性以止血，仲景方后自注云：小疮即粉之，大疮但服之，产后亦可服，如风寒，桑根勿取之。沈目南注云：风寒表邪在经络，桑根下降，故勿取之。愚按桑白皮虽色白入肺，然桑得箕星之精，箕好风，风气通于肝，

---

[1] 谬巧：荒谬不实。

实肝经之本药也。眉批：近世皆以为肺药耳，皆不能格物之故。且桑叶横纹最多而主络，故蚕食桑叶而成丝。丝，络象也。桑皮纯丝结成，象筋，亦主络。肝主筋，主血，络亦主血，象筋与络者，必走肝，同类相从也。肝经下络阴器，如树根之蟠结于土中。桑根最为坚结，《诗》称彻彼桑土，《易》言系于苞桑是也。再按肾脉之直者，从肾上贯肝膈，入肺中，循喉咙，挟舌本；其支者，从肺出，络心，注胸中。肺与肾为子母，金下生水。桑根之性，下达而坚结，由肺下走肝肾者也，内伤不妨用之，外感则引邪入肝肾之阴，而咳嗽永不愈矣。吾从妹[①]八九岁时，春日患伤风咳嗽，医用杏苏散加桑白皮，至今将五十岁，咳嗽永无愈期，年重一年。试思如不可治之嗽，当早死矣；如可治之嗽，何以至四十年不愈哉？亦可以知其故矣。受此害者颇多，不独小儿也。愚见小儿久嗽不愈者，多因桑皮、地骨，凡服过桑皮、地骨而嗽不愈者，即不可治。伏陷之邪，无法使之上出也。至于地骨皮之不可用者，余因仲景先师风寒禁桑皮而悟入者也。盖凡树木之根，皆生地中，而独枸杞之根，名地骨者何？盖枸杞之根，深入黄泉，无所终极，古又名之曰仙人杖，盖言凡人莫得而知其所终也。木本之入下最深者，未有如地骨者，故独异众根，而独得地骨之名。眉批：谚有云：土地爷玩枸杞，我独知根。孰谓俚言无理哉！凡药有独异之形，独异之性，得独异之名者，必有独异之功能，亦必有独异之偏胜也。地骨入下最深，禀少阴水阴之气，主骨蒸之劳热，力能至骨，有风寒外感者，而可用之哉！或曰：桑皮、地骨，良药也，子何畏之若是？余曰：人参、甘草，非良药耶？实证用人参，中满用甘草，外感用桑皮、地骨，同一弊也。

万物各有偏胜论

无不偏之药，则无统治之方。如方书内所云某方统治四时不正之气，甚至有兼治内伤、产妇者，皆不通之论也。近日方书盛行者，莫过汪讱庵《医方集解》一书，其中此类甚多。以其书文理颇通，世多读之而不知其非也。天下有一方而可以统治四时者乎？宜春者即不宜夏，宜春夏者更不宜秋冬。余一生体认物情，只有五谷作饭，可以统治四时饿病，其他未之闻也。在五谷中，尚有偏胜。最中和者莫过饮食，且有冬日饮汤，夏日饮水之别，况于药乎！得天地五运六气之全者，莫如人。人之本源虽一，而人之气质，其偏胜为何如者？眉批：地有高下燥湿之不同，人有东西南北之互异，而人之身，又有肥瘦长短之不齐，人之性，又有缓急刚柔之难一。人之中，最中和者，莫如圣人。而圣人之中，且有偏于任，偏于清，偏于和之异。千古以来不偏者，数人而已。常人则各有其偏，如《灵枢》所载阴阳五等可知也。降人一等，禽与兽也。降禽兽一等，木也。降木一等，草也。降草一等，金与石也。用药治病者，用偏以矫其偏。以药之偏胜太过，故有宜用，有宜避者。合病情者用之，不合者避之而已。无好尚，无畏忌，惟病是从。医者性情中正和平，然后可以用药，自不犯偏于寒热温凉一家之固执，而亦无笼统治病之弊矣。

汪按：食能养人，不能医病；药能医病，不能养人。无病而服药，有病而议药，此人之大患也。茯苓、甘草，误用亦能杀人；巴豆、砒霜，对病即能起死。舍病而论药，庸人之通病也。又按今世医者

① 从（zòng）妹：堂妹。

学医，惟求其便；病家择医，惟求其稳。然非通何由得便，非当无所谓稳。舍通而求便，舍当而求稳，必夭人性命矣。

草木各得一太极论

古来著本草者，皆逐论其气味性情，未尝总论夫形体之大纲，生长化收藏之运用，兹特补之。盖芦主生，干与枝叶主长，花主化，子主收，根主藏，木也；草则收藏皆在子。凡干皆升，芦胜于干；凡叶皆散，花胜于叶；凡枝皆走络，须胜于枝；凡根皆降，子胜于根。由芦之升而长而化而收，子则复降而升而化而收矣。此草木各得一太极之理也。眉批：直从格物致知得来，可括本草一部。

愚之学，实不足以著书，是编之作，补苴罅漏① 而已。末附二卷，舰儿难、解产难，简之又简，只摘其吃紧大端与近时流弊，约略言之耳，览者谅之。

道光丙申② 八月　受业婿　周宗信

男　　廷芷　重校

廷荃

---

① 补苴罅（jūxià）漏：补苴即补缀，罅漏即缝隙。这里谓补前人学术不足之处。
② 丙申：公元 1836 年。

医医病书

清·吴　瑭（鞠通）著

医医病书序

　　自毁誉失实，人之品行学术非确证不能明，余于医理见一斑焉。余质本阳虚，幼服滋阴药，乃益弱。戊辰会试至京，去药而习射，气渐充。辛未旋里，居数载，稍得外感，医治之，体愈肥，气反弱。人目为壮，非也。阴愈盛，阳愈衰耳。一切停饮、畏劳、嗜卧、口渴、中消、心悸、脾泄及喉痹、外痔等症，不时迭出矣。丙子再至京，人言北京无医，遂不问药。丁丑冬，下榻觉罗毓君书斋，获晤淮阴吴君鞠通。论甚豪，上下古今，了如指掌。一日窃告毓君：胡君体肥嗜肉，不久将得中风。余心讶之。又以严亲已巳得热痹，左足拘挛，心常戚戚，因踵门叩之。所论与他医不同，心益异之，然亦未敢遽信也。戊演春，君以所刻《温病条辨》嘱余重校，又见君所医皆奇效，乃大惊服，遂信医学自有真也，爰请就学。君勉余先禁肉食，从之，乃峻治之，效稍稍著。是冬，延余课其次子及婿，治益峻。次年，余妻患寒痹，以君之方抵家，为时医所阻，妻竟亡。痛医道之晦甚，因与君论医焉。先是临海郏君芷谷得针法于天台山僧，居京以疡医著名。吴君欲余疾之速愈也，谓沉痼之疴，非针不达，偕访之。论相得，心亦古，遂订交。郏君欲余习其传而未暇。余服君药三载，体日癯，人皆惊，而病则愈。医学至是日进。癸未，余成进士，归班待选，闻慈亲病，遄[1]归，痛不及治，匍匐抵家。严亲扶杖行已十年矣，壬午增剧，卧不能起，诫家人不余告，至是始知之。急投以消痰之剂，数月愈。夫以七旬老人，十年剧病，非余身试有得，安敢遽屏肉食、补剂，反加消导哉？后仍扶杖行者四载，卒以疽发，痛莫能救，犹是膏粱生疗之故。理虽晓然，惜郏君已于甲申卒，而传遂绝。余深悔未曾习其传也。是岁秋，吴君抵淮省墓，余邻赵君岷江云涛昆季痛其母时患痰饮，且各有痼疾，因余以礼迎之。君喜越中山水，且熟知余友嵊邑吴君云章精地理，乐与之友。云章病痰饮，诸医皆投以补剂，故无效而转剧，得君治之乃愈。其外沉疴怪症，君应手而愈，一如在京师时。虽医忌且诟，识者自叹服焉。戊子，余至京，君已年愈七十，聪明强固，得于读书之力为多。君之为人，心正口直，性刚气傲，不如用药之中正和平，因是毁誉不一。盖明医关造化，非如时医乘命运、俗医工便佞[2]，有由然也。原[3] 非至亲及穷乏者，不为立方，自以心性与君同也。幸其子及婿传而习之。余因身受时医补阴之误，嘱君著《医医病书》。辛卯岁书成。当与君《温病条辨》及未刻之医案并传不朽。余师顾南雅先生赠以楹帖云：具古今识艺斯进，

---

　　① 遄（chuán）：急速。
　　② 便佞（nìng）：花言巧语，阿谀逢迎。
　　③ 原：沈校本作"余"。

真① 世俗见功乃神。盖先生辛巳染燥疫②，得君而愈，亦以身受之，故言之亲切有味也。君之医学，余何能窥其涯涘③？特叙其知交之始末如此。

道光十有三年岁次癸巳仲秋之月蒋湖书屋主人序④

---

① 真：沈校本作"空"。
② 疫：底本作"痰"，据沈校本改。
③ 涯涘（sì）：水的边际，这里泛指边际。
④ 道光……序：沈校本作"道光辛卯四月会稽胡沄拜序于京师旅舍"。辛卯年为道光十一年。

增订医医病书序

　　昔裴子有云：学不贯今古，识不通天人，才不近仙，心不近佛者，断不可作医以误世。医固神圣之业，非后世读书未成，生计未就，末路而居之具也。是必慧有夙因，念有专习，穷致天人之理，精思竭虑于古今之书，而后可以言医。淮阴吴君鞠通研究医书，上自轩岐、仲景，下迄叶氏香岩，先以医术名于北。与越①人莫宝斋尚书交最密切。莫坏痰饮，喘不得卧，病颇重。吴君适回南省墓，遂留绍②，或往莫家，或居赵园。时绍城任济堂九先生名颇盛，与之讨论古今医籍，心心相印，遂出《温病条辨》一书，互相辨析。任君独赞扬"解儿难"、"解产难"二篇，谓多发前人所未发，余则谓自条自辨，著书无此成例，且其中缺误处甚多。由是拂③吴君之意，交遂疏。厥后，果见讥④于会稽章氏虚谷，载在《医门棒喝》中。益以见著书之难也。吴君又著有医案及《医医病书》两种。《吴氏医案》从高君德僧处转录，《医医病》一书，从何君廉臣处录存。医案议论高超，方药精切，足为后学师范，堪作诊断术之专书。惜立方有流于过重者，学之不善，生命攸关，尚宜逐案批明，庶知去取，不致贻误来学。《医医病》原文则体例混淆，先后陵躐⑤，未尽妥善。因不揣谫陋，为之益其体例，第⑥其先后，别为上下两卷，分作四编。初编曰学医总论，计二十三条；二编曰病理各论，计十七条；三编曰证治要论，计二十四条；四编曰用药统论，计十七条。原书七十六条，新增五条，合计八十一条，以成黄钟之数。并逐条加以按语，或发其未尽，或补其未备。阅三月而始竣。后人读之，可想见先生临证时沉思渺虑诊病制方之概，庶不负先生之苦心也夫。

　　中华民国四年七月一日四明后学曹炳章赤电序于古越之和济药局

---

① 越：浙江省东部的别称。
② 绍：即浙江绍兴。
③ 拂：违背。
④ 讥：讥笑，讽刺。
⑤ 陵躐（liè）：凌乱。
⑥ 第：次序。

增订医医病书序

医，所以医病者也。医病者而干医之病，则病者之为病不可言矣。炎黄以来，医者夥颐，医之病者亦夥颐，病者之死于医者之病亦正不知夥颐。伤心人类，恫惮① 孰甚，此淮阴吴鞠通氏所以有《医医病》之作也。原书七十余条，羼② 杂无纪，读者瞀目③。曹子炳章，医之好学者也，为之钩铍④ 其义，梨次⑤ 其文，目门为四：曰学医，曰病理，曰证治，曰用药。吴说多溷⑥，曹乃剔之；吴说尚微，曹乃显之；吴说不免罅漏⑦，曹乃为之补苴⑧；吴说有时矜张⑨，曹乃为之折当。吴氏学力全在温病，于是书亦确有见地，然文不足以济其质。其论学医也，语多概略，独于病理证治上诋诽⑩ 阴常不足之说，而能辨明阴邪之王⑪ 于阴分，异于阴虚，因力排苦寒诸方，并及痘科、外科、眼科，而特举建中。此与脏腑体用、药即随之之说，皆仁术慧心，足以起天下人之死于不少。曹子惟习之久，服之深，故三匝⑫ 月而杀青⑬。将以付工⑭，问言于余。余不知医，特窃悲悠悠人世，病者不死于病者之病，多死于医者之病，而医者又不自知其所以病，病者将愈益重其病。若欲救病者之病，则不得不先医医者之病；欲医医者之病，则吴氏之书不得不急行。曹子其孟晋⑮ 哉！

中华民国四年乙卯七月于越黄寿衮圜人甫志

---

① 恫惮（tútán）：忧苦悲伤。
② 羼（chàn）：搀杂，杂乱。
③ 瞀（mào）目：看不清楚。
④ 钩铍（pì）：整理，修正。
⑤ 梨次：理顺次序。
⑥ 溷（hùn）：混乱，错误。
⑦ 罅（xià）漏：缺陷，漏洞，不足。
⑧ 补苴（jū）：补缀，缝补，补充。
⑨ 矜（jīn）张：夸张。
⑩ 诋诽（dǐjǐ）：毁谤，排斥。
⑪ 王：通"旺"。
⑫ 匝（zā）：满，周，遍。
⑬ 杀青：古人在竹简上写书，先把青竹简烤干，叫做杀青。后泛指著作写成。
⑭ 付工：交付刻印。
⑮ 孟晋：勉励进取。

吴 鞠 通 传①

吴君讳瑭，字配珩，号鞠通，江苏淮安府山阳县② 人。父守让，郡庠生③，以学教授，里中弟子从者甚众。君十九岁而孤，家贫，弃举子业，走京师，时四库馆开，佣书以自给。既于医有得，见宋元以来诸书，皆疑其未尽。及得《内经》《灵枢》《难经》，乃知其源之所出；《伤寒论》《金匮》，知医学莫先于此，乃专力焉。以观诸家之书，合而存，不合者屏，而学大进。六气为病，今惟存《伤寒论》，后人遂以伤寒之法遍治外感，不效，又谓辛温不可用，而各立方法，然无能出《伤寒论》之范。元人刘守真，明吴又可，始知其非。我朝喻嘉言论之，而方法亦不备。吴人叶天士出，始有治温病之方，而温与寒判。君师其意，又甫求前人之书以明之，为《温病条辨》。始于伤风，继言温，继言暑、湿、燥，而六气之病治法始备。道光之初，民多病吐利死者，君曰此燥之正气也。乃考明人沈目南"燥病论"，复补秋燥胜气论一卷。其年顺天④ 乡试，监临⑤ 檄⑥ 京尹⑦ 市⑧ 霹雳散百余剂，场中无死者。霹雳散，君所制方也。性狷急⑨，不能容物，遇俗医处方之谬，辄疵之。所至辄避去，至病家交口訾⑩ 君。君据理直言，不徇人意，人皆惮之。同里参知汪文⑪ 端公，知君最深，未几卒。既士彦以忧归，君遂无可语者。长子卒，君遂抑郁，得衄血⑫ 疾，道光十六年二月卒。往与士彦言医书，仲景以下，惟孙真人论八脉，张隐庵《本草崇原》，叶氏《临证指南》可观。窦材之书，但许其扶阳抑阴，亦不可过信。又叹医之谬妄，欲为《医医病书》，尝出其稿相示。君既卒，求之则定为七十二则。君居心忠厚，笃于故旧，与人能尽言，处事悉当。闻天下有水旱盗贼，辄有忧色。论某某贤，某某不肖，无阿徇，岂独精于医哉！然君之医，要可以信今而传后，难为不知者言也。君初娶鲍氏，生子廷莲，顺天增生⑬，既卒，有孙二人：继祖、念祖。继室崔氏，有子廷芷，国子监生，廷荃，婿周宗信，同里人，庶乎

---

① 吴鞠通传：此篇底本缺，据沈校本补。
② 山阳县：今为江苏淮安市，属淮阴市所辖。
③ 庠（xiáng）生：明清时指府、州、县学的生员。
④ 顺天：府名，即今北京。
⑤ 监临：科举制时乡试的监考官。
⑥ 檄（xí）：古代用于晓谕、征召、声讨等的文书。
⑦ 京尹：京城的行政长官。
⑧ 市：购买。
⑨ 狷（juàn）急：性情急躁。
⑩ 訾（zǐ）：说人坏话。
⑪ 文：沈校本作"父"，据意而改。
⑫ 衄（nù）血：鼻出血。
⑬ 增生：科举制时生员名目之一。

守君之教。

惟病在人，医司其柄，何图尔医，乃先自病。嗟嗟蒸民，又焉托命？君子悯焉，为医求医。炳艾砥针，应手而施。医病其廖，民用熙熙。病繁而变，其数盈千。病医视之，非可言诠。孰简而赅，庶几十全。凡医之病，或迷不知。肌肤腠理，在浅不治，既入膏肓，卢扁奚为？或者自知，坐而不理，讳疾忌医，谓疢于美，沉痼而躯，卒以不起。嗟嗟尔医，盍[①] 诵此书？若药瞑眩，沉疴用祛。苦口之利，勿谓徐徐。自汉迄今，其书如海。守先待后，体用斯在。嗟嗟尔医，慎旃[②] 无悔。

　　　　　　　　　　　　　　　　　　　　　　　宝应　朱士彦撰

---

① 盍（hé）：何不。
② 旃（zhān）：助词，等于"之焉"二字连用的意义。

医医病书题词

　　病人之病，赖医人之医。医人之病层出不穷，将何以恤灾救患[①]、捍卫生民[②]哉？仲尼[③]谓：工欲善其事，必先利其器。子舆氏[④]谓：不以规矩，不能成方圆。医人者，规矩也；病人者，所制之器也。今将修规矩以成[⑤]器，作《医医病书》。

道光辛卯[⑥]冬月吴鞠通自题[⑦]

---

① 恤灾救患：沈校本作"补偏救弊"。
② 生民：沈校本作"民生"。
③ 仲尼：沈校本作"孔子"。
④ 子舆氏：沈校本作"孟子"。
⑤ 成：沈校本作"制"。
⑥ 道光辛卯：即公元 1831 年。
⑦ 道光……题：沈校本无此句。

医医病书凡例

一、余前作《温病条辨》①，只言其大纲，贵简而不欲繁，恐多则难记，以人之材质聪明者恒少。且看智慧者，多尽力于时文诗赋②，以图科名，学医者绝少美材③。不知古相士④相张长沙，称其思致周密，可以精医。可见医⑤非美材不能学也。然余断⑥不能掌万世医学之选，惟⑦救世之苦心，不得已而聊著数种，一以简略为要，欲以少许胜人多许⑧。兹作《医医病书》，亦择其尤切时弊者⑨略言之，仅举其大纲。若夫条目万端，散见各家，学者如能勤求古训，可取而观之，不必鄙人之钞袭⑩也。

二、《医医病书》之作，卑陋甚矣，总未畅及医道之妙，只取其切中时弊、为日用所必不可不明辨者而已⑪。

三、此书不及外感⑫，以前有《温病条辨》之刻已详言之⑬。且此书⑭一以医流俗之病，一以补前刻之缺，盖前刻未及内伤与杂症也。

四、《灵枢》、《素问》、越人《难经》，皆八十一条。八十一者，黄钟之数。其音为宫，君象也。言医学之全，主仁，故取宫焉。黄钟为万事之本也。此论取七十二条者，七十二之数，其音为商，臣象也。臣下执法，攻击乱政，盖主于义，故取商焉。又商者，伤也，伤生民死于俗医之不明道而作也。

五、近人有四大明医之论，谓张仲景、李东垣、朱丹溪、刘河间也。夫李氏、朱氏、刘氏，虽各有所长，岂能望张仲景之项背哉？天资、学问、人品，相去不可以道里计。深于学者自知之，乌能与俗士辨？本论悉遵《神农本经》、《内经》、《难经》、《玉函

---

① 温病条辨：沈校本作"温病书"。
② 以人……诗赋：沈校本作"以今之美材多尽力于文字诗赋"。
③ 美材：沈校本作"智慧"。
④ 不知古相士：沈校本作"尝考汉相士"。
⑤ 医：底本无，据沈校本补。
⑥ 断：底本作"端"，据沈校本改。
⑦ 惟：底本无，据沈校本补。
⑧ 欲……许：沈校本作"使人易记"。
⑨ 者：底本无，据沈校本补。
⑩ 不必鄙人之钞袭：沈校本作"不必古人之剿说"。
⑪ 医医……而已：沈校本无此条。
⑫ 此书不及外感：沈校本作"此书言外感甚少"。
⑬ 言之：沈校本于此后有"不必多赘"四字。
⑭ 书：底本无，据沈校本补。

经》（即张仲景书①）、《临证指南》，以及一生体验为准。若宋元② 诸家，可参考而不可恃者也。近时则有方有执、马元台、吴鹤皋、沈目南、徐灵胎、张隐庵、叶天士，识卓学宏，不可不读其书，然皆有缺陷。直隶则有林起龙、刘裕铎两先生学问深纯，惜无传书，但见其所批之《伤寒论》耳。

六、是书，无论先达后学，有能择其弊窦，补其未备，瑭将感之如师资之恩③。

---

① 即张仲景书：底本无，据沈校本补。
② 若宋元：底本无，据沈校本补。
③ 是书……之恩：沈校本无此条。

目　录

---

① 不同：此后沈校本有"医要随时变化"六字。

② 药物：沈校本无。

③ 好博而不务精详论：沈校本作"好博不务精论"。

④ 见事：沈校本无。

⑤ 无论：沈校本无。

⑥ 头痛论：沈校本作"头痛头晕论"。

⑦ 外感总论：底本无此条，从沈校本补。

⑧ 溢饮水肿论：沈校本作"溢饮水肿鼓胀论"。

⑨ 自汗论：沈校本作"收汗法论"。

⑩ 渴证论：沈校本作"渴论"。

---

① 咸宗之：沈校本无。

② 雨水论：沈校本作"水火论"。

③ 半夏论：此条沈校本无。

④ 医字论：此条沈校本无。

⑤ 医德论：此条沈校本无。

⑥ 医以明理为要论：此条沈校本无。

医 医 病 书

一、医非上智不能论

余年三十岁时，汪瑟庵① 先生（山阳汪文端公②）谓余曰：医非神圣不能。余始聆③ 之而惊且疑也，以为医何如是之难哉？医道何如是之深哉？兹经历四十年矣，时时体念，时时追思，愈知医④ 之难且深也。盖医虽小道，非真能格致⑤ 诚正⑥ 者不能。上而天时五运六气之错综，三元⑦ 更递之变幻，中而人事得失好恶之难齐，下而万物百谷草木金石鸟兽水火之异宜，非真用格致之功者，能知其性味之真耶？及其读书之时，得少便足，偏好偏恶，谬于一家之言，入者主之，出者奴之⑧，爱读简便之书，畏历艰辛之境。至于临症之际，自是⑨ 而孟浪⑩ 者害事，自馁⑪ 而畏葸⑫ 者亦害事。有所偏则不得其正⑬。非真能用诚正之功，能端⑭好恶⑮ 以备四时之气哉？

二、气运论

五运六气之理，天地运行自然之道。宋人疑为伪书者，盖未体验也。《内经》论气运诸篇，当与大《易》、"月令⑯" 参看，与大《易》相为表里者也。统言之，天地阴阳，一气之流行也。分言之，则有两仪⑰、四时、五行、六气、七政⑱、八风⑲，相为流行，对待制化，以化生万物者也。在天原未伤人，在人之气体有偏，

触其相克之气而病。如阳虚者，易伤湿、燥、寒之阴邪；阴虚者，易伤风、火、暑之阳邪也。精通气运之理，有先知之妙。时时体验其气之已至未至，太过不及，何者为胜气，何者为中气，何者为复气，何者为化气，再用有者求之，无者求之，微

---

① 庵：底本作"安"，据沈校本及《温病条辨》改。

② 山阳汪文端公：底本无，据沈校本补。

③ 聆（líng）：听。

④ 医：底本作"学"，据沈校本改。

⑤ 格致：即格物致知的简称，谓穷究事物的原理，从而获得真知。

⑥ 诚正：即正心诚意的简称，谓不偏不倚，达于中正。

⑦ 三元：古代术数家以六十年为一甲子，一百八十年为一周始，第一甲子为上元，第二甲子为中元，第三甲子为下元，合称"三元"。

⑧ 入者主之，出者奴之：即学术上有派别成见，以自己信奉者为主，排斥者为奴。

⑨ 自是：自以为是。

⑩ 孟浪：卤莽。

⑪ 自馁：自无勇气。

⑫ 畏葸（xǐ）：畏缩怕事。

⑬ 有所偏则不得其正：沈校本作"所谓有所好乐恐惧忧患皆不得其正"。

⑭ 端：端正。

⑮ 好恶（hào wù）：喜好与厌恶。

⑯ 月令：《礼记》篇名，记述农历十二个月的时令、行政及相关事物。

⑰ 两仪：指天地或阴阳。

⑱ 七政：指日、月、金星、木星、水星、火星、土星。

⑲ 八风：八方之风。《吕氏春秋》谓东北为炎风，东方为滔风，东南为熏风，南方为巨风，西南为凄风，西方为飂风，西北为厉风，北方为寒风。

者责之，盛者责之之功，临症自有准的。今人概不之讲，梦梦①处方，张冠李戴，民命何堪！

三、医不明六气论

风、寒、暑、湿、燥、火，六淫之病，唐宋以后，皆未分析清楚，如以伤寒法治温病，而又以温病法治燥症。且自唐以后，皆未识燥症，不讲燥症。只有沈目南先生论燥之胜气，引经为证，与喻氏、叶氏之论燥但指化气而言者大不相同，余已详载《温病条辨》中，其余概不之讲。甚至有云燥不为病者，谬之至，愚之甚也。风为长养万物之用，在天为元，且为百病之长，岂燥属金，为杀厉之气，有反不为病之理！盖以"阴阳应象大论"中但言冬伤于寒、春伤于风、夏伤于暑、秋伤于湿，脱简燥症一条，故云尔也。岂未见"天元纪"、"六元正纪"诸篇详言燥症之病乎！此读书而不能周密之故也。

四、医必备四时五行六气论

医不备四时五行六气之学，万不能医四时五行六气之病。唐以后之医，多为门户起见，盖欲天下之病人就其学术，并非以我之学术救天下之病。甚至某医内伤，某医外感，各由人定，医亦自夸。岂知内因、外因、不内外因，疑似甚多。病者果能认症，方书具在，何待求医？医学果可专门，就医者来，宜先择病。且儒理兼赅，非疡医可分业，况外证脉络，亦内科可应通。各执一见，难号十全。试由天道论之②，虽天亦不能不备四时五行六气之全，以为生长化收藏，而成长养万物之功，岂人力大于天力，但执一气即能概六气之全乎！唐以后名医之法，可采而不可

宗者也，盖皆各有所偏，不能殚③述。如李东垣偏于温和，有似乎春；窦真定（名材，宋·绍兴中开州巡检，又为太医）偏于火功，有似乎夏；刘河间偏于寒凉，有似乎秋；朱丹溪偏于补水，有似乎冬。虽不甚确，然皆有所近。学者能兼数子之所长，而以《内经》《难经》、仲景为主，知用法而不仅于用方④，参考百家，再浑之以太和之气⑤，庶乎不背于道矣。

五、三元气候不同⑥论

三元气候不同，亦犹四时之候不同也。上元之明医，其用药必能合上元之气；中元之明医，其用药必能调中元之偏；下元之明医，其用药必能矫下元之弊。三元一百八十年，人多无是长寿，不能遍历三元。四时则每年一周，医可借四时以测三元矣。如初春去寒未远，换大毛之衣为小毛之服⑦，仲春则着棉衣，季春则换单夹，夏则纱葛⑧，秋则由葛而单夹，而棉而皮，冬则复用大毛⑨矣。如仲景，明医也，其作《伤寒论》，原为建安纪年下元甲子伤寒颇多，不忍宗族之死、君亲之病而作也。后世不问何气为病，而一以伤寒之法治四时之病。亦自觉不合，遂人各注一伤寒书。而悉以伤寒名书，试问置风、火、暑、湿、燥五气于何

---

① 梦梦（méng méng）：昏乱。

② 甚至某医……论之：底本无此段，据沈校本补。

③ 殚（dān）：尽。

④ 知用……用方：底本无，从沈校本补。

⑤ 再浑之以太和之气：沈校本作"出于至诚之心，如天道浑似太和之气"。

⑥ 不同：此后沈校本有"医要随时变化"五字。

⑦ 换……服：沈校本作"才去重裘"。

⑧ 纱葛：沈校本作"绤绤"。

⑨ 大毛：沈校本作"重疵"。

地？"伤寒"二字，顾名思义，六气本不全也[1]。余生于中元戊寅[2]，癸丑年，温疫大行，余著《温病条辨》，以正用伤寒法治温病之失；及至下元甲子以后，寒病颇多[3]。辛巳[4]年，燥疫大行，死者无算，余作霹雳散以救之，又补燥金胜气论[5]一卷，附《温病条辨》后。近日每年有燥金症。是余一人之身，历中元则多火症，至下元则多寒症、燥症，岂可执一家之书以医病哉！

六、药物体用论[6]

体用互根之理，医者不可不知。如肝与脾，阴脏也，而用则阳；胃与膀胱，阳腑也，而用则阴。如白芍、乌梅，生于阳，而用则阴。乌梅得初春之气，三阳开泰[7]而开花；白芍生芽于亥月[8]，历六阳之月，春尽而后开花。其性皆能以收敛为用。半夏生于夏半，当归秋分开花，皆得阴气而生者也。半夏逐痰饮而最补胃阳，当归行血中之阳气。推而广之，无不皆然。特举脏腑、药味一二条，以类其余。学者细心，随处体察，其用无穷，皆实学也。学医可也，学儒亦可也。泰极必否[9]，否极必泰；损者多益，益者可损。莫不皆然，道在是矣！

七、五脏六腑体用治法论

今人概言补虚，不知五脏六腑各有补法。即一脏一腑之中，又有体用相反之殊。脏属阴，其数五者，阴反用奇[10]也；腑属阳，其数六者，阳反用偶[11]也。亦如乾[12]有四德[13]，坤[14]有五行[15]。阳用偶而阴用奇，互也。故五脏六腑体阴者，用必阳；体阳者，用必阴。

心为手少阴，心之体主静，本阴也；其用主动，则阳也。补阴者，补其体也，如龟板、柏子仁、丹参、丹砂之类；补阳者，补其用也，如桂枝、人参、茯神之类。肝为足厥阴，肝之体主入，本阴也；其用主出，肝主疏泄，又寅宾[16]出入也。则阳也。补阴者，补其体也，如阿胶、萸肉、鳖甲、牡蛎之类；补阳者，补其用也，如当归、郁金、降香、香附[17]之类。肺为手太阴，主降，本阴也；其用主气，则阳也。补阴者，补其体也，如麦冬、沙参、五味子、百合之类；补阳者，补其用也，如茯苓、人参、白术、白蔻之类。脾为足太阴，主安贞[18]，体本阴也；其用主运行，则阳也。补阴者，补其体也，如桂圆、大枣、甘草、白术之类；补阳者，补其用也，如广皮、益智仁、白蔻仁、神曲之类。肾为足少阴，主润下，主封藏，体本阴也；其用主布液，主卫气，则阳也。补阴者，补其体也，如鲍鱼、海参、地黄、元参之类；补阳者，补其用也，如肉

---

① 伤寒……不全也：底本无，据沈校本补。
② 戊寅：底本无，据沈校本补。戊寅为清乾隆二十三年，公元 1758 年。
③ 寒病颇多：底本无，据沈校本补。
④ 辛巳：即道光元年，公元 1821 年。
⑤ 补燥金胜气论：《温病条辨》作"补秋燥胜气论"。
⑥ 药物体用论：沈校本作"体用论"。
⑦ 三阳开泰：《易经》指正月为泰卦，三阳生于下。即冬去春来，阳气生发。
⑧ 亥月：指农历十二月。
⑨ 泰极必否（pǐ）：泰即安好，否即恶坏。指好的到了极点，就会变为坏的。
⑩ 奇（jī）：单数，跟"偶"相反。
⑪ 偶：双数，成对，与"奇"相反。
⑫ 乾（qián）：八卦之一，代表天。
⑬ 四德：指元、亨、利、贞。
⑭ 坤：八卦之一，代表地。
⑮ 五行：指仁、义、礼、智、信。
⑯ 寅宾：恭敬引导。
⑰ 香附：底本无，据沈校本补。
⑱ 安贞：安宁静守之意。

桂、附子、硫黄、菟丝子之类。

六腑为阳，其用皆阴。胆为足少阳，主开阳气之先，输转一身之阳气，体本阳也；其用主决断，主义，十一脏皆取决于胆，则阴也。补阳者，补其体也，如川椒、吴萸、当归之类；补阴者，补其用也，如青黛、龙胆草、胡连、芦荟之类。胃为足阳明，主诸阳之会，经谓阳明如市，体本阳也；其用主纳，主下降，则阴也。补阳者，补其体也，如人参、茯苓、半夏、薏仁之类；补阴者，补其用也，如生地、玉竹、梨汁、藕汁之类。大肠为手阳明，主传化，主变化，体本阳也；其用主纳小肠之糟粕而降浊，则阴也。补阳者，补其体也，如薤白、杏仁、木香、诃子之类；补阴者，补其用也，如芒硝、旋覆花、知母、猪膏之类。小肠为手太阳，主受盛化物，体本阳也；其用主纳胃之水谷，分其水而传糟粕于大肠，则阴也。补阳者，补其体也，如附子、灶中黄土、丁香、荜拨之类；补阴者，补其用也，如芦荟、黄连、黄芩、龙胆草之类。三焦为手少阳，体本阳也；其用主引导阴阳，开通障塞，则阴也[1]。补阳者，补其体也，如川椒、吴萸、丁香、肉桂之类；补阴者，补其用也，如滑石、木通、灯芯、寒水石之类。膀胱为足太阳，体本阳也；其用则承气化，溲便注泻，则阴也[2]。补阳者，补其体也，如肉桂、附子、猪苓、茯苓之类；补阴者，补其用也，如黄柏、川楝子、晚蚕砂、滑石之类。

凡补五脏之体者，皆守药；补六腑之体者，皆通药。盖脏者，藏也；腑则过而不留者也。

八、药不能治病论

药之能[3]治病者，止[4]有制方[5]。如吸毒石之吸毒，鸡嘴[6]之治蜈蚣毒之类，所谓禽之制在气也。时下所用之汤、丸等方，皆和方也，药物不能直行治病。或曰：药既不能治病，汝医病[7]能不用药乎？曰：药之走脏腑经络，拨动其气血。如官行文书，行该管衙门，使该管衙门[8]官吏照牌理事。脏腑以气为官者，则以血为吏；以血为官者，则以气为吏。药入某脏某腑，使其气血调和，令本脏之气血，自行去本脏之病。亦有二三脏并治者，如会稿然；以一脏为主者，如主稿然。若脏腑气血稍离，虽有妙药，该管官吏不为奉行，不为核转查办[9]，药其如之何哉？今人以为药能治病，尚隔一层。

九、看病须察兼症论

余前著《温病条辨》中，言外感交互有一千二百[10]九十六条之多，见者必以为怪，惟深明大《易》之道者知之。要知一千二百九十六条，但指外感之自为交互而然，尚未及内伤也。若兼内伤，则靡[11]可纪极[12]矣。如《伤寒论》中酒客不可与桂枝汤，凡大便先硬后必溏者[13]不可

---

① 其用主引导……则阴也：底本无，据沈校本补。

② 其用则承气化……则阴也：底本无，据沈校本补。

③ 能：底本作"不能"，据沈校本改。

④ 止：仅，只。

⑤ 制方：能直接起制服作用的方药。

⑥ 鸡嘴：沈校本作"雄鸡嘴"。

⑦ 病：底本无，据沈校本补。

⑧ 衙门：底本无，据沈校本补。

⑨ 查办：底本无，据沈校本补。

⑩ 二百：底本作"一百"，据《温病条辨》改。

⑪ 靡（mǐ）：无，不。

⑫ 纪极：终极，极限。

⑬ 凡……溏者：沈校本作"凡人大便旧微溏者"。

与栀子豉汤，疮家禁汗，亡血家禁汗，腹中有动气不可下之类，皆设兼症之禁也。今人治病，一气且辨之不清，何况兼症。按兼症①，有外感兼外感者，如燥金气运，虽在夏月，亦多腹胁疼痛，呕恶，气上阻胸，脉弦紧短涩，或泄泻不止，或竟大便十数② 日不通，烦躁不宁，反口渴思凉，得凉则腹愈痛，必以温热药解之③，盖金克木之症，必用火克金也；解尚未清④，忽又加暑症。叶氏又有秋后伏暑内发，新凉外加之明文。按暑症已三气，盖热一气，湿一气，湿热交而成暑，又一气，再加新凉燥气，是四气矣。万一病者本有肝郁、疝瘕、动气、便血等症，不知多少气矣，医者可不条分缕析而细察之哉？刑名家定案，只举其罪名之至重者而定之，故曰除轻罪不议外。医者则不能，一有遗漏，必有后患。如时文家做理搭题，不敢空中驾御⑤，必须层层还到方可。而兼症，又当辨明何者为新病，何者为旧病。定法先治新病。仲景云先治新病，谓旧病当后治也。即同为新病，亦有次第，如仲景《伤寒论》中，表急急当救表，里急急当救里是也。遗漏固不是，而缓急有先后，断不可案也⑥。

十、答病家怕不怕论

凡诊，病之家多有以怕不怕问医家者，答之不易⑦，非可以径情答之⑧ 也。盖胆大者，答以不怕，则小病必大，大病必危。虽不怕亦必答以怕也，再三警戒，以收其放恣⑨ 之念，而后可成功。胆小者，答以怕甚，则病家毫无主见，其至一日延十数医，师巫杂进，必不可救矣。必医者有识见，有担当⑩，答以有可救之理，但不可乱，而后可成功。时下⑪ 一概答以不怕，盖以都下⑫ 风气答以怕甚

则另⑬ 延医矣。只为自己打算，不为病人打算，恶⑭ 在其为医也。

十一、用古方必求其立方之故论

按古方用意微奥⑮，非若宋元以后之方无大深意而流弊无穷⑯。如八味丸专为摄少阴而设然，专治妇人肾虚转脬⑰，故名曰肾气丸，非为泛治水肿臌胀而设。何今人不问症之偏寒偏热、偏虚偏实，一概以八味丸作汤以治水肿臌胀？即痰饮门中，胸中有微饮，苓桂术甘汤主之，肾气丸亦主之。按苓桂术甘汤所治之饮，外饮，治脾也；肾气丸所治之饮，内饮，治肾也。按肾虚水泛为痰，但嗽不咳⑱。若外饮脾虚，不能为胃行其津液，一以强卑监⑲ 之土为要。土最恶湿，八味丸中之地、萸，酸甘化阴，愈化愈湿，岂非背道而驰、为贼立帜乎？如麻黄汤治太阳伤

---

① 按兼症：底本无，据沈校本补。
② 数：底本无，据沈校本补。
③ 必……解之：沈校本作"得温热药乃解"。
④ 解尚未清：沈校本作"及燥未尽解"。
⑤ 空中驾御：沈校本作"蹑空驾御"。
⑥ 而兼症……案也：底本无此段，据沈校本补。"案"即考察之意，"案"前似缺一"不"字。
⑦ 凡……不易：沈校本作"病家，多有以怕不怕为问，医者答之不易"。
⑧ 径情答之：沈校本作"漫答"。
⑨ 放恣：沈校本作"怠纵"。
⑩ 担当：接受重任，并负起责任。
⑪ 时下：沈校本于此后有"医者"二字。
⑫ 都下：这里指北京。
⑬ 另：底本作"零"，据沈校本改。
⑭ 恶（wù）：憎恨，厌恶，讨厌。
⑮ 微奥：细微深奥。
⑯ 流弊无穷：沈校本作"徒滋流弊"。
⑰ 转脬（pāo）：脬即膀胱，转脬指膀胱之系不顺而致小便不利的病症。
⑱ 但嗽不咳：沈校本于此后有"肾气丸主之"。
⑲ 卑监：低下，不及。

寒，葛根汤治阳明伤寒，小柴胡汤治少阳伤寒，今人不问何经，一日便将羌、防、柴、葛三阳表药一齐俱用，悖谬① 极矣。甚至暑温、温热②、秋燥③，无不以三阳表药治之者。且有不问是何外感，只以一柴葛解肌汤了事④，是何拉解？如何能有效哉⑤？辩之不胜其辩，学者由此类推可也。再古方不可不信，不可信之太过，亦不能全信，须对症细参，斟酌尽善。

十二、诊病以现症为主不必拘执古方论

诊病者，全在确识病情之寒热、虚实、燥润，再能精察药性，有是病即有⑥ 是药，无是病即无⑦ 是药，有是病，虽险绝之药亦敢用，无是病，虽平淡之品亦不敢妄加，再无不效之理⑧。有现症虽同，而所以致病之由不同者，断不可执定古方如是用，后学敢移易哉？如阴吹一症，《金匮》用猪膏发煎，取其气血俱润也。注谓肠胃俱槁，故用纯润。余凡治阴吹者三，皆与原方相反，无不神效。其一面青唇白，舌白滑，不食不便，脉则两至，肠虽槁而胃不槁，因重用半夏、桂枝、广皮、枳实⑨，使胃中之积饮下行大肠而愈；其一泄泻腹痛，知肠亦不槁矣，盖寒湿为病，大用分利、温腑阳而愈；其一少腹久痛而致阴吹，脉弦紧⑩，窃思如男子小肠疝气者然，因大用温通下焦而愈。皆非猪膏发煎之症，设使不能变通，三症皆不愈矣。

十三、不读古书论

今人不读古书，安于小就，得少便足，囿⑪ 于见闻，爱简便，畏繁重，喜浅近，惧深奥，大病也。《神农本经》《灵枢》《素问》《难经》《伤寒论》《金匮要略》《易经》《诗经》《周礼》《礼记》，皆不可不读者也。近人所读者，陶氏六书、《寿世保元》、李士材三书、汪讱庵《本草备要》《医方集解》、吴又可《温疫论》⑫。甚至只读《药性赋》《汤头歌诀》，便欲行医。近代叶氏⑬ 医案，精详者多，粗疏者少⑭，远胜陶、龚、李三氏等书，近日南方人多喜读之。然不读古书，不能得其要领⑮，但袭皮毛以谓叶派。叶氏之书，本不易读，盖其书用古最多，读者不知其来路，不能领会其用意。而其书集于门人之手⑯，往往有前无后，散金碎玉⑰，不能全备，非其真有天分功夫者，不能读也。且不读《内经》《金匮》等古书，不知其妙，不能用也⑱。

---

① 悖谬（bèi miù）：荒谬，不合道理。
② 温热：沈校本作"湿热"。
③ 秋燥：沈校本于此后有"之化气"三字。
④ 且有……了事：底本无，据沈校本补。
⑤ 如何能有效哉：底本无，据沈校本补。
⑥ 有：沈校本作"用"。
⑦ 无：沈校本作"不用"。
⑧ 再……理：沈校本作"如是则用药断无不效之理"。
⑨ 枳实：底本为枳壳，据沈校本及《吴鞠通医案》改。
⑩ 脉弦紧：此后沈校本有"而涩"二字。
⑪ 囿（yòu）：局限，拘泥，被限制。
⑫ 《温疫论》：此后沈校本有"《景岳全书》等类"。
⑬ 叶氏：沈校本作"叶天士"。
⑭ 精……少：沈校本作"精者多而粗者少"。
⑮ 然……要领：沈校本作"无奈不得要领"。
⑯ 而……手：沈校本作"而又搜罗散佚，集于门人之手"。
⑰ 散金碎玉：沈校本作"碎金片玉"。
⑱ 且不读……用也：底本无，据沈校本补。

十四、好博① 而不务精详论

满眼书集，各家议论，万有不齐。胸中毫无要领，务博而情不专，学人大病。以之吟风玩月② 则有余，以之立天下之大本，了天下之大事则不可。吾见六朝以后之才子，夸多斗靡③，下笔千言，夷④考其行，反不如不识字之农夫女子能尽其子臣弟友之道。天地间何乐生此聪明才辨人哉？唐以后之医家，亦多染此习。儒家之书，汗牛充栋，虽孔⑤、颜⑥ 亦不能读尽今日之书。孔、颜亦无那大工夫读尽今日之书。盖孔、颜断不务虚名而抛荒实德⑦ 也。儒家之书虽多，而要紧只有经书。经书之中，要紧而又要紧者，莫过于《易经》《四书》⑧。人能身体力行《易经》《四书》之道，他书虽不读可也。医家之书亦不少，而要紧之书，亦只有《内经》《难经》《玉函经》内三种，《伤寒论》《金匮要略》皆存，《卒病论》亡。《临证指南》。叶氏博而能精，其不精者十之一二，如不识燥证、误用桑白皮之类。张隐庵《本草崇原》能识其所以然之故也。拙著《温病条辨》，补古来一切外感之不足者也。他如东垣十书、《丹溪心法》、河间三书，可阅而不可读⑨，以皆有倚⑩ 于一偏之弊焉。至陶氏六书，则坏道之尤⑪，直不必阅。其他不胜枚举，要皆不识六气之全，可参考而不必读者也⑫。

十五、果达艺三者缺一不可论

当日孔子称仲子⑬ 之果⑭，端木子⑮之达⑯，冉子之艺⑰，盖各举⑱ 其长而称之。要知果者不可不达不艺，达者不可不果不艺，艺者不可不果不达。设使果者不达不艺，岂非一卤莽之夫，何事不坏，岂

能从政？设使达者不艺，虽知其事，而无以处其事，亦未见其能了事也。达者不果，徒达而已矣。艺者不果，亦犹达之不果也。艺者不达，艺于何加？余故谓非果达艺三者兼全，不可以从政。医者亦然。

十六、见理见事 真切不恤人言论

下愚之人不恤⑲ 人言，使下愚之人而恤人言，其奸盗不可⑳ 行矣；上智不恤人言，使上智而恤人言，其天德王道亦不可行矣。未曾学问思辨㉑ 而骤欲笃行㉒者，孟浪㉓ 人也。既能学问思辨而恤人言，不能笃行者，乃见义不为，无勇也。

---

① 好博：指读书贪多求广，不予深钻细研。
② 吟风玩月：旧时文人多以风花雪月为写作题材，故称其写作为吟风玩月。
③ 夸多斗靡：夸夸其谈，空话连篇。
④ 夷：助词。
⑤ 孔：指圣人孔子。
⑥ 颜：指孔子的弟子颜回，字子渊，后世称其为"复圣"。
⑦ 抛荒实德：放弃实际应做的事，丢掉真正的美德。
⑧ 四书：即《论语》、《大学》、《中庸》、《孟子》四部书的总称。
⑨ 可阅而不可读：沈校本作"可参考而不可专读者也"。
⑩ 倚（yǐ）：偏。
⑪ 尤：更，特别。
⑫ 可……者也：沈校本作"但可参考而已"。
⑬ 仲子：沈校本作"子路"。
⑭ 果：处事果断。
⑮ 端木子：沈校本作"子贡"。
⑯ 达：通达人情事理。
⑰ 艺：处理事情的技术才能。
⑱ 举：底本作"学"，据沈校本改。
⑲ 恤（xù）：忧虑，顾惜。
⑳ 可：沈校本作"敢"。
㉑ 学问思辨：指博学、审问、慎思、明辨。
㉒ 笃行：专一而为。
㉓ 孟浪：卤莽。

儒与医皆然①。

十七、治内伤须祝由论

按祝由二字，出自《素问》。祝，告也；由，病之所以出也。近时②以巫家为祝由科，并列于十三科之中。《内经》谓信巫不信医，不治。巫岂可列之医科中哉！吾谓凡治内伤者，必先祝由。详告以病之所由来，使病人知之，而不敢再犯。又必细体③变风变雅④，曲察⑤劳人思妇⑥之隐情⑦，婉言以开导之，庄言以振惊⑧之，危言以悚惧⑨之，必使之心悦情⑩服，而后可以奏效如神。余一生得力于此不少⑪，有必不可治之病，如单腹胀、木乘土、干血痨、噎食、反胃、癫狂之类，不可枚举。叶氏案中谓无情之草木，不能治有情之病，亦此义也。俗语云有四等难治之人，老僧、寡妇、室女、童男是也；有四等难治之病，酒、色、财、气是也。难治之人，难治之病，须凭三寸不烂之舌以治之。救人之苦心，敢以告来者⑫。

十八、治内伤须辨明阴阳三焦论

今人治内伤，用六味、八味者遍天下，皆误听丹溪阳常有余、阴常不足之说⑬；用补中益气汤者，十之二三，误用东垣重方轻用之意⑭，而又不察伤阴伤阳，惟自己好尚传派是从⑮。从古称诵读劳阳，谋虑伤阴。如作文、办案、持筹握算、运筹帷幄者，皆劳阴也；如诵读、歌唱与一切力作汗出过多者，皆劳阳也⑯。如外感湿、燥、寒三者阴邪，皆伤人之阳气者也，然间有应补阴者；如风、火、暑三者阳邪，皆伤人之阴者也，然间有应补

阳者⑰；产后及老人，大抵多阴不足，然亦有阳不足者。又必究上、中、下三焦所损何处。补上焦以清华空灵为要；补中焦以脾胃之体用，各适其性，使阴阳两不相奸⑱为要；补下焦之阴，以收藏纳缩为要；补下焦之阳，以流动充满为要。余于《温病条辨》拙作，议⑲补下焦，峙立三法：专翕膏补下焦之阴者也；奇经丸补下焦之阳者也；天根月窟膏阴阳并补，使阴阳交纽者也。补上焦如鉴之空，补中焦如衡之平，补下焦如水之注。

十九、无论三因皆以胃气为要论

人之十二经，皆取决于胆，皆听命于心，皆受养于胃。《内经》谓胃为十二经之海，又谓十二经皆禀气于胃。秦越人著《难经》，一则曰以胃气为主，再则曰以胃气为主，盖有胃气者生，无胃气者死。余之所以恶人之一以六味补虚，恶丹溪阳常

----

① 儒与医皆然：底本无，据沈校本补。
② 近时：沈校本作"后世"。
③ 细体：细心体察。
④ 变风变雅：这里指思想行为改变常态。
⑤ 曲察：仔细体察。
⑥ 劳人思妇：劳人即忧伤劳苦之人；思妇即思念丈夫的妇人。
⑦ 隐情：不便告人的病情。
⑧ 振惊：沈校本作"惊觉"。
⑨ 悚（sǒng）：惧：恐惧，害怕。
⑩ 情：沈校本作"诚"。
⑪ 不少：底本无，据沈校本补。
⑫ 告来者：沈校本作"质之同志"。
⑬ 说：沈校本作"谬论"。
⑭ 重方轻用之意：沈校本作"重木轻德之计"。
⑮ 传派是从：沈校本作"专门师传之是"。
⑯ 从古称……皆劳阳也：底本无，据沈校本补。
⑰ 如风……阳者：底本无，据沈校本补。
⑱ 奸（gān）：犯。沈校本作"忤（wǔ）"，即违逆、抵触之意。
⑲ 于……议：底本无，据沈校本补。

有余、阴常不足之论，立数地黄丸，如麦味地黄丸、知柏地黄丸之类丸者，因黄柏渗湿而泻相火，知母泻阳明独胜之热，使阳明即有独胜之热，可暂泻而不可久服，久服胃气必伤，必致不食。试问人之后半生尽不得食，尽服①六味丸可活乎？经谓凡甘皆补，凡苦皆泻。名曰补之，实则泻之。视仲景先师之建中纯甘以补者，岂非贼盗之与仁人乎！且相火辅君火用事，人之相火，一刻所不能无者，而可尽泻之乎？即有真阴不足、相火过盛之症，何不辅之以②淡菜、海参、鲍鱼、龟板、乌鸡等多咸少甘③、血肉有情之品，又能收纳相火④者，而必以极苦泻之乎？麦味地黄，酸甘化阴，肺胃干燥之症犹有用处，而美其名曰八仙长寿丸，使补阴而可长寿，古谓人非阳气不生活，竟须改为⑤人非阴液不生活矣；古谓阳不尽不死，阴不尽不仙，须改为阴不尽不死，阳不尽不仙矣。岂非笑话！胃为阳明，经谓阳明如市，诸阳之会也，能生诸阳者也。补虚重阳者，谓护胃气而然也。即一切攻外感之邪，与不内外之饮食伤，必须一服注定⑥胃气，多方以调护之，方为正法⑦，不致有失⑧。

二十、时医俗医病论

孔子谓：如有周公之才之美，使骄且吝，其余不足观也已。时医又骄又吝，妄抬身分，重索谢资，竟有非三百金一日请不至者此等风气，苏州更甚。如果能起死回生，亦觉太过，盖病者不尽财翁⑨。细按其学，甚属平平，用药一以三分⑩、五分、八分、一钱为率⑪，俟⑫其真气复而病自退，攘⑬以为己功。稍重之症，即不能了⑭。为自己打算则利，其如人命何？己以是谋生，人竟由是致死，清夜自思，于心安乎⑮？俗医之病百出，余不忍言。即以一端而论，京师⑯谓做买卖，绍兴⑰谓之开医店。可耻之极，遑⑱问其他！且即以市道论，杀人以求利，有愧商贾⑲远甚⑳。

二十一、名医病论

名医之病，首在门户之学。其次则以道自任之心太过，未免奴视庸俗，语言过于刚直，为众所不容。或临症之际，设有以不对症之方，妄生议论者，则怒发冲冠，几有不顾而唾之之势。设有性情柔逊者㉑，不肯力争，宛转隐忍，又误大事，做成庸医杀人。呜呼！安得许多圣人㉒来学医哉！

---

① 后半生……服：沈校本作"后天，岂不食而仅服"。
② 辅之以：沈校本作"补以甘咸，如"。
③ 多咸少甘：沈校本作"甘多咸少"，其后并有"介属潜阳"四字。
④ 火：沈校本于此后有"水火既济"四字。
⑤ 改为：底本无，据意及沈校本补。
⑥ 一服注定：沈校本作"调和"。
⑦ 多方……正法：沈校本无。
⑧ 不致有失：底本无，据沈校本补。
⑨ 盖……财翁：底本无，据沈校本补。
⑩ 分：底本无，据沈校本补。
⑪ 率：标准。
⑫ 俟（sì）：等待。
⑬ 攘（rǎng）：侵夺，占据，窃取。
⑭ 了：治愈。
⑮ 己以……安乎：底本无，据沈校本补。己，沈校本作"已"。
⑯ 京师：沈校本作"或"。
⑰ 绍兴：沈校本作"或"。
⑱ 遑（huáng）：闲暇。
⑲ 商贾（gǔ）：商人。
⑳ 且即……远甚：底本无，据沈校本补。
㉑ 柔逊者：底本为"柔巽之品"，据沈校本改。
㉒ 圣人：沈校本作"圣贤"。

二十二、论药不论病论

天下无不偏之药，无不偏之病。医者原以药之偏，矫病之偏。如对症，毒药亦仙丹；不对症，谷食皆毒药。无论病家、医士，只当讲求病系何病，法当用何法，方当用何方，药当用何药，对准病情，寒热温凉，皆在所用，无好无恶，妙手空空，无不见效。若不论病之是非，而议药之可否，寒者畏其泄，热者畏其燥，医者纸上谈兵，胶柱鼓瑟①，病者以耳为目②，恶直好谀③，吾不知其可也。

二十三、医者有好用之药
有畏用之药论

医者之于药也，不可有丝毫成见。不可有好用之药。有好用之药，必有不当用而用者，病人死于是矣。不可有畏用之药。有畏用之药，必有当用而不用者，病人又死于是矣。甚至自信自是，直以身徇④。修齐治平⑤，以端好恶为主，孰谓医家不当如是耶？然非格物诚意，好恶莫端⑥。呜呼！可惧哉！

二十四、世医不知
通补守补法论

时人悉以黄芪、地黄等呆笨之药为补，少涉流动之品便谓之消导。不知补五脏补以守，补六腑补以通，补经络、筋经亦补以通也，补九窍亦补以通，《周礼》谓滑以养窍是也，补肌肉则有守有通。守补处所用者少，五脏为地气，其形小也；通补处所用者多，六腑与外廓为天气，其形大也。

二十五、补虚先去实论

虚损有应补者，先查⑦有无实症，碍手与否。如有实症碍手，必当先除其实。不然，虚未能补，而实症滋长矣。古谓病有三虚一实者，先治其实，后治其虚，盖谓虚多实少，犹当先治实症也。如浇灌嘉禾⑧，必先薅除稂莠⑨；抚恤灾民，必先屏除盗贼⑩；房破当修，损症也，必先除去碎砖、破瓦、积土、陈⑪灰，而后可以安线。此理甚明，举世不知，何昧昧耶！

二十六、俗传虚不受补论

俗传虚不受补，便束手无策，以为可告无愧，盖曰非我之不会补，彼不受也。不知虚不受补之症有三：一者，湿热盘踞中焦；二者，肝木横穿土位；三者，前医误用呆腻，闭塞胃气而然⑫。湿热者，宣其湿而即受补；肝木横者，宣肝络，使不克土即受补；误伤胃气者，先和胃气，即

---

① 胶柱鼓瑟（sè）：比喻拘泥固执，不知灵活变通。
② 以耳为目：比喻是非不分。
③ 医者……好谀：底本无，据沈校本补。恶（wù）直好谀（hào yú）：厌恶刚直，喜好奉承。
④ 甚至……身徇：底本无，据沈校本补。徇，通"殉"。
⑤ 修齐治平：即"修身、齐家、治国、平天下"的略称。
⑥ 然非……莫端：底本无，据沈校本补。
⑦ 查：沈校本作"细察"。
⑧ 嘉禾：生长苗长的禾苗。
⑨ 薅（hāo）除稂莠（láng yòu）：薅即拔除；稂莠即形似谷子的狗尾草。
⑩ 浇灌……盗贼：底本无，据沈校本补。
⑪ 陈：底本作"成"，据沈校本改。
⑫ 而然：沈校本作"苦寒伤残胃阳等弊"。

受补矣①。和胃有阴阳之别、寒热之分。胃阳受伤，和以橘、半之类；胃阴受伤，和以鲜果汁、甘凉药②品之类。随症类推，惟胃气绝者不受补，则不可救矣③。

二十七、阳大阴小论

泰卦谓小往大来，否卦曰大往小来。可见阳大阴小，不待辨而自明矣，而人犹不之知。再观地球，阴也，地球之外皆阳也。地球较日轮犹小。试观日轮之在天下也，不及天万分之一，则天之大，为何如哉！天不如是之大，何以能包罗万象、化生万物哉！人亦天地之分也④。内景五脏为地，外则天也。外形腹为阴，余皆阳也。阳不大，断不能生此身也，亦如天不极大，不能包地而⑤化生万物也。是阳气本该大也，阴质本该小也。何云阳常有余、阴常不足，见病⑥病必与补阴，必使阳小阴大而后快于心哉？经谓劳者温之。盖温者，长养和煦之气，故能复其痨⑦也，岂未之读耶⑧？

二十八、阴常有余阳常不足论

前人有阳常有余、阴常不足之论，创为补阴之说。不知阳本该大，阴本该小，前已论之矣。窃思阴苦有余，阳苦不足也。如一年三百六十日，除去夜分日光不照之阴一百八十日，昼分日光应照之阳实不足一百八十日也，盖有⑨风云雨雪之蔽，非阳数较缺乎？一也。再，人附地而生，去天远，去地近，湿系阴邪，二也。君子恒少，小人恒多，三也。古来治世恒少，乱世恒多，四也。在上位恒少，在下位恒多，五也。故三教⑩圣人未有不贵阳贱阴者，亦⑪未有不扶阳抑阴者，更⑫未有不尊君父而卑臣子者。阳畏其亢，藏

者则吉。坤之初六曰：履霜坚冰至。圣人示戒之早如此⑬，概可知矣。

二十九、虚劳论

虚劳一证，今人概用补阴，惑于阳常有余、阴常不足之论。自丹溪作俑⑭，牢不可破，为害无穷⑮，杀人无算，可胜叹哉！盖阳刚一错，立刻见祸；阴柔虽错，可至月余，甚至二三月⑯之久，仍然拖延岁月。用阴柔易于藏拙⑰。不知阳药之错，即时见症，立可补救，阴柔错之既久，则不可为矣。盖阴柔小人，祸暗而深，人狎⑱而玩，所谓虽有善者，亦无如是何矣⑲。按虚劳一症，阳虚者多，阴虚者少。一则人身附地而生⑳，阴自有余㉑；二则㉒人为倮虫㉓，属土，赖火而

---

① 即受补矣：底本无，据沈校本补。
② 药：底本无，据沈校本补。
③ 随症……救矣：底本无，据沈校本补。
④ 人亦天地之分也：沈校本作"人身一小天地"。
⑤ 包地而：底本无，据沈校本补。
⑥ 痨：沈校本作"劳"。
⑦ 痨：沈校本作"劳"。
⑧ 岂未之读耶：底本无，据沈校本补。
⑨ 有：底本无，据沈校本补。
⑩ 三教：沈校本作"历代"。
⑪ 亦：底本无，据沈校本补。
⑫ 更：底本无，据沈校本补。
⑬ 如此：底本无，据沈校本补。
⑭ 作俑（yǒng）：指首开恶例。
⑮ 为害无穷：底本无，据沈校本补。
⑯ 二三月：沈校本作"数月"。
⑰ 用阴柔易于藏拙：沈校本作"世人爱用阴药，一则易于藏拙，不必费心；二则久于信任，兼图名利"。
⑱ 狎（xiá）：亲近而不庄重。
⑲ 盖阴柔……何矣：底本无，据沈校本补。
⑳ 一则……生：沈校本作"人本附地而生"。
㉑ 阴自有余：底本无，据沈校本补。
㉒ 二则：沈校本作"且"。
㉓ 倮（luǒ）虫：身上无羽、毛及鳞甲的动物。

生。至于一朝① 动作行② 为，皆伤中阳与卫阳也。惟热病之后、妇人产后，伤阴者十居八九③。房劳则有伤阴，有伤阳，有伤八脉。八脉受伤，补之亦以督脉之阳为主，盖阳能统阴，阴不能统阳也。其他则伤阳居多。今人恣用补阴，爱用寒凉，伤阳益甚矣④。古人云：阳不尽不死。又云：人非阳气不生活。试观卒中而死⑤之人，死后肌肉一毫不减，阴虽充满，无补于生。群殴重伤之人，肌肉浑身受损，苟非致命，无害于生。触类旁通，阴阳孰重⑥？即应当补阴之症，仍所以为恋阳计也⑦。析薪⑧ 为生火也，添油为明灯也，娶妻为生子也。从来最善补虚者，莫若仲景。仲景谓：大则为芤⑨，弦则为减，芤则为虚，减则为寒⑩，虚寒⑪ 相搏，其名曰革，男子失精亡血，女子半产漏下，诸虚不足，小建中汤主之⑫。夫失精亡血，半产漏下，非伤阴也哉⑬？仲景何以不用冬、地、丹、萸，而用建中乎？盖建中以调和营卫为扼要，以补土为主。药止六味，而甘药居其四，俾病者开胃健食，欲其土旺生金，金复生水以生木，木生火而火又生土，循环无已。其意盖不欲以药补虚，而使之脾胃健旺⑭，以饮食补虚，此君子以人治人之道也，岂浅学所知哉⑮！至东垣喜立门户，舍建中不用，而易之以补中益气。虽补中益气用处不少，原从建中脱胎，究不若建中之冲和恬淡。补中益气未免矜才使气，中虚而下焦实者，犹不害事，若下焦亦虚，祸正不小，前人畏其有盗肾气之虑。建中妙在虽然补气，营药实多。桂枝虽然卫药⑯，营中之卫药也，不似补中益气之升、柴纯然走卫矣。建中得阳卦多阴、阴卦多阳之妙，补中益气何足以语此！故建中可以久服，补中益气断不可多服也。妇人虚劳门中之新绛旋覆花汤，血药居其一，气药居其二，仍以通阳

为主。薯蓣丸阴阳平补，阳虚⑰ 居多。伤寒脉结、代，虚之极矣，复脉汤中用参、桂、姜、枣、甘草，大概可知矣。

三十、吐血论

吐血一症，有内伤，有外感；有热症，有寒症；有气病，有血病。今人见血投凉，见血补阴⑱，相习成风，南北一辙。经谓阳络伤则血上溢。其伤络者，岂尽阳邪哉？如君相两火司令，与风温、温热三阳实火吐血，固系阳邪，自宜凉润，且用苦寒⑲。若怒郁胁痛咳血，则属阴邪，非温络不可。痰饮震动肺络咳血，脉

---

① 至于一朝：沈校本作"凡"。
② 行：底本作"云"，据沈校本改。
③ 十居八九：沈校本作"多"。
④ 伤阳益甚矣：沈校本作"伤阳者，更多而又多矣"。
⑤ 而死：沈校本作"暴死"。
⑥ 群殴……孰重：底本无，据沈校本补。致命，原作"制命"，据意而改。
⑦ 仍……计也：沈校本作"须知仍为恋阳起见"。
⑧ 析薪：劈柴。
⑨ 芤：底本为"虚"，据沈校本及《金匮》改。
⑩ 芤则……为寒：底本无，据沈校本补。
⑪ 寒：底本作"弦"，据沈校本及《金匮》改。
⑫ 大则……主之：仲景《金匮要略》谓："脉弦而大，弦则为减，大则为芤，减则为寒，芤则为虚，虚寒相搏，此名为革，妇人则半产漏下，男子则亡血失精。虚劳里急……小建中汤主之。"又谓："虚劳里急，诸不足，黄芪建中汤主之。"可见吴鞠通在此只是引用仲景大意，并非原文。
⑬ 非伤阴也哉：沈校本作"阴伤甚矣"。
⑭ 脾胃健旺：底本无，据沈校本补。
⑮ 岂浅学所知哉：底本无，据沈校本补。
⑯ 卫药：沈校本作"走卫"。
⑰ 虚：沈校本作"药"。
⑱ 投凉……补阴：沈校本作"非投凉，即滋阴"。
⑲ 自宜……苦寒：底本无，据沈校本补。

洪大者，用石膏、茯苓皮之类①；脉弦细者，则用干姜炭、广皮炭矣。若气不摄血，脉芤者，急急峻补阳气，如独参汤之类犹恐不及，岂② 可用寒凉与补阴哉？吐血之症，有吐血，有咳血，有呕血；有肺血，有胃血，有肝血，有肾血，有冲脉上冲之血。心血见则必死。须分别治之。何者当温经，当③ 补阳，当通络，当补络，当补阴④，当泻火，当清金，各有调⑤ 理，岂一犀角地黄汤可以了事哉？

三十一、便血论

便血一症，今人舍槐花、地榆、生地⑥、丹皮，无二法焉⑦。《金匮》明分远血、近血⑧。先血后粪曰近血，乃大肠湿热，治以当归散；先粪后血曰远血，乃小肠寒湿，治以黄土汤。黄土汤中用附子峻温之⑨。即或先后难辨，总有色脉可凭⑩，岂可一概寒凉⑪ 哉！更有粪之先后俱见血者，当从远血例治⑫。

三十二、溺血论

溺⑬ 血一症，今人概用导赤散，不知此症肝郁最多，当活肝络。其所以当活肝络之故，盖由⑭ 饮食入胃，取汁变化而赤是谓血，心主之，脾统之，肝藏之，由肝下注冲脉，肝郁则血瘀滞，血瘀滞则失其常行之路，非吐血、咳血，则溺血矣。不吐、不溺，其胁⑮ 必痛甚。皆以活肝络为要。主⑯ 在诊病时，问其曾有怒郁否，或肝络⑰ 所行之道有痛楚否。其脉必弦甚，或微数，或竟不数。导赤法即不合。盖肝藏血，肝病则疏泄太过，由冲脉而注前阴。若女子崩症，亦多有因肝郁而得者，女子更以肝为先天也。予素治溺血，用新绛旋覆花汤合缪氏法苏子降气

汤、虎杖散法，应手而效不一矣，敢以质之同志⑱。

三十三、小便论

小便不通或淋，今人概用五苓、八正，不知有病在溺管者，有病在精管者。如⑲ 病在精管，岂通膀胱之腑所能效哉！当通阴络。怒郁溺不通者，亦当通阴络。按小便之不通，有肺病，盖肺主天气，又肺为人身之橐钥⑳，此气一鼓，则周身之气运动，肺家有病，则周身之气呆钝㉑。盖物之无肺者不溺，当开肺痹。亦有小肠结者，当㉒ 极苦以通火腑。更㉓ 有极怒而大小便俱闭者，亦当极苦以通小肠。此

---

① 之类：底本无，据沈校本补。
② 岂：底本作"尚"，据沈校本改。
③ 当：沈校本于此前及后面每一"当"前均有"何者"二字。
④ 补阴：沈校本作"滋水"，且在"当泻火"之后。
⑤ 调：沈校本作"条"。
⑥ 生地：沈校本无。
⑦ 无二法焉：沈校本作"别无他法"。
⑧ 分远血、近血：沈校本作"有近血、远血之分"。
⑨ 黄土汤……温之：沈校本作"黄土汤中重用熟黄土以燥之，用术、附峻温之"。
⑩ 即或……可凭：底本无，据沈校本补。
⑪ 一概寒凉：沈校本作"概以凉润"。
⑫ 更有……例治：底本无，据沈校本补。
⑬ 溺（niào）：同"尿"。
⑭ 盖由：沈校本作"经云"。
⑮ 胁：底本作"肝"，据沈校本改。
⑯ 主：沈校本作"全"。
⑰ 络：沈校本作"经"。
⑱ 导赤……同志：底本无，据沈校本补。
⑲ 如：底本无，据沈校本补。
⑳ 橐钥（tuó yuè）：即橐籥（yuè），古代冶炼用以鼓风吹火的装置，好象现在的风箱。
㉑ 盖肺……呆钝：底本无，据沈校本补。
㉒ 当：底本作"盖"，据沈校本改。
㉓ 更：底本无，据沈校本补。

胆病也，胆无出路，借小肠以为出路。小肠火腑，非苦不通。

三十四、大便论

大便不通一症，今人概以大黄下之。按肺与大肠相表里，开肺痹即所以开大肠之痹。有因感受燥金之气而寒[1]闭者，非巴霜温[2]下之不可。疝瘕大便闭，亦同上[3]温下法，盖疝[4]瘕即燥金之气所结而成者也。有燥气化火，或脏气本干燥者，则当用甘润法。有幽门血分不通者，则当用东垣通幽法。有痰饮，津液不行大肠而便闭者，则当用杏仁、枳实、陈皮、半夏，以通幽门气分，使津液下行。怒郁则用芦荟、胡连、龙胆草，极苦通小肠。惟[5]阳明腑实，方用承气[6]。

三十五、头痛论[7]

头痛一症，今人概用羌活、藁本、蔓荆子之通太阳者治之，此外绝无他法。不知有太阳头痛，有阳明头痛，有少阳头痛此系外感，怒郁少阳偏头痛此系内伤，厥阴头痛，阳虚头痛，阴虚头痛，胆移热于脑而成鼻渊，头亦晕痛，怒郁上冲满头痛，风袭太阳之络久头痛，各宜分别治之，稍不清楚，则不见效。若真头痛，一痛即死，无可治也，与真心痛同例。

头晕一症，阴虚者多，今人概认为风。即肝风内动，亦系阴虚之故，乃上盛者下必虚也，非外风也。有产妇头晕，治以补阴者；有痰饮头晕，治以半夏者；有水饮头晕，治以泽泻散者；有中虚头晕，治以实土治风法，用天麻者；有暑盛头晕，治以辛凉者；有过天君头晕，治以补心体者。《金匮》凡言冒，兼言眩冒者，皆头痛[8]也，岂尽风哉？今人不但以头

晕为风，且以天麻为风药，甚属可笑。按天麻为赤箭之根，气味甘平属土，形如芋魁，有游子十二枚周环之，以仿十二辰，应六气之司天。天麻如皇极居中，得气运之全，为补土之圣药。惟赤箭辛温属金，金能制风木耳[9]。

三十六、经闭论

经闭一症，俗名干血痨[10]，今人概用四物、八珍、当归养营之类。不然则用三棱、莪术、大黄、桃仁，大攻大伐，以致不起者，不可胜数。经谓：二阳之病发心脾，男子不得隐曲，女子不月。男子不得隐曲者，盖阳明主约束筋骨而利机关，阳明虚则筋骨无以约束而机关不利矣。故经谓诸痿独取阳明。女子不月者，中焦受气，饮食入胃，取汁变化而赤是谓血，心主之，脾统之，肝藏之，由肝下注冲脉，冲脉满则月事以时下矣，兹阳明虚，饮食少，血无以生，月事从何而来？故调经先以胃气为本[11]，次以条[12]畅肝气为主，盖女子以肝为先天也。如肝胃无病，方责下焦，或通或补[13]，视其病之虚实。

---

① 寒：沈校本作"塞"。
② 温：底本无，据沈校本补。
③ 同上：沈校本作"用"。
④ 疝：底本作"燥"，据沈校本改。
⑤ 惟：底本无，据沈校本补。
⑥ 承气：沈校本于此后有"法"。
⑦ 头痛论：沈校本作"头痛头晕论"。
⑧ 头痛：疑为"头晕"。
⑨ 与真心痛……风木耳：底本无，据沈校本补。
⑩ 痨：沈校本作"劳"。
⑪ 本：沈校本作"要"。
⑫ 条：沈校本作"调"。
⑬ 补：沈校本于此后有"亦当"二字。

三十七、中风论

中风症，古①人有真中、类中之分。类中者，《灵枢》谓之痱中，本实先拨之症，外形必缓纵。虚在下焦血分者，多现于左；虚在中焦气分者，多现于右。亦有不尽然者。合之色、脉、饮食、起居，自无难辨。再见内风掀动之象，乃肾虚无以养肝，孤阳独上，有乙癸同源治法②。土虚肝侮，亦有内风掀动之象。盖土之与木也，一胜则一负，有实土制风法、建金制木法。若真中风之症，外形必拘挛。六淫之邪，无不可中，古以中风名者，六淫之邪，非风无由得入，盖风为百病之长也。讲求六气不透彻清楚，断不能识中风也。凡缓纵之虚症，宜以痱中之法治之；若拘挛之实症，除中脏不治外，当察其所感何气，所中何经，分别治之③。仲景于中风门中加"有痹症"三字，何也？痹症本与中风一类，最似中风④，先师恐学者误以痹症为中风，故特提出曰"有痹症"也。盖痹症即中风而未⑤伤及脏腑也，但以治痹之法治之即愈，不必诛伐无过之脏腑也。今人概用攻风劫痰⑥何哉？

三十八、外感总论⑦

今人不明六气皆能为病，见外感皆曰伤寒，而悉以治伤寒之法治一切外感。不知伤寒由表及里，其来之渐，非至脏不死。经谓伤寒者皆热病之类也，热虽甚不死。其两感于寒者，必不免于死。盖两感者，一日太阳受之，即见少阴症也。少阴者，脏也。经又谓脏病者半死半生也。若温热暑湿，过卫入营，肺主卫，心主营，入营则近于心胞矣。经谓谵语癫狂者死。肺也，心也，皆脏也，是温暑初起，即入

脏矣。温伤太阴，太阴亦脏也。燥金克木，木系厥阴经，乃脏之尽头也，较之伤寒岂不速而又速哉？虽燥金亦有伤表之症，但伤里者多，以金性沉着之故。燥金入里，木病必克土，土病则呕吐、泄泻之症蜂起矣。经谓燥极而泽。又谓阳明之上，中见太阴。又谓阳明从中治。盖谓此也。大抵经络受邪入脏腑，其来也渐；九窍受邪入脏腑，其来也顿⑧。渐之病，犹可截其前路，不使之进；顿之病，必须急护脏嘉⑨，速度⑩之退也。

三十九、溢饮水肿⑪论

溢饮、水肿、蛊⑫胀，三者相似，而实大有区别。今人悉以五皮、五苓、八味从事，而用八味者最多。不知八味摄少阴，柔多刚少，专为妇人转胕而设，并非肿胀门中本⑬方也。考古止有内饮用之。《金匮》治溢饮，主以大、小青龙。盖有脉弦紧为寒，主以小青龙之姜、桂；脉洪⑭大，兼热，则非大青龙之石膏、杏仁不可。《内经》于水肿、蛊胀，峙立三法：一曰开鬼门，二曰洁净腑，三曰去陈莝⑮。《金匮》有风水、皮水、石水、黄

① 古：底本作"中"，据沈校本改。
② 再见……治法：底本无，据沈校本补。
③ 凡缓纵……治之：底本无，据沈校本补。
④ 本与……中风：沈校本作"形与中风相似"。
⑤ 未：底本作"非"，据沈校本改。
⑥ 劫痰：沈校本于此后有"之剂"二字。
⑦ 外感总论：底本无此篇，据沈校本补。
⑧ 顿：迅速，立刻。
⑨ 脏嘉：疑为"脏真"之误
⑩ 度（duó）：设法
⑪ 水肿：沈校本此后有"鼓胀"二字。
⑫ 蛊：沈校本作"鼓"，下同。
⑬ 本：沈校本作"主"。
⑭ 洪：沈校本作"弦"。
⑮ 去陈莝：沈校本作"去陈菀"。

汗之分。又总论之曰：腰以上肿当发汗，腰以下肿当利小便。《素问》有病始于上而盛于下者，先治其下，而后治其上之明文①，今人概不之讲，而一以八味了事，人命其何堪哉！大抵溢饮必兼咳嗽②；水肿色白，腹无青筋；蛊胀色赤，腹有青筋如虫纹③，形似水蛭。水肿，《内经》所谓太阴所至，发为膜胀；蛊胀，《内经》所谓厥阴所至，发为膜胀也。单腹胀亦厥阴病，但与开郁，不必利水。余此论不过指出今医④之病，略举其大纲，本非全书⑤，未及尽言⑥，学者当于古训求之，意外悟之⑦。

四十、午后发热论

午后身热，今人金以为阴虚，大剂补阴，愈补愈剧，至死不悟。盖阴虚身热，原在午后。要知阴邪自旺于阴分，亦午后身热也。如伏暑、燥症、温疟⑧、湿中生热、瘀血作烧、幼孩食积夜热之类，皆阴邪自旺于阴分，最忌阴柔滋腻。大抵阴邪之午后暮夜发热，五更必有微汗而解；此汗今人皆指为盗汗。虚劳⑨午后暮夜发热⑩，必无汗而自解。再合之色、脉、他症、舌苔、饮食嗜好，自无难辨者矣。

四十一、癥瘕论

今人治癥瘕，概以三棱、莪术、归尾、红花攻瘀之阳⑪药治之，断不能见效。不但不效⑫，攻之过急，且有癥散为瘕⑬之患。按癥瘕属金，坚刚牢固，深藏在下，非缓通络脉之丸药如化癥回生丹之类朝夕渐磨不可。盖汤者，荡也，其力甚猛，宜新病，不宜久病，宜上中焦，不宜下焦。延医者见其十数日不效⑭，则以为医不能治，而更医矣，功安在哉？丸者，缓也，既不伤正，渐磨锢疾，假以时日，三月不化至五月，五月不化至年余⑮。余治癥瘕，有三五月即化者，有三四⑯年而后化者。若用汤药，何能候至三四⑰年哉！虽体强气壮之人，有攻之立效者，不可为常也。设散为蛊，责有攸⑱归。经谓大积大聚，衰其大半而止。其谨慎为何如哉⑲！

四十二、噎㉑食论

噎食之为病，阴衰于下，阳结于上。有阴衰而累其阳结者，治在阴衰；有阳结而累及阴衰者，治在阳结。其得病之由，多由怒郁日久，致令肝气横逆，或酒客中虚，土衰木旺。木乘脾则下泄，或嗳气㉑。下泄久则阴衰，嗳气久则阳结。嗳气不除，久成噎食。木克胃则气上阻胸，

---

① 又总论……明文：底本无，据沈校本补。
② 嗽：底本无，据沈校本补。
③ 如虫纹：沈校本作"纹似虫"。
④ 今医：沈校本作"医者"。
⑤ 本非全书：沈校本无。
⑥ 未及尽言：底本无，据沈校本补。
⑦ 意外悟之：沈校本无。
⑧ 温疟：沈校本作"湿症"。
⑨ 劳：沈校本作"痨"。
⑩ 发热：沈校本此后有"瘀血作烧，食积发烧，非由外感而来"。
⑪ 阳：沈校本作"汤"。
⑫ 断……不效：沈校本作"断难尽效"。
⑬ 癥散为瘕：沈校本作"癥瘕散为蛊"。
⑭ 数日不效：沈校本作"数剂无功"。
⑮ 三月……年余：沈校本作"三月、五月，甚至年余"。
⑯ 四：底本无，据沈校本补。
⑰ 四：底本无，据沈校本补。
⑱ 攸：所。
⑲ 虽体强……何如哉：底本无，据沈校本补。
⑳ 噎：底本作"嗌"，据沈校本改。
㉑ 木乘……嗳气：沈校本作"木乘脾土，非下泄，即嗳气"。

食不得下，以降逆镇肝为要。其夹痰饮而阳结，则善呕反胃，一以通阳结、补胃体为要。亦有肝郁致瘀血，亦有发瘕致瘀血，亦有误食铜物而致瘀血者。虽皆以化瘀为要，然肝郁则以条畅木气，兼之活络；肝逆则降气镇肝；发瘕须用败梳菌；铜物须用荸荠汁，用各不同①。若②病在上脘，丝毫食物不下者，非吐不可。亦有食膈，因食时受大惊大怒③，在上脘者吐之，在中下脘者下之。云岐子九法，一以劫法、下法为主，未免纯用霸气④，喻氏斥之诚是。然亦间有应用其法者，不可一概抹杀。再如单方中之咸韭、菜卤之治瘀血，牛乳之治胃燥，五汁饮之降胃阴，牛转草之治胃槁，虎肚丸之治胃体弱，狮子油之开锢结，活鹅血之治老僧打坐、精气不得上潮泥丸宫而成舍利，反化为顽白骨而结于胃脘，盖鹅血纯阴，能化纯阳之顽结也，狗尿粟⑤、狗宝以浊攻浊，而又能补土，不可胜纪。何今人非用枳、朴伤残，则用六味之呆腻，余概不闻⑥哉！

四十三、痿痹论

近医之病，见痿痹皆云血虚，悉从丹溪之说，用六味等阴柔，恣意补阴。古人谓痿痹为躯壳病，有终身之累，无性命之忧。可见痿痹不死病也。若久用阴柔，与寒湿相搏，固结而不可解，其胃气必伤，土恶湿也，必溏泄而至于死⑦。俗谓湿热归脾⑧，若用汤⑨药补气，固住湿热，必成湿痰流注而死。《金匮》水气门中久不愈必致痈脓，即此义也。吾见屡矣，悲夫！

四十四、自汗论⑩

自汗不止，今人悉用黄芪、浮麦，其

他法概不知之。按伤寒漏汗，治以桂枝加附子汤；中风自汗，治以桂枝汤；风温自汗，治以辛凉，佐以苦甘，如桑叶、连翘之类；中暑自汗，治以白虎，狂汗不止，脉芤者，加人参，亦有用生脉散处；阳虚自汗，轻则用人参、黄芪，重则用桂、附、术、甘；肺虚自汗，用沙参、麦冬、五味子、桑叶之类；心虚自汗，用秋小麦、人参、柏子仁⑪、龟板之类，重者用龙骨牡蛎救逆汤；按小麦备四时之气，种于秋而成于夏，故走心经。种于秋，得秋金收敛之气。初生之皮，纯得秋金之气。以秋小麦洗净，药煎半熟后入小麦，则皮之味恒多。重在用皮收敛，亦取其成在夏而入心也。古时用法如此，今人皆用浮小麦。按浮小麦有二种：一则生时未曾结实，自己得气不足，焉能治人？一则入仓以后，湿热生虫，有病之物，又乌可以治人之病哉⑫？阴虚不受阳纳自汗即⑬盗汗，治以介属潜阳，大固肾气；湿家、燥家自汗，均以护阳为主；痰饮咳嗽自汗，即用发汗之麻黄，单用其根，以收太阳归缩之气。诸如此类，随症而施，可以类推⑭。

---

① 汁……不同：底本无，据沈校本补。
② 若：底本无，据沈校本补。
③ 怒：沈校本作"恐"。
④ 气：沈校本作"道"。
⑤ 狗尿粟：沈校本作"狗屎"。
⑥ 余概不闻：底本无，据沈校本补。
⑦ 必溏……死：沈校本作"必溏泄不食而死"。
⑧ 俗谓湿热归脾：底本无，据沈校本补。
⑨ 汤：沈校本作"阳"。
⑩ 自汗论：沈校本作"收汗法论"。
⑪ 仁：底本无，据沈校本补。
⑫ 按小麦……病哉：底本在"炳章按"中，个别词句与此稍有出入。
⑬ 即：沈校本作"俗谓之"。
⑭ 诸如……类推：底本无，据沈校本补。

四十五、幼科论

儿科三大症，急惊、慢惊、疳疾①是也。俗谓②急惊者，《内经》所谓少阳③所至为瘛疭也，多得之风、火、暑三种阳邪，与汗出过多、本脏自病，法宜辛凉与补阴④。俗谓慢惊者，《内经》所谓太阳所至为痉是也，多得之湿、燥、寒三种阴邪，又有呕吐、泄泻、饮食内伤，法宜温脾阳⑤。疳疾多由于饮食伤脾，亦有思乳思母，肝郁而成者，法宜温宣中焦，兼之芳香开郁，亦有杀虫者。痘症从内发，癍疹系温邪，最忌发表，今人必与表药。治痘症必备四时之气，且前清后温，先泻后补，如制艺中之截搭题法居多。亦有纯系虚寒，始终用保元、异功者；亦有枭毒大热，始终用石膏、大黄者，断不可拘于一格⑥。今人偏于寒凉攻下，急惊亦与发表，慢惊仍用寒凉，疳疾则恣用苦寒，民岂堪命哉！余详《温病条辨·解儿难》中。

四十六、用药分量论

用药分量，有宜多者，少则不效。如温暑⑦、痹症、痰饮，脉洪者，用石膏每至数斤、数十斤之多，是其常也。乙酉年⑧，余在浙江绍兴治赵大兄⑨伏暑痰饮，发则⑩大喘，每剂用石膏⑪，必以半斤、一斤之多，而后喘得少减。连用七八剂，或十数剂，而后喘定。迟数日又发，脉必洪大。期年之间，用至一百七八十斤之多，而后大愈，是其变也。有宜少者，万不可多用。如寒、燥门之用蟾酥，瘀血门中之用皂矾。蟾酥犹可入丸药，皂矾止入外科⑫丹药，丸药中亦不能用。汤剂中用新绛纱，用染匠之巧法，皂矾在几微

之间，稍多则染成元青矣。奈纪晓岚先生《阅微草堂笔记》中云：乾隆癸丑春夏间，京中多疫，以张景岳法治之，十死八九，以吴又可法治之，亦不甚验。有桐城一医，以重剂石膏治冯鸿胪星实之姬人，见者骇异，然呼吸将绝，应手辄痊。踵其法者，活人无算。有一剂用至八两，一人服至四斤者。虽刘守真之《原病式》、张子和之《儒门事亲》专用寒凉，亦未敢至是，实自古所未闻矣。考喜用石膏者⑬，莫过于明·缪仲淳，名希雍，天崇间人，与张景岳同时，而所传各别。本非中道，故王懋竑《白田集》有石膏论一篇，力驳⑭其非。不知何以取效如此。此亦五运六气适值是年，未可执为定例也。按先生深恶讲学家之拘执，先生何尝不是讲学家习气！皆识不卓之故耳。前云⑮桐城医重用石膏治冯姬之病，见者骇异，然呼

---

① 疾：底本作"症"，据沈校本改。
② 谓：底本作"论"，据沈校本改。
③ 少阳：沈校本作"少阴"。
④ 阳邪……补阴：沈校本作"阳邪，法宜辛凉清肺，兼走少阳之络。汗出过多，本脏自病，法宜补水配火而泻木。如神昏谵语，则兼清心胞"。
⑤ 阴邪……温脾阳：沈校本作"阴邪，为色青、腹痛、呕吐、泄泻等症。又有饮食内伤，皆宜温脾阳"。
⑥ 且前清……一格：底本无，据沈校本补。
⑦ 温暑：沈校本作"暑温"。
⑧ 乙酉年：底本无，据沈校本补。
⑨ 余……大兄：沈校本作"予在绍兴治一友，久患误补之"。
⑩ 发则：底本无，据沈校本补。
⑪ 用石膏：底本无，据沈校本补。
⑫ 外科：底本无，据沈校本补。
⑬ 者：底本无，据沈校本补。
⑭ 驳：枕校本作"辨"。
⑮ 按先生……前云：沈校本无。

吸将绝，应手辄瘥等论①，是何足奇？余治西人李姓布贾②热病，大热大渴，周身纯赤，一夜饮新汲凉水至二三担之多，汗如雨下，谵语癫狂，势如燎原，余用石膏，每剂先用八两，后加至十二两，后加至一斤，后早晚各服一剂，每剂煮六碗，一时服一碗，间服紫雪丹、牛黄丸。紫雪共用二③三两之多，牛黄丸共用至二十余丸④之多。鏖战十数日之久，邪之大势方解。继清余邪，石膏每帖仍用四两，六七帖之后，方能脉静身凉。他多类似，不能尽述，半载余医案中。盖药之多寡，视病之轻重也。又云：刘守真、张子和专用寒凉，亦未敢至是，实自古所未闻矣。斯未读古书之故也。按张仲景《伤寒论》中白虎汤，石膏本系半斤，别本有一斤者。即汪讱庵《医方集解》中白虎汤，用石膏亦系半斤。《金匮要略》木防己汤中，石膏用鸡子大十二枚。或云：汉朝戥⑤量本小，照今时不过二六⑥扣耳。按汉时戥量本小，汉时鸡子亦小于今乎？又云：考古喜用石膏者，莫过于明·缪仲淳，本非中道。是未闻道之言也⑦。试问中道何以定哉？盖中无定体，病轻药重为不中，病重药轻亦为不中；病浅药深为不中，病深药浅亦为不中；味厚气盛之药，多用为不中；味淡气薄之药，少用亦为不中。石膏质坚汁少⑧，气薄味淡者也，古皆重用，何缪仲淳为本非中道也哉？自王懋竑《白田集》石膏论力辩⑨其非，亦系未闻道之下士，固不足论⑩，何足为据？桐城医以秉辛凉金气、金水相生之石膏，以复太阴之金体、阳明之金用，制木火有余、火来克金之温病，救化源之绝，此所以取效如神，实系天经地义之定例，何云未可执为定例也？近时苏州医用甘草必三五分，余药皆五七分，至一钱即为重用，何病可治？此故用少之过也。本京有

某砂锅之名，用大刚大燥，皆系八两、十两，一剂有用至数十两者；幼科用归宗法者⑪，十日以外，咬牙寒战，灰白塌陷者，仍用大黄、石膏至一二⑫斤之多，人命岂何堪哉⑬？此误用多之过也。

四十七、柴胡医劳病论

柴胡非医痨损⑭药也。宋元以来，多有以柴胡退痨⑮损之午后身热。《本经》称其主心腹胀、胃中结气⑯、饮食积聚、寒热邪气，并无治虚损之明文。汪讱庵《本草备要》中则称其治虚劳肌热⑰，并引李时珍之言曰：劳有五，若劳在肝、胆、心、心包⑱，有热，则柴胡乃手足厥阴、少阳必用之药；劳在脾胃，有热，或阳气下陷，则柴胡为升清⑲退热必用之

---

① 治冯姬……等论：沈校本作"治冯病，呼吸将绝，应手辄瘥，踵其法者，活人无算。有一剂用至八两，一人服至四斤者"。

② 布贾（gǔ）：卖布的商人。

③ 二：沈校本作"至"。

④ 二十余丸：沈校本作"三十余粒"。

⑤ 戥（děng）：古代称量药物、金银等所用的小秤。

⑥ 二六：沈校本作"六二"。

⑦ 是未闻道之言也：沈校本无。

⑧ 质坚汁少：底本无，据沈校本补。

⑨ 辩：沈校本作"辨"。

⑩ 亦系……足论：沈校本作"皆不知医者所论"。

⑪ 用归宗法者：沈校本作"用归宗汤治痘症"。

⑫ 一二：底本作"三"，据沈校本改。

⑬ 人命岂何堪哉：沈校本作"死而后已"。

⑭ 痨损：沈校本作"劳病"。

⑮ 痨：沈校本作"劳"。

⑯ 心腹……结气：沈校本作"心腹肠胃之结气"。

⑰ 热：底本作"肉"，据沈校本改。

⑱ 心、心包：沈校本作"心之胞络"。

⑲ 清：沈校本作"阳"。

药；惟劳在肺、肾者，不可用耳[1]，寇氏一概摈斥，殊非通论。按李时珍一生学问，博而不精，汪氏为其所惑，反怪寇氏之不通。呜呼冤哉！盖汪氏只于纸篇上用工夫，并未将自己之心识对着病人之病机上用工夫。井蛙之见，简陋之书，读之愈多，贻害愈甚[2]。按柴胡之妙，其芳香之气，从土中上透云霄，凡外感陷症，非此不可。湿、燥、寒三者阴邪，用处最[3]多；风、火、暑三者阳邪，即断不可用。惟伏暑系陷伏之症，借以升提，俾邪从中土之下，上升外出。若劳损断不可用者也。按经谓阳虚生外寒，阴虚生内热。其热也，由于阴虚，尚可再用升提，使下竭上厥哉？或曰：古人以柴胡治劳热，倘不见效，必不敢笔之于书，子何以不敢从其说哉[4]？曰：是有若大分别，从古糊涂，至今而莫之辨也。《中庸》曰：明辨之，而后可以笃行之[5]。盖阴虚者，午后身热，至子、丑而自退，人所共知；阴邪与陷下之邪亦午后身热，至子、丑而解，余《温病条辨》中谓阴邪自旺于阴分，则人皆不知也。其几微[6]之辨，在退烧之际，劳病多无汗而热自退，阴邪、陷症退热时，必微微汗出也。前人所治之劳热，非真[7]劳也，乃[8]阴邪与陷症也。以其外形午后发热与劳病[9]相似，混而同之，真以为柴胡退劳损热矣，误人不浅。若真阴虚之暮热而用柴胡，不死不止[10]。

四十八、产后恣用归芎论

产后之血[11]，大概有三：有瘀滞[12]而痛者，有络虚而痛者，有不寒不热，不虚不实，不必用药[13]者。此中惟瘀血作痛、儿枕痛者，可用[14]归芎。有[15]瘀血上攻，归芎且不作用[16]，必用回生丹，取其内有食血之虫，飞走有情，加醋制大黄[17]，急

破其瘀，缓则有性命之忧。若血络虚而痛者，不但不可攻[18]，且要急补络脉，如桂圆、人参之类，尚可攻哉[19]？至于无病而妄[20]用归、芎，窜其血中之阳气，不至于郁冒不止也，岂非天下本无事，庸人自扰之乎！何今人一概用生化汤，成产后印板[21]方法，是何理解？民命其何堪哉[22]？即[23]胎前保胎亦不可纯任归、芎。近日药肆中有[24]保胎无忧散[25]，一以归、芎为主。血寒者不成胎[26]，或[27]微寒而气滞血凝者，固属相宜；若血热而气滑利者，易成易堕，以禽摄阴气、峻[28]补任脉为

---

① 惟……用耳：沈校本作"若在肺肾者，绝不可用也"。

② 井蛙……愈甚：底本无，据沈校本补。

③ 最：沈校本作"甚"。

④ 子何……说哉：沈校本作"子何辟之若是"。

⑤ 从古……行之：沈校本无。

⑥ 几微：底本作"微微"，据沈校本改。

⑦ 真：底本无，据沈校本补。

⑧ 乃：底本无，据沈校本补。

⑨ 与劳病：底本无，据沈校本补。

⑩ 误人……不止：底本无，据沈校本补。

⑪ 血：沈校本作"病"。

⑫ 瘀滞：沈校本作"血瘀"。

⑬ 药：沈校本于此后有"而自愈"三字。

⑭ 可用：沈校本作"不可不用"。

⑮ 有：沈校本作"若"。

⑯ 且不作用：沈校本作"力又不足"。

⑰ 大黄：沈校本此后有"药入病所"四字。

⑱ 不但不可攻：沈校本无。

⑲ 尚可攻哉：沈校本作"尚可以归、芎攻之哉"。

⑳ 妄：底本无，据沈校本补。

㉑ 印板：沈校本作"定"。

㉒ 民命其何堪哉：沈校本无。

㉓ 即：底本无，据沈校本补。

㉔ 有：沈校本于此后有"一种"二字。

㉕ 散：沈校本于此后有"官方"二字。

㉖ 者不成胎：沈校本作"不可养胎"。

㉗ 或：底本无，据沈校本补。

㉘ 峻：底本无，据沈校本补。

㉙ 为要：沈校本作"尚恐不及"。

要^㉔，岂非见归、芎如雠寇^①乎！今人不问虚实寒热，一概施之，不识何故^②。大抵为当归生血之谬论所误耳^③。即有可用归芎之症^④，而又畏其窜阳，不如用香附、砂仁之为妙。盖归、芎止能活血通滞，不能保胎；香、砂芳香，既能通下焦之滞，又能开胃健食^⑤以养胎元，其辛窜之气较柔于归、芎远矣。香附一节一膜，深藏根底；缩砂蔤一房一膜，深藏叶底。二者均有胎包深藏之象，故亦能保胎也。再妇科胎前产后专究八脉，时人均不知之。盖八脉为生化之源也^⑥。余详《温病条辨·解产难》中。

四十九、渴证论^⑦

时人治渴，舍凉药无二法。仲景谓渴者与猪苓汤。盖肾主消渴。此渴即司马相如病消渴之渴也。病在脏，泻其腑，故以猪苓、泽泻、滑石泻膀胱，使火从水中去；而单以一味阿胶补本脏之液。此渴必饮多溺少。他如痰饮之反渴，用辛能润法。盖饮居心下，格拒心火，不得下通于肾，反来上铄咽喉，故嗌干；又格拒肾中真水，不得上潮于喉，故引外水求救之^⑧。水之不得行者，阳气郁也，若以凉药、润药治之，无不死者^⑨。今人则皆然矣。哀哉！

五十、肝郁用逍遥散论

今人见肝郁，金用逍遥散，效者半，不效者半，盖不知有仲景新绛旋覆花汤、缪仲淳苏子降香^⑩汤之妙也。盖经主气，直行，属阳，逍遥散中之柴胡，直行，为纵；络主血，横行，属阴，新绛等汤专走络，横行，为横。治肝宜横而不宜纵，盖肝之怒气直冲上行，岂可再以柴胡直性上

行者助其势乎？其间有见功者，肝喜条达故也，或有阴邪伏陷故也^⑪。肝主血，络亦主血，同类相从，顺其势而利导之^⑫，莫如宣^⑬络。再肝郁久则血瘀，瘀者必通络，岂逍遥散气药^⑭所能治乎！

五十一、升阳散火论

"升阳散火"四字，一联而下，绝^⑮解不通。盖阳升则火愈炽，火性炎上，是其理也^⑯。若真正火症，如何可以升阳治之哉？唐以前无是法，宋元以后，此法盛行。瑭思维数十年，不解其故，以为总无是理，必无^⑰此事。古人未必安心害人^⑱，必其用之得效，而后立法相传。近年以来，下元甲子兑七宫用事，燥金之症颇多。燥金本寒标燥，颇似火症^⑲，烦躁不宁，身热如火。若燥金之脉，本弦短而涩，格阳者，反洪大数实，纯似火症之脉。感燥表里兼受，受邪太重者，必格

---

① 如雠寇：沈校本作"动血如仇"。
② 不识何故：沈校本无。
③ 大抵……误耳：底本无，据沈校本补。
④ 之症：底本无，据沈校本补。
⑤ 食：沈校本作"脾"。
⑥ 再妇科……源也：底本无，据沈校本补。
⑦ 渴证论：沈校本作"渴论"。
⑧ 引外水求救之：沈校本作"饮水求救，愈饮愈渴"。
⑨ 无不死者：沈校本作"日久阳灭必死"。
⑩ 香：沈校本作"气"。
⑪ 或有……故也：底本无，据沈校本补。
⑫ 顺……导之：沈校本作"因势利导"。
⑬ 宣：沈校本作"走"。
⑭ 气药：沈校本作"走气之药"。
⑮ 绝：沈校本作"颇"。
⑯ 是其理也：沈校本作"如何能散"。
⑰ 无：沈校本作"有"。
⑱ 古人……害人：沈校本作"宋元后人虽学术不精，岂真安心害人"。
⑲ 火症：沈校本此后有"始解其故"。

阳。格阳者，纯似火症[1]，非用升[2]阳药不可。盖前人误认燥为火也[3]。见腹痛、胸胁痛、瘕疝等症，又误认燥为寒也[4]。

五十二、痰饮用二冬二母六味论

黄帝问曰：肺之令人咳，何也？岐伯对曰：形寒饮冷则伤肺也。虽[5]五脏六腑俱能令人咳，外有[6]风温、温热之咳不在痰饮之中者[7]，究系痰饮[8]居多。仲景谓：病痰饮者，当以温药和之。所以必用温药者，补脾阳与三焦之火也，坎中满水，非阳气不行也。其《金匮》痰[9]饮门与咳嗽门中，金用温药，何近世一概以二冬、二母之苦寒，不然则以六味之酸甘化阴？如果肺胃燥热，用之诚善。风温、温热之咳，只用辛凉甘润，亦不用苦寒。若遇痰饮阴邪，或兼风寒及燥金本气，岂非见苦寒如雠仇乎！古人有因咳致痰、因痰致咳之辨[10]，学者不可不知。盖因痰致咳者，半日无痰绝不咳嗽。且痰饮夜咳必甚，亥、子、丑，水旺时也。其声重浊属土，饮本两太阴病也。若因咳致痰者，必无甚多痰，或稍有痰[11]，或竟无痰，唇、口、舌、面多赤色，脉多数，或舌有黄苔，或寅、卯时咳甚胁痛，为木扣金鸣之咳[12]，面色不改，舌多白[13]，脉必弦，或双弦，或单弦[14]，病至极，亦有洪大、滑数者，乃反象也，为难治[15]。阴阳现症，不可不辨。再痰饮之所以不可用一毫苦寒凉药者，经谓饮食入胃，脾气散精，上输于肺，历络[16]三焦，通调水道，下达膀胱。三焦之火不足，不能生土[17]，脾虚不能代胃行津液，遂成支饮射肺之咳。脾为太阴，饮为阴邪，弦为阴脉，脾病而现肝[18]之脉也。再投凉药或柔[19]药，岂非为贼立帜乎？吾又见有肝郁者，多兼痰

饮。盖木病必克土，克胃土则不食或呕，克脾土，不泄则咳，脾受克则失其散津[20]之职也。今人见肝郁，多用黄芩、冬、地，亦大与[21]痰饮不合。且无饮者，服久必致成饮矣。见痰[22]饮之咳，又谓为[23]劳病，恣用补阴[24]，不可为矣！

五十三、外感身热或咳金用泻白散论

泻白散，钱仲阳治小儿实热已退、虚热不除者，纳[25]气归元法也[26]。痘后无外

---

① 若感燥……火症：沈校本置于上文"身热如火"之后。
② 升：底本无，据沈校本补。
③ 盖前人……火也：沈校本作"盖前人是信燥不为病，而误认燥为火也"。
④ 见腹痛……寒也：底本无，据沈校本补。
⑤ 虽：沈校本作"盖"。
⑥ 外有：沈校本作"外感又有"。
⑦ 不……者：沈校本作"不仅痰饮一条"。
⑧ 饮：沈校本于此后有"之咳"二字。
⑨ 痰：底本无，据沈校本补。
⑩ 辨：沈校本于此后有"二语细确"句。
⑪ 或稍有痰：沈校本作"或粘沫"。
⑫ 咳：沈校本于此后有"若痰饮则"四字，与下句相连。
⑬ 舌多白：沈校本此后有"或无苔"。
⑭ 或双……单弦：底本作"或单或双"，据沈校本改。
⑮ 乃反……难治：底本作"反象也"，据沈校本改。
⑯ 络：沈校本无。
⑰ 不能生土：底本无，据沈校本补。
⑱ 肝：沈校本于此后有一"克"字。
⑲ 柔：沈校本于此后有一"润"字。
⑳ 津：沈校本于此后有一"液"字。
㉑ 与：底本作"于"，据沈校本改。
㉒ 痰：底本无，据沈校本补。
㉓ 为：底本无，据沈校本补。
㉔ 阴：沈校本于此后有"亦更"二字。
㉕ 纳：沈校本作"调"。
㉖ 也：底本无，据沈校本补。

感，气不归元者，用之诚然①。今人外感金用之，致令风寒深入肾窍②，终身不拔，为害甚多③。夫以叶氏之明，犹不知此，缘载在《金匮要略》金疮门中王不留行散下，特未之读耳。余"解儿难"中已详之矣，兹不多赘④。

五十四、眼科恣用发表苦寒论

五脏六腑之精华，皆上系于目。人之有目，如天之有日，水火之精相搏而成，皆清空之气浮而上升者也，用药岂容稍有卤莽！必⑤ 实有⑥ 外感何气，方可用外感何气之⑦ 药。必⑧ 实系实火，方可少加苦寒，亦必有甘寒监之。盖畏⑨ 其苦先入心，其化以燥也。今人不问外感、内伤，一概先用发表，继以苦寒，不瞎何待！如偏头痛有害⑩ 一目之弊，系本脏自病，少阳胆经之热，乃大用辛温⑪ 发三阳之表，继以苦寒⑫，无怪乎损目之多。余谓世无眼科，则瞽⑬ 者必少⑭。

五十五、外科恣用苦寒论

内科脏病为重，腑病为轻，外科则不然。盖⑮ 脏病传腑，出腑则轻矣；腑病传脏，入脏则重矣。外科不可轻用苦寒，畏其伤腑阳而入脏也。盖痈者，壅也；疽者，阻也。营卫不和，气血不得周流无间，而后成痈疽。再用苦寒以泄之⑯，使毒气壅滞，愈不得⑰ 调，溃烂无已，伤⑱里膜则毒侵入脏而死矣。大抵以调和营卫为第一要著。如病势沉重，非大补肾中真阳不可。盖营出中焦，卫出下焦，两肾中间之阳气乃卫气之根本也。再善治外症者，原不必令其溃脓出头，不动声色使其自化最妙。今之外科，以为不溃脓、不出头，则无功可见，只为自己取钱起见⑲，

不顾人之性命，可恨之极⑳。使之出头甚易，既使之出，又不能收，日久气血耗散，虽有善收口者，亦无如之何矣！再有不善脱腐，腐不尽而骤收之，收后必再发，屡发屡收，成坏疮矣。哀哉㉑！

五十六、痘科恣用苦寒论

《大学》注云：是则偏之为害，而家之所以不齐也。岂必齐家为然哉？天下万事莫不因偏而坏。余前云医必备四时之气而后可㉒。近代著痘科书者，多主寒凉。考㉓ 归宗一法，其源出于胡氏，继有费建中《救偏琐言》。归宗特寒凉攻伐枭毒之一法而已。费氏之书，名曰"救偏"，

---

① 然：沈校本作"善"。
② 风寒深入肾窍：沈校本作"风邪内引，深伏肾窍"。
③ 甚多：沈校本作"巨矣"。
④ 特…多赘：沈校本作"得未之读耶？予著《解儿难》已详述之矣"。底本"赘"作"赞"，据意而改。
⑤ 必：底本无，据沈校本补。
⑥ 有：沈校本作"知"。
⑦ 之：沈校本于此后有一"方"字。
⑧ 必：底本无，据沈校本补。
⑨ 畏：底本无，据沈校本补。
⑩ 害：沈校本作"损"。
⑪ 乃大用辛温：沈校本作"如以大辛大热"。
⑫ 苦寒：沈校本此后有"不知苦先入心，其化以燥，愈燥，愈赤，愈痛"。
⑬ 瞽（gǔ）：瞎。
⑭ 余谓……必少：沈校本无。
⑮ 则……盖：沈校本无。
⑯ 泄之：沈校本作"凝滞阳气"。
⑰ 得：沈校本作"通"。
⑱ 伤：沈校本作"内传"。
⑲ 只为……起见：沈校本作"只顾自己图利"。
⑳ 可恨之极：沈校本作"可痛！可恨"。
㉑ 哀哉：沈校本作"若火毒之当用苦寒凉药者，非大症也，人易知之"。
㉒ 大学……后可：沈校本无。
㉓ 考：底本作"至"，据沈校本改。

盖救浅学者单主陈文中温补一法、有春夏而无秋冬之偏。寒凉则有秋冬而无春夏，又乌足以成岁哉[1]？余《温病条辨·解儿难》中辨之最详，不赘。

五十七、《医方集解》不通咸宗之论

子舆氏[2]谓：杨墨之道不熄，孔子之道不著。唐以后医道之坏极矣。先是唐末五代之际，医者率用毒药，不能对准病情，伤人实多，以致有《雷公炮制》[3]《和剂局方》之设，将毒药之方俱收入禁方，此医道之一坏也。继则代有名医，如东垣、丹溪、河间[4]辈，各以一偏之见，各立门户，以成一家之名，又一坏也。下而[5]明季，陶氏六书之作，混六气俱曰伤寒[6]，笼统立方，笼统治病，世咸宗之，乐其简便，又一大坏也。至汪讱庵《医方集解》一出，家弦户颂[7]，乐其简便，若以之治病，鲜有不杀人者。其补剂首选一方，曰六味地黄丸，补阴者也，反将小建中、黄芪建中、当归建中，附于桂枝汤表剂之下。阴阳倒置，莫此为甚[8]。其赞六味丸也，妙不可言；其于建中也，无一言发明[9]。是使天下重地而轻天，有母而无父，有秋冬而无春夏。呜呼！可哉？不知六味丸本钱仲阳幼科门中存阴退热法也。自丹溪专主补阴，唱之于前，薛立斋、赵养葵、汪讱庵等众，和之于后，而生民之祸极矣。讱庵于三黄石膏汤下云：治伤寒、温毒表里俱热。夫以表里俱热之温毒，而可以麻黄、豆豉，合生姜、大枣，辛甘化阳[10]，大助其表里之热哉？又五黄散下云：治伤寒表症，又治内伤生冷、脚气、疟疾等症[11]，又治妇人经水不调。其总论曰：此阴阳表里通用之剂也。夫表里阴阳，正相反者也，有一方而可以

统治之理乎？虽以仲祖之贤，其曰：表急，急当救表；里急，急当救里。其于表里阴阳，分之最悉[12]。若一方可以统治，医道不难矣，仲景当日何必至再至三分析表里乎！其于九味羌活汤下云[13]既治伤寒，又治伤风。而[14]仲景谓风家表虚，寒家表实，细立桂枝、麻黄两法，岂可俱以羌活一方治之乎[15]？既治风与寒矣，又治温病、热病，夫伤寒，阴邪也，温与热，阳邪也，岂可[16]均以羌活发太阳之阳统治之乎？他如此类甚多，不及弹述。其不通，彼不自知也。若自知，必不笔之于书矣。后人宗之，转相仿效，生民之祸，何日已哉？不通之书，不止此一种，惟此种最行于世，余目击神伤，不得不起而辨[17]之，获罪无所逃也[18]。

---

[1] 寒凉则……岁哉：沈校本作"费氏又偏于秋冬而无春夏，其失一也"。

[2] 子舆氏：沈校本作"孟子"。

[3] 雷公炮制：沈校本无。

[4] 东垣……河间：沈校本作"李东垣、朱丹溪、刘河间"。

[5] 而：沈校本于此后有"至于"二字。

[6] 混……寒：沈校本作"混合六气，均曰伤寒"。

[7] 家弦户颂：沈校本作"家语户诵"。

[8] 莫此为甚：沈校本作"表里不分"。

[9] 无一言发明：沈校本作"默无一语，发明其妙"。

[10] 阳：沈校本于此后有"之热药"三字。

[11] 又治……等症：底本无，据沈校本补。

[12] 悉：沈校本作"细"。

[13] 云：底本无，据沈校本补。

[14] 而：底本无，据沈校本补。

[15] 岂可……之乎：底本作"而可俱以一方治之乎"，据沈校本改。

[16] 岂可：底本作"而"，据沈校本改。

[17] 辨：沈校本作"辟"。

[18] 获罪无所逃也：沈校本作"非好辨也"。

五十八、四君子汤论

举世用四君子汤，而① 不知其所以然之故。余借此一方，以开后学测古方之妙义②，又开加减去取之法③，是④ 古方皆当如是体验也。四君⑤ 为补气而设。按肺主气，补气必补肺矣。然不从肺着想，而从脾胃着想者何也？虚则补其母也，补土生金，即所以补气也。白术、炙甘草，脾经守药也。甘草纯甘，不兼他味，守中之守药也。白术兼苦而能渗湿，守中之通药也。人参、茯苓，胃中通药也。人参苦少甘多，通中之守药也⑥。茯苓淡渗而能达下⑦，通中之通药也。知此，欲单用通则去术⑧、草，单用守则去参⑨、苓，单用通中通则单用茯苓⑩，单用守中守则单用甘草，当兼用通守者，则兼用之。能合能分，能加能减，能轻能重，能暂能久，用药之能事毕矣。补土必兼渗湿者，土最受湿而反恶湿也。色白黄⑪ 之药，多兼走肺胃也。盖肺之脏象属金，化气属土也；胃之脏象属土，化气属金也⑫。

五十九、肾气丸论

肾者，坎也。坎以中阳为体，以外阴为用，在六气中曰少阴君火，不曰太阳寒水。故以附子得日之魂者，以补中阳气分之阳；以肉桂得日之魄者，补中阳血分之阳；以色黑入肾之地黄，合萸肉酸甘化阴者，以补外用之阴。水喜流通，下入于地，故以茯苓松根生者渗之；水喜升化，上交于天，故以泽泻升之；水恶泛滥，故以山药补土而⑬ 堤防之。虚则补母，故以丹皮金水相生者，补母以⑭ 生之。山药、茯苓，色白入肺，亦能补其母也。其

所以治妇人转脬者奈何？盖转脬原肾气之虚，然徒补肾，未见其即治也。此方地黄壮水之源；前后二阴，皆肝经所过之地，肝主疏泄，萸肉合丹皮，酸泄辛通，使肝复其疏泄之职；茯苓合阴药下降，泽泻合阳药上升，山药补土，从中以制之。有升，有降，有制，而脬系之转者直矣。系直则溺出，溺出则由渐而畅，转脬治矣。再补一脏者，必兼三⑮ 脏。克水⑯ 之土，有山药、茯苓以治之；水⑰ 克之火，有桂、附以实之⑱。

六十、宋·窦材
《扁鹊心书》论

窦氏述扁鹊法，其头等方，以艾火烧⑲ 之，多至五百壮，如风关⑳、气关、命关各五百壮，则一千五百壮矣。二等法

---

① 而：底本无，据沈校本补。
② 测古方之妙义：沈校本作"悟古方之法门"。
③ 法：沈校本于此后有一"门"字。
④ 是：沈校本作"盖凡"。
⑤ 君：沈校本于此后有"子汤"二字。
⑥ 白术……守药也：底本无，据沈校本补。
⑦ 茯苓……达下：底本作"茯苓兼苦而能渗湿，能达下"，据沈校本改。
⑧ 术：底本无，据沈校本补。
⑨ 参：底本无，据沈校本补。
⑩ 茯苓：底本作"参"，据沈校本改。
⑪ 色白黄：沈校本作"色白微黄"。
⑫ 属金也：沈校本此后有"不敢云举一隅，颇自知窥一斑矣"。
⑬ 而：底本无，据沈校本补。
⑭ 以：底本无，据沈校本补。
⑮ 三：沈校本作"之他"。
⑯ 水：沈校本作"我"。
⑰ 水：沈校本作"我"。
⑱ 实之：沈校本此后有"细腻如此，何可妄议"。
⑲ 烧：沈校本作"灸"。
⑳ 风关：底本无，据沈校本补。

则用大丹。三等法则纯用辛热[1]，以为能治死症、大症。小[2]仲景之书，以为但[3]能治小症而已，不足学也。对天立誓，恳挚[4]肫诚。夫窦氏之眼孔，亦只见一时，未能上观千古、下观千古也。在窦氏当日，必有奇效，屡试屡验，遂自信不疑，故敢对天立誓也。不知燥金行疫之时，原宜火攻，窦氏适逢其会耳。按扁鹊自云：吾未能生死人[5]者也。窦氏述扁鹊之法，而反能生死人哉？学者于窦氏法，不可不信，人非阳气不生活，如四时之有夏也，但取其能克金而已[6]；不必全信，以为能治一切诸症，则非矣[7]。汤液医方[8]，自仍当以仲景之法为得中，参之诸家，以补其不备可也。

六十一、误用苦寒反似火症论

误用苦寒，久而唇舌齿牙焦黑，脉反洪数，纯是火症之形[9]。医者见是曰：若是，犹非火症之明征乎？至死不悟。经云苦先入心，其化以燥。未知体验耳。苦寒在湿热门中用之最多，欲其化燥也；风火门中用处反少，要以甘寒当权，断不可令苦寒当权而使之化燥也，炎上作苦，苦本属火[10]，为佐药可也；燥症门中，籍以[11]反佐，更须少用。

六十二、雨水论[12]

坎离代天地用事，人非水火不生活，故医者必究水火。按草之火最柔，而木火则刚矣。然木之中亦万有不齐。其性坚者，火必刚；荣[13]脆者，火必柔。最刚者莫如石火，亦万有不齐。石火之中，至刚者莫如京师之红煤。凡试火之法，以大钱一枚，置水锅内，红煤之高者[14]，水开时则钱浮水面，其次则半浮半沉，火柔则

钱离锅底不过二三[15]寸而已矣。刚火所排之靴、帽，至旧不改样，柔火万不能也。学者可借以助格致之理[16]。食刚火者多热病，食柔火者多湿病[17]。

至水于，泉水最清，削去垢有余，清头目最胜[18]。河为阳水，通六腑[19]最速[20]。济为至阴之水，伏流黄泉之下，其性沉降，补五脏有专功。他如千里急流水，《灵枢》半夏汤治不寐用之，取其急驱胃阴下降也。甘澜水因无从取之千里急流水者，但以水扬千万遍，使之起花，急逐痰饮，前人治痰饮用之[21]。其生化最速，去陈莝如神者，莫如雨水。而雨水之中，化气最速，又莫如伏雨[22]，《孟子》所谓有如时雨化之。何李时珍《本草纲目》于雨水条下毫无发明，但曰春分日雨水，夫妇各饮一杯，可以有孕。试问谁系饮春分之

---

① 辛热：沈校本作"刚燥"。
② 小：小看，轻视。沈校本作"以"。
③ 以为但：沈校本作"只"。
④ 挚：底本作"至"，据沈校本改。
⑤ 生死人：使死人复活。
⑥ 已：沈校本作"回阳也，然亦"。
⑦ 能治……非矣：沈校本作"诸症非火不可"。
⑧ 汤液医方：底本无，据沈校本补。
⑨ 之形：底本无，据沈校本补。
⑩ 炎上……属火：底本无，据沈校本补。
⑪ 籍以：底本无，据沈校本补。
⑫ 雨水论：沈校本作"水火论"。
⑬ 荣（róu）：沈校本作"葇"。
⑭ 红煤之高者：沈校本作"红煤烧之"。
⑮ 二三：沈校本作"一二"。
⑯ 理：沈校本作"功"。
⑰ 按草之火……湿病：沈校本此段置于论水之后，且后有"可以类推焉"一句。
⑱ 最胜：沈校本此后有"肺主天气，故百合汤中用之"。
⑲ 六腑：沈校本此后有"补卫气"三字。
⑳ 最速：沈校本此后有"其性浊而厚。江水较河水则清而克矣。并为止水属阴"等句。
㉑ 他如……用之：底本无，据沈校本补。
㉒ 伏雨：沈校本作"时雨"。

水而后有孕哉？如此耳食之谈①，副载一条，亦未始不可，雨水正文何反不言功用？余特补之。

六十三、五谷论

五谷亦百草之结子者也。谷者，善也；五者，五行也。圣人取其性善、形色气味之可以养五脏者，教民树艺② 以养生焉。五谷何以为善？味甘淡也。人系倮虫，属土。土味甘，以甘补土，故取甘也。尤必以淡为善者何也？盖味之至重者必毒，稍重者必偏，惟③ 淡多甘少者，得中和之气，故曰谷也。且淡开五味之先，不在五味之中而能统领五味者也。五味皆属地气，地食④ 人以五味也。惟淡属天气，清华冲和⑤，最能渗泄土中之浊气，而使之复其清明之体，故必以淡为善也。五谷中最重黍稷者何也？黍稷体圆而色黄，味得甘淡之中，故先王首重黍稷焉。如黄豆在五谷中甘味最重，则不可作饭，且不可多食，多食则胀满。《论语》云：食夫稻，衣夫锦。似稻又细于黍稷者何也？盖黍稷生于刚土而性刚，长于补脾；稻生于湿土而性柔，长于补胃，淡味独胜，似其品高于黍稷，但色白形长，喜水，偏于湿重，终就臣位，自仍当以黍稷之中正为君也。《周颂》曰：贻我来牟⑥。似大、小二麦亦不轻于黍稷也。盖二麦补，五谷之所不及者也。五谷除麦之外，皆以湿土行⑦ 令而下地，以湿土收令而上仓。麦则反是，以秋分后湿土收令而下地，以夏至前湿土行令而上仓，单避湿土之气，故其性燥而开胃，有湿病者最宜，土性湿而反恶湿也。且金水木火四时之气，即元亨利贞之天气也，湿土则纯然地气矣。但补偏救弊者，皆臣道也。

六十四、大枣论

大枣木之至坚，而枣肉则果肉中之至密者也，色赤黑，味甘微酸，取其⑧ 以补脾经血分之阴。去核，使不走下焦。配以生姜，补胃中气分之阳。一阴一阳之谓道，为中焦调和营卫之要品。而今人多用红枣。《本草纲目》中谓红枣理疏，不入药，岂未之见耶？

六十五、白芍论

《本经》称白芍气味苦平无毒，主治邪气腹痛，除血痹，破坚积、寒热疝瘕，止痛，利小便，益气。并无酸味之明文。张隐庵谓后人妄改圣经曰微酸，元、明诸家相沿为酸寒之品，试将芍药咀嚼，酸味何在？春生红芽，禀厥阴木气而治肝；花开三四月间，禀少阴君火而治心。瑭按芍药亥月生芽，藏于根中，仲春红芽出于地上，春尽而后开花，何丹溪谓产后忌服，伐生生之气？按阳生于子中，实根荄⑨ 于亥，故古⑩ 人禘祭⑪，祭始祖所自出，

① 如此耳食之谈：底本无，据沈校本补。耳食：听人传说，信以为真。
② 树艺：种植。底本作"树易"，据沈校本改。
③ 惟：底本作"性"，据沈校本改。
④ 食（sì）：拿东西给人吃。
⑤ 和：底本作"妙"，据沈校本改。
⑥ 贻（yí）我来牟（móu）：贻，赠给；来牟，指大、小麦。
⑦ 行：底本无，据沈校本补。
⑧ 取其：沈校本作"所"。
⑨ 根荄（gāi）：生根、根源之意。荄即草根。
⑩ 古：沈校本作"周"。
⑪ 禘（dì）祭：古代祭名，有郊祭、殷祭、时殷之禘。郊祭之禘，即祭天之祭，也即祭始祖所自出。

必用亥月①，以亥为始祖②所自出也。芍药亥月生芽，遍历子、丑、寅、卯、辰、巳六阳之全而后开花，岂伐生生之气者哉？并未细心格物，无知妄作，莫此为甚③。

六十六、桂枝论

桂生于广南，气味辛温，无毒，枝有畅茂条达之义，行阳气，利关节，补中益气之要药，用处最多。何东垣谓其横行手背，禁人之用？试问槐枝、桑枝不能横行手背乎？何独单禁桂枝？其说有二：或者当日以桂枝医温热④，必不合拍，以温病最忌辛温补中益气也⑤；或者东垣欲立补中益气汤，独创一门，必没杀⑥仲景之建中法，故力砭桂枝也。若识见不到，学术不精，因误成忌⑦，其过犹⑧轻；若为门户起见，上灭先师，下蒙后学，其心尚堪问哉⑨？再按桂生于广南日出之地，色赤，得日之魄者也；附子生于章明赤水日光对照之地，色白兼黑，得日之魂者也。故有走气走血之分⑩。

六十七、甘草论

甘草纯甘，不兼他味，故独擅甘草之名。其性守而不走，甘属土，土主信也。为其守也，故中满腹胀者忌之，宣通络脉者避之。今人则一概⑪用之，不问何方，必加甘草，以为能和百药，此⑫必用甘草之病⑬也。至于当用甘草之方，如炙甘草汤之类，汤名甘草，以之为君也，治伤寒脉结代，防其脱也，全赖其坐镇不移之力，而用⑭一钱，或八分、五分，不尽其力，乌得有功？此不敢用甘草之病⑮也。

六十八、枳实枳壳论

枳实坚实下沉，专走幽门。幽门者，胃之下口，小肠之上口也。逐渣滓痰饮，使由胃而入小肠⑯，由小肠而入大肠。枳壳生穰，轻虚上浮，专走贲门。贲门者，胃之上口也。方书谓误用枳壳，伤胸中至高之气。今人以⑰本草中称枳实有推墙倒壁之功，避而不敢用，反⑱用枳壳，误伤无过之地，而幽门之渣滓⑲痰饮反不得除，是何理解？且药肆中以枳实少而枳壳多，竟以枳壳代枳实，改做外貌，医者不察，害人不浅矣！

六十九、细辛论

细辛，细而辛者也，一茎直上，端生一叶，其茎极细，其味极辛。《本经》称其气味辛温，无毒，主咳逆上气、头痛、

---

① 月：底本作"日"，据沈校本改。

② 始祖：沈校本作"子之"。

③ 莫此为甚：沈校本作"自误误人，为害实甚也"。

④ 温热：沈校本作"温病"。

⑤ 益气也：沈校本此后有"因此而恶桂枝也"。

⑥ 必没杀：沈校本作"欲抹煞"。

⑦ 因误成忌：底本无，据沈校本补。

⑧ 过犹：底本作"错尤"，据沈校本改。

⑨ 其心尚堪问哉：沈校本作"其祸何堪"。

⑩ 分：沈校本此后有"用桂、附者可悟矣，用桂枝者可无惑矣"。

⑪ 概：沈校本于此后有一"率"字。率即草率、轻率之意。

⑫ 此：沈校本于此后有一"动"字。

⑬ 病：沈校本作"误"。

⑭ 用：沈校本于此后有"量只"二字。

⑮ 病：沈校本作"误"。

⑯ 由胃而入小肠：底本无，据沈校本补。

⑰ 以：沈校本于此后有"近时"二字。

⑱ 反：沈校本作"恣"。

⑲ 渣滓：底本无，据沈校本补。

脑动①、百②节拘挛、风湿痹痛、死肌，久服明目，利九窍，轻身长③年。张隐庵谓：细辛乃《本经》上品药也，味辛臭④香，无毒，主明目利窍。宋元祐陈承谓：细辛单用末，不可过一钱，多则气闭不通而死。近医多以此语忌用。嗟！嗟！凡药所以治病者也，有是病，服是药，岂辛香之药而反闭气乎？岂上品无毒而不可多服乎？方书之言，俱⑤如此类，学者不善详察而⑥遵信之，医门⑦终身不能入矣！汪讱庵《本草备要》中⑧将"单用末"三字删去，直谓之不可过一钱，多则闷绝而死，虽死无伤可验，且引开平狱尝治此以实之。其不通有如此哉？

七十、伪药论

古时医者自采药，详辨其形、色、气、味，屡试确当者，方敢为人医病。近日药肆买之药行，药行买之客人，客人买之大马头⑨坐客⑩，坐客买之各省山农，其中作⑪伪，不可悉⑫数。即如黄河以南所用之党参，系青州软苗防风；本京所用之党参⑬，系北口荠苨，间有山西潞州之防风荠苨，美称之曰潞党、西党。按上党所产之参，与辽产⑭无二形，其价亦相若。现在王气在东，上党所产甚少，不能发卖。岂有数百文买参一斤之理？岂天下之大，四海之广，药铺之多，大者积数百斤，中者数十斤，上党一山，岂竟能产如许之参以待天下之用？不待智者而知其伪也⑮。且党参果可代用⑯，何必以重价买人参哉⑰？何世医金不知之，而必以党参代人参之用？岂真不知哉？以为便于行也。不知医便于行而用假药，是欺病人也。病人赖医者救命，可设一骗局以⑱欺之哉？他如石莲子，系莲子之老坚者落水入污泥中，经年不坏，其功能涩下焦滑

脱。莲子甘多咸少，石莲子⑲则咸多甘少矣。近日药肆中所备⑳之石莲子㉑，系野树之子，黑壳黄肉，无心，其味极苦，最㉒能泻人。李时珍著《本草纲目》时，已谓其断庄㉓二百余年。滑脱之病，反用极苦泻之，不死不止。赤小豆即五谷中之小豆，皮肉俱赤㉔。近日药肆中用广中半红半黑之野豆，色可爱而性大非，断不堪用。新绛纱内系三品生丝，既能通络，又能补络，红花生血和血，单以几微皂矾化瘀，今人概以帽帏㉕代之，断不可用也㉖。如四君子汤，人参即是假㉗，茯苓系安苓，白术系种术，只余㉘甘草一味，又不敢重用，将挟何术以取效乎？其他伪

① 动：沈校本作"痛"。
② 百：沈校本作"筋"。
③ 长：沈校本作"延"。
④ 臭（xiù）：气味。
⑤ 俱：沈校本作"诸"。
⑥ 而：沈校本于此后有一"竟"字。
⑦ 医门：沈校本作"则岐黄之门"。
⑧ 中：沈校本于此后有一"又"字。
⑨ 马头：即码头。
⑩ 坐客：有固定营业地点的商人。
⑪ 作：沈校本作"诈"。
⑫ 悉：沈校本作"更"。
⑬ 系青州……党参：沈校本无。
⑭ 产：枕校本作"参"。
⑮ 岂有……伪也：沈校本无。
⑯ 果可代用：底本作"可用"，据沈校本改。
⑰ 何必……人参哉：沈校本作"何必以千余金买辽参一斤乎"。
⑱ 设一骗局以：沈校本无。
⑲ 子：底本无，据沈校本补。
⑳ 备：沈校本作"卖"。
㉑ 子：底本无，据沈校本补。
㉒ 最：沈校本作"苦"。
㉓ 断庄：无货。
㉔ 赤：沈校本于此后有"味甘酸"三字。
㉕ 帽帏：这里指古人帽子上缀的红穗子。
㉖ 新绛纱……用也：底本无，据沈校本补。
㉗ 即是假：沈校本作"既难得真"。
㉘ 余：底本作"除"，据沈校本改。

药，不可尽述。有心救世者，当自考之①。

七十一、雷公炮制论

雷公炮制，此雷公系五代时② 之雷敩，其学术未见精也。今人误认为黄帝、岐伯时论道之雷公，谨遵之而不敢议。盖世运至五季之衰③，无道不坏。古方④ 多用生药、毒药，药之偏，所以矫病之偏⑤也。五季之时⑥，医失其学，杀人者多，故雷公起而救之，不能使天下之医⑦ 皆有学问，遂将稍有性气之药，不分有毒、无毒，上品、中品、下品⑧，一概炮制。如茯苓，平淡之上品，用乳⑨ 制，恐其渗也。若畏其渗⑩，何如不用。用之者，用其渗也。去其渗而用之，何所用哉⑪？人参秋石制，欲其入肾也。以大队补肾药或补八脉药，而用人参，自有功用⑫，何必制？即制之亦未必入肾也。阿胶炒成珠，畏其腻也。既畏其腻，何不⑬ 改用他药？且阿胶取济水之极深⑭ 沉降，水曰润下，兹以火炒之，是炎上也⑮。半夏不用姜制而用矾制，古法用生姜制，以生姜能制半夏之小毒，半夏、生姜有相须之妙。近日药肆中用矾制，洁白好看，不适于用，断不可从⑯。他如麦冬之去心，论详《温病条辨》中⑰。其他错谬之处，不能殚述。学者当⑱ 随时考查，通者从之，不通者违之，一视天理之公，不可稍存好恶。

七十二、引经论

药之有引经，如人之不识路径者用向导。若本人至本家，何用向导为哉⑲？如麻黄汤之麻黄，直走太阳气分；桂枝汤之桂枝，直走太阳营分。盖麻黄、桂枝为君

者，即引也⑳。虽其中有生姜、大枣，生姜为气分之佐，大枣为营分之佐，非引经也。何今人凡药铺中不卖㉑，须本家自备者，皆曰引子㉒？甚至所加之引，与症不合㉓，如痘科中既用芦根，又用香菜㉔，大热赤疹，必用三春柳。每方必曰引加何物，不通已极，俗恶难医㉕。

附一、半夏论

半夏古法用生姜制，盖生姜能制半夏之小毒，半夏、生姜，二者有相须之妙。近日肆中概用矾制，取其洁白好看，不适于用，断不可从。

---

① 有心……考之：沈校本作"有心者自考之可也"。
② 五代时：沈校本作"刘宋之时"。
③ 至五季之衰：沈校本作"自魏晋以后"。
④ 方：底本作"今"，据沈校本改。
⑤ 所以矫病之偏：沈校本无。
⑥ 五季之时：沈校本作"后世"。
⑦ 医：底本作"人"，据沈校本改。
⑧ 上品……下品：底本无，据沈校本补。
⑨ 乳：沈校本作"人乳"。
⑩ 若畏其渗：沈校本无。
⑪ 用之者……用哉：沈校本作"如不能渗，用之何益"。
⑫ 用：沈校本作"效"。
⑬ 何不：底本无，据沈校本补。
⑭ 极深：沈校本作"伏流"。
⑮ 炎上也：沈校本此后有"以火炒珠，不通已极"。
⑯ 古法……可从：底本无，据沈校本补。
⑰ 他如……中：底本作"麦冬之去心"，且置于"半夏不用姜制"前。
⑱ 当：底本无，据沈校本补。
⑲ 若……为哉：沈校本无。
⑳ 盖麻黄……引也：底本无，据沈校本补。
㉑ 不卖：沈校本作"所无"。
㉒ 皆曰引子：沈校本作"必曰引加何物"。
㉓ 与症不合：底本无，据沈校本及文意补。
㉔ 香菜：沈校本作"胡荽"。
㉕ 每方……难医：沈校本作"于症相反，岂不谬欤"。

附二、医字论

古云：医者，意也。不通之至。医岂可以意而为之哉？凡有巧思者，艺也，非意也。按《周礼》医为酱属，取其由蒸变而成之物，而又能蒸变人之脾胃也。医士之名医，取其自能蒸变而成学术，自能蒸变人之疾病由痛苦而平和。余益之以一言曰：医者，易也。有不易之定理，有交易之变通，有变易之化工。

附三、医德论

天下万事，莫不成于才，莫不统于德。无才固不足以成德，无德以统才，则才为跋扈①之才，实足以败，断无可成。有德者，必有不忍人之心。不忍人之心油然而出，必力学诚求其所谓才者。医也，儒也，德为尚②矣。

附四、医以明理为要论

医之为学，明道之一端，为冢宰③属官，所以佐相业之调和鼎鼐④、燮理⑤阴阳者也。奈后世高者为艺术，低者为糊口计，日趋日下。按《内经》以明理为要，方止有七。越人《难经》亦以明理为要，并无方药。自唐以后，竟尚⑥方术，遂有《千金方》《肘后方》，各家本草、方书，汗牛充栋，而医道大坏。不明理者用毒药，如未能操刀而使割，以致杀人无算。有宋起而救之，不明明理为要，乃有《和剂局方》之设。医道至此，坏而愈坏矣。盖以方救方，如以火救火，不至于燎原不止也。《局方》之设，将以前所有毒药之方一概禁止，名之曰禁方，不准世用，而单行《局方》。不知《周礼》医师⑦掌医之政令，聚毒药以共⑧医事。若一以和剂为主，如甘草至和之药，膨胀得之即死。五谷为日用之需，善而又善者也，热病热未退时，早食即死。能将药之甘草并五谷悉禁之哉？此方书不足恃⑨之明效大验也。不明理者，虽饮食亦不能调，饮食亦能杀人。余生十五子，死者九人，为不明理之妇人以饮食杀之者七人。明理者，虽毒药亦应手而效。故医必以明理为要。《中庸》谓明善⑩而后可以诚身⑪，择善⑫而后可以固执也。⑬

① 跋扈（bá hù）：欺下压下，专横暴戾。
② 尚：尊崇，高尚。
③ 冢宰（zhǒng zǎi）：周代官名，为六卿之首，统辖百官。
④ 调和鼎鼐（dǐng nǎi）：这里指助帝王治理国家。鼎鼐原指烹饪器具。
⑤ 燮（xiè）理：调和，调理。
⑥ 尚：注重。
⑦ 医师：古时医官，掌管医药行政事务。
⑧ 共：同"供"。
⑨ 恃（shì）：依赖。
⑩ 明善：明白事理。
⑪ 诚身：端正自己的思想和行为。
⑫ 择善：选择正确的事物和方法。
⑬ 固执：坚持实行。

吴 鞠 通 医 案

清·吴　瑭（鞠通）著

吴氏医案序

医之有案，犹国之有史也。治国者，鉴于古代治乱兴衰之故，而后知所以为政理民之道；为医者，察于昔人起疴拯危之神，而后知所以治病用药之方。盖皆积所经验以传诸后世，而资其师法者也，其为书顾不重哉！淮阴吴鞠通先生，医声震海内，盖不特叶氏之高弟，抑亦仲景之功臣也。生平著述有《温病条辨》《医医病书》及《吴氏医案》诸书，而医案尤先生毕生精力之所荟萃。今《条辨》既传布全国，为世宝贵，而《医医病书》亦已由本社刊于去冬，独《医案》一书，向鲜传本，偶有钞录，藏者亦秘不示人，遂使先生数十年经验之良模，不获见知于世，宁不惜哉！三十年前，余曾向下灶胡氏处假录一通，常置案头，用资师法。友人见者，均叹为良书，转相传钞，几于日不暇给。同社友吉生裘君有刊行医药丛书之举，欲将此籍收入之，以广其传，因详加校雠而付之。夫传播古籍，以嘉惠后学，吾人之责也，若谓表章先贤，则吾岂敢！至案中有用量过重处，佥谓刊时可删去，此余期期以为不可。盖刊行古书，须存古书真面，俾后学得窥遗泽，凡书内之或是或非，应在读者各自加其主见，倘妄行编次，随意割截，不若自行著作，何必借古人之名，而灭古之人实，逞一己之私，而贻后人之憾耶！

丙辰① 二月后学高德僧汝贤谨序

---

① 丙辰：即民国五年，公元 1916 年。

目　录

卷 一

暑 温

壬戌（1802 年）六月二十九日　甘　二十四岁　暑温邪传心包，谵语神昏，右脉洪大数实而模糊，势甚危险。

连翘六钱　生石膏一两　麦冬六钱　银花八钱　细生地六钱　知母五钱　元参六钱　生甘草三钱　竹叶三钱

煮成三碗，分三次服。

牛黄丸二丸，紫雪丹三钱，另服。

七月初一日　温邪入心包络，神昏，痉厥，极重之症。

连翘三钱　生石膏六钱　麦冬连心，五钱　银花五钱　细生地五钱　知母二钱　丹皮三钱　生甘草一钱五分　竹叶二钱

今晚二帖，明早一帖。

再服紫雪丹四钱。

壬戌（1802 年）七月十四日　周　五十二岁　世人悉以羌、防、柴、葛治四时杂感，竟谓天地有冬而无夏，不亦冤哉！以致暑邪不解，深入血分成厥，衄血不止，夜间烦躁，势已胶锢难解，焉得速功！

飞滑石三钱　犀角三钱　冬桑叶三钱　羚羊角三钱　元参五钱　鲜芦根一两　细生地五钱　丹皮五钱　鲜荷叶边一张　杏仁泥三钱

今晚一帖，明早一帖。

十五日　厥与热似乎稍缓，据云夜间烦躁亦减，是其佳处。但脉弦细沉数，非痉厥所宜，急育阴而恋阳，复咸以制厥法。

生地六钱　生鳖甲六钱　犀角三钱　元参六钱　羚羊角三钱　丹皮三钱　麦冬连心，八钱　生白芍四钱　桑叶三钱

日服二帖。

十六日　脉之弦刚者大觉和缓，沉者已起，是为起色。但热病本属伤阴，况医者误以伤寒温燥药五六帖之多，无怪乎舌苔燥如草也。议启肾液法。

元参一两　天冬三钱　丹皮五钱　沙参三钱　麦冬五钱　银花三钱　犀角三钱　鳖甲八钱　桑叶二钱

日服三帖。

十七日　即于前方内加细生地六钱，连翘一钱五分、鲜荷叶边三钱。

再按：暑热之邪，深入下焦血分。身半以下，地气主之。热来甚于上焦，岂非热邪深入之明征乎！必借芳香以为搜邪之用。不然，恐日久胶锢之邪，一时难解也。一日热邪不解，则真阴正气日亏一日矣。此紫雪丹之必不可少也。

紫雪丹一钱五分，分三次服。

十八日　厥已回，面赤，舌苔干黑芒刺，脉沉数有力，十余日不大便，皆下症也。人虽虚，然亦可以调胃承气汤小和之。

大黄生，五钱　元明粉冲，三钱　甘草生，三钱

先用一半，煎一茶杯，缓缓服。俟夜

间不便，再服下半剂。

服前方半剂，即解黑大便许多。

便后用此方：

麦冬一两　大生地一两　鳖甲一两　白芍六钱

十九日　大下宿粪若许，舌苔化而未滋润，脉仍洪数，微有潮热。除存阴无二法。

沙参三钱　大生地一两　鳖甲五钱　麦冬六钱　生白芍六钱　牡蛎五钱　天冬三钱　炙甘草三钱　丹皮四钱

日服二帖。

廿一日　小便短而赤甚，微咳，面微赤，尺脉仍有动数之象。议甘润益下，以治虚热，少复苦味，以治不尽之实邪。且甘苦合化阴气而利小便也。按甘苦合化阴气利小便法，举世不知，在温热门中，诚为利小便之上上妙法。盖热伤阴液，小便无由而生，故以甘润益水之源；小肠火腑，非苦不通，为邪热所阻，故以苦药泻小肠而退邪热。甘得苦则不呆滞，苦得甘则不刚燥，合而成功也。

生鳖甲八钱　元参五钱　麦冬连心，六钱　生白芍六钱　沙参三钱　麻仁三钱　古勇连一钱　阿胶三钱　丹皮三钱　炙甘草四钱

日二帖。

廿二日　已得效，仍服前方二帖。

廿三日　复脉复苦法，清下焦血分之阴热。

元参五钱　鳖甲生，五钱　阿胶化冲，三钱　白芍生，六钱　天冬二钱　丹皮三钱　麻仁五钱　麦冬连心，五钱　甘草炙，五钱

日服二帖。

癸亥（1803 年）六月初五日　王　二十三岁　暑温，舌苔满布，色微黄，脉洪弦而刚甚，左反大于右，不渴。初起即现此等脉症，恐下焦精血之热，远甚于上焦气分之热也。且旧有血溢，故手心热又甚于手背。究竟初起，且清上焦。然不可不心知其所以然。

连翘二钱　细生地一钱五分　粉丹皮二钱　银花二钱　苦桔梗一钱　白茅根二钱　麦冬二钱　牛蒡子一钱五分　香豆豉一钱五分　元参一钱五分　藿香梗一钱　生甘草一钱　薄荷三分

日三帖。

初六日　热退大半，胸痞，腹中自觉不和。按暑必夹湿，热退湿存之故，先清气分。

藿香梗三钱　飞滑石一钱五分　白扁豆二钱　杏仁泥二钱　连翘二钱　广郁金二钱　生苡仁三钱　银花一钱五分　白通草八分　香豆豉二钱

日二帖。

初七日　病后六腑不和。

藿香梗三钱　飞滑石三钱　香豆豉二钱　生苡仁三钱　半夏二钱　广皮炭一钱　广郁金一钱　厚朴二钱

日服一帖。

初十日　向有失血，又届暑病之后，五心发热，法当补阴以配阳。但脉双弦而细，不惟阴不充足，即真阳亦未见其旺也。议二甲复脉汤，仍用旧有之桂枝、姜、枣。

白芍炒，四钱　大生地四钱　沙参三钱　桂枝二钱　生鳖甲五钱　麦冬四钱　麻仁二钱　生牡蛎五钱　生姜二片　阿胶化冲，二钱　炙甘草五钱　大枣去核，二枚

煮三杯，分三次服。

又丸方：八仙丸加麻仁、白芍。

麦冬连心，六两　直熟地八两　山药三两　茯苓四两　五味子三两　麻仁三两　泽泻三两　山萸肉酒炒，三两　白芍酒炒，六两　丹皮四两

蜜丸，如梧子大，每服三钱，日三服。

癸亥（1803年）六月初八日 马 三十八岁 暑热本易伤阴，误用消导攻伐，重伤阴气，致令头中耳中鸣无止时。此系肝风内动，若不急救肝肾之阴，瘛疭热厥立至矣。

大生地六钱 麦冬五钱 生牡蛎五钱 炒白芍六钱 丹皮三钱 菊花炭二钱 生鳖甲五钱 桑叶一钱五分 炙甘草三钱 火麻仁二钱，大便太稀去此①

煮三杯，分三次服。

十二日 外邪虽退，无奈平素劳伤太过，虚不肯复，六脉无神，非参不可。

沙参三钱 大生地六钱 阿胶三钱 元参六钱 生鳖甲六钱 丹皮三钱 麦冬六钱 火麻仁三钱 甘草炙，四钱 白芍生，六钱

煮三杯，分三次服。

得大便后，去元参，加牡蛎六钱，人参三钱，桂枝一钱，大枣去核，二枚，生姜一片。

七月初六日 病后饮食不调，又兼暑湿着里，腹中绞痛，痛极便溏，脉微数，欲作滞下。议芩芍法，夺其滞下之源。

焦白芍一钱五分 厚朴二钱 广木香一钱 黄芩炭一钱二分 枳实一钱 小茴炭八分 南楂炭一钱五分 广皮炒，一钱五分 云连炭八分 神曲炭二钱

一二帖后，腹痛除，仍服复脉汤。

乙丑（1805年）六月十一日 荣女 十五岁 暑温夹痰饮怒郁，故脉苊、身热而胁痛，误用足六经表药，烦躁不宁，六日不解，至危之症。

生石膏四钱 杏仁三钱 生香附三钱 旋覆花包，三钱 连翘三钱 藿香梗三钱 广郁金二钱 薄荷一钱

煮两杯，分二次服。三时一帖。服二日，大见效再商。

十三日 于前方内加青橘皮二钱，鲜芦根五钱，鲜荷叶边一枚。

乙丑（1805年）六月十三日 富氏 廿二岁 暑伤足太阴②，发为䐜胀，渴不欲饮，饮则呕，身微热，舌白滑，肢逆，二便闭塞。病在中焦居多，以香开腑浊为主。

杏仁泥三钱 半夏五钱 小枳实三钱 旋覆花包，三钱 厚朴四钱 广郁金二钱 生苡仁三钱 香附三钱 白蔻仁二钱 藿香梗三钱 广皮二钱

煮两杯，分二次服。今日一帖，明日服二帖。

乙丑（1805年）闰六月初六日 孙 四十五岁 头痛，左关独高，责之少阳内风掀动，最有损一目之弊。若以为外感风寒③，则远甚矣。议清少阳胆络法。再此症除左关独高，余脉皆缓，所谓通体皆寒，一隅偏热，故先清一隅之热。《金匮》谓先治新病，旧病当后治也。

羚羊角二钱 丹皮一钱五分 茶菊花一钱五分 苦桔梗二钱 生甘草一钱 薄荷六分 刺蒺藜一钱 桑叶一钱五分 鲜荷叶去蒂，半张 钩藤钩一钱

煮两杯服。今日一帖，明日两帖。

初八日 前日左关独浮而弦，系少阳头痛，因暑而发，用清胆络法。兹关左已平其半，但缓甚，舌苔白厚而滑，胸中痞闷。暑中之热已解，而湿尚存也。议先宣上焦气分之湿。

生苡仁五钱 飞滑石六钱 藿香梗三钱 杏仁泥五钱 半夏五钱 广郁金三钱 旋

---

① 大便太稀去此：底本在"炙甘草三钱"之后，据王本改。

② 太阴：底本作"太阳"，据王本、金本改。

③ 风寒：底本作"寒"，据王本、金本改。

覆花包，三钱　广皮三钱　白通草一钱　茯苓皮三钱　白蔻仁连皮，二钱

煮两杯，今日服；渣再煮一杯，明早服。

初九日　诸症俱减，舌白未除，中湿尚多。议进法，于前方内加生苍术三钱，草果炒，一钱。

乙丑（1805 年）闰六月初三日　王
廿八岁　暑伤两太阴，手太阴之症为多，一以化肺气为主。

飞滑石八钱　连翘三钱　白通草一钱　杏仁泥五钱　金银花三钱　白扁豆花一枝　生苡仁五钱　厚朴三钱　鲜荷叶去蒂，一张　藿香叶一钱　白蔻仁连皮，二钱

煮两杯，分两次服。今晚、明早各一帖。

初四日　两太阴之暑症，昨用冷香合辛凉，暑中之热已退其半，但里湿与热未克即除，故大便红水，胸中痞闷。

飞滑石六钱　猪苓五钱　藿香梗三钱　杏仁泥三钱　泽泻五钱　广郁金二钱　茯苓皮三钱　生苡仁五钱　白通草二钱　白蔻仁一钱五分　厚朴三钱

煮三杯服。今晚、明日各一帖。

初五日　舌苔白厚，腹甚不和，肠鸣泄泻。湿聚尚多，急宜分泄，以免延拖。

飞滑石六钱　半夏五钱　藿香梗三钱　茯苓皮六钱　泽泻五钱　南苍术三钱　生苡仁六钱　椒目五钱　白蔻仁三钱　老厚朴三钱　广皮三钱

水八碗，煮取三碗，分三次服；渣再煮一碗服。

乙丑（1805 年）七月廿二日　广
廿四岁　六脉洪大之极，左手更甚，目斜视，怒气可畏，两臂两手卷曲而瘛疭，舌斜而不语三四日，面赤，身热，舌苔中黄边白。暑入心包、胆络，以清心、胆之邪为要，先与紫雪丹。

连翘连心，五钱　羚羊角三钱　竹茹三钱　金银花五钱　暹罗犀角三钱　丹皮三钱　麦冬五钱　细生地五钱　桑叶三钱　天冬三钱　鲜荷叶去蒂，一张

煮四杯，分四次服。

又碧雪丹一两，每服三钱，凉开水调服。以神清热退为度。现在热厥。

廿三日　肝热之极，加天冬凉肝于前方内。

加天冬三钱。其碧雪丹仍照前常服。

廿四日　暑入心胆两经，与清心络之伏热，已见小效，仍用前法而进之。

乌犀角五钱　连翘连心，四钱　粉丹皮五钱　羚羊角三钱　银花三钱　茶菊花三钱　细生地五钱　麦冬连心，五钱　冬桑叶三钱

煮四杯，分四次服。

廿五日　加黄芩三钱，白扁豆花一枝，山连一钱五分，鲜荷花叶一枚。

廿六日　暑入心胆两经，屡清两经之邪，业已见效。今日饮水过多，水入微呕。盖暑必挟湿，议于前方内去柔药，加淡渗。

茯苓皮五钱　银花三钱　黄柏炭二钱　生苡仁五钱　连翘连心，三钱　真川连一钱　羚羊角三钱　犀角二钱　冬桑叶三钱　黑山栀三钱　茵陈三钱　荷叶边二枚

煮三杯，分三次服。

廿七日　暑热退后，呕水，身微黄，热退湿存。

云苓块连皮，五钱　银花三钱　白蔻皮二钱　生苡仁五钱　连翘三钱　黄柏炭二钱　杏仁泥三钱　茵陈三钱　白通草一钱　黑山栀三钱

煮三杯，分三次服。

廿九日　热未尽退，舌起新白苔，胸痞。暑兼湿热，不能纯治一边。

飞滑石六钱　银花三钱　藿香梗三钱
云苓皮五钱　连翘不去心，三钱　真山连一钱
五分　杏仁泥五钱　白蔻打碎，一钱五分　白
通草一钱　生苡仁五钱

煮三杯，分三次服。

八月初二日　暑热已退七八，惟十余
日不大便，微有谵语，脉沉。可与轻通阳
明，与增液承气法。

细生地六钱　元参八钱　麦冬不去心，六
钱　生大黄四钱

煮成三杯，先服一杯；约二时不大
便，再服第二杯；明早得大便，止后服；
否则，服第三杯。

初三日　温病下后，宜养阴；暑温下
后，宜兼和胃。盖暑必夹湿，而舌苔白滑
故也。脉缓，与外台茯苓饮意。

云苓块五钱　麦冬不去心，五钱　广郁
金一钱　生苡仁五钱　半夏三钱　白蔻皮一
钱五分　藿香梗三钱　厚朴二钱

煮三杯，分三次服。

初五日　暑温热退湿存，故呕，腹不
和，而舌有白苔，与三仁汤宜刚法。

杏仁五钱　益智仁一钱　苡仁五钱　半
夏五钱　藿香梗三钱　黄芩三钱　厚朴二钱
白蔻仁一钱五分　生姜三片

煮三杯，分三次服。

丁卯（1807）六月十五日　王　三十
八岁　暑温误表，汗如暴雨直流，有不可
猝遏之势，脉洪芤，气短，与白虎人参
汤。

生石膏八两　知母二两　粳米一合　炙
甘草一两　洋参八两

煮四碗，一时许服一碗，以汗止为
度，不止，再作服。

十六日　汗势减，照前方服半剂。

十七日　脉静身凉汗止，与三才汤三
帖，全愈。

丁巳①（1797年）六月十三日　吴
四十岁　先暑后风，大汗如雨，恶寒不可
解，先服桂枝汤一帖，为君之桂枝用二
两，尽剂，毫无效验；次日用桂枝八两，
服半帖而愈。鞠通自医。

丁亥（1827年）闰五月廿二日　某
暑温误表，致有谵语，邪侵心包，热重
面赤，脉洪数。手太阴症为多，宜辛凉芳
香，以清肺热，开心包。阳有汗，阴无
汗，及颈而还，极大症也。

生石膏一两　连翘连心，三钱　丹皮三钱
飞滑石六钱　银花三钱　桑叶三钱　细生
地五钱　知母炒，三钱　甘草二钱　苦桔梗三
钱

煮三大杯，分三次服。外服紫雪丹五
分。

廿三日　脉之洪数者少减，热亦少
退，舌心黑滑，大便频溏。暑必夹湿，况
体厚本身湿痰过重者乎！议两清湿热。

云苓皮五钱　连翘连心，三钱　藿香梗
三钱　生苡仁五钱　银花四钱　六一散三钱
姜半夏三钱　黄芩一钱　白蔻仁一钱

煮三杯，分三次服。外服紫雪丹五
分。

廿四日　脉洪大又减，但沉数有力，
伏邪未净，舌中黑滑，耳聋，大便仍频
溏。

云苓皮六钱　苡仁五钱　黄芩三钱　姜
半夏五钱　连翘三钱　银花三钱　雅连姜汁
炒，一钱　六一散六钱　竹叶三钱

煮三杯，分三次服。外服紫雪丹五
分。

廿五日　即于前方内，连翘、银花加

---

① 丁巳：底本作"丁丑"，据王本及有关资料
改。

至五钱，苡仁加至八钱。紫雪丹仍服五分。

廿六日　热渐退而未尽，脉渐小而仍数，面赤减，大便频数亦少，余邪未尽。

连翘四钱　飞滑石六钱　黄芩三钱　银花四钱　云苓皮六钱　雅连一钱　苡仁五钱　姜半夏五钱　甘草一钱　白蔻连皮，一钱

煮四杯，分四次服。

廿七日　照前方仍服一帖。

廿八日　即于前方内加桑叶三钱，目白睛赤缕故也。

廿九日　大热虽退，余焰尚存，耳聋，与苦淡法。

银花五钱　飞滑石六钱　丹皮三钱　连翘连心，三钱　云苓皮六钱　苡仁六钱　雅连炒，一钱　苦丁茶三钱　桑叶三钱　牡蛎五钱　龙胆草一钱五分

煮四杯，分四次服。

六月初一日　脉静身凉，热已退矣；舌有新白滑苔，湿犹有存者。与三仁汤宣化三焦，通调水道。

云苓块连皮，六钱　苡仁五钱　晚蚕砂三钱　杏仁泥三钱　泽泻二钱　益智仁一钱五分　姜半夏三钱　白蔻仁一钱五分　黄芩炭一钱五分　藿香梗三钱　通草一钱

煮三杯，分三次服。

庚寅（1830年）六月廿一日　吴二十岁　暑兼湿热。暑温不比春温之但热无湿、可用酸甘化阴、咸以补肾等法，且无形无质之热邪，每借有形有质之湿邪以为依附。此症一月有余，金用大剂纯柔补阴退热法，热总未减，而中宫痞塞，得食则痛胀，非抹不可，显系暑中之湿邪蟠踞不解，再得柔腻胶固之阴药与邪相搏，业已喘满，势甚重大。勉与通宣三焦法，仍以肺气为主。盖肺主化气，气化则湿热俱化。六脉弦细而沉洪。

苡仁五钱　生石膏二两　厚朴三钱　杏仁四钱　云苓皮五钱　青蒿二钱　连翘三钱　藿香梗三钱　白蔻仁一钱五分　银花三钱　鲜荷叶边一片

煮四杯，分四次服。两帖。

廿三日　暑湿误用阴柔药，致月余热不退，胸膈痞闷。前与通宣三焦，今日热减，脉已减，但痞满如故，喘仍未定，舌有白苔，犹为棘手。

生石膏一两　厚朴三钱　藿香梗三钱　飞滑石四钱　连翘三钱　小枳实二钱　云苓皮三钱　广皮三钱　白蔻仁二钱　生苡仁五钱

煮三杯，分三次服。二帖。

廿五日　热退喘减，脉已稍平，惟仍痞，且泄泻，皆阴柔之累，姑行湿止泻。

滑石五钱　姜半夏三钱　黄芩炒，二钱　猪苓三钱　云苓皮五钱　广郁金二钱　泽泻三钱　藿香梗三钱　通草一钱　苡仁五钱

煮三杯，分三次服。二帖。

廿七日　喘止，胸痞亦开，热虽减而未退，泻未止。

生石膏一两　泽泻三钱　姜半夏五钱　飞滑石六钱　黄芩三钱　藿香梗三钱　云苓皮六钱

煮三杯，分三次服。二帖。

廿九日　诸症俱减，惟微热，大便溏。调理饮食为要。

云苓块连皮，五钱　猪苓三钱　藿香梗三钱　生苡仁五钱　泽泻三钱　炒黄芩三钱　姜半夏三钱　苏梗二钱　白蔻仁一钱　杏仁泥二钱

煮三杯，分三次服。四帖。

壬戌年（1802）年六月二十三日　梁[1]　六十二岁　脉数急，身热头痛，

————

[1]　梁：底本无此案，据王本补。

思凉饮，暑伤手太阴。切忌误认为伤寒而用羌、防、柴、葛。

连翘三钱　桑叶钱半　甘草一钱　银花三钱　石膏四钱　苦桔梗二钱　薄荷八分　豆豉钱半　知母二钱

二十四日　即于前方内加藿梗二钱，广郁金三钱，杏仁泥三钱，荷叶边一张。

二十五日　六脉洪大而数，渴思凉饮，纯阳之症，气血两燔，用玉女煎。

石膏一两　细生地八钱　知母五钱　元参四钱　麦冬一两　生甘草三钱

煮三杯，分三次服。

伏　暑

壬戌（1802年）八月十六日　周十四岁　伏暑内发，新凉外加，脉右大左弦，身热如烙，无汗，吐胶痰，舌苔满黄，不宜再见泄泻，不渴，腹胀，少腹痛。是谓阴阳并病，两太阴互争，难治之症，议先清上焦湿热，盖气化湿热亦化也。

飞滑石三钱　连翘二钱　象贝母一钱　杏仁泥三钱①　银花二钱　白通草一钱　老厚朴二钱　芦根二钱　鲜梨皮二钱　生苡仁一钱五分　竹叶一钱

今晚一帖，明早一帖。

十七日　案仍前。

飞滑石三钱　连翘二钱　鲜梨皮一钱五分　杏仁泥一钱五分　冬桑叶一钱　银花二钱　老厚朴一钱五分　薄荷八分　扁豆皮二钱　苦桔梗一钱五分　芦根二钱　荷叶边一钱五分　炒知母一钱五分

午一帖，晚一帖，明早一帖。

十八日　两与清上焦，热已减其半，手心热甚于手背，谓之里热，舌红苔黄②而厚，为实热。宜宣之，用苦辛寒法。再按暑必夹湿，腹中按之痛胀，故不得不暂用苦燥法。

杏仁泥三钱　木通二钱　真山连姜汁炒黄，一钱五分　广木香一钱　黄芩炭一钱　厚朴一钱五分　小茴香炒黑，一钱五分　栝蒌连皮仁，八分　炒知母一钱五分　小枳实打碎，一钱五分　槟榔八分　广皮炭一钱

煮二杯，分二次服。

十九日　腹之痛胀俱减，舌苔干燥黄黑，肉色绛，呛咳痰粘。幼童阴气未坚，当与存阴退热。

麦冬不去心，六钱　煅石膏四钱　丹皮五钱　沙参三钱　细生地四钱　杏仁三钱　元参五钱　炒知母二钱　蛤粉三钱　犀角二钱　生甘草一钱

煮三杯，分三次服。

二十日　津液稍回，潮热，因宿粪未除，夜间透汗，因邪气还表，右脉仍然浮大，未可下，宜保津液，护火克肺金之嗽。

细生地六钱　元参六钱　霍石斛三钱　焦白芍四钱　麦冬六钱　柏子霜三钱　煅石膏三钱　沙参三钱　牡蛎粉一钱五分　杏仁泥二钱　犀角一钱

煮三杯，陆续服。

廿一日　诸证悉减③，小有潮热，舌绛苔黑，深入血分之热未尽除也，用育阴法。

沙参三钱　大生地五钱　牡蛎三钱　麦冬不去心，六钱　焦白芍四钱　丹皮三钱　天冬一钱五分　柏子霜三钱　甘草炙，二钱

头煎二杯，二煎一杯，分三次服。

廿二日　津液消亡，舌黑干刺，用复脉法。

大生地六钱　麦冬不去心，六钱　柏子霜四钱　炒白芍六钱　丹皮四钱　火麻仁三

---

① 三钱：王本作"一钱五分"。
② 舌红苔黄：底本作"舌苔红黄"，据意而改。
③ 减：底本原作"解"，据意而改。

钱　生鳖甲六钱　阿胶冲，三钱　炙甘草三钱　生牡蛎四钱

头煎三杯，今日服；二煎一杯，明早服。

廿三日　右脉仍数，余邪陷入肺中，咳甚痰艰，议甘润兼宣凉肺气。

麦冬不去心，一两　细生地五钱　象贝三钱　沙参三钱　杏仁泥三钱　冬桑叶三钱　玉竹三钱　苦桔梗三钱　甘草三钱　丹皮二钱　茶菊花三钱　梨皮三钱

一帖药，分二次煎，每煎两茶杯，共分四次服。

廿四日　舌黑苔退，脉仍数，仍咳，腹中微胀。

细生地五钱　麦冬不去心，五钱　藿香梗二钱　茯苓块三钱　沙参三钱　广郁金一钱五分　杏仁粉三钱　丹皮三钱　生扁豆三钱　苦桔梗三钱　象贝二钱

煮三杯，渣再煮一杯，分四次服。

廿五日　昨晚得黑宿粪若许，潮热退，唇舌仍绛。热之所过，其阴必伤，与复脉法复其阴。

大生地八钱　麦冬不去心，一两　火麻仁三钱　炒白芍六钱　沙参三钱　真阿胶冲，二钱　生鳖甲五钱　元参三钱　炙甘草三钱　生牡蛎粉五钱　丹皮三钱

水八碗，煮成三碗，分三次服；渣再煮一碗，明早服。

廿六日　又得宿粪若许，邪气已退八九，但正阴虚耳，故不欲食，晚间干咳无痰。

大生地八钱　麦冬不去心，六钱　火麻仁三钱　生白芍五钱　天冬二钱　牡蛎粉三钱　北沙参三钱　阿胶冲，三钱　炙甘草三钱

煮三杯，分三次服。外用梨汁、荸荠汁、藕汁各一黄酒杯，重汤炖温，频服。

廿七日　热伤津液，大便燥，微有潮热，干咳，舌赤，用甘润法。

细生地五钱　元参六钱　知母炒黑，二钱　火麻仁三钱　麦冬不去心，六钱　阿胶二钱　郁李仁二钱　沙参三钱　梨汁一杯，冲　荸荠汁一杯，冲

煮三杯，分三次服。

廿八日　伏暑内溃，续出白㾦若许，脉较前恰稍和，第二次舌苔未化，不大便。

麦冬不去心，六钱　大生地五钱　元参三钱　沙参三钱　牛蒡子炒，研细，三钱　阿胶一钱五分　连翘连心，二钱　生甘草一钱　麻仁三钱　银花炒，二钱

煮三杯，分三次服。服此，晚间大便。

九月初四日　潮热复作，四日不大便，燥粪复聚，与增液承气汤微和之。

元参五钱　细生地五钱　大黄生，二钱　麦冬不去心，五钱　炙甘草一钱

煮二杯，分二次服。服此，得黑燥粪若许，而潮热退，脉静。以后与养阴收功。

癸亥（1803年）十二月十一日　陈　廿八岁　左脉洪大数实，右脉阳微，阴阳逆乱，伏暑似疟，最难即愈。议领邪外出法。

生鳖甲二两　麦冬不去心，八钱　粉丹皮三钱　桂枝尖三钱　沙参三钱　炒知母三钱　焦白芍三钱　青蒿四钱　炙甘草一钱五分

煮三碗，分三次服。

十四日　伏暑寒热往来[①]已愈，不食，不饥，不便，胸中痞闷。九窍不和，皆属胃病。

半夏五钱　茯苓块五钱　桂枝一钱五分　党参三钱　生苡仁五钱　广皮一钱五分　青皮一钱五分　广郁金二钱

煮三杯，分三次服。

---

① 往来：金本无。

十七日　久病，真阳虚则膺痛，余邪化热则口苦，正气不复则肢倦。

生洋参二钱　桂枝三钱　广皮炭一钱五分　茯苓块三钱　半夏三钱　炙甘草一钱五分　焦白芍三钱　生姜二片　大胶枣二枚　黄芩炭一钱五分

煮三杯，分三次服。

乙丑（1805 年）八月廿二日　靳　十九岁　不兼湿之伏暑误治，津液消亡，以致热不肯退，唇裂舌燥，四十余日不解，咳嗽胶痰，谵语口渴。可先服牛黄清心丸，清包络而搜伏邪；汤药与存阴退热法。

细生地三钱　麦冬不去心，五钱　生扁豆三钱　生鳖甲五钱　沙参三钱　生甘草一钱　生牡蛎五钱　炒白芍三钱

煮三杯，分三次服。

廿四日　暑之偏于热者，误以伤寒足经药治之，以致津液消亡。昨用存阴法兼芳香开络中闭伏之邪，已见大效。兹因小便赤甚而短，热虽减而未除，议甘苦合化阴气法。

二甲复脉汤加黄芩三钱；如有谵语者，牛黄丸仍服。

廿六日　昨用甘苦合化阴气法，服后大见凉汗，兹热已除，脉减，舌苔尽退，但六脉重按全无，舌仍干燥。议热之所过，其阴必伤例，用二甲复脉汤，重加鳖甲、甘草。八帖①。

乙丑（1805 年）九月十六日　兴　六十四岁　夏伤于湿，冬必咳嗽。况六脉俱弦，木旺克土。脾土受克则泄泻，胃土受克则不食而欲呕。前曾腹胀，现在胸痞，舌白滑，此寒湿病也。而脉反数，思凉思酸，物极必反之象，岂浅鲜哉！急宜戒恼怒，小心一切为要。

姜半夏三钱　飞滑石三钱　生苡仁五钱　杏仁泥四钱　旋覆花包，二钱　广郁金二钱　茯苓皮五钱　白蔻皮一钱　白通草一钱

水五杯，煮取两杯，渣再煮一杯，分三次服。

十八日　脉数甚，思凉，湿中生热之故。

飞滑石六钱　苡仁六钱　白蔻仁一钱五分　茯苓皮六钱　半夏四钱　广郁金二钱　杏仁泥六钱　黄芩二钱　白通草二钱　藿香梗三钱　枳实一钱五分②

水八碗，煮取八分三茶碗，渣再煮一碗，日三夜一，分四次服。

二十日　伏暑必夹火与湿，不能单顾一边。至服药后反觉不快，乃久病体虚不任开泄之故。渴思凉者，火也；得水则停者，湿也。

生石膏六钱　半夏三钱　炒知母一钱五分　杏仁泥六钱　黄芩一钱　白蔻仁一钱

煮三杯，分三次服。

廿二日　于前方内去蔻仁，加：

生石膏四钱　藿香梗三钱　炒知母五分　飞滑石四钱　白通草一钱五分

加入前方内，煮四杯，分四次服。

廿七日　饮居右胁，不得卧，格拒心火，不得下通于肾，反来铄喉，故嗌干。

姜半夏五钱　杏仁三钱　小枳实三钱　茯苓皮三钱　香附三钱　藿香梗三钱　旋覆花包，三钱　广皮二钱　苏子霜三钱

煮三杯，分三次服。

十月初二日　小便不通，于前方内加飞滑石三钱、生苡仁三钱、白通草一钱五分。前后共八帖。

初六日　小便已通，于前方内去滑石、通草、生苡仁，服五帖而全愈。

---

① 八帖：底本无，据王本补。
② 一钱五分：王本作"一钱"。

巴　廿八岁　面色①青黄，其为湿郁②无疑；右脉单弦，其为伏饮无疑；嗳气胸痛，合之左脉弦，其为肝郁无疑。上年夏日，曾得淋症，误服六味汤、丸，酸甘化阴，致令暑湿隐伏久踞，故症现庞杂无伦，治法以宣化三焦，使邪有出路，兼和肝胃，能令食为要。

生石膏八钱　半夏五钱　生苡仁五钱　飞滑石一两　草薢四钱　茯苓皮五钱　旋覆花包，三钱　香附三钱　广郁金三钱　杏仁泥三钱　通草二钱　晚蚕砂三钱

煮成四碗，分早、中、晚、夜四次服。

此症方案失收，姑不全录。自四月至八月一日，不断服药，诸症从面目青黄逐渐退净而愈。其面青由额往下，由耳往中，约十日褪一晕，及褪至鼻柱，约月余方亮，皆误服柔药之弊。所用不出此方，故方不全而案可以载，欲为隔年暑湿之症开一门路。

丙寅（1806 年）六月初六日　某其人本有饮咳，又加内暑外凉，在经之邪似疟而未成，在腑之邪泄泻未止，恐成滞下，急以提邪外出为要。按六脉俱弦之泄泻，古谓之木泄，即以小柴胡汤为主方，况加之寒热往来乎！六脉俱弦，故谓脉双弦者寒也，指中焦虚寒而言，岂补水之生熟地所可用哉！现在寒水客气、燥金司天，而又大暑节气，与柴胡二桂枝一法。

柴胡六钱　焦白芍二钱　青蒿二钱　桂枝三钱　藿香梗三钱　生姜三钱　半夏六钱　广橘皮三钱　大枣去核，二枚　黄芩二钱　炙甘草一钱

煮三杯，分三次服。寒热止即止③。

初八日　寒暑兼受，成疟则轻，成痢则重。前与柴胡二桂枝一汤，现在面色青，热退，寒重，痰多而稀，舌之赤者亦淡，脉之弦劲者微细，不渴，阳虚可知，与桂枝柴胡各半汤，减黄芩，加干姜。

桂枝三钱　炒白芍一钱五分　干姜三钱　柴胡三钱　炒黄芩一钱　生姜五钱　半夏六钱　炙甘草二钱　大枣去核，三枚

煮三杯，分三次服。

初九日　内暑外寒相搏，既欲成疟，大便溏泄，恐致成痢。口干不渴，经谓自利不渴者属太阴也，合之腹痛，则更可知矣。仲景谓：表急，急当救表；里急，急当救里。兹表里无偏急之象，议两救之。救表仍用柴胡桂枝各半汤法，以太少两经俱有邪也；救里与理中汤。

桂枝四钱　焦白芍二钱　良姜二钱　柴胡四钱　黄芩炭一钱　半夏六钱　炙甘草一钱五分　川椒炭三钱　生姜五钱　苡仁五钱　白蔻仁一钱五分　大枣去核，二枚　干姜三钱

煮三杯，分三次服。

初十日　昨用两救表里，已见小效，今日仍宗前法而退之，以脉中阳气已有生动之机故也。不可性急，反致偾事。

桂枝三钱　炒白芍二钱　炒厚朴二钱　柴胡三钱　炒黄芩一钱五分　炙甘草一钱五分　半夏六钱　川椒炭二钱　生姜五钱　干姜二钱　煨草果一钱　大枣去核，二枚

煮三杯，分三次服。

十一日　内而痰饮蟠踞中焦，外而寒暑扰乱胃阳。连日已夺去成痢之路，一以和中蠲饮为要。盖无形之邪，每借有形质者以为依附也。

桂枝三钱　焦白芍二钱　枳实三钱　柴胡三钱　黄芩炭一钱五分　青蒿三钱　杏仁三钱　茯苓皮五钱　广皮二钱　半夏一两　白蔻仁一钱五分　生姜三片　苡仁五钱

煮三杯，分三次服。

---

① 面色：此症按语及金本皆作"面目"。
② 湿郁：金本作"湿热"。
③ 寒热止即止：底本无，据金本补。

十二日　杂受寒暑，再三分析，方成疟疾，以伏暑成疟则轻。寒多热少，脉沉弦，乃邪气深入，与两阴阳之中偏于温法。

青蒿三钱　藿香梗三钱　枳实二钱　柴胡三钱　姜半夏八钱　良姜二钱　厚朴三钱　瓜蒌皮二钱　生姜五片　槟榔一钱　黄芩炭一钱五分　大枣去核，二枚

煮三杯，分三次服。

十四日　寒热少减，胸痞甚，去甘加辛，去大枣，加生姜。

十六日　脉弦细，指尖冷，阳微不及四末之故；兼之腹痛便溏，痰饮咳嗽，更可知矣。以和胃阳、温中阳、逐痰饮立法。

半夏六钱　生苡仁五钱　干姜二钱　杏仁五钱　川椒炭三钱　炒广皮三钱　桂枝三钱　白蔻仁二钱　生姜三片

煮三杯，分三次服。

十七日　张　伏暑酒毒，遇寒凉而发，九日不愈，脉缓而软，滞下，身热谵语，湿热发黄，先清湿热、开心包络。

飞滑石五钱　茵陈五钱　黄柏炭三钱　茯苓皮五钱　黄芩三钱　真山连二钱　生苡仁三钱　通草一钱　栀子炭二钱

煮三杯，分三次服。先服牛黄清心丸一丸，戌时再服一丸。

十八日　热退，滞下已愈，黄未解。

飞滑石五钱　茵陈三钱　栀子炭三钱　茯苓皮五钱　萆薢三钱　真雅连八分　黄柏炭三钱　杏仁三钱　灯心草一钱　白通草一钱

煮三杯，分三次服。

十九日　黄亦少退，脉之软者亦鼓指，惟舌赤、小便赤而浊，余湿余热未尽，尚须清之。

飞滑石五钱　茵陈四钱　黑山栀三钱　茯苓皮五钱　半夏三钱　真雅连八分　生苡仁三钱　杏仁三钱　广皮炭二钱　黄柏炭二钱　萆薢三钱

煮三杯，分三次服。

二十日　黄退，小便赤浊，舌赤，脉洪，湿热未尽。

飞滑石五钱　半夏三钱　海金沙三钱　炒栀皮二钱　萆薢三钱　真雅连一钱

煮三杯，分三次服。

乙酉（1825 年）三月二十日　王氏

廿八岁　上年初秋伏暑，午后身热汗出，医者误以为阴虚劳损，不食，胸痞，咳嗽，舌苔白滑，四肢倦怠，不能起床。至今年三月不解，已经八月之久，深痼难救，勉与宣化三焦，兼从少阳提邪外出法。

飞滑石六钱　桂枝三钱　白蔻仁二钱　茯苓皮五钱　青蒿三钱　炒黄芩二钱　姜半夏五钱　苡仁五钱　白通草一钱　杏仁泥四钱　广皮三钱

煮三杯，分三次服。此方服二帖，能进食；服四帖，饮食大进，即起能行立。后八日复诊，以调理脾胃而愈。

乙酉（1825 年）三月廿六日　王氏

廿六岁　伏暑，咳嗽寒热，将近一年不解，难望回生，既咳且呕而泄泻，勉与通宣三焦，俾邪得有出路，或者得有生机。何以知其为伏暑而非痨瘵？劳之咳重在丑、寅、卯木旺之时，湿家之咳在戌、亥、子水旺之时；劳之寒热后无汗，伏暑寒热如疟状，丑、寅、卯阳升乃有汗而止；劳之阴虚身热，脉必芤大，伏暑之脉弦细而弱。故知其为伏暑而非痨瘵也。再左边卧不着席，水在肝也。

桂枝三钱　茯苓皮五钱　郁金一钱　半夏五钱　生苡仁五钱　广皮二钱　青蒿八分

旋覆花包,三钱　生姜三钱　香附三钱　白蔻仁二钱　大枣去核,二枚

煮三杯,分三次服。此方服四帖,寒热减,去青蒿,服之十帖全愈。后以调理脾胃收功。

乙酉（1825 年）四月廿五日　金氏

三十岁　上年伏暑,寒热时发如疟状,以宣通三焦立法,补阴补阳皆妄也。

半夏四钱　云苓块五钱　黄芩二钱　杏仁三钱　藿香梗三钱　生姜三片　青蒿八分　白蔻仁一钱五分　大枣去核,二枚　苡仁五钱

煮三杯,分三次服。

五月初二日　伏暑愈后,以平补中焦为要,仍须宣通,勿得粘滞。

半夏三钱　云苓块五钱　莲子五钱　苡仁五钱　益智仁一钱　生姜三片　广皮二钱

煮三杯,分三次服。

乙酉（1825 年）八月初五日　裴

四十岁　酒客中虚湿重,面色暗滞,业已多日。现在又感伏暑新凉,头胀,便溏,舌白滑,脉弦细,中虚寒湿可知。不能戒酒,病断不除。盖客症易除,久病伏湿虚寒难疗也。

云苓皮一两　杏仁三钱　藿香梗三钱　姜半夏六钱　青蒿二钱　白蔻仁三钱　生苡仁一两　广皮五钱　黄芩炭二钱①

煮三杯,分三次服。

头胀除,去青蒿,七帖痊愈。

乙酉（1825 年）九月十八日　陶

五十八岁　伏暑遇新凉而发,舌苔㿠白,上加灰黑,六脉不浮不沉而数,误与发表,胸痞不食,此危症也。何以云危?盖四时杂感,又加一层肾虚,又加一层肝郁,又加一层误治,又加一层酒客中虚,

何以克当! 勉与河间之苦辛寒法,一以通宣三焦,而以肺气为主,望其气化而湿热俱化也。

飞滑石五钱　杏仁四钱　藿香叶三钱　姜半夏五钱　苡仁五钱　广郁金三钱　云苓皮五钱　黄芩三钱　真雅连一钱　白蔻仁三钱　广皮三钱　白通草一钱五分

煮三碗,分三次服。

廿三日　舌之灰苔化黄,滑而不燥,唇赤颧赤,脉之弦者化为滑数,是湿与热俱重也。

滑石一两　云苓皮六钱　杏仁五钱　苡仁六钱　黄柏炭四钱　雅连二钱　半夏五钱　白蔻仁三钱　木通三钱　茵陈五钱

煮三碗,分三次服。

廿六日　伏暑舌之灰者化黄,兹黄虽退,而白滑未除,当退苦药,加辛药。脉滑甚,重加化痰。小心复感为要。

滑石一两　云苓皮五钱　郁金三钱　杏仁五钱　小枳实三钱　蔻仁三钱　半夏一两　黄柏炭三钱　广皮三钱　苡仁五钱　藿香梗三钱

煮三碗,分三次服。

十月初二日　伏暑虽退,舌之白滑未化,是暑中之伏湿尚存也,小心饮食要紧。脉之滑大者已减,是暑中之热去也;无奈太小而不甚流利,是阳气未充,不能化湿。重与辛温,助阳气,化湿气,以舌苔黄为度。

半夏六钱　白蔻仁研,冲,三钱　木通二钱　杏仁五钱　益智仁三钱　广皮五钱　苡仁五钱　川椒炭三钱　干姜三钱

煮三碗,分三次服。

初六日　伏暑之外感者,因大汗而退,舌白滑苔究未化黄。前方大用刚燥,苔未尽除,务要小心饮食,毋使脾困。

————————

① 二钱:金本作"六钱"。

杏仁泥四钱　煨草果八分　川椒炭三钱　姜半夏五钱　苍术炭三钱　益智仁三钱　茯苓皮五钱　老厚朴二钱　白蔻仁三钱　生苡仁五钱　广皮炭五钱　神曲炭三钱

煮三碗，分三次服。

乙酉（1825 年）九月廿四日　薛氏

四十岁　初因肝郁，继而内饮招外风为病。现在寒热如疟状，又有伏暑内发、新凉外加之象。六脉弦细而紧，两关独大而浮，厥阴克阳明。医者全然不知病从何来，亦不究脉象之是阴是阳，一概以地黄等阴柔补阴，以阴药助阴病，人命其何堪哉！势已沉重，欲成噎食反胃，勉与两和肝胃，兼提少阳之邪外出法。

桂枝三钱　姜半夏六钱　苡仁三钱　杏仁三钱　旋覆花包，三钱　青蒿一钱　白蔻仁二钱　香附三钱　生姜四钱　广皮三钱　川椒炭二钱

煮三杯，分三次服。

廿八日　寒热减半，呕止，舌苔满黄，但仍滑耳。即于前方内加炒黄芩二钱，再服四帖。如二三帖寒热止，去青蒿；如腹痛止，舌不滑不干燥，去川椒炭，加茯苓皮五钱。

十月初六日　伏暑已解七八，痰饮肝郁未除，下焦且有湿郁。

杏仁泥四钱　苡仁五钱　川草薢五钱　旋覆花包，三钱　香附三钱　通草一钱　白蔻仁三钱　云苓皮五钱　晚蚕砂三钱　姜半夏五钱　广皮二钱

煮三杯，分三次服。数帖而愈。

乙酉（1825 年）十二月初九日　李

十八岁　伏暑如疟状，脉弦数，寒热往来，热多于①寒，解后有汗，与青蒿鳖甲汤五帖痊愈。

丁亥（1827 年）九月初七日　图

廿七岁　伏暑内发，新凉外加，腹胀，身热身痛，胸胁痛，与柴胡桂枝各半汤。

云苓皮五钱　桂枝三钱　郁金二钱　姜半夏三钱　柴胡三钱　黄芩二钱　防己三钱　杏仁泥三钱　广皮三钱　藿香梗三钱

煮三杯，分三次服。

初八日　伏暑新凉，昨用各半汤一帖，腹胀、胸胁痛、身痛已愈，今日头痛泄泻，身热寒多。按自利不②渴者属太阴也，与五苓散双解表里。

桂枝四钱　云苓皮五钱　苡仁五钱　猪苓三钱　益智仁二钱　木香二钱　泽泻三钱　苍术炭二钱　广皮三钱

煮三杯，分三次服。

初九日　伏暑新凉，以头痛、身热而又泄泻之故，用五苓散双解表里。今日头痛、身热虽减，而泄泻未止，咳嗽痰多，与开太阳、阖阳明法。

桂枝五钱　姜半夏五钱　苡仁五钱　猪苓四钱　云苓皮五钱　广皮三钱　泽泻四钱　益智仁二钱　生姜五片　苍术三钱

煮四茶杯，日三夜一，分四次服。

初十日　泄泻已止，热退未净，咳嗽呕恶未平，头偏右痛，兼有肝郁。

姜半夏五钱　苡仁五钱　黄芩炒炭，一钱五分　旋覆花包，三钱　云苓皮五钱　香附三钱　桑叶三钱　苏梗三钱　广皮三钱　茶菊花三钱

煮三杯，分三次服。

十一日　伏暑身热，咳嗽呕恶，大便稀溏，兼有肝郁，偏头痛，舌绛口渴，腹微胀。湿中生热，与苦辛淡法。

云苓皮六钱　滑石六钱　通草一钱　姜半夏五钱　苡仁五钱　广皮一钱五分　藿香

梗三钱　蔻仁一钱五分　生姜三钱　黄芩炭三钱

煮三杯，分三次服。

十二日　伏暑未解，痰饮咳嗽太甚，胃不和不寐，先与和胃令寐，治咳即愈。

云苓皮六钱　苡仁五钱　苏梗四钱　姜半夏二两　秫米一合

煮三杯，分三次服。

十三日　伏暑饮渴不寐，昨与半夏汤法已寐，惟大便仍溏，咳未止，口渴甚，议渴者与猪苓汤加和胃止渴，去阿胶，以其滑腻也。

飞滑石六钱　猪苓四钱　苡仁五钱　云苓皮六钱　泽泻四钱　苏梗三钱　姜半夏六钱

煮三杯，分三次服。两帖。

十五日　伏暑已愈大半，惟咳未尽除，渴未全止。暑中伏湿难清，湿中生热。湿家之渴，猪苓汤最合拍，宗前法而进之。

飞滑石六钱　猪苓五钱　苏梗三钱　云苓皮六钱　泽泻五钱　广皮二钱　苡仁五钱　姜半夏五钱　甘草一钱　炒黄芩一钱五分

煮三杯，分三次服。两帖。

庚寅（1830 年）九月初八日　潘　三十岁　湿热发黄，已愈六七，继感劲金凉气，头晕而痛，身热而哕，伏暑漫延三焦，与苦辛淡渗法化气，气化则湿热俱化。

飞滑石五钱　猪苓三钱　薄荷八分　姜半夏三钱　杏仁三钱　桑叶三钱　苦桔梗三钱　茵陈五钱　竹茹二钱　荆芥穗二钱　连翘二钱　橘皮二钱　白蔻仁一钱

煮三杯，分三次服。

十一日　伏暑中之湿热，弥漫三焦，舌苔满布重浊，脉弦，一以化气为要，湿热相搏，徒治一边无益也。

猪苓五钱　云苓皮五钱　茵陈五钱　泽泻三钱　杏仁泥四钱　木通二钱　滑石六钱　姜半夏三钱　蔻仁一钱　苡仁五钱　黄柏炭二钱　广皮一钱五分

煮四小茶杯，日三夜一，分四次服。

十四日　湿热弥漫三焦，前与化气，昨日汗大出，今日大便通快，舌苔已化，惟小便未畅，余热未除，仍以化气为要。

滑石六钱　云苓皮五钱　苡仁五钱　猪苓三钱　藿香梗三钱　木通二钱　半夏三钱　生姜汁每杯冲三茶匙　蔻仁一钱　杏仁三钱

煮三杯，分三次服。两帖。

十七日　伏暑已解七八，余热未除，且有痰饮。

云苓块连皮，六钱　猪苓四钱　小枳实三钱　姜半夏六钱　杏仁四钱　藿香梗二钱　生苡仁五钱　广皮三钱　白蔻仁一钱

煮三杯，分三次服。五帖。

廿二日　伏暑诸症俱解，惟余痰饮，少腹不爽。

云苓块五钱　炒小茴香三钱　广皮三钱　姜半夏五钱　生苡仁五钱　杏仁泥三钱　生姜三片　小枳实一钱

甘澜水八杯，煮取三杯，分三次服。

辛卯（1831 年）七月廿八日　弈氏　三十六岁　暑伤两太阴，身热泄泻，腹微胀痛，舌苔不甚黄，口不甚渴，烦躁不安，昼夜不寐，脉洪数，业已十日以外，为难治。

连翘不去心，五钱　云苓皮五钱　杏仁三钱　生苡仁五钱　金银花三钱　雅连一钱五分　猪苓三钱　藿香叶二钱　蔻仁一钱　半夏三钱

煮三杯，分三次服。

廿九日　即于前方内去连翘二钱，加半夏二钱，又加小枳实二钱，再服一帖。

八月初一日　脉小则病退，诸症渐

减，惟心下痞闷，与泻心法。

半夏五钱 云苓块连皮，五钱 干姜三钱 炒黄芩三钱 生苡仁五钱 生姜汁每杯冲三小匙 炒黄连一钱五分 小枳实一钱五分

煮三杯，分三次服。

初二日 痞略减，仍不寐，微烦。

连翘三钱 云苓皮五钱 藿香半梗半叶，二钱 银花三钱 姜半夏五钱 蔻仁一钱 猪苓三钱 小枳实三钱 橘皮三钱 杏仁三钱 炒黄芩三钱

煮三杯，分三次服。

初三日 阳亢于上，不寐，脉洪数，口渴，恶人与火，与阖阳明法。

生石膏二两 苡仁五钱 炒知母三钱 茯苓块三钱 杏仁三钱 炒黄芩三钱 姜半夏三钱 蔻仁一钱 生甘草二钱

煮三杯，分三次服。

初四日 气上阻胸，不寐。

云苓块五钱 生苡仁五钱 白蔻一钱 旋覆花包，三钱 杏仁泥三钱 姜半夏五钱 香附三钱 炒黄芩三钱 橘皮三钱 小枳实三钱 炒黄连一钱五分 生姜汁每杯冲三小匙

煮三杯，分三次服。

初五日 即于前方内去旋覆花，减小枳实一钱。

初六日 伏暑夹肝郁，不寐、烦躁虽减而未除。

云苓皮五钱 滑石六钱 炒黄芩四钱 姜半夏五钱 苡仁五钱 炒黄连一钱 杏仁泥四钱 郁金二钱 白豆蔻一钱 旋覆花包，三钱 香附二钱 生甘草一钱

煮三杯，分三次服。

初七日 嗳甚，即于前方内加代赭石六钱，再服两帖[①]。

初九日 伏暑已愈七八，惟胸膈不舒，腹微痛，小便赤，余邪未净。

茯苓五钱 炒黄芩三钱 郁金二钱 苡

仁五钱 白蔻仁一钱五分 香附三钱 半夏五钱 炒黄连八分 橘皮三钱 杏仁三钱 淡吴萸炒，八分

煮三杯，分三次服。

初十日 伏暑小愈后，又感燥金秋气，胸痞痛，舌起新苔，六脉弦紧，与温法。

茯苓连皮，五钱 姜半夏五钱 淡吴萸二钱 桂枝三钱 生苡仁三钱 藿香梗三钱 良姜三钱 川连与茱萸同炒，八分 姜汁每杯冲三茶匙 川椒炭三钱 广皮三钱

煮三杯，分三次服。

十一日 新感又减，惟夜间头痛。

桂枝三钱 焦白芍二钱 广皮三钱 茯苓连皮，五钱 川椒炭三钱 吴萸二钱 半夏五钱 炒小茴香三钱 黄连与茱萸同炒，八分 苡仁五钱

煮三杯，分三次服。

十二日 头痛已止，旧有之癥瘕上攻胃口，有妨于食，脉弦紧，多汗。

桂枝五钱 公丁香一钱 吴萸三钱 云苓五钱 川椒炭三钱 半夏五钱 黄连茱萸同炒，八分 炒小茴香二钱 橘皮三钱 良姜二钱

煮三杯，分三次服。外服化癥回生丹一钱。

十四日 胃中之痛与烦躁，系新受之燥气；腹中痞块上攻，系旧有之燥气，十数年之久。新旧并病，猝难速愈。

茯苓块五钱 吴萸三钱 川椒炭三钱 姜半夏五钱 栝蒌皮二钱 黄连茱萸同炒，一钱 高良姜二钱 广皮三钱 归横须一钱 公丁香一钱

煮三杯，分三次服。二帖。外间服化癥回生丹一钱。

十六日 大用阳刚，胃痛稍减，未申后阴气旺，犹不爽，胸痞，阴邪未尽退

---

① 两帖：底本作"四帖"，据王本改。

也。

半夏五钱　茯苓块五钱　厚朴三钱　吴萸二钱　川椒炭四钱　广皮三钱　黄连吴萸、黄酒同炒，一钱　小枳实三钱　生姜三片　良姜二钱　公丁香一钱

煮三杯，分三次服。二帖。仍间服化癥回生丹一钱。

十八日　燥气之胸痞痛，与纯刚大燥，七日方解。议病减者减其制。

茯苓块四钱　猪苓三钱　藿香梗三钱　姜半夏四钱　厚朴二钱　生苡仁二钱　川椒炭三钱　橘皮二钱　炒黄芩一钱五分

煮三杯，分三次服。三帖。仍间服化癥回生丹一钱。

廿一日　诸症向安，惟病后气弱，旧有之癥瘕未除，法宜通补阳气，兼之调和营卫。

茯苓三钱　焦白芍二钱　广皮三钱　桂枝三钱　柏子霜三钱　生姜三片　半夏三钱　白蔻仁一钱　胶枣去核，二枚　苡仁三钱　川椒炭一钱

煮三杯，分三次服。四帖。

廿五日　诸症皆愈，惟欲便先痛，便后痛减。当责之积重，且便后不爽，恐成滞下，俗名痢疾。少用温下法。

生大黄黄酒炒半黑，一钱五分　厚朴二钱　川椒炭二钱　熟附子制，二钱　广皮炭三钱　良姜二钱　南楂炭三钱　炒神曲三钱

煮二杯，分二次服。服一帖，如仍痛，又服一帖。

廿九日　阴邪愈后，兼有癥瘕，无补阴之理，即阳药中之守补者亦不可用。

茯苓五钱　姜半夏五钱　橘皮三钱　桂枝三钱　焦白芍三钱　生姜三片　苡仁五钱　炒小茴香三钱

煮三杯，分三次服。服二帖后，凡五钱改作三钱，凡三钱改作二钱，再服三五帖。俟大能饮食，早晚各服化癥回生丹一

钱，以腹中癥瘕化尽为度。

癸巳（1833 年）九月初五日　俞　十九岁　伏暑，误表十数剂之多，又误下十数剂之多，从古无此治法，以致正虚邪实，泄泻不止，热仍未退，舌苔白滑，脉弦细数急，咳嗽喘急。勉与宣通肺气，盖肺主气，气化则湿热俱化。万一邪退，再议补正。

生石膏八钱　猪苓五钱　姜半夏五钱　茯苓皮五钱　杏仁二钱　炒黄芩三钱　生苡仁五钱　橘皮三钱　白蔻仁一钱

煮三杯，分三次服。外间服紫雪丹一钱，分三次凉开水调。

初七日　伏暑误治，前与宣通三焦，仍以肺气为主。今日诸多见效，热亦退，微见汗，惟咳嗽未除。

茯苓皮五钱　猪苓五钱　炒於术三钱　姜半夏五钱　杏仁三钱　白蔻仁一钱　生苡仁五钱　橘皮三钱　生姜汁每杯冲三小匙

煮三杯，分三次服。二帖收功。

湿　温

壬戌（1802 年）四月廿二日　王　三十三岁　证似温热，但心下、两胁俱胀，舌白，渴不多饮，呕恶嗳气，则非温热，而从湿温例矣。用生姜泻心汤之苦辛通降法。

茯苓块六钱　生姜一两　古勇连三钱　生苡仁五钱　半夏八钱　炒黄芩三钱　生香附五钱　干姜五钱

头煎水八杯，煮三茶杯，分三次服，约二时一杯；二煎用三杯水，煮一茶杯，明早服。

廿三日　心下阴霾已退，湿已转阳，应清气分之湿热。

煅石膏五钱　连翘五钱　广郁金三钱

飞滑石五钱　银花五钱　藿香梗三钱　杏仁泥三钱　芦根五寸　黄芩炭三钱　古勇连二钱

水八碗，煮成三碗，分三次服；渣再煮一碗服。

廿四日　斑疹已现，气血两燔，用玉女煎合犀角地黄汤法。

生石膏一两五钱　细生地六钱　犀角三钱　连翘一两　苦桔梗四钱　牛蒡子六钱　知母四钱　银花一两　炒黄芩四钱　元参八钱　人中黄一钱　薄荷三钱

水八大碗，煮成四碗，早、中、晚、夜分四次服。

廿五日　面赤，舌黄，大渴，脉沉肢厥，十日不大便，转矢气，谵语，下症也。议小承气汤。

生大黄八钱　小枳实五钱　厚朴四钱

水八碗，煮成三碗。先服一碗，约三时得大便，止后服；不便，再服第二碗。

又　大便后，宜护津液，议增液法。

麦冬不去心，一两　细生地一两　连翘三钱　元参四钱　炒甘草二钱　金银花三钱

煮三碗，分三次服。能寐，不必服。

廿六日　陷下之余邪不清，仍思凉饮，舌微黄，以调胃承气汤小和之。

生大黄二钱　元明粉八分　生甘草一钱

头煎一杯，二煎一杯，分两次服。

廿七日　昨日虽大解而不爽，脉犹沉而有力，身热不退而微厥，渴甚，面赤，犹宜微和之，但恐犯数下之戒，议增液承气合玉女煎法。

生石膏八钱　知母四钱　黄芩三钱　生大黄三钱，另煎，分三份，每次冲一份

煮成三杯，分三次服。若大便稀而不红黑，后服止大黄。

廿八日　大便虽不甚爽，今日脉浮，不可下。渴思凉饮，气分热也；口中味甘，脾热甚也。议用气血两燔例之玉女煎，加苦药以清脾瘅。

生石膏三两　元参六钱　知母六钱　细生地一两　麦冬不去心，一两　古勇连三钱　黄芩三钱

煮四碗，分四次服。得凉汗，止后服；不渴，亦止服。

廿九日　大用辛凉微甘合苦寒，斑疹续出若许，身热退其大半。不得再用辛凉重剂，议甘寒合化阴气加辛凉，以清斑疹。

连翘三钱　细生地五钱　犀角三钱　银花三钱　天花粉三钱　黄芩三钱　麦冬五钱　古勇连二钱　薄荷一钱　元参四钱

煮三碗，分三次服；渣再煮一碗服。

五月初一日　大热虽减，余焰尚存，口甘弄舌，面光赤色未除，犹宜甘寒苦寒合法。

连翘三钱　细生地六钱　元参三钱　银花三钱　炒黄芩三钱　丹皮四钱　麦冬一两　古勇连一钱

水八碗，煮三碗，分三次服。

初二日　即于前方内加暹罗犀角二钱，知母一钱五分，煮法、服法如前。

初三日　邪少虚多，宜用复脉去大枣、桂枝，以其人本系酒客，再去甘草之重甘，加二甲、丹皮、黄芩。

麦冬一两　大生地五钱　阿胶三钱　丹皮五钱　炒白芍六钱　炒黄芩三钱　炙鳖甲四钱　牡蛎五钱　麻仁三钱

头煎三碗，二煎一碗，日三夜一，分四次服。此甘润化液，复微苦化阴，又苦甘咸寒法。

初四日　尚有余邪未尽，以甘苦合化、入阴搜邪法。

元参二两　细生地六钱　知母二钱　麦冬不去心，八钱　生鳖甲八钱　粉丹皮五钱　黄芩二钱　连翘三钱　青蒿一钱　银花三钱

头煎三碗，二煎一碗，分四次服。

初九日　邪少虚多，仍用复脉法。

大生地六钱　元参四钱　生白芍六钱
生阿胶四钱　麦冬八钱　生鳖甲六钱　火麻
仁四钱　丹皮四钱　炙甘草三钱

头煎三茶杯，二煎一茶杯，分四次
服。

乙丑（1805年）四月初七日　陈
三十二岁　面赤目赤，舌苔满布如积粉，
至重之温病也。最忌发表，且用辛凉。

苦桔梗六钱　银花八钱　香豆豉五钱
连翘八钱　藿香叶五钱　广郁金四钱　荆芥
穗五钱　杏仁五钱　生甘草三钱　牛蒡子五
钱　薄荷四钱

共为粗末，分八包，一时许服一包。
芦根汤煎，去渣服。

初九日　面赤目赤，舌苔满布，至重
之温热病，脉反缓而弦，外热反不盛，口
反不渴，肢微厥，所谓阳症阴脉，乃本身
阳气不能十分充满，不肯化解耳。兹与化
邪法。

广郁金二钱　杏仁二钱　藿香二钱　苦
桔梗一钱五分　荆芥穗二钱　连翘心一钱五分
银花二钱　青蒿一钱　香豆豉一钱五分

煮两杯。今晚一帖，明早一帖。

十一日　温病未有不渴而燥者，今舌
苔满布而不渴，虽黄而滑，脉缓甚，热不
壮，盖夹湿之故也。议从湿温例治，用苦
辛寒法。

生茅术三钱　杏仁泥三钱　藿香二钱
银花二钱　炒黄芩一钱　白蔻仁一钱　雅连
一钱　连翘三钱　广皮二钱　郁金三钱

煮两杯。今晚一帖，明早一帖。

丙寅（1806年）四月初八日　张
三十三岁　六脉弦细而劲，阴寒证脉也；
咳嗽痰稀，阴湿咳也；舌苔刮白而滑，阴
舌苔也；呕吐泄泻，阴湿症也。虽发热汗
出不解，乃湿中兼风，病名湿温。天下有
如是之阴虚症乎？

茯苓块四钱　桂枝三钱　炒白芍二钱
姜半夏五钱　於术三钱　广皮炭二钱　生苡
仁五钱　泽泻四钱　生姜汁每杯冲三小匙

煮三杯，分三次服。

初十日　痰饮兼风，误治成坏症。前
用温平逐饮除风，诸恶症俱减，惟寒少热
多，热后汗出未除。现在面赤口渴，暮夜
谵语，有风化热之象，但六脉尚弦，未尽
转阳也。再咳嗽则胸胁小腹俱微痛，又有
金克木之象。

桂枝三钱　生石膏六钱　青蒿三钱　半
夏五钱　茯苓块四钱　生姜三片　杏仁三钱
焦白芍二钱　大枣去核，二枚　猪苓二钱
炙甘草二钱

煮三杯，分三次服。

十四日　脉弦数，午后潮热，前有白
苔，兹变为黄，呕恶口渴，颇有湿疟之
象；但咳嗽便溏，又有湿温之形。伏邪内
陷所致，最难清理。

生石膏八钱　桂枝四钱　生苡仁五钱
飞滑石六钱　知母三钱　杏仁泥三钱　茯苓
皮五钱　青蒿二钱　炙甘草二钱

煮三杯，分三次服。

初十日　某失其年月并人年岁六脉俱
弦而细，左手沉取数而有力，面色淡黄，
目白睛黄。自春分午后身热，至今不愈；
曾经大泻后，身软不渴，现在虽不泄泻，
大便久未成条，午前小便清，午后小便赤
浊。与湿中生热之苦辛寒法。

飞滑石六钱　茵陈四钱　苍术炭三钱
云苓皮五钱　杏仁三钱　晚蚕砂三钱　生苡
仁五钱　黄芩二钱　白通草一钱五分　海金
沙四钱　山连一钱

煮三碗，分三次服。

十三日　于前方内去苍术炭，加石

膏，增黄连、黄芩。

丁卯（1807年）七月初二日 文 三十八岁 湿温，舌苔白滑厚浊，脉象模糊，或弦细而濡。用通宣三焦法，先寒热，继微热，后不热，更方三十余帖，大抵不出渗湿之苦辛淡法，四十五日以后方解，解后以两理脾胃收功。

中 燥

乙酉（1825年）四月十九日 傅 五十七岁 感受燥金之气，腹痛泄泻呕吐。现在泄泻虽止，而呕不能食，腹痛仍然，舌苔白滑，肉色刮白。宜急温之，兼与行太阴之湿。

云苓块五钱 吴萸二钱 川椒炭三钱 姜半夏五钱 良姜二钱 益智仁二钱 生苡仁五钱 广皮三钱 公丁香一钱

煮三杯，分三次服。服二帖①。

廿二日 背仍痛，于原方加良姜一钱，吴萸二钱，桂枝五钱。再服四帖②。

廿七日 已效，阴气未退，再服三帖，分四日服完。

五月初三日 已服三帖，痛减，呕与泄泻俱止，减川椒、吴萸、良姜之半，又服六帖。

十三日 阴未化，阳自不复，且心下坚大如盘，脉如故，再服。

乙酉（1825年）四月廿一日 谢 四十八岁 燥金感后，所伤者阳气，何得以大剂熟地补阴？久久补之，胃阳困顿，无怪乎不能食而呕矣。六脉弦紧，岂不知脉双弦者寒乎？

半夏五钱 云苓块五钱 广皮三钱 苡仁五钱 川椒炭三钱 生姜三钱 干姜二钱 公丁香八分

煮三杯，分三次服。

五月初二日 于前方内加桂枝三钱，增干姜一钱，减川椒炭之半。

十一日 呕痛皆止，饭食已加，惟肢软无力，阳气太虚，加甘草，合前辛药为辛甘补阳方法。

廿一日 复感燥气，呕而欲泻，于前方去甘药，加分量自愈。六脉弦细如丝，阳微之极。

桂枝五钱 淡吴萸三钱 半夏五钱 云苓五钱 川椒炭三钱 广皮三钱 干姜三钱 公丁香一钱五分 生姜五钱

煮三杯，分三次服。

廿七日 诸症悉减，脉稍有神，于原方中去吴萸、丁香之刚燥，加苡仁之平淡，阳明从中治也。

乙酉（1825年）四月十六日 李 四十六岁 胃痛胁痛，或呕酸水，多年不愈。现在六脉弦紧，皆起初感受燥金之气，金来克木，木受病未有不克土者，土受病之由来，则自金始也。此等由外感而延及内伤者，自唐以后无闻焉。议变胃而不受胃变法，即用火以克金也，又久病治络法。

云苓五钱 生苡仁五钱 枳实四钱 半夏五钱 川椒炭三钱 生姜五钱 广皮三钱 公丁香一钱

煮三杯，分三次服。服四帖③。

廿三日 复诊，仍用原方。服四帖④。

五月初二日 现在胃痛、胁痛、吐酸之症不发，其六脉弦紧不变，是胸中绝少

---

① 服二帖：底本无，据王本补。
② 再服四帖：底本无，据王本补。
③ 服四帖：底本无，据王本补。
④ 服四帖：底本无，据王本补。

太和之气。议转方用温平，刚燥不可以久任也。

桂枝四钱　生苡仁五钱　广皮三钱　半夏五钱　云苓块五钱　生姜三钱　白芍四钱

炙甘草二钱　大枣去核，二枚　干姜二钱

煮三杯，分三次服。无弊可多服。

十一日　诊视，已回阳，原方去干姜，减桂枝之半。

廿四日　复诊，脉仍紧，加益智仁，余仍照原方。

桂枝二钱　焦白芍四钱　广皮三钱　云苓五钱　益智仁二钱　生姜三钱　半夏五钱

炙甘草二钱　大枣去核，二枚　苡仁五钱

煮三杯，分三次服。

乙酉（1825 年）五月初二日　余五十二岁　胃痛，胁痛，脉双弦，午后更甚，阴邪自旺于阴分也。

半夏五钱　川椒炭三钱　吴萸二钱　苡仁五钱　公丁香一钱五分　香附三钱　降香三钱　山楂炭二钱　广皮三钱　青皮二钱　青橘叶三钱

煮三杯，分三次服。接服霹雳散。

十七日　诊视，病稍减，脉仍紧，加小枳实三钱，减川椒炭一钱，去山楂炭、青橘叶。

廿四日　脉之紧者稍和，腹痛已止，惟头晕、不寐，且与和胃令寐，再商后法。

半夏一两　小枳实三钱　云苓五钱　苡仁一两

煮三杯，分三次服。以得寐为度。如服一二帖仍不寐，加半夏至二两，再服一帖。

乙酉（1825 年）五月十六日　谭四十七岁　感受金凉，胸痹，头痛，脉弦细而紧。

桂枝三钱　姜半夏三钱　广皮三钱　薤白三钱　生苡仁五钱　生姜五片　厚朴二钱　川椒炭三钱　大枣去核，二枚　良姜二钱

煮三杯，分三次服。服二帖①。

十八日　燥气虽化，六脉俱弦，舌苔白滑，与阳明从中治，用苦辛淡法，忌酸甘。

姜半夏四钱　广皮三钱　生苡仁五钱　云苓块四钱　香附三钱　益智仁二钱　川椒炭二钱　干姜一钱五分　白蔻仁一钱五分

煮三杯，分三次服。

廿一日　脉仍弦紧，热药难退。咳嗽减，效不更方。右胁微痛，于前方内增香附三钱。

廿三日　右胁痛甚，脉弦紧如故，于前方内加旋覆花包，三钱，降香末② 三钱，苏子霜三钱。

廿六日　胁痛、咳嗽皆止，痰尚多，脉弦未和，于前方去香附、苏子霜、旋覆花、降香，加桂枝四钱，干姜一钱五分，以充其阳气，行痰饮，和弦脉。

霹雳散方：主治中燥吐泻腹痛，甚则四肢厥逆，腿痛转筋，肢麻，起卧不安，烦躁不宁，再甚则六脉全无，阴毒发斑、疝瘕等症，并一切凝寒固冷积聚之疾。寒轻者不可多服，寒重者不可少服，以愈为度。对症宜随时频服。但非实在纯受湿燥寒三气阴邪者不可服。孕妇对症五不忌。

桂枝六两　降香末五两　乌药三两　薤白四两　荜澄茄五两　吴萸四两　苡仁五两　川椒炭五两　干姜三两　附子三两　青木香四两　槟榔二两　防己三两　五灵脂二两　细辛二两　良姜三两　公丁香二两③　雄

---

① 服二帖：底本无，据王本补。
② 降香末：底本作"降香"，据王本改。
③ 二两：《温病条辨》作"四两"。

黄五钱① 草果二两 水菖蒲② 二两

〔方论〕 按内经有五疫之称，五行偏胜之极，皆可致疫。虽疠气之至，多见火症③，而燥金寒湿之疫，亦复时有。盖风火暑三者为阳邪，与秽浊异气相参，则为温疠。湿燥寒三者为阴邪，与秽浊异气相参，则为寒疠。现在见症多有肢麻转筋，手足厥逆，吐泻腹痛，胁肋疼痛，甚至反恶热而大渴思凉者。经谓雾伤于上，湿伤于下。此症乃燥金寒湿之气直犯筋经，由大络、别络内伤三阴脏真，所以转筋入腹即死也。既吐且泻者，阴阳逆乱也。诸痛者，燥金、寒水之气所搏也。其渴思凉饮者，少阴篇谓自利而渴者属少阴，虚则少阴真水受克，阴火上炎，故饮水求救也。其头面赤者，阴邪内逼于上，阳不能降安其位，所谓戴阳也。其周身恶热喜凉者，阴邪蟠踞于内，阳气无附，欲散且脱也。诸斑疹者，阴邪凝结于血络，同于阳火熏灼也。阴病反见阳症，所谓水极似火，其受阴邪尤重也。诸阳症毕现，有认定为阴寒者，然必当脐腹痛甚拒按者，方谓阳中见纯阴，乃为真阴之症。否则必有转筋腿痛等寒症④。此处断不可误，故立方会萃温三阴经刚燥苦热之品，急温脏真，保住阳气。又经谓阳明之上，中见太阴，又谓阳明从中治，且重用芳香，急驱秽浊。一面由脏真而别络、大络，外出筋经、经络，以达皮毛；一面由脏络、腑络，以通六腑，外达九窍，俾秽浊阴邪一齐立解。大抵皆扶阳抑阴，取义于雷霆奋迅，所谓离照当空，群阴退避也。

〔后注〕 再此证自唐宋以后，医者皆不识燥气所干，凡见前证，俗名曰痧。近时竟有著痧症书者，捉风捕影，杂乱无章，害人不浅。即以病论，未有不干天地之气而漫然成痧者。究竟所感何气，不能确切指出，故立方毫无准的。其误皆由前人谓燥不为病，又有燥气化火之说。瑭亦为其所误，故初刻《温病条辨》时，虽再三疑虑，多方辨难，见于杂说篇中，而正文只有化气之火证，无胜气之寒证。其燥不为病之误，误在"阴阳应象大论"篇中脱秋伤于燥一条，将长夏伤于湿，又错秋伤于湿，以为竟无燥证矣。不知"天元纪"、"气交变"、"五运行"、"五常政"、"六微旨"诸篇，平列六气，燥气之为病，与诸气同，何尝燥不为病哉！经云：风为百病之长。按风属木，主仁。《大易》曰：元者，善之长也。得生生之机，开生化之源，尚且为病多端，况金为杀厉之气。欧阳氏曰：商者，伤也，主义主收，主刑主杀。其伤人也，最速而暴，竟有不终日而死者。瑭目击神伤，故再三致意，而后补于原书云。

上药共为细末，开水和服。大人每服三钱，病重者五钱；小人减半。再病甚重者，连服数次，以痛止、厥回、泻止、筋不转为度。

乙酉（1825年）七月廿四日　赵三十八岁 感受燥金之气，腹痛甚，大呕不止，中有蓄水，误食水果。

半夏一两 川椒炭六钱 乌梅三钱 云苓五钱 公丁香三钱 广皮五钱 吴萸四钱 小枳实三钱 生姜一两 良姜四钱

以五碗水煮成二碗，渣再煮一⑤ 碗；另以生姜一两，煮汤一碗，候药汤凉，先

---

① 五钱：底本作"五两"，据王本、金本及《温病条辨》改。

② 水菖蒲：《温病条辨》作"石菖蒲"。

③ 火症：底本作"大症"，据金本及《温病条辨》改。

④ 否则……寒症：金本及《温病条辨》无此句。

⑤ 一：底本作"三"，据金本改。

服姜汤一口，接服汤药一口，少停半刻，俟不吐，再服第二口如上法，以呕止、腹不痛为度。

廿五日　燥气，腹痛虽止，当脐仍坚，按之微痛，舌苔微黄而滑，周身筋骨痛，脉缓。阳明之上，中见太阴，当与阳明从中治例。

桂枝六钱　焦白芍三钱　苡仁五钱　云苓六钱　川椒炭二钱　防己三钱　半夏五钱　公丁香一钱　生姜三钱

煮三杯，分三次服。服此，身痛止。

廿六日　脉小于前，身痛已止，六脉未和，舌黄滑苔①。

云苓五钱　大腹皮三钱　厚朴一钱五分　半夏五钱　川椒炭一钱　广皮三钱　苡仁五钱　白蔻仁一钱五分　生姜三钱

煮三杯，分三次服。

廿八日　腹痛如故，不寐，加半夏一两。

八月初一日　太阳痹。

飞滑石六钱　桂枝六钱　片姜黄三钱　云苓块五钱　杏仁五钱　晚蚕砂三钱　生苡仁五钱　防己四钱　白通草一钱

煮三杯，分三次服。

初六日　腹胀停饮，于前方去滑石，加苦辛之通。

大腹皮三钱　厚朴三钱　广皮三钱　小枳实三钱

初十日　六脉俱弦，胃口不开，腹胀肢倦，宜通六腑及劳者温之之法也。

云苓块五钱　桂枝六钱　大腹皮三钱　姜半夏五钱　厚朴二钱　小枳实二钱　益智仁三钱　广皮五钱　川椒炭三钱

煮三杯，分三次服。服此方五帖而愈。

张女　十五岁　燥金之气，直中入里，六脉全无，僵卧如死，四肢逆冷，已

过肘膝，腿痛转筋，与通脉四逆汤加川椒、吴萸、公丁香一大剂，厥回脉出一昼夜。次日以食粥太早，复中宛如前症，脉复厥，体厥，又死去矣，仍用前方，重加温热，一剂厥回其半，又二剂而复活。后以补阳收功。

顾　五十岁　直中燥气，呕少泻多，四肢厥逆，无脉，目开无语，睛不转，与通脉四逆汤加人参、川椒、吴萸、丁香，一剂而效，三剂脉渐复，重与补阳而愈。

杨室女　五十岁　胁痛，心烦，懊侬，拘急肢冷，脉弦细而紧，欲坐不得坐，欲立不得立，欲卧不得卧，随坐即欲立，刚立又欲坐，坐又不安，一刻较一刻脉渐小，立刻要脱，与霹雳散不住灌之，约计二时服散约计四两，而稍定，后与两和肝胃而全愈。

郑　二十六岁　先是三月初九日得太阳中风，与桂枝汤已愈；十二日晚已卧，下身微汗，因厨房不戒于火，止穿小汗衫一件，未着袜，外出救火，俟火熄，复卧一觉，身微热，恶寒，腹中胀痛，脉弦数，与桂枝柴胡各半汤，汗出稍轻，究不能解。以后外虽化热，面赤汗多，如温病状，以当脐之痛未休，舌白不燥，断不敢用辛凉，而辛温之药，或进或退，十日不解，至廿四日反重，用温热，反佐顶高黄连三钱，次日表症里症一齐俱解如失。后与调理脾胃两阳而全愈。

多　十六岁　燥淫于内，表里兼病，面赤身热，舌黄燥，口渴，六脉洪数而紧，经谓脉盛大以涩者，寒也。大便秘，

---

① 舌黄滑苔：底本作"舌黄苔白"，据金本改。

小便短，通体全似火症，只有当脐一点痛，拒按，此谓阳中之阴，乃为真阴，与苦热芳香一剂而热退，减分量，三帖而病全愈。

丁亥（1827年）九月十三日 华 二十三岁 感受燥金之气，阳明之上，中见太阴，胸痛胁痛，腹胀泄泻，饮咳，皆太阴病也。误服寒凉，势已重大，勉与开太阳、阖阳明法。

云苓皮五钱 猪苓三钱 厚朴二钱 姜半夏五钱 泽泻三钱 干姜二钱 桂枝三钱 川椒炭三钱 广皮四钱 木香一钱五分

煮三杯，分三次服。

十四日 仍服一帖。

十五日 燥症误用凉药，泄泻不止，右脉如无，左脉弦细而紧，不寐，痰饮咳嗽仍旧，惟胸胁痛止。

云苓皮六钱 猪苓四钱 大腹皮三钱 姜半夏八钱 泽泻四钱 广木香三钱 南苍术炒，二钱 桂枝四钱 广陈皮三钱

煮四杯，分四次服。

十六日 再服一贴。

十七日 诸症皆退，惟余咳嗽口渴，与辛能润法。

云苓皮五钱 苏梗三钱 杏仁泥三钱 姜半夏六钱 干姜二钱 五味子二钱 生苡仁五钱 广皮三钱 炙甘草三钱

煮三杯，分三次服。

十八日 于前方内减五味子一钱，加炙甘草一钱，改云苓皮为块。

十九日 咳嗽已止，脉静身凉，惟舌白口干，尚有伏饮，调理饮食要紧，药与通补脾胃两阳。

云苓块三钱 益智仁二钱 广皮一钱 姜半夏三钱 苍术炭二钱 生姜三片 生苡仁五钱 炙甘草二钱 大枣去核，二枚

煮三杯，分三次服。

二十日 以后通补中焦可收功。

丁亥（1827年）九月廿八日 李氏 四十岁 六脉阳微之极，弦细而紧，内而饮聚，外而瘰痛，兼之内苛，饮食减少，得食易呕，乃内伤生冷，外感燥金之气而然，以急救三焦之阳与阳明之阳为要。

桂枝三钱 姜半夏六钱 干姜三钱 降香三钱 云苓块连皮，五钱 苡仁五钱 吴萸一钱五分 川椒炭三钱 广皮三钱 薤白三钱 公丁香一钱 生姜五大片

煮四杯，日三夜一，分四次服。二帖。

三十日 阳虚已久，急难猝复，余有原案。

姜半夏一两 云苓皮五钱 厚朴三钱 小枳实三钱 薤白三钱 川椒炭三钱 广皮五钱 干姜三钱 生姜五大片 公丁香二钱

煮三杯，分三次服。三帖。

十月初三日 如是刚燥，脉仍弦紧，受病太深之故，于前方内去薤白，加川椒炭五钱，再服三帖。

初六日 阳气稍复，痰饮上冲，咳声重浊，昼夜不寐，暂与《灵枢》半夏汤和胃，令得寐。

姜半夏二两 广皮五钱 秫米一合 云苓块五钱

甘澜水十杯，煮成四杯，日三夜一，分四次服。二帖。

初八日 阳微饮聚不寐，与半夏汤已得寐，但六脉无神，阳难猝复，病久而又误用阴柔苦寒之故，一以复阳为要。

姜半夏八钱 桂枝五钱 川椒炭三钱 云苓块六钱 干姜三钱 小枳实二钱 杏仁泥三钱 广皮三钱 炙甘草二钱

甘澜水八杯，煮三杯，分三次服。二帖。

初十日　脉之紧者已和，诸见症亦减，但脉仍太细，阳未全复。

姜半夏五钱　桂枝三钱　焦白芍三钱　云苓块五钱　干姜二钱　川椒炭二钱　小枳实一钱五分　炙甘草二钱　广皮炭三钱

煮三小茶杯，分三次服。四帖。

十四日　胃不和则卧不安，饮以半夏汤。脉又弦紧，胃阳为痰饮所困，皆日前过伤生冷之故。

姜半夏二两　公丁香一钱五分　秫米一合　川椒炭三钱

煮三杯，分三次服。二帖。

十七日　痰饮喘咳不得卧，周身觉冷，脉弦紧，阳虚极矣。

姜半夏一两　桂枝五钱　干姜四钱　小枳实五钱　杏仁四钱　广皮五钱　川椒炭三钱

煮三杯，分三次服。此方服至二十余帖，或作或止。后以蠲饮丸收功。

戊子（1828 年）十月二十日　某　燥金克木，由厥阴外犯太阳，季胁偏右攻腰痛，不发于春夏，而发于冬令，不发于巳前，而发于午后，六脉弦数，其为阴邪留滞络中沉着不移可知，以故久而不愈，此症当于络中求之。

霹雳散四两，每服二钱，每日早、中、晚三次，开水和服，以清络中之邪。

又　《金匮》谓凡病至其年月日时复发者，当下之。此症病发时不得大便，乃肝主疏泄，肝受病则不得疏泄，但不可寒下耳。

天台乌药散一钱，加巴豆霜六厘，以泄络中沉着之伏邪，庶可拔其根也。

戊子（1828 年）八月十八日　瑞　二十岁　感受燥金之气，表里兼受，与各半汤加苦温甘热法。

桂枝五钱　姜半夏四钱　广皮三钱　柴胡三钱　川椒炭三钱　生姜二钱　吴萸三钱　炙甘草一钱　大枣去核，二枚　黄芩三钱

煮三杯，分三次服。

廿三日　十九至廿二日，误服他人苦寒药，今议阳明从中治，燥中见湿，故宗其法。

桂枝木五钱　猪苓三钱　淡吴萸三钱　姜半夏四钱　川椒炭存性，三钱　泽泻三钱　云苓皮六钱　干姜三钱　炒真山连二钱　苍术炭三钱

煮三杯，分三次服。

廿四日　六脉俱弦，怯寒泄泻，表里三阳皆虚，仍与阳明从中治法。

桂枝五钱　姜半夏五钱　吴萸三钱　猪苓三钱　云苓块连皮，六钱　干姜三钱　泽泻三钱　川椒炭三钱　广皮二钱　苍术三钱

煮三杯，分三次服。

廿五日　燥症本属阴邪，误用大苦大寒，致伤胃阳，昼夜无眠，与胃不和则卧不安例之半夏汤。

姜半夏二两　秫米二合

急流水八杯，煮取三杯，分三次服。二帖。

廿七日　燥症误服凉药，胃阳受伤，以致不食不饥，不便不寐，峻用半夏汤和胃，稍有转机，仍以和胃为要。

云苓半块半皮，五钱　姜半夏一两　秫米一合　广皮三钱　小枳实二钱　姜汁每杯冲三茶匙

煮三杯，分三次服。二帖。

廿九日　胃不和，两用半夏汤和胃，已得眠食。腹中疝瘕未消，微痛，脉弦，夜间身微热，七日不大便，小便短赤，与辛通苦降淡渗法。

姜半夏六钱　青皮二钱　公丁香七分　小茴香三钱　炒山连一钱五分　吴萸三钱　川椒炭三钱　广皮三钱

煮三杯，分三次服。

九月初一日　腹胀甚，于前方内加生苡仁五钱，半夏二钱，炒山连五分，厚朴三钱，云苓皮三钱。再服二帖。分量加则力更进。

初三日　于前方内去丁香五分，山连五分，仍服二帖。

初五日　疝瘕寒热，俱未尽除。

姜半夏八钱　吴萸三钱　炒小茴香三钱　云苓块五钱　厚朴二钱　青蒿二钱　川椒炭三钱　桂枝尖三钱　槟榔剪，一钱　公丁香五钱　广皮三钱

煮三杯，分三次服。服此方二帖，方见大效。

初七日　前天大用刚热，下焦方知药力，其中寒甚可知，犹宜温热，兼之透络。

桂枝三钱　炒小茴香三钱　厚朴二钱　半夏五钱　川椒炭三钱　槟榔剪，一钱　青蒿八分　吴萸三钱　公丁香一钱五分　广皮三钱　良姜二钱

煮三杯，分三次服。二帖。

己丑（1829年）正月十五日　檀氏　三十二岁　燥金克木，连少腹久痛不休，腿脚俱痛，兼有溢饮，与阳明从中治法。

姜半夏五钱　云苓半块半皮，六钱　淡吴萸三钱　川椒炭六钱　益智仁三钱　良姜三钱　公丁香一钱五分　广皮三钱

煮三杯，分三次服。七帖。

疟

癸酉（1813年）七月十六日　吴　二十五岁　但寒不热，似乎牝疟，然渴甚，皮肤扪之亦热，乃伏暑内发，新凉外加，热未透出之故。仍用苦辛寒法，加以升提。

飞滑石三钱　花粉二钱　藿香叶二钱　杏仁泥三钱　知母一钱　广郁金二钱　生苡仁三钱　青蒿一钱　白蔻仁二钱　老厚朴二钱　黄芩一钱

煮三杯，分三次服。

十七日　但寒不热之疟，昨用升提，已出阳分。渴甚，脉洪数甚，热反多。昨云热邪深伏，未曾透出，不得作牝疟看，非虚言也。用苦辛寒重剂。

生石膏八钱　厚朴三钱　广郁金三钱　飞滑石三钱　知母二钱　白蔻仁三钱　杏仁粉五钱　黄芩二钱　生甘草一钱五分　藿香梗三钱

煮三杯，分三次服。

丙寅（1806年）正月初七日　伊氏　二十二岁　妊娠七月，每日午后先寒后热，热到戌时微汗而解，已近十日。此上年伏暑成疟，由初春升发之气而发，病在少阳，与小柴胡法。

柴胡五钱　姜半夏四钱　生姜三钱　人参二钱　炙甘草二钱　大枣去核，二枚　黄芩三钱

煮三杯，分三次服。一剂寒热减，二帖减大半，第三日用前方三分之一全愈。

庚申（1800年）八月廿五日　朱　三十二岁　体厚，本有小肠寒湿，粪后便血，舌苔灰白而厚，中黑滑，呕恶不食，但寒不热。此湿疟也，与劫法。

茯苓块五钱　生草果三钱　熟附子一钱　生苍术五钱　杏仁三钱　槟榔三钱　黄芩炭三钱　生苡仁五钱

煮三杯，分三次服。

廿八日　前方服三帖而病势渐减，舌苔化黄，减其制，再服三帖而寒来甚微，一以理脾为主。

姜半夏三钱　苡仁二钱　白蔻仁二钱　炒於术三钱　广皮三钱　黄芩炭二钱　益智仁二钱

煮三杯，分三次服。服七帖而胃开。

孙[1]　四十岁　少阴三疟，二年不愈，寒多热少，脉弦细，阳微损及八脉，与通补奇经丸四两，服完全愈。

萧　三十三岁　少阴三疟，久而不愈，六脉弦紧，形寒嗜卧，发时口不知味，不渴，肾气上泛，面目黧黑，与扶阳汤法。

毛鹿茸三钱，生锉末，先用酒煎　桂枝三钱　当归三钱　熟附子二钱　人参一钱　蜀漆二钱

煮三杯，分三次服。四帖。愈后调脾胃[2]。

乙酉（1825 年）四月十九日　郑五十五岁　脉双弦，伏暑成疟，间三日一至，舌苔白滑，热多寒少，十月之久不止。邪已深入，急难速出，且与通宣三焦，使邪有出路，勿得骤补。

云苓皮五钱　知母三钱　杏仁泥三钱　生苡仁五钱　炒黄芩二钱　青蒿二钱　藿香梗三钱　姜半夏三钱　白蔻仁二钱

煮三杯，分三次服。四帖[3]。

廿六日　加青蒿一钱，白蔻仁一钱，服四帖。

五月初四日，脉紧汗多，加桂枝三钱，服二帖。

初六日　脉已活动，色已华，寒大减，热亦少减，共计减其半，汗至足底，时已早至八刻，议去青蒿，加黄芩一钱，舌苔虽减而仍白，余药如故，再服四帖。

十四日　三疟与宣三焦，右脉稍大，热多汗多，舌苔之白滑虽薄，而未尽化，湿中生热，不能骤补，与两清湿热。

茯苓皮五钱　黄芩三钱　杏仁泥三钱　姜半夏五钱　知母三钱　生苡仁五钱　白蔻仁一钱五分　黄连姜汁炒，二钱　白通草一钱

煮三杯，分三次服。

十九日　加广皮炭三钱，藿香梗三钱，服四帖。

廿一日　病减者减其制，每日服半帖，六日服三帖。

廿九日　病又减，去黄连，加益智仁，以其脉大而尚紧也。仍以六日服三帖。

六月初五日　余邪未尽，仍以六日服三帖。

十三日　三疟与宣化三焦，十退其九，白苔尚未尽退，今日诊脉弦中兼缓，气来至静，是阳气未充，议与前法退苦寒，进辛温。

茯苓块连皮，五钱　桂枝三钱　藿香梗三钱　杏仁泥三钱　焦白芍二钱　黄芩炭三钱　姜半夏五钱　苡仁五钱　白蔻仁研，三钱　益智仁三钱　广皮三钱

煮三杯，分三次服。

廿三日，左脉弦紧，右大而缓，舌白未化，疟虽止而余湿未消。此方仍服，去白蔻仁一钱，黄芩炭一钱，益智仁一钱，以后又服八贴。

七月初二日　三[4]疟已止，胃亦开，脉已回阳，与平补中焦。

茯苓块五钱　焦於术三钱　炙甘草二钱　姜半夏三钱　生苡仁五钱　白蔻仁一钱五分　生姜三片　广皮炭三钱　大枣去核，二枚

煮三杯，分三次服。服七帖后，可加人参二钱，服至收功。

---

① 孙：金本作"佟氏"。
② 愈后调脾胃：底本无，据金本补。
③ 四帖：底本无，据王本补。
④ 三：底本作"四"，据意而改。

八月初八日　丸方　疟后六脉俱弦微数，与脾肾双补法。

茯苓六两　何首乌四两　炒黑杞子四两　野术四两　沙蒺藜二两　蔻仁五钱　人参四钱　五味子二两　莲子去心，六两　山药四两

上为细末，炼蜜为丸，如梧子大，每服二三钱，开水送。每逢节气，以辽参三五分煎汤送。

乙酉（1825年）六月初十日　高　十六岁　间三疟脉弦，暑邪深入矣。

滑石五钱　茯苓皮三钱　知母二钱　杏仁三钱　制半夏三钱　黄芩三钱　柴胡二钱　藿香叶三钱　生姜三片　青蒿三钱　白蔻仁一钱　大枣去核，二枚　苡仁三钱　炙甘草一钱

煮三杯，分三次服。

十二日　诊脉数，热重，加知母二钱。

廿三日　疟止热退，去知母、柴胡、青蒿、生姜、大枣，改藿香梗二钱，减滑石二钱。

廿九日　余邪已轻，再服数帖。

朱　三十八岁　但寒不热，舌苔白滑而厚三四日，灰黑而滑五六日，黑滑可畏，脉沉弦而紧。太阴寒湿之疟，与牝疟相参。但牝疟表寒重，此则偏于在里之寒湿重也。初起三日，用桂枝、苍术、草果、茯苓、苡仁、广皮、泽泻①、猪苓；三四日加附子；五六日又加苍术、草果分量，再加生姜，舌苔始微化黄，恶寒渐减；服至十二三日，舌苔、恶寒皆始退。疟愈之后，峻补脾肾两阳，然后收功。

乙酉（1825年）七月廿五日　姚　二十五岁　久疟不愈，寒多，舌苔白滑，

湿气重也，宜通宣三焦，微偏于温②。

杏仁五钱　茯苓皮五钱　青蒿二钱　半夏五钱　煨草果一钱五分　广皮四钱　苡仁五钱　炒黄芩一钱五分　生姜三片　蔻仁三钱

煮三杯，分三次服。

八月初三日　前方服六帖，疟疾已止。照原方去草果、青蒿，加滑石六钱，益智仁三钱。

乙酉十一月初二　钱③　二十岁　三疟兼痹，舌苔白滑，终日一饮，热时不渴，胸痞，此偏于伏暑中之湿多者也。惟日已久，又加误补下行，邪已深入，为难治。勉与宣通经络三焦，导邪外出，毋使久羁。

桂枝三钱　防己四钱　杏仁五钱　青蒿三钱　半夏三钱　黄芩三钱　茯苓五钱　蔻仁二钱　广皮三钱　煨草果八分　片子姜黄二钱

十五日　阅来札，知汗多而寒热减，舌白滑苔退，食后不饱闷，是伏邪已有活动之机。但阴疟发于戌亥时，不见日光，虽屡用升提，使邪外出法，毫不见早，大可虑也。勉与原方内加草果分量，去茯苓、蔻仁，再加急走之蜀漆、活血络之当归。

桂枝三钱　柴胡三钱　半夏三钱　青蒿一钱　防己三钱　杏仁四钱　黄芩炭三钱　广皮炭三钱　草果二钱　姜黄二钱　蜀漆三钱　当归三钱　生苡仁五钱

十二月　阅来札，知寒热递减而未尽除。停饮、痹痛太甚，议减治疟之品，加宣饮与痹之药，然大有病退正衰之虑。饮与痹皆喜通不喜守，大忌呆补奈何！

桂枝五钱，三四帖后，手背痛不减，加至八钱

---

① 泽泻：王本、金本于此后有"黄芩"。

② 温：底本作"湿"，据金本改。

③ 钱：此案底本缺，据金本补。

或一两　广皮五钱　防己四钱　青蒿二钱　柴胡三钱，寒热如再减，二药亦须减　炒山甲片一钱　蜀漆二钱，寒热微则去之　生苡仁五钱　人参一钱　生姜三钱　半夏六钱　茯苓皮五钱　煨草果二钱　片子姜黄三钱

煎四大茶杯，分四次服。七日必须来信。

初十日　以后忽寒忽热，已非呆于寒热者可比。十五日寒大减，十八日寒热又减，二十日申酉时似发非发，俱属佳处。但手背之痛，左甚于右。伏邪甚深，腹左之块，即系疟母一类，不过胁腹之别耳。合观寒多热少，当与补阳。议于原方内减柴胡、青蒿，加桂枝。其人参似非高丽参可比，盖人生世上不可留后悔也。其疟母每日空心服化癥回生丹一丸，开水送下。盖化癥丹中，原有鳖甲煎丸在内也。即久病在络，亦须用之。又天士先生云：三时热病，病久不解者，每借芳香以为搜逐之用。此证犹在畏途，不可随便饮啖也。

于前方内减青蒿钱半，柴胡钱半，加桂枝一钱。

丙戌（1826年）二月十一日　杨①　二十四岁　伏暑自上年八月而来，邪已深入，三日一作，寒多热少，亦宜宣通三焦为要法。

青蒿三钱　蔻仁一钱　蜀漆一钱　桂枝三钱　杏仁二钱　炒黄芩钱半　苡仁三钱　柴胡钱半

服一帖而寒退，热反多，此阴邪已化热，去柴胡、桂枝，重用宣通三焦，加广皮、半夏，以和脾胃。

冬　温

甲子（1804年）十一月廿五日　张　六十八岁　舌黄口渴，头不痛而恶寒，面赤目赤，脉洪，热甚，形似伤寒，实乃冬温挟痰饮，与伏暑一类。

连翘六钱　苦桔梗八钱　荆芥穗五钱　金银花六钱　广郁金三钱　广皮三钱　半夏八钱　藿香梗五钱　甘草三钱　杏仁六钱　白通草三钱

共为粗末，分七包，一时许服一包。芦根汤煎。

廿六日　于前方内去芥穗、通草。

廿七日　冬温余热未清。

连翘三钱　细生地三钱　薄荷一钱　银花二钱　苦桔梗三钱　黄芩一钱五分　杏仁三钱　炒知母二钱　甘草一钱

水五杯，煮两杯，分两次服。

廿九日　温病渴甚，热甚，面赤甚，脉洪甚。

石膏八钱　苦桔梗五钱　荆芥穗三钱　连翘三钱　杏仁泥五钱　广郁金二钱　银花二钱　姜半夏四钱　甘草三钱　薄荷三钱

煮三杯，分三次服。

三十日　温病最忌食复，况老年气血已衰，再复则难治矣。口渴甚，痰多，胁痛。

银花五钱　苦桔梗五钱　半夏六钱　连翘三钱　杏仁霜五钱　薄荷一钱五分　石膏四钱　广郁金三钱　甘草二钱

煮成三杯，分三次服。

十二月初一日　大势已退，余热尚存，仍须清淡数日，无使邪复。

连翘三钱　细生地五钱　元参二钱　银花三钱　粉丹皮二钱　黄芩二钱　麦冬不去心，五钱　生甘草二钱

头煎二杯，二煎一杯，分三次服。

初三日　脉洪滑，即于前方内加半夏三钱。

----

① 杨：此案底本缺，据金本补。

乙丑（1805 年）二月廿二日　某

脉不浮而细数，大渴引饮，大汗，里不足之热病也。用玉女煎法。

知母四钱　生石膏一两　甘草三钱　麦冬五钱　细生地五钱　京米一撮　桑叶三钱

煮三杯，分三次服。

廿三日，温病，大渴大汗，脉数，昨用玉女煎法，诸证俱减。平素有消渴病，用玉女煎大便稀溏，加牡蛎，一面护阴，一面收下。

牡蛎一两　生石膏五钱　炙甘草三钱麦冬五钱　大生地五钱　炒知母二钱　京米一撮

煮三杯，分三次服。

丙寅（1806 年）十一月初一日　某

冬温，脉沉细之极，舌赤面赤，谵语，大便闭。邪机纯然在血分之里，与润下法。

细生地六钱　元参六钱　粉丹皮三钱生大黄五钱　麦冬不去心，六钱　生甘草二钱元明粉一钱

煮三杯，先服一杯，得快便，止后服。外服牛黄清心丸二丸。

初二日　冬温谵语神昏，皆误表之故。邪在心包，宜急急速开膻中，不然则内闭外脱矣。大便闭，面正赤，昨因润下未通，经谓下不通者死，非细故也。得药则呕，忌甘也。先与广东牛黄丸二三丸，以开膻中；继以大承气汤攻阳明之实。

生大黄八钱　元参八钱　老厚朴二钱元明粉三钱　丹皮五钱　小枳实四钱

煮三杯，先服一杯。得便，即止；不便，再服。

风　温[1]

甲子年（1804 年）三月初六日　王

廿六岁　风温，脉浮数，邪在上焦。胸痞微痛，秽浊上干清阳。医者误认为痰饮阴邪之干清阳，而用薤白汤。余者又误认为伤寒少阳经之胁痛，而以小柴胡汤治之。逆理已甚，无怪乎谵语烦躁，而胸痞仍不解也。议辛凉治温以退热，芳香逐秽以止痛。

连翘三钱　知母钱半　藿香梗二钱　银花三钱　苦桔梗二钱　牛蒡子二钱　人中黄一钱　薄荷八分　石膏五钱　广郁金钱半

牛黄清心丸一丸，日三服。

初七日　风温误汗，昨用芳香逐秽，虽见小效，究未能解。今日脉沉数，上行极而下也，渴甚。议气血两燔之玉女煎法，合银翘散加黄连。夜间如有谵语，仍服牛黄丸。

生石膏八钱　连翘四钱　知母四钱　生甘草二钱　丹皮五钱　真山连钱半　银花六钱　细生地六钱　连心麦冬六钱

煮取三碗，分三次服。

初八日　火势已解，余焰尚存，今日脉浮，邪气还表。

连翘二钱　麦冬五钱　银花六钱　白芍钱半　丹皮二钱　炒知母一钱　黄芩炭八分，分或作钱[2]　细生地三钱　生甘草一钱

今晚一帖，明朝一帖。

初九日　脉沉数有力，邪气入里，舌老黄微黑，可下之。然非正阳明实证大满大痞可比，用增液汤可矣。

元参两半　麦冬一两　细生地一两

煮成三碗，分三次服完。如大便不快，再作服；快利，停服。

初十日　昨服增液，黑粪已下。舌中黑边黄，口渴，面赤，脉浮，下行极而上也。自觉饥甚，阳明热也。仍用玉女煎加

---

[1]　风温：底本缺此门医案，据王本及金本补。
[2]　分或作钱：金本无。

知母。善攻病者，随其所在而逐之。

生石膏八钱　细生地五钱　生甘草三钱
生知母六钱　麦冬六钱　白粳米一撮

断不可食粥，食粥则患不可言。

十一日　邪少虚多，用复脉法。二甲复脉汤。

三月初二日　姚　年三十岁①　风温，误认伤寒发表，致令神昏谵语，阳有汗，阴无汗，大便稀水不爽，现在脉浮，下行极而上也。先渴，今不渴者，邪归血分也。

连翘二钱　银花三钱　元参三钱　竹叶心一钱　丹皮二钱　犀角二钱　桑叶一钱　甘草一钱　麦冬三钱

牛黄清心丸，三次服六丸。

初三日　昨用清膻中法，今日神识稍清，但小便短，脉无阴，大便稀水。议甘苦合化阴气，其牛黄丸仍服。

大生地五钱　真川连一钱　生牡蛎粉一两　黄芩二钱　丹皮五钱　犀角三钱　麦冬五钱　人中黄六钱②

水八碗，煮取三碗，分三次服。明早再一帖。

初四日　即于前方内去犀角，加生鳖甲一两，白芍一两。

初五日　大热已减，余焰尚存，小便仍不快，用甘苦合化阴气法。

细生地八钱　炒黄柏二钱　丹皮四钱
炒知母二钱　连心麦冬六钱　生甘草二钱
生白芍四钱　生牡蛎五钱　生鳖甲八钱　黄芩二钱

今晚一帖，明早二帖。

初七日　温病已解，邪少虚多，用复脉法。

直大生地六钱　炒白芍六钱　知母三钱③　黄柏二钱　连心麦冬六钱　炙甘草二钱　麻仁三钱　生牡蛎六钱　生阿胶冲，三钱

三帖，三日。

十一日　热淫所遏④，其阴必伤。议于前方内去黄柏、知母，防其苦以化燥；加鳖甲、沙参，以杜病后起燥之路。即于前方内去知母、黄柏，加生鳖甲六钱，沙参三钱。

甲子年（1804年）四月十三日　汤　风温自汗。

连翘三钱　银花二钱　甘草一钱　苦桔梗二钱　杏仁二钱　牛蒡子三钱　薄荷八分　豆豉二钱　芦根三把

今晚二帖，明早一帖，午前服完。

十四日　即于前方内加连心麦冬三钱，细生地三钱。

王　风温发疹，初起肢厥，脉不甚数，势非浅鲜。

连翘五钱　薄荷三钱　甘草二钱　牛蒡子五钱　桑叶三钱　荆芥穗三钱　藿梗四钱　郁金三钱　桔梗五钱　元参五钱

共为细末，六钱一包，一时许服一包。明日再作服。芦根汤煎。

又，其三焦浊气不宣，自觉格拒，用通利三焦法，仍以上焦为主。

藿梗三钱　广皮炭二钱　郁金二钱　桔梗三钱　黄芩炭钱半　杏仁三钱　连翘连心，钱半

服三帖病痊。

二月十八日　钱　风温，咳嗽粘痰，脉弦数，曾吐血丝、血沫，此风温而误以治风寒之辛温法治之也。当用辛凉甘润。

---

① 三十岁：金本作"三十二岁"。
② 六钱：金本作"一钱"。
③ 三钱：金本作"二钱"。
④ 遏：疑为"过"字。

桑叶① 二钱　生甘草一钱　白扁豆皮三钱　沙参三钱　杏仁二钱　桔梗二钱　茶菊花二钱　麦冬连心，二钱②　鲜梨皮五钱　连翘二钱

乙酉年（1825年）十一月初四日　赵　二十六岁　六脉浮弦而数，弦则为风，浮为在表，数则为热，证现喉痛。卯酉终气，本有温病之明文。虽头痛、身痛、恶寒甚，不得误用辛温，宜辛凉芳香清上。盖上焦主表，表即上焦也。

桔梗五钱　豆豉三钱　银花三钱　人中黄二钱　牛蒡子四钱　连翘三钱　荆芥穗五钱　郁金二钱　芦根三钱③　薄荷五钱

煮三饭碗，先服一碗，即饮白开水，热啜一碗，覆被令微汗佳。得汗后，第二三碗不必饮热水。服一帖而表解，又服一帖而身热尽退。

初七日　身热虽退，喉痛未止，与代赈普济散，日三四服，三日后痊愈。

戊子（1828年）二月十八日　某男　风温误汗，邪归心包血分，谵语神昏，右脉空大，舌苔干燥，不渴，津液消亡。与一面开心胞之邪，一面育阴清热。

生石膏一两　细生地六钱　丹皮四钱　炒知母三钱　炙甘草四钱　麦冬连心，六钱　京米一撮

煮三杯，分三次服。外紫雪丹四钱，与汤药分服，每次二钱。

十九日　温病邪入心包，谵语癫狂。昨与紫雪丹四钱，玉女煎加丹皮一帖，今日脉反洪大有力，紫斑夹疹，续出若许④。议化斑汤两清气血之伏热，其紫雪丹再服三钱，以谵语尽除为度。

生石膏二两　知母四钱　黄芩三钱　炙甘草三钱　犀角二钱　丹皮五钱　京米一撮

煮三杯，与紫雪丹分三次间服。

二十日　斑疹已出，脉之洪大、谵语已减，与护阴法。

细生地六钱　丹皮五钱　麦冬连心，五钱　焦白芍三钱　连翘三钱　银花三钱　甘草一钱半

煮三杯，分三次服。

廿一日，热退神清，余邪有限，大便溏。与一甲复脉汤二帖，紫雪丹五分。

大生地五钱　甘草三钱　丹皮三钱　生白芍三钱　阿胶冲，三钱　麻仁二钱　生牡蛎五钱　麦冬三钱

廿八日　温疹未十分清，即不服药，七八日后，饮食进早，复受秽浊之气，右脉洪大有力，舌苔白厚，先清秽浊。以舌苔白，未可下。

牛蒡子炒，研，三钱　连翘连心，三钱　银花三钱　炒黄芩二钱　芥穗二钱　苦梗三钱　香豆豉三钱　甘草二钱

煮三杯，分三次服。

己丑（1829年）二月十三日　兆　廿八岁　风温误汗，以致谵语兼哕。诸病怕哕，症见危急。现在右脉洪大而数，目白睛赤缕缠绕，肺热旺矣。肺主降气，肺受病则气不得降，是以哕耳。勉与玉女煎加柿蒂、云苓，急降肺气以止哕。其谵语可与紫雪丹。

生石膏四两　知母四钱　炙甘草三钱　次生地五钱　麦冬连心，五钱　云苓块五钱　柿蒂三钱　京米一撮

水五碗，煮成两碗；渣再以水六碗，煮两碗。分四次服，日三夜一。外紫雪丹三钱备，夜间谵语重则多服，轻则少服。

初三日　风温误汗致哕，与玉女煎加

---

① 桑叶：王本作"桑皮"，据金本改。
② 二钱：金本作"三钱"。
③ 三钱：金本作"五钱"。
④ 许：王本原作"汗"，据意而改。

茯神、柿蒂。现在哕止而热未退，右脉洪大微芤，项下有疹，于原方重加育阴，合化斑汤，以清续出之邪。

生石膏四两，先煎代水　知母五钱　犀角三钱　次生地六钱　丹皮四钱　麦冬连心，五钱　生白芍三钱　沙参四钱　京米一撮　炙甘草五钱

煮四杯，分四次服。

初五日　温热，大便已见，里气已通，热退七八，脉亦渐小，但微有谵语，耳聋，津液为表药所伤之故。与重填津液要紧。

次生地六钱　知母四钱　麦冬连心，六钱　生白芍六钱　黄芩二钱　炙草三钱　生石膏一两　犀角三钱　丹皮五钱

煮四杯，分四次服。

初六日　于前方内加生地二钱，石膏一两，再服一帖。

初七日　温热，宿粪渐下若许，口粘，津液前为燥药所伤，一时难以猝复，舍育阴法，皆外道也。现在脉未静，微有谵语，紫雪丹、石膏辈，尚不能尽去。

生石膏一两　丹皮三钱　犀角二钱　次生地八钱　麦冬连心，五钱　知母三钱　生白芍四钱　黄芩二钱　京米一撮　炙甘草三钱

煮三杯，分三次服。

初八日　邪少虚多，自觉精神恍惚，加纯静以守神，与三甲复脉法。

直生地六钱　生白芍五钱　麦冬连心，四钱　生阿胶一钱　炙甘草三钱　生龟板四钱　生牡蛎六钱　生鳖甲四钱　炒黄芩四钱

煮三杯，分三次服。

初九日　照原方再服一帖。

初十　脉犹洪数，未能十分安静，舌起白苔，尺肤尚热，语言犹有颠倒，未可恣意饮啖，仍与三甲复脉汤。

直大生地六钱　生龟板六钱　麦冬连心，四钱　生白芍四钱　生鳖甲六钱　麻仁三钱　生阿胶二钱，去渣后化入　炙甘草四钱　生牡蛎四钱

浓煎三杯，分三次服。

十一日　外热尽退，脉犹大，但不数耳。照前方再服一帖。

十二日　脉静身凉，一以复丧失之阴为主，数日不大便，与三甲复脉汤去牡蛎。

直大生地八钱　生龟板四钱　麦冬连心，四钱　生白芍四钱　生鳖甲五钱　麻仁三钱　生阿胶二钱　炙甘草五钱

煮三杯，分三次服。

十三日　大便已见，于前方内加生牡蛎五钱。

十四日　右脉洪大，目白睛赤缕又起，余邪续出，饮食留神，加意调护。

直大生地五钱　生鳖甲五钱　云苓块五钱　生牡蛎五钱　生阿胶二钱　炙甘草三钱　麦冬连心，五钱　生白芍三钱

煮成三杯，分三次服。

十九日　温病后，阴气大伤，与三甲复脉法。

直大生地六钱　阿胶三钱　麦冬连心，四钱　生龟板六钱　牡蛎五钱　生鳖甲五钱　生白芍四钱　麻仁二钱　炙甘草三钱

煮三杯，分三次服。

廿四日　温病愈后，阴气不坚，相火已动，右尺独大，与坚阴泻相火法。

直大生地六钱　阿胶三钱　知母炒，三钱　生白芍四钱　牡蛎五钱　黄柏盐水炒，三钱　连心麦冬四钱　麻仁二钱　炙甘草三钱

煮三杯，分三次服。二帖。

廿八日　服前方二帖，右尺已小，遂停汤药，服专翕大生膏半料。

庚寅（1800 年）四月廿七日　崇男

三个月　三月幼孩，温热自汗，口渴，午后壮热，瘛疭，脉数急，七日不解，且与辛凉轻剂。

苦桔梗一钱　芥穗八分　连翘三钱　竹

叶卷心八分 炒黄芩一钱 银花二钱 炙甘草六分 桑叶一钱

煮一大茶杯，分三四次服。外牛黄清心丸一丸，每服一角，日二次，热退即止。

廿八日 幼孩热病，与辛凉轻剂，热少减而未解，改用辛凉重剂。但孩太小，白虎不中与也。与玉女煎存阴退热最妙。

生石膏六钱 知母一钱 连心麦冬二钱 次生地二钱 银花一钱 连翘钱半 炙甘草八分 粳米一小撮

煮一大茶杯，分三四次服。

廿九日 幼孩热病七日，与玉女煎，热已渐减[1]，微有凉汗，用药以存阴退热为要，气分凉药当减[2]。

次生地三钱 犀角八分 丹皮一钱 连心麦冬二钱 炙甘草八分 粳米一小撮

煮一茶杯半，频频缓服。

五月初二日 幼孩热病解后，与邪少虚多之复脉法。盖热之所遏[3]，其阴必伤，况阴未充长乎。

干地黄 麦冬连心 生阿胶 生白芍 牡蛎 炙甘草

辛卯（1831 年）三月十五日 崇氏三十岁 风温自汗，身热，法宜辛凉，最忌发表。

苦桔梗三钱 连翘五钱 芥穗钱半 人中黄二钱 元参五钱 连心麦冬三钱 生石膏一两 黄芩二钱 桑叶三钱 牛蒡子三钱 芦根三钱

煮三杯，分三次服。

十六日 微有鼻衄，于前方内加黑山栀二钱，丹皮三钱，再服一帖。

十七日 风温，疹不透，色反白，脉反带弦，症虽纯阳，而气体虚寒，有陷下之象，须少加反佐。

苦桔梗六钱 人中黄二钱 连翘五钱

银花六钱 藿香叶二钱 芥穗三钱 元参五钱 牛蒡子五钱 僵蚕三钱 薄荷钱半 山川柳二钱 蝉蜕去头、足，三钱

共为粗末，分八包，一时许服一包，用石膏二两，芦根一两，汤煎。

十八日 心中懊恼闷塞，邪居膈上，于前方内去薄荷、山川柳，加广郁金三钱，香豆豉二钱，再服一帖。

十九日 风温八九日，热减而不解，神识不甚清爽，舌纯黄而不燥，六日不大便，与增水行舟之润下法。

元参二两 连心麦冬一两 细生地一两

煮成四杯，分四次服，以下大便为度。如四次服完不大便，急再作服。

二十日 温病得大便后，左脉弦，右脉洪大，右寸更觉稍大，口渴思凉，下行极而上，邪气还表，此吴又可所谓下后脉反数者是也。经谓已得汗而脉尚躁盛，此阴脉之极也。宜兼上焦论治，与气血两燔之玉女煎法。

生石膏二两 炒知母三钱 连心麦冬六钱 细生地六钱 连翘三钱 银花三钱 炙甘草三钱 京米一撮

煮成三大杯，分三四次服。

廿一日 于前方内去石膏一两，加丹皮二钱，再服一帖。

廿二日 热未尽除，仍渴，再服一帖。

廿三日 大热已退，余焰尚存，仍然渴思凉饮。

生石膏一两 知母炒，四钱 麦冬连心，六钱 细生地六钱 熟五味子一钱 炙甘草三钱 天花粉三钱 京米一撮

煮三杯，分三次服。

廿四日 病减者，减其制。

---

[1] 减：王本原作"成"，据意而改。
[2] 减：王本原作"成"，据意而改。
[3] 遏：疑为"过"。

生石膏六钱　知母二钱　生牡蛎五钱　细生地六钱　连心麦冬六钱　炙甘草三钱　京米一撮

煮三杯，分三次服。

廿五日　照原方再服一帖。

廿六、七日　仍服原方。

廿八日　风温邪气已透，真阴未复，少寐心悸，饥不欲食，又数日不大便，与复脉法。

大生地五钱　麦冬朱砂染，五钱　生白芍四钱　生阿胶三钱　元参四钱　炙甘草三钱　炙龟板五钱　鳖甲四钱

煮三杯，分三次服。

廿九日　于前方内加火麻仁三钱，再服一帖。

三十日　照原方服一帖。

四月初一　病家自去火麻仁，又服一帖。服四帖后，得黑粪弹若许，次日又出黑粪更多，周身出白㾦，时时有汗，阴足收功。

丙戌年（1826年）正月初九日　赵　四十二岁　脉浮，风温，咽痛，项强，颈微肿，舌伸不长，宜开提肺气为主。

桔梗三钱　连翘三钱　僵蚕三钱　人中黄二钱　银花三钱　牛蒡子二钱　荆芥三钱　薄荷二钱

甲申年（1824年）正月十六日　张　六十七岁　本有肝郁，又受不正之时令浊气，故舌黑苔，口苦，胸痛，头痛，脉不甚数，不渴者，年老体虚，不能及时传化邪气也。法宜辛凉芳香。

连翘三钱　桔梗三钱　豆豉三钱　荆芥二钱　薄荷钱半　生甘草一钱　郁金二钱　元参三钱　银花三钱　藿梗三钱

共为粗末，芦根汤煎。

十七日　老年肝郁挟温，昨用辛凉芳香，今日舌苔少化，身有微汗，右脉始大，邪气甫出，但六脉沉取极弱，下虚，阴不足也。议辛凉药中加护阴法。

桔梗三钱　麦冬三钱　元参五钱　甘草钱半　豆豉二钱　细生地三钱　连翘二钱　银花三钱　芦根三钱

今日一帖，明日一帖，每帖煮二杯。

十八日　老年阴亏，邪退十分之七，即与填阴。耳聋，脉芤，可知其阴之所存无几。与复脉法。

炙草三钱　白芍六钱　阿胶三钱　麦冬八钱　麻仁三钱　大生地八钱

十九日　较昨日热退大半，但脉仍大，即于前方内加鳖甲六钱，以搜余邪。

二十日　脉静，便溏，再于前方内加牡蛎八钱收阴，甘草三钱守中。

风温者，震方司令而化温也。温邪化热，先伤乎肺，继而变证甚繁，总之手三阴见症为多，治法宜辛凉，不宜辛温，宜甘润，不宜苦降。盖辛温烁肺，苦降伤胃。今观先生之治，则有辛凉解肌，甘寒退热，芳香利窍，甘苦化阴，时时轻扬，存阴[1]退热诸法，种种有条，方全法备，则先生不亦神圣工巧之手乎！舒配瑭

温　疫[2]

月　日　章姬　七十岁　温热发斑，咽痛。

生石膏一两　人中黄二钱　苦桔梗六钱　知母四钱　射干三钱　芥穗二钱　元参五钱　银花六钱　牛蒡子五钱　黄芩二钱　连翘六钱　马勃二钱　暹罗犀角三钱

苇根、白茅根煎汤，煮成四碗，日三

---

① 阴：王本原作"阳"，据意而改。

② 温疫：底本缺此门医案，据王本及金本补。

服，夜一服。

日 温斑三日，犹然骨痛，胸痛，咽痛，肢厥，未张之秽热尚多，清窍皆见火疮，目不欲开，脉弦数而不洪，口干燥而不渴，邪毒深居血分，虽有药可治，恐高年有限之阴精，不足当此燎原之势。又恐不能担延十数日之久，刻下趁其尚在上焦，频频进药，速速清阳。再以芳香透络逐秽，俾邪不入中下焦，可以望愈。

约二时间服紫雪丹二分，宣泄血络之秽毒。

连翘一钱 银花一钱 犀角五分 薄荷三分 牛蒡子炒，研，一钱 丹皮五分 人中黄三分 桔梗一钱 白茅根五分 元参一钱

郁金四分 藿香梗五分 炒黄芩三分 芥穗三分 马勃三分 苇根五分 射干五分

周十二时，八帖。

日 照前方内每帖加金汁五匙，仍周十二时服八帖。

日 照前方内每帖加犀角三分，古勇连三分，炒枯，仍周十二时服八帖。

日 邪有渐化之机，但心火炽盛，阴精枯而被烁，当两济之。

犀角一两，先煎 银花六钱 生白芍六钱 细生地八钱 连翘六钱 麦冬连心，一两 真正古勇连四钱，先煎 丹皮一两 生甘草四钱 白茅根五钱 鲜荷叶四钱

煮成四碗，分四次服。

日 仍用前药一帖，先煮半帖，约八分二杯，除先服昨日余药一碗外，晚间服此两碗，余药明早煮成，缓缓服。

日 邪去八九，收阴中兼清肺胃血分之热而护津液。

生白芍六钱 大生地一两 沙参三钱 炙草三钱 柏子霜三钱 火麻仁三钱 麦冬连心，八钱 白茅根三钱[1]

八分三杯，三次服。

日 里热甚，胸闷骨痛，必须补阴而不宜呆腻。

生白芍四钱 沙苑子二钱 细生地五钱 沙参三钱 麦冬五钱 柏子霜三钱 冰糖二钱 广皮炭盐水炒，钱半

壬戌（1802 年）五月初十日 王 三十八岁 温热系手太阴病，何得妄用足六经表药九帖之多。即以《伤寒论》自开辟以来，亦未有如是之发表者。且柴胡为少阳提线，经谓少阳为枢，最能开转三阳者。今数数用之，升提太过，不至于下竭上厥不止。汗为心液，屡发不已，既伤心用之阳，又伤心体之阴。其势必神明内乱，不至于谵语颠狂不止也。今且救药逆，治病亦在其中。温病大例，四损重逆难治。何谓四损？一曰老年真阳已衰，下虚阴竭；一曰婴儿稚阴稚阳未充；一曰产妇大行血后，血舍空虚，邪易乘虚而入；一曰病久阴阳两伤。何谓重逆？《玉函经》谓：一逆尚引日，再逆促命期。今犯逆药至九帖之多，岂止重逆哉！

连心连翘三钱 银花三钱 薄荷八分 麦冬八钱 丹皮五钱 桑叶三钱 元参五钱 细生地五钱 羚羊角三钱

辛凉芳香甘寒法，辛凉解肌分发越太过之阳，甘寒定骚扰，复丧失之阴，芳香护膻中，定神明之内乱。

十一日 过服辛温，汗出不止，神明内乱，谵语多笑，心气受伤，邪气乘之，法当治以芳香。

紫雪丹五钱，每服一钱。其汤药仍服前方，日二帖。

十二日 《灵枢》温热论曰：狂言失

---

① 三钱：金本作"五钱"。

志者死①。况加以肢厥，冷过肘膝，脉厥，六部全无，皆大用表药，误伤心阳，致厥阴包络受伤之深如此。现在危急之秋，只有香开内窍，使锢蔽之邪，一齐涌出方妙。且喜舌苔之板着者已化，微有渴意，若得大渴，邪气还表，脉出身热，方是转机。即于前方内加暹罗犀角三钱，若谵语甚，约二时辰，再服紫雪丹一钱。

十三日　肢厥、脉厥俱有渐回之象，仍服前方二帖。晚间再服紫雪丹一钱，牛黄丸一粒。明早有谵语，仍服紫雪丹一钱，不然不必服。

十四日　厥虽回而哕，目白睛、面色犹赤。

连翘二钱　元参五钱　丹皮三钱　银花二钱　麦冬五钱　犀角一钱　细生地五钱煅石膏三钱　羚羊角三钱

今晚一帖，明早一帖。

十五日　即于前方内加柿蒂六钱，黄芩二钱，郁金三钱。日二帖。

十六日　诸症悉减，但舌起新苔，当防其复。

连翘二钱　元参三钱　丹皮二钱　银花二钱　连心麦冬三钱　犀角五分　黄芩二钱　广郁金二钱　牛蒡子二钱　柿蒂二钱　细生地三钱

今晚一帖，明早一帖。

壬戌（1802 年）五月初三日　谢三十四岁　酒客，脉象模糊，苔如积粉，胸中郁闷，病势十分深重。再舌苔刮白，大便昼夜十数下，不惟温热，且兼浊湿，岂伤寒六经药可治。

按吴又可之《温疫论》不用黄连，恣用大黄。余于温热、温疫，不敢恣用大黄，因温病以保津液为主，数下亡阴故也。更有一类阴虚之人，如产后、病后、老年，虽一次不可用下者，并不敢轻用黄

连。又可之不用黄连，为其守而不走；余之不用黄连，恐其苦先入心而化燥也。此症，酒家湿重，正取其燥，每剂用之。

连心连翘钱半　滑石三钱　广郁金二钱　银花二钱　藿香二钱　生苡仁三钱　杏仁三钱　古勇黄连钱半　香豆豉二钱　薄荷一钱

今晚一帖，明早一帖。

初四日　温病始终以护阴液为主，不比伤寒以通阳气为主者。

连翘三钱　黄芩二钱　桑叶三钱　甘草八分　连心麦冬五钱　银花三钱　薄荷一钱　香豆豉二钱　真雅连二钱　滑石三钱

今晚一帖，明早一帖。

初五日　旧苔已退，新苔又出，邪之所藏者尚多。脉象之模糊较前日已觉稍微分明。

连翘三钱　麦冬四钱　白通草八分　银花三钱　薄荷八分　天花粉三钱　桑叶二钱　滑石三钱　黄芩二钱　杏仁三钱　藿香叶八分　真雅连二钱　鲜芦根三钱

今晚二帖，明早二帖。

初六日　脉洪，舌滑而中心颜色灰黑，余皆刮白，湿中秽浊，须重用芳香。

连翘三钱　荷叶边二钱　豆豉三钱　银花二钱　通草钱半　郁金三钱　薄荷一钱　滑石五钱　藿香三钱　黄芩二钱　芦根五钱　古勇黄连三钱

今晚一帖，明早一帖。

初七日　温病已有凉汗，但脉尚数，而协热下利不止。议用白头翁汤法。

白头翁五钱　生白芍二钱　秦皮三钱　黄芩三钱　古勇黄连三钱

初八日　热邪虽退，而脉仍未静，尚有余热未清。大泄十余日，大汗一昼夜，

---

① 《灵枢》……者死：《灵枢》无温热论及此条文，《素问·评热论篇》作"狂言者是失志，失志者死"。

津液丧亡已多，不可强责小便。再胃之上脘痛，有责之阳衰者，有责之痰饮者，有责之液伤者。兹当热邪大伤津液之后，脉尚未静，犹然自觉痰粘，断不得作阳衰论。且阳衰胸痹之痛，不必咽津而后痛也。与甘苦合化阴气法，既可以保胃汁，又可以蓄水之上源，得天水循环，水天一气，自然流畅。

连心麦冬六钱　炙草三钱　大生地五钱　火麻仁三钱　生牡蛎五钱　黄连一钱　炒黄芩一钱　沙参三钱　象贝母二钱

煮成三碗，三次服。渣再煮一碗，明早服。

初九日　即于前方内加丹皮三钱，赤芍三钱。

初十日　肺脉独大，仍渴思凉。

连翘三钱　知母二钱　银花三钱　桑叶三钱　黄芩二钱　杏仁三钱　生甘草一钱　煅石膏三钱

今晚一帖，明早一帖。

十一日　左关独大，仍喜凉物，余热未清，小便赤，用苦甘法。

黄连一钱　知母二钱　黄芩二钱　生草一钱　丹皮五钱　细生地二钱　桑叶三钱　赤芍二钱　木通二钱　麦冬二钱

今晚一帖，明早一帖。

壬戌（1802 年）五月初四日　长氏二十二岁　温热发疹，系木火有余之证，焉有可用足三阳经之羌防柴葛诛伐无过之理，举世不知，其如人命何？议辛凉达表，非直攻里①也；芳香透络，非香燥也。

连翘六钱　银花八钱　薄荷三钱　桔梗五钱　元参六钱　生草二钱　牛蒡子五钱　黄芩三钱　桑叶三钱

共为粗末，分六包，约一时许服一包，鲜芦根汤煎服。

初五日　温毒脉象模糊，舌黄喉痹，胸闷渴甚。议时时轻扬法，勿令邪聚方妙。

连翘八钱　银花一两　薄荷三钱　元参一两　射干三钱　人中黄三钱　黄连三钱　牛蒡子一两　黄芩三钱　桔梗一两　生石膏一两　郁金三钱　杏仁五钱　马勃三钱

共为粗末，分十二包，约计一时许服一包，芦根汤煎，去渣服。

初六日　舌苔老黄，舌肉甚绛，脉沉，壮热，夜间谵语，烦躁面赤，口干唇燥，喜凉饮。议急下以存津液法，用大承气减枳朴辛药，加增液润法。

生大黄八钱　元明粉四钱　厚朴三钱　枳实三钱　元参三钱　麦冬五钱　细生地五钱

煮成三茶杯，先服一杯，得快便，止后服，不便或不快，进第二杯，约三时不便，进第三杯。

初七日　其势已杀，其焰未宁。下后护阴为主，用甘苦化阴。

细生地八钱　黄芩二钱　元参三钱　生草一钱　丹皮五钱　麦冬六钱　古勇连钱半

煮成三杯，分三次服。渣再煮一杯，明早服。

初八日　脉浮，邪气还表，下行极而上也。即于前方内加连翘三钱，银花三钱，去黄连。

初九日　脉仍数，余焰未宁，口仍微渴，少用玉女煎法，两解气血伏热。

细生地六钱　生甘草一钱　麦冬五钱　连翘三钱　元参五钱　银花三钱　生石膏一两　知母三钱

服法如前。

初十日　脉沉微数，自觉心中躁，腹中不爽，舌上老黄苔，二日不大便，议小

———————

① 里：金本作"表"。

承气汤微和之。

生大黄三钱　厚朴三钱　枳实二钱

水五杯，煮成二杯，先服一杯，得利，止后服，不快，再服。

五月十二日　赵　七十岁　温病之例，四损重逆为难治。今年老久病之后，已居四损之二。况初起见厥，病入已深。再温病不畏其大渴、引饮思凉，最畏其不渴。盖渴乃气分之病，不渴则归血分。此皆年老藩篱已撤，邪气直入下焦之故。勉议清血分之热，加以领邪外出法。

丹皮二钱　细生地二钱　连翘二钱　郁金二钱　桔梗一钱　羚羊角钱半　甘草五分　桑叶一钱　银花一钱　麦冬一钱　茶菊花一钱　薄荷八分

日三帖，渣不再煎。

十三日　今日厥轻，但老年下虚，邪居血分，不肯外出，可畏，用辛凉合芳香法。

连翘三钱　牛蒡子三钱　藿香钱半　元参三钱　豆豉三钱　薄荷八分　银花三钱　郁金钱半　桑叶二钱　细生地三钱　丹皮三钱　麦冬三钱　芦根五寸

十四日　六脉沉数而实，四日不大便，汗不得除，舌苔微黄，老年下虚，不可轻下。然热病之热退，每在里气既通以后。议增液汤，作增水行舟之计。

元参二两　细生地一两　栀子炭六钱　丹皮六钱　麦冬一两　牛蒡子八钱

头煎，水八碗，煮三碗，分三次，均于今晚服尽，明早再将渣煮一碗服。

十五日　仍未大便，酌加去积聚之润药，即于前方内加元参一两，细生地一两。

十六日　脉已滑，渴稍加，汗甚多，邪有欲出之势，但仍未大便，犹不能外增液法，少入玉女煎可也。既可润肠，又可

保护老年有限津液，不比壮年可放心攻劫也。

元参三两　知母三钱　细生地二两　麦冬一两　生甘草二钱　生石膏一两　银花六钱　连翘五钱

十七日　渴更甚，加以保肺为急，即于前方内加黄芩三钱、生石膏一两、知母二钱。

十八日　大便已见，舌苔未净，脉尚带数，不甚渴，仍清血分为主，复领邪法。

麦冬三钱　生甘草二钱　细生地一两　元参五钱　丹皮六钱　银花三钱　连翘三钱　黄芩二钱

煮三碗，三次服。

初一日　苗　七十三岁　温热本木火有余之病，无奈世人不识四时，概以治冬日之羌防柴葛治之，是之谓抱薪厝火，误伤心阳，其势不至于神昏谵语、痉厥颠狂不休也。议急清宫城为要，以清宫汤。

先服紫雪丹二钱，一时许一服。以神清为度，再服[①]。

连心麦冬一两　生石膏六钱　元参心六钱　暹罗犀角五分　莲子心一钱　竹叶卷心三钱　细生地五钱　黄连二钱　连心连翘五钱　丹皮五钱　钩藤钩三钱

再按：痉厥神昏，故以清宫为主。血分太热，脉极数，故以犀角地黄汤[②]为佐。邪气在血分虽多，尚能渴思凉饮，故加石膏，合冬、地为玉女煎法，以清气血两燔之伏热。大抵治逆之症，不能一辙，其势不得不用复方也。

煮成三碗，分三次服。明日渣再煮半碗服。

----

① 先服……再服：金本无。
② 犀角地黄汤：王本、金本原作"地黄汤犀角"，据意而改。

初二日　诸证俱减而未尽除，脉之至数亦减。但老年下虚，咳声不满喉咙，可畏之至。议搜邪之中，寓补阴和阳之用。

连心麦冬二两　丹皮八钱　黄芩三钱　黄连二钱　连翘三钱　生石膏一两　直大生地一两　细生地一两　暹罗犀角五钱

初三日　脉症虽减，犹在险途。

直大生地一两　古勇黄连二钱　暹罗犀角五钱　黄芩三钱　细生地一两　麦冬二两　丹皮六钱　连翘三钱　焦白芍五钱　煅石膏五钱

初四日　神识略清，脉洪数有力，周身尽赤若斑，大便大频，用玉女煎加苦以坚阴。今晚明早，如神识不甚清爽，再服紫雪丹三五钱。

直大生地一两　古勇黄连三钱　黄芩三钱　知母三钱　暹罗犀角六钱　细生地一两　丹皮六钱　麦冬二两　生石膏八钱　炒京米一撮

头煎煮成三杯，二煎煮二杯。今日服三次，明早服二次，各一杯。

初五日　即于前方内加元参六钱，去京米。

此症服紫雪丹共一两八钱，牛黄丸五粒。神识清，大便通，舌苔退，脉静身凉，后二甲复脉汤十八帖。

五月廿九日　普氏[①]　四十四岁　温热月余不解，初用横补中焦，致邪无出路。继用暑湿门中刚燥，致津液大亏，湿热之邪仍未能化。现在干呕脉数，大小便闭，烦躁不安，热仍未除，证非浅鲜，议甘寒、苦寒合化阴气，令小便自通。若强责小便，不畏泉源告竭乎！

生石膏一两　元参一两　细生地六钱　知母四钱　连翘八钱　丹皮五钱　麦冬八钱　银花三钱　生甘草二钱　炒黄芩二钱　黄连二钱

煮成三碗，今日分三次服完，明早再煮一碗服。

三十日　昨用玉女煎、银翘散合法，再加苦寒，为甘苦合化阴气，又为苦辛润法。今日已见大效，汗也，便也，表里俱通。但脉仍沉数有力，是仍有宿粪，与久羁之结邪相搏。议增水行舟，复入阴搜邪法。

麦冬一两　丹皮六钱　生甘草三钱　黄芩炭存性，二钱　大生地六钱　北沙参五钱　生鳖甲八钱　生牡蛎六钱　柏子霜三钱　真山连钱半

史　三十八岁　温病汗后，法当脉静身凉。今脉虽为汗衰，究有五至，且不能弱。况对医者说，病刺刺不休，岂一日内欲虚脱者，而能若是乎？此证人金畏其虚，我独畏其实也。现在大便溏泄频频，势若可畏，然不可与收摄肾胃两关。盖伏邪藏深，为日已久，兹方有出路，而可骤行纳缩乎？但柔滑之品，须暂行停止。议热淫于内，治以甘苦，佐以咸寒法，妙在即寓坚阴收纳于其中。

生牡蛎二两　炙甘草五钱　生鳖甲二两　黄柏炭三钱　黄芩炭三钱

六月初八日　周　六十三岁　温热最忌足三阳药，且柴胡直升少阳，不至于下竭上厥不止。且即系伤寒，从无用柴胡十数日之多。现在呕而便血，《灵枢》所谓不治之症。勉议犀角地黄汤加黄连，苦甘合化法。

大生地六钱　犀角二钱　老山连一钱　生白芍四钱　丹皮四钱　麦冬六钱，连心　黄芩二钱

分作二次服，以不呕、不便血、小便不赤为度。

————

① 氏：金本无。

十一日 诸症稍减，但为日已久，以重护津液为主，复苦甘合化阴气法。

大生地一两 黄芩二钱 生白芍五钱 黄连八分 麦冬一两 玄参一两 丹皮六钱 广郁金二钱

丙辰年（1796 年）六月二十三日 梁① 六十二岁 脉弦急，身热，头痛，思凉饮，暑伤手太阴，切忌误认伤寒而用羌防柴葛。

连翘三钱 桑叶钱半 甘草一钱 银花三钱 石膏四钱 苦桔梗二钱 薄荷八分 豆豉钱半 知母二钱

二十四日 即于前方内加藿梗二钱，广郁金三钱，杏仁泥三钱，荷叶边一张。

二十五日 六脉洪大而数，渴思凉饮，纯阳之症，气血两燔，用玉女煎。

石膏一两 细生地八钱 知母五钱 元参四钱 麦冬一两 生甘草三钱

煮三杯，分三次服。

壬戌（1802 年）六月初四 梁 二十二岁 温热自汗，脉浮，舌满白，最忌足三阳表药发汗。用辛凉法。

苦桔梗五钱 杏仁三钱 甘草三钱 薄荷二钱 银花六钱 藿香二钱 连翘六钱 郁金二钱 牛蒡子五钱

共为粗末，分六包，一时许服一包，芦根汤煎。

初六日 温病，脉浮，自汗，喘喝，舌苔白厚，思饮，用辛凉重剂。

生石膏一两 桑叶五钱 知母五钱 牛蒡子五钱 连翘六钱 元参一两 银花六钱 人中黄三钱

共为粗末，分八包，一时许服一包。照前方服。

初十日 疫后肢痹。

杏仁泥三钱 连翘三钱 石膏六钱 银花二钱 防己三钱 生甘草一钱 广郁金钱半

十二日 肢痹。

桂枝三钱 生薏仁三钱 生石膏五钱 防己三钱 杏仁泥三钱 片子姜黄三钱 海桐皮二钱

十八日 温热复作，身热身痛，舌苔重浊，忌羌防柴葛，议辛凉合芳香法。

荆芥穗五钱 元参三钱 藿香叶二钱 薄荷三钱 香豆豉三钱 连翘六钱 苦桔梗六钱 银花八钱 甘草三钱 牛蒡子三钱 郁金三钱

共为细末，分八包，一时许服一包，芦根汤煎，去渣服。

十九日 大渴思饮，大汗如注，脉数急，非辛凉重剂，不足以解之。

生石膏二两 知母五钱 麦冬一两 生甘草三钱 细生地一两 连翘三钱 银花三钱 桑叶二钱

煮成三碗，分三次服。

二十日 用辛凉重剂，大热已解，脉小数，以养阴清解余邪立法。

麦冬八钱 丹皮三钱 细生地五钱 知母二钱 生甘草二钱 元参五钱

煮法如前。

壬戌年（1802 年）六月十八日 甘 五岁 温热七日不退，渴思凉饮，脉仍洪浮而长，急宜辛凉退热，加入芳香化浊，最忌羌防柴葛发表。腹痛者，秽浊也，勿认作寒、用温药。

连翘六钱 牛蒡子三钱 银花六钱 石膏六钱 广郁金三钱 藿香叶三钱 苦桔梗六钱 豆豉三钱 知母二钱 人中黄二钱 黄芩二钱 丹皮二钱

共为粗末，分六包，约一时许服一

---

① 梁：此案王本缺，据金本补。

包，芦根汤煎，去渣服。

十九日 热稍减，脉势亦减过半，气分尚未解透，血分亦有邪耳。今用玉女煎加芳香法。

麦冬一两 知母三钱 细生地八钱 郁金钱半 丹皮六钱 豆豉二钱 生甘草三钱 元参六钱 生石膏六钱

煮成三茶杯，渣再煎一茶杯，共四杯，分四次服。

二十日 幼童温病，热退七八，以存阴退热为第一妙着。

麦冬二两 生甘草一钱 细生地八钱 知母钱半 元参两半 丹皮三钱

头煎两茶杯，二煎一茶杯，三次服。

二十一日 热渐退，手心热特甚，阴伤之象，用存阴法。

大生地五钱 焦白芍三钱 细生地五钱 麻仁三钱 丹皮三钱 炙草三钱 沙参三钱 麦冬六钱

二十三日 幼童热病退后，一以存阴为主，最忌与枳朴开胃、黄芩清余热。医者诚能识此，培养小儿不少矣。

焦白芍五钱 炒玉竹二钱 炙草二钱 麦冬五钱 元参三钱 沙参三钱 大生地五钱 丹皮三钱

甲子年（1804年）四月初三日 陈氏 温病误汗七次，以致心阳受伤，邪入心包，神昏不语，膈上之邪仍然不解。非芳香化浊、能入心包者，不足以救之。

牛黄丸三丸，约一时许服一丸。服后如神仍不清、不语，再服二三丸。

前方用芳香开膻中，是治邪法。恐老年阴气告竭，自汗而脱，再用复脉法护阴，是固正法。二更后服。

炙甘草三钱 生地五钱 丹皮三钱 白芍三钱 生鳖甲六钱 麦冬六钱 阿胶三钱 麻仁三钱 元参五钱

初四日 老年温病日久，误用风药过多，汗出伤津，以致大便坚结不下，口干，舌黄，系阳明症，当下之。但气血久虚，恐不任承气。议增液汤，一面增液而补正，一面去积聚以驱邪，增水行舟计也。

元参一两半 次生地一两半 连心麦冬一两二钱

水八碗，煮取三碗，分三次服。不便，再服。便后服前方一帖。

初五日 脉似有力，舌黄黑，仍有宿粪未净，再服增液一帖，令净尽。

元参一两六钱 细生地二两 麦冬二两

煮成三碗，分三次服。

初六日 大便后，仍用二甲复脉法，以复其丧失之真阴。

炙甘草六钱 大生地八钱 炒白芍六钱 阿胶一钱 麻仁三钱 麦冬八钱 沙参三钱 牡蛎五钱 鳖甲五钱

浓煎三碗，零星缓缓服。

于 温病误表，面赤，神昏谵语，肢掣肉瞤。先用牛黄丸清包络之邪。

牛黄丸三粒。汤药用麦冬、生地之类。方遗失。

十三日 今日脉浮，鼻息太粗，粗甚则为喘矣。温病大忌喘促，恐化源绝也。再手指与臂，时时掣动，瘛疭之象也。勉与玉女煎法。

细生地五钱 大生地五钱 生石膏一两 元参五钱 知母三钱 生甘草二钱 麦冬一两 丹皮五钱

煮成三碗，分三次服。渣再煎一碗服。

十四日 前方沃法也。今日仍用，加石膏五钱，犀角三钱，以清包络而护肾水。

十五日 脉浮为邪气还表，渴甚加石

膏。

连翘五钱　银花五钱　生石膏一两六钱
犀角三钱　麦冬一两　知母三钱　甘草二
钱　细生地六钱

今日一帖。明日渴甚服二帖，渴止服
一帖，不热不渴，或去石膏。

十七日　温病误治日久，上焦之热未
净，下焦之液已亏，用清上实下法。

细生地五钱　大生地五钱　麦冬六钱
生鳖甲六钱　知母五钱　生石膏八钱　甘草
二钱①　牡蛎五钱　丹皮五钱　生白芍三钱

明日热全退、不渴，去石膏，即不退
全，不渴思凉饮，亦去。假使如今日，方
亦如今日。头煎二碗，二煎一碗。二帖。

十九日　照前方再服一帖。

二十日　渴止，脉静，身凉，用复脉
法。

甲子年（1804 年）四月初四日　杨
温病自汗，脉浮芤，神气昏霪，时有谵
语，可先服牛黄丸二丸，继以人参白虎
汤。

生石膏八两，先煎　洋参四钱　知母四两
京米二合　炙甘草一两②

神清，止牛黄丸；热退，止石膏；不
然，俱再作服。

初五日　于前方内加洋参四钱，连前
共成八钱。

初六日　大用白虎，脉为敛戢，热未
尽退，咳而腹痛，议甘苦合化阴气法。

麦冬六钱　生甘草二钱　沙参三钱　杏
仁粉五钱　连翘三钱　细生地五钱　黄芩三
钱　银花三钱　知母三钱　黄连二钱

今日晚服一帖，明早一帖。每帖煮三
碗。

初七日　今日脉少敛，但手心热甚于
手背，温热未净，而津液已亏。用存阴退
热法，兼润肺燥。

沙参八钱　桑叶三钱　麦冬二两　柏子
霜三钱　细生地一两　丹皮六钱　知母六钱
生甘草五钱　元参五钱

煮四碗，分四次服。

初十日　脉复大而芤。

生石膏二两　知母八钱　甘草六钱　京
米一撮　洋参二钱　麦冬八钱　细生地六钱

水五杯，煮两杯，分二次服。渣如上
法。

十一日　脉势大敛，但手心热甚，应
治里。议热淫于内，治以甘苦，佐以咸
寒。

炒知母三钱　甘草三钱　细生地六钱
生鳖甲八钱　麦冬八钱　生牡蛎五钱　黄芩
炭二钱

头煎三杯，二煎一杯，分四次服。

十二日　脉复浮大而芤。

石膏八钱　甘草二钱　洋参二钱　连心
麦冬六钱　知母三钱　细生地六钱

头煎二杯，二煎一杯，分三次服。

十三日　脉少敛，热未净，左脉仍空
大，用存阴退热法。

细生地八钱　丹皮五钱　元参四钱　白
芍六钱　麦冬一两　桑叶三钱　知母三钱

煎四碗，日三服，夜一服。

十四日　邪少虚多，且左脉大，为下
焦血分，非右大可比。议复脉法，复胃③
中之阴，渐有驱邪之势。

炙甘草五钱　阿胶三钱　麦冬六钱　麻
仁三钱　生白芍六钱　大生地六钱　生鳖甲
六钱　生牡蛎六钱　知母四钱

头煎水八碗，煎成三碗，二煎一碗。
日三服，夜一服。

十八日　仍服原方。

---

① 二钱：金本作"三钱"。
② 一两：金本作"一钱"。
③ 胃：疑为"肾"字之误。

五月初八日　温病愈后十五日，未复真元，复中暑温，痉厥①，俗名暑风，治在厥阴、足少阳。

桑叶二钱　杏仁泥钱半　羚羊角二钱　菊花二钱　银花二钱　连翘二钱　钩藤钱半　生甘草一钱　鲜荷叶边三钱

日三帖，厥时可服紫雪丹二三分。

乙丑（1805年）二月十八日　岳七十六岁　右脉大于左，滑而且数，舌苔老黄，渴欲凉饮，"诊尺篇"所谓尺肤热为温病者是也。法宜辛凉解肌，合芳香化浊。切忌辛温发表、甘热温里。

连翘二钱　银花二钱　藿香叶钱半　薄荷一钱　元参钱半　牛蒡子二钱　广郁金二钱　杏仁泥二钱　豆豉二钱　芦根三把

水三杯，煮一杯，日三服。

十九日　其人本有痰饮，又以客气加临，身热，苔黄，脉数，思凉，为温病。昨用辛凉、芳香，今日大便后，病势仍未除。仍须辛凉解散。《金匮》所谓先治新病，旧病当后治也。但当回护痰饮耳。

生石膏四钱　杏仁粉三钱　连翘三钱　芦根二钱　广郁金一钱　牛蒡子二钱　薄荷八分　藿梗钱半　生甘草一钱

今晚、明早共三帖。

二十日　病势虽较前稍减，脉体亦小，黄苔亦彻，但寒从左升，热从阴分，寒少热多，颇似温疟。议白虎桂枝法，加青蒿等，使陷下之邪一齐涌出，庶不致缠绵日久，坐耗真元也。

煅石膏三钱　知母钱五分，炒黑　甘草一钱桂枝三钱　京米一撮　青蒿八分

二十一日　痰饮是本病，温热是客气。客气易退，本病难除。现在客气已减六七。胁下常痛，引痛，系痰饮为患。大温大凉，皆在难施之际。仍议以辛而微凉者，清不尽之邪，复以芳香降气，开痰止痛。如下半日渴思凉饮，仍加石膏三钱。

降香末三钱　苏子霜二钱　制香附三钱　连翘二钱　杏仁泥三钱　银花三钱　旋覆花包煎，三钱　广郁金二钱

二十二日　脉静身凉，舌苔悉退，温热已尽。惟余痰饮胁痛，一以宣通悬饮立法。

生香附二钱　降香末三钱　广皮钱半　旋覆花包，三钱　小茴香三钱　半夏四钱　苏子霜二钱　广郁金二钱　杏仁泥三钱

甘澜水五杯，煮取二杯，分二次服。明早再一帖。

二十三日　今日大便后面微赤，脉微大，舌微苔，胸中热，思凉饮，又有余邪上泛之故。议芳香之中，仍稍加辛凉。

旋覆花包，三钱　杏仁泥五钱　连翘二钱　降香末二钱　小枳实三个　银花三钱　生香附二钱　郁金二钱　芦根三把

二十四日　犹有余热，舌苔未化，仍用前法。但小便不禁，去枳实。

二十五日　脉静身凉，惟头微热，余邪已去八九，一以宣肺透饮为主，须能入胁者宜之。

杏仁泥三钱　郁金二钱　茯苓二钱　旋覆花包煎，三钱　藿梗三钱　降香末二钱　生香附三钱

甘澜水五杯，煮成两杯，分二次服。

三月初四日　食复，脉弦细而滑，食后胁痛胀，舌苔重浊，不思食。其人本有痰饮，与两和肝胃法。

旋覆花包煎，三钱　青皮钱半　广郁金二钱　制香附钱半　广皮炭钱半　红曲八分　降香末三钱　半夏三钱　神曲炭二钱

初六日　脉虽安静，苔尚未化，未可恣意饮食。胁下刺痛，开胃兼宣肝络。

半夏五钱　新绛纱三钱　乌药二钱　广

———————
① 痉厥：金本作"卒厥"。

皮钱半　旋覆花包煎，三钱　归须二钱　青皮钱半　降香末三钱　郁金二钱　生香附三钱①

延胡索一钱　小枳实一钱

丙寅年（1806年）二月十一日　章　头痛身热，脉芤数，口渴，自汗，喉痛，舌苔重浊而尖赤甚，温病也。势甚重，法宜辛凉，最忌发汗。

连翘三钱　银花三钱　麦冬三钱　桔梗三钱　桑叶钱半　细生地三钱　甘草一钱　薄荷八分　射干二钱　元参三钱　牛蒡子三钱

今晚一帖，明早一帖，每帖两杯。

十二日　温热咽痛之极，阴本亏也。

桔梗八钱　人中黄三钱　马勃三钱　牛蒡子八钱　元参八钱　连翘六钱　射干四钱　真山连三钱　黄芩三钱　银花三钱　薄荷二钱　荆芥穗二钱　细生地四钱

共为细末②，分八包，一时服一包。芦根汤煎，去渣服。

十三日　大便通，咽痛减，脉渐静，不可躁急。

苦梗三钱　麦冬五钱　黄芩一钱　银花三钱　元参五钱　连翘二钱　射干二钱　人中黄一钱　丹皮二钱　芦根二根　黄连一钱　细生地五钱　白茅根三钱　牛蒡子三钱

煮两碗，分二次，今晚、明早各半帖。

十四日　脉静，痛止大半，小便未畅，余焰尚存，仍不可食谷。

细生地五钱　连翘二钱　射干二钱　丹皮三钱　银花二钱　人中黄钱半　元参三钱　牡蛎三钱　桔梗二钱　黄芩一钱　麦冬六钱　真山连八分

二帖，共煎四碗，分四次服。今日两碗，明早两碗，明日午前服完。如服完后喉仍微痛，小便不畅，明晚③再服一帖。如喉痛已止，小便亦畅，可少啜粥汤，静俟十六日换方服药。

十六日　脉静身凉，用一甲复脉汤。

炙甘草六钱④　大生地六钱　阿胶三钱　麦冬五钱　白芍六钱　麻仁三钱　牡蛎八钱

初六日　赵　热病，脉七至，烦躁无宁晷，谵语神昏，汗出辄复热，脉不为汗衰。《内经》所谓见三死不见一生，虽愈必死也。余向来见此症，每用一面大剂护阴清热，一面搜逐心包之邪，获效亦不少。但黄帝、岐伯所云之死症，谁敢谓必生？勉与玉女煎法。

生石膏四两　次生地八钱　知母一两　麦冬八钱　甘草五钱　京米一合

煮五杯，分五次服。外服紫雪丹。

初七日　温热未清，又加温毒，喉肿，舌肿，唇肿，项强，面色反青。伏毒不发，与痘科之闷痘⑤相似。勉与代赈普济散。

一时许服一包，鲜荷叶边汤煎。其紫雪丹照旧服，不可断。有好牛黄清心丸亦可服。

初八日　热病瘛疭，痉厥神昏，脉洪大而芤，与育阴潜阳，咸以止厥法。但喉舌之肿，未能一时消尽，可与代赈普济散间服。其紫雪丹仍用。

细生地一两　麦冬四钱，连心　生白芍五钱　钩藤钩三钱　丹皮四钱　生鳖甲八钱　生牡蛎八钱　犀角三钱　黄芩二钱

煮三杯，分三次服。

初十日　左脉洪而有力，右脉甚软，是温邪日久，陷入下焦血分无疑。古谓三时热病深入下焦血分者，每借芳香以为搜

---

① 三钱：金本作"二钱"。
② 细末：金本作"粗末"。
③ 晚：金本、王本原作"晓"，据意而改。
④ 六钱：金本作"三钱"。
⑤ 闷痘：王本作"闷症"，据金本改。

逐之用。仍用紫雪丹五分一次，约三次，热退神清能言即止。

次生地一两　丹皮三钱　生鳖甲六钱　生白芍五钱　麦冬五钱，连心　生龟板六钱　生牡蛎六钱　生甘草五钱　生阿胶五钱，随后化入

十一日　汗已得而脉未静，宿粪已解而肿未消、神未清，其代赈普济散仍服一二次，紫雪丹仍服三五分，其汤药与重收阴气。

生白芍五钱　细生地一两　生甘草五钱　连心麦冬五钱　黄芩三钱　生牡蛎二钱，研粉，煎汤代水

煮三杯，分三次服。渣再煎一杯，明日服。

十二日　汗出脉静身凉之后，甫过七八时，忽又身热，脉洪数有力，便涩，口渴思凉。乃余邪续出，以当日受邪之时，非一次也，并非食复、劳复之比。但久病不宜反复，恐气血不支也。与玉女煎法。紫雪丹三分一次，身热神昏瘛疭则服，否则止。

生石膏八钱　生甘草三钱　知母五钱　细生地五钱　麦冬五钱　黄芩三钱　京米一撮

十三日　减石膏。

十四日　今日脉浮大，下行极而上也。

生石膏二两，另煎，有热则加　知母五钱　次生地八钱　生鳖甲五钱　生甘草四钱　龟板五钱　麦冬六钱　生牡蛎五钱　京米一撮

头煎三杯，今夜服。二煎两杯，明早服。若能睡熟，但令稳睡，不可呼之服药。

十五日　今日右脉已小，左脉仍壮，邪气又归下焦血分。先用紫雪丹以搜之，继以培阴清热。热淫于内，治以咸寒，佐

以苦甘法。

知母五钱　生甘草四钱　生牡蛎六钱　次生地一两　丹皮四钱　生鳖甲六钱　黄柏三钱　连心麦冬六钱　生龟板六钱　生白芍三钱

煮五杯，今晚服三杯，明早两杯。

十六日　今日右脉复浮而大，犹思凉饮，暂与玉女煎法。其芳香搜逐邪浊之法，仍不能止。

生石膏一两　知母五钱　生甘草四钱　次生地六钱　麦冬六钱　生鳖甲六钱　京米一合

煮四杯，分四次服。

十七日　今日右脉稍沉而小，左脉仍洪大而浮。余邪续出，神识反昏，微瘛疭肢厥，非吉兆也。舌上津液已回，大便甚通。自始至终，总无下法，只有护阴，一面搜逐深入之伏邪。

大生地一两　生鳖甲五钱　生甘草四钱　丹皮三钱　钩藤钩三钱　生白芍六钱　生牡蛎五钱　拣麦冬连心，六钱　阿胶三钱　生龟板五钱

煮五杯，分五次服。

十八日　神清，不改方。

十九日　温毒日久，诸症渐减，惟脉未静，应照邪少虚多例，其不尽之邪，付之紫雪可也。

生白芍四钱　钩藤三钱　生鳖甲五钱　大生地八钱　麦冬六钱　生龟板五钱　炙甘草三钱　羚羊角六钱①　生牡蛎五钱　丹皮四钱　阿胶三钱，冲化

煮四杯，分四次服。

二十日　病虽渐退，伏热究未清楚。暂与少加清热之品。

生白芍四钱　钩藤二钱　次生地一两　生甘草三钱　羚羊角三钱　丹皮三钱　麦冬

---

① 六钱：金本作"三钱"。

六钱 生牡蛎六钱 黄芩二钱 生鳖甲四钱

煮三杯，分三次服。

二十一日 犹有瘕疾，仍以少阳中求之，再用紫雪丹一钱，分二次服。

癸丑年（1793 年）七月初九日 刘 六十岁 温病误表，津液消亡。本系酒客，热由小肠下注，尿血每至半盆，已三四日矣。又亡津液，面大赤，舌苔老黄而中黑，唇黑裂，大便七日不下，势如燎原，与急下以存津法。

大承气，减枳朴分量，加丹皮、犀角。原方失。

初十日 昨日下后，舌上津液已回，溺血顿止，与清血分之热。

焦白芍四钱 犀角四钱 麦冬四钱 丹皮五钱 银花五钱 细生地五钱 生甘草二钱 天冬二钱

十一日 照原方。

十二日 前方加麻仁三钱。

十三日 照前方服，四帖。

十七日 邪去七八，已能进粥，阴虚甚于余邪，用复脉法，复脉汤去参、桂、姜、枣，二帖。

十九日 照前方加生牡蛎、生鳖甲，二帖。

二十一日 照前方又加生龟板，服二十一帖。

八月初十日 照前方又加海参二条、鲍鱼片五钱，服二十帖。于复脉汤收功。

癸丑年（1793 年）七月初一日 史氏 二十七岁 温热误汗于前，又误用龙胆草、芦荟等极苦化燥于后，致七月胎动不安，舌苔正黄，烂去半边，目睛突出眼眶之外，如蚕豆大。与玉女煎加犀角，以气血两燔，脉浮洪数极故也。

生石膏四两 知母一两 炙甘草四钱

犀角六钱 京米一撮 细生地六钱 麦冬五钱

初二日 烦躁稍静，胎不动，余如故。照前方再服，三帖。

初五日 大便不通，小便数滴而已，溺管痛，舌苔黑，唇黑裂，非下不可。虽有胎，经云：有故无殒，故无殒也。

生大黄六钱 元明粉四钱 川朴一钱 枳实一钱

煮两杯，分二次服，得快便即止。

初六日 下后脉静身凉，目睛渐收，与甘寒柔润。

初十日 复脉汤去阳药①。

十四日 复脉汤加三甲。

二十日 服专翕大生膏十二斤，至产后弥月方止。

癸丑年（1793 年）六月二十六日 赵 五十五岁 体瘦无子，过服桂、附，津液枯燥。于二十二日得温热，自服补中益气汤三帖，致邪无出路。服辛凉轻剂二帖，竹叶石膏汤三帖，至七月初二日，烦躁不寐，并不卧床，赤身满地混抓，谵语，干热无汗，舌黄，与调胃承气汤加元参一小剂，得大便少许，随出赤红疹数十枚，少安半日，其症如前，与沃阴之甘凉法，二三日，大躁大狂，又与调胃承气汤一小帖，又出疹数十枚，又少安，热总不退，脉总不静。如是者前后共下十三次，出疹十三次。而后脉静身凉，服复脉汤七帖，后作专翕大生膏半料，计十二斤，半年后始复原。此证原案已失，故不备载，举其大略，以备一法。

王 三十八岁 温病狂热，大渴引饮，周十二时饮凉水担余，癫狂谵语，大

---

① 阳药：金本作"刚药"。

汗不止。每日用白虎汤合犀角地黄汤，石膏用半斤，日服二帖。外用紫雪一两有余，间服牛黄清心丸五六丸。如是者七八日，热始渐退，药渐减。后以复脉汤收功。

陆 四十二岁 李 五十八岁 陈氏七十岁 以上三人，温病日久不解[1]，六脉全无，目闭不言，四肢不动，宛如死去。有一日一夜者，有二日者，有手足不温亦不甚凉者，有凉如冰者[2]，有微温者。诚如吴又可所云体厥、肢厥之症，金用紫雪丹陆续灌醒，继以复脉汤收功。方不暇收全，故总叙大意[3]。

己丑（1829 年）三月十四日 继四十岁 温热最忌通阳发汗，误汗则邪入心包。现在病已九日，谵语颠狂，六脉沉弦，仍然大渴思凉，起卧不安，谓之阳症阴脉，难治。

生石膏四两 知母四钱 连心麦冬五钱 细生地五钱 犀角三钱 炙甘草三钱

煮成三杯，分三次服。外服紫雪丹四钱。

十五日 照前方再服一帖，仍服紫雪丹二钱。服汤药二帖，汗出疹出，热退。服紫雪丹六钱，神清。

温疫者，厉气流行而兼秽浊，户户皆然，如役所使也。是症也，悉从口鼻而入，先病手太阴，而后延布三焦。治法一以护阴、清热、逐秽为主。然法者，规矩也。规矩不能使人巧，巧用在人也。今于其证之有证者，先生则法中之有法。病见极重之证，方施至重之方，然未尝有一毫护此失彼之弊。如案中王、赵、史、刘数姓之疴，非先生胸中定见，法施奇绝，安望其生耶？真乃运用之妙，存乎一心，

岂庸手所能乎！至于精微妙旨，善读者细玩案中，自知其妙，予不敢再加妄论也。
舒配塘

温 毒[4]

甲子（1804 年）五月十三日 刘 面赤肿，喉痛，身热，自汗，舌黄，温毒也。

马勃三钱 银花六钱 牛蒡子六钱 荆芥穗二钱 元参六钱 薄荷钱半 人中黄二钱 桔梗五钱 连翘六钱 射干二钱 板蓝根三钱 桑叶六钱

共为粗末，分七包，一时许服一包，芦根汤煎，去渣。

十四日 照前方法。

十五日 即于前方内加黄连二钱，黄芩三钱。

甲子（1804 年）五月十一日 某 温毒喉痛，发疹，腿酸痛甚，重症也。须用急急轻扬法，恐其聚而为灾也。

马勃五钱 射干五钱 薄荷五钱 元参一两[5] 芥穗六钱 桔梗一两二钱[6] 僵蚕五钱 板蓝根三钱 银花一两 牛蒡子八钱 人中黄四钱

共为粗末，七钱一包，一时服一包，周十二时服十二包，服完再作服，芦根汤煎，去渣服。二帖愈。

甲子（1804 年）五月十一日 王女[7] 二十三岁 温毒颊肿，脉伏而象模糊，

---

① 温病日久不解：王本无，据金本补。

② 有凉如冰者：王本无，据金本补。

③ 陆……大意：此三案，金本载于风温门中。

④ 温毒：底本缺此门医案，据王本及金本补。

⑤ 一两：金本于此后尚有"连翘一两二钱"。

⑥ 一两二钱：金本作"两半"。

⑦ 王女：金本作"王氏"。

此为阳症阴脉。耳、面、目前后俱肿。其人本有瘰疬，头痛，身痛，谵语，肢厥，势甚凶危，议普济消毒饮法。

连翘一两五钱① 牛蒡子八钱 银花两半 芥穗四钱 苦梗八钱 薄荷三钱 人中黄四钱 马勃五钱 元参八钱 板蓝根三钱

共为粗末，分十二包，一时许服一包，芦根汤煎，去渣服。肿处敷水仙膏。用水仙花根，去芦，捣烂敷之，中央留一小口，干则随换，出毒后，敷三黄二香散。方开后：

黄连一两 黄柏一两 生大黄一两 乳香五钱 没药五钱

上为极细末，初用细茶汁调敷，干则易之，继用香油调敷。

十二日　脉促。即于前方内加生石膏三两，知母八钱。

十三日　即于前方内加犀角八钱，雅连三钱，黄芩六钱。

十四日　即于前方内加大黄片五钱。

十五日　于前方内去大黄，再加生石膏一两。

十六日　于前方内加金汁半茶杯，分次冲入药。

十八日　脉出，身壮热，邪机向外也。然其势必凶，当静以镇之，勿事慌张。稍有谵语即服牛黄清心丸一二丸。其汤药仍用前方。

二十日　肿消热退，脉亦静，用复脉汤七帖，痊愈。

乙丑（1805 年）七月十一日　王三十三岁　温毒发斑，时在初秋，盛暑未消，何妄用大汗大下之伤寒六经法，悖谬已极。右脉洪大芤甚②，汗太甚，急急重用化斑汤。

生石膏四两 细生地一两 知母二两 京米一两 炙甘草一两 犀角五钱

水八茶碗，煮成三茶碗，分三次服。渣再以水五碗，煮成两碗，夜间、明早服，至巳前完。

史　二十二岁　温毒三日，喉痛胀，滴水不下，身热，脉洪数，先以代赈普济散五钱煎汤，去渣漱口，与喉噙化。少时，俟口内有涎多，即控吐之。再漱，再化，再吐，如是者三五时，喉即开，可服药矣。计用代赈普济散二两后，又用五钱一次与服，每日十数次。三日而喉痛止，继以玉女煎五帖，热全退。后用复脉汤七帖收功。

代赈普济散方：主治温毒，喉痹，项肿，发疹，发斑，温痘，牙痛，杨梅疮毒，上焦一切风热，皮毛痱痤等证。如病极重者，昼夜服十二包，至轻者服四包，量病增减。如喉痹滴水不下咽者，噙一大口，仰面浸患处，少时有稀痰吐出，再噙再吐，四五次喉即开。服药后如大便频数，甚至十数次者，勿畏也，毒尽则愈。如服三五次，大便尚坚结不通者，每包可加酒炒大黄五六分，或一钱。

苦桔梗十两 牛蒡子八两 炒黄芩六两 人中黄四两 荆芥穗八两 银花十两 蝉蜕去足，六两 马勃四两 板蓝根四两 薄荷四两 元参十两 大青叶六两 炒黑生大黄四两 连心连翘十两 僵蚕六两 射干四两

上药为细末，每包五钱，小儿减半。去渣服③。

此方用东垣普济消毒饮，去直升少阳、阳明之升麻、柴胡，直走下焦之黄连，合化清气之培赈散，改名曰代赈普济散。大意化清气，降浊气，秽毒自开也。

---

① 一两五钱：金本作"一两二钱"
② 甚：金本于此后尚有"渴甚"。
③ 去渣服：金本作"磁瓶收好，勿出香气"。

方名代赈者，凶荒之后，必有温疫，凶荒者赈之以谷，温疫者，赈之以药，使贫者、病者，皆得食赈，故方名代赈也。

丁卯（1807年）五月初十日　李年四十岁　周身斑疹，夹紫黑痘数百枚，与代赈普济散，日五两，服至七日后愈。

甲寅（1794年）四月二十日　戴氏感受秽浊，满面满脊①杨梅密布，与代赈普济散，每日六两，九日消尽。

乙酉（1825年）五月二十日　徐五十一岁　因温毒②而发天行杨梅疮，脉弦，兼有外风。代赈普济散，每日服三包。每包五钱，加土茯苓五钱，煎三杯，分二次服，日共六次。服至半月后痊愈。

甲辰（1784年）四月　陈　三十二岁　温热面赤，口渴烦躁六七日，壮热大汗，鼻衄，六脉洪数而促。左先生用五苓散，双解表里。余曰：此温病阳明经证也，其脉促，有燎原之势，岂缓药所能挽回，非白虎不可。

生石膏末，八两　知母一两　生甘草五钱　粳米二合　白茅根一两　侧柏叶炭八钱

煮四碗，分四次服。尽剂而脉静身凉。

按《脉经》谓数而时一止曰促，缓而时一止曰结。按古方书从无治促、结之明文。余一生治病，凡促脉，主以石膏，结脉主以杏仁。盖促为阳，属火，故以石膏得③肺胃之阳；结脉属阴，乃肺之细管中块痰堵截隧道而然，故以杏仁利肺气而消块痰之阴，无不如意。然照时人用药，石膏用七八钱，杏仁用三五钱，必无效，反滋惑也。吾尝谓未能学问思辨，而骤然笃行，岂非孟浪之极！既已学问思辨，而

不能笃行④，岂非见义不为无勇乎！

丁亥（1827年）八月廿七日　庆十岁　温疠，头面俱肿，清窍皆疮，喉痹，谵语，斑疹不透。误用三阳经通阳表药，以致危险。急与开提肺气，化清窍中浊气。

代赈普济散十包，一时许服一包，芦根汤煎，去渣服。每包加黄酒炒生大黄片五分。

紫雪丹二钱，分二次服。服代赈普济散五包，下黑粪甚多。

廿八日　温毒，昨用辛凉化浊，虽见小效，火势毒未化全，今日仍用代赈普济散十包，一时许服一包，煎法如前。噙化一半，噙化之稀涎随汤吐出，勿咽。其一半饮之，每包俱如此法。

廿九日　温毒火势稍减，火毒尚重。仍用代赈普济散十包，一时许服一包，半漱半咽如前法。

又按：大凡阳盛者，阴必伤。五谷半受风日之悍气，半受雨露及湿土之精气，故其益于人也。悍气走皮毛而补卫，精气走肾而补五液。热病所以忌之者，逐其悍气也。幼孩阴本未充，又感温热伤阴，是阴重伤矣。既禁其食，恐其助邪，不得不急护其阴以配阳亢，退舌之干绛。

细生地三钱　元参六钱　连心麦冬三钱　生石膏一两　知母三钱　丹皮三钱　炙甘草钱半　犀角二钱　京米一撮

煮两杯，分四次，与代赈普济散间服。

九月初四日　病退八九，脉小而静，

---

① 脊：疑为“背”。

② 温毒：金本作“湿毒”。

③ 得：疑为“清”。

④ 行：王本原作“思”，据意而改。

并无邪征。虽不更衣，断不可下。惟唇赤、舌赤未退，议清血分余热。

细生地五钱　犀角二钱　丹皮三钱　生白芍三钱　元参三钱　麦冬六钱　酒炒黄芩炭二钱　生甘草钱半

煮三杯，分三次服。

初五日　照前方仍服一帖。

初六日　诸症悉减，与复脉汤复其阴。

人参一钱　桂枝二钱　连心麦冬三钱　生地四钱　麻仁三钱　阿胶二钱　炙甘草二钱　生姜一钱　大枣去核，三枚

七帖收功。

丁亥（1827 年）九月初三日　台女十九岁　燥气化火，经水适来，以致热入血室，其人如狂，只[①]脉洪数有力，舌短而干，津液消亡，大渴思凉，大便闭，勉与玉女煎合化斑汤法，急救津液而去血室之热。

生石膏二两　犀角二钱　丹皮二钱　细生地五钱　元参五钱　连心麦冬五钱　炙甘草钱半　黄芩五钱　炒知母四钱

煮三杯，分三次服。外紫雪丹二钱，分二次服。

初四日　即于前方内加石膏至成四两，丹皮加三钱，再服一帖。去紫雪丹。疹未透，喉痛，烦躁，与代赈普济散五包，一时许服一包。三包后，服汤药一杯。散药五包，汤药三杯，共八次，服至明日申正令完。

初五日　热入血室，十一日不大便，疹已透，烦躁谵语，与桃仁承气汤法。

桃仁泥四钱　元参一两　生大黄片酒炒半黑，五钱　细生地六钱　归尾二钱　元明粉二钱　炙甘草三钱

煮三杯，先服一杯。不大便，再服第二杯；得快便，止后服。

初六日　温毒，便闭十日外，下后，脉不静，热不退，仍有烦躁谵语，惟舌回润耳。右脉沉而有力，尚有宿粪未净。今日不可连下，且与养阴。

细生地五钱　元参四钱　连心麦冬四钱　生白芍四钱　牡蛎五钱　炒黄芩二钱　炙甘草三钱　丹皮三钱

煮三杯，分三次服。外紫雪丹二钱，如谵语多则多服，少则每服五分。

初七日　温毒喉痛，舌謇难言，苔黄厚而干，脉数急，谵语，危症也。急化清气。

代赈普济散十包。每药一包，噙化一半，咽下一半，以喉不痛为度。

初八日　仍旧十包。

初九日　仍十包。外紫雪丹一钱。

初十日　温疠，喉痛止而咳嗽，声哑，食生冷太多，寒热相搏之故。急以开提肺气为要。

生石膏一两　苦桔梗五钱　连心麦冬三钱　杏仁泥三钱　姜半夏三钱　芦根三钱　生甘草二钱

煮三杯，分三次服。不甚效。

十一日　温疠，喉痛已止，又因性急，多食冷物，寒热相搏，致令喉嘎，舌绛，又起干黄苔。

生石膏二两　元参五钱　牛蒡子三钱　杏仁泥三钱　连心麦冬四钱　人中黄二钱　苦桔梗五钱　芦根五钱

煮三大茶杯，分三次服。效。

十二日　已效，余热不尽，再服一帖。

十三日　减石膏，再服，二帖。

十五日　舌上津液已回，黄苔退净。惟喉哑未甚开，痰声重浊。议于原方内去补津液之麦冬，加透肺气之苏叶。

———————

① 只：疑为"右"。

生石膏二两　苦梗三钱　甘草三钱　姜半夏五钱　苏叶二钱　芦根三钱　杏仁泥五钱

煮三杯，分三次服。二帖。

戊子（1828 年）二月廿八日　赵二十岁　温毒，斑疹不透，喉外肿内痛，右脉洪数，渴甚思凉。

生石膏一两　银花五钱　连翘五钱　酒炒生大黄钱半　苦梗五钱　芥穗三钱　牛蒡子三钱　元参六钱　马勃二钱　人中黄二钱　僵蚕三钱　蝉蜕去头、足，三钱

共为粗末，分六包，一时许一包，芦根汤煎，去渣服。明日午前令完。

廿九日　照前方仍服一帖。

三月初一日　复诊，照前方每味减半，分五包，二时服一包，法照前。明日午令完。

初二日　照昨日方法。

初三日　照原方一半，做四包，如昨日服。又温毒未净，肿未全消，加玉女煎一帖。

生石膏二两　元参三钱　麦冬三钱　细生地三钱　知母三钱　黄芩三钱　生甘草钱半

浓煎二杯，夜间代茶。

初四日　温毒大减，热未全退，脉犹洪数，舌干，老苔未退，津液未回，宜少吃。

生石膏先煎代水，四两　元参五钱　麦冬五钱　细生地五钱　知母四钱　丹皮四钱　炙甘草三钱　京米一撮

煮四杯，分四次服。服此方，津液回，宿粪通。

初五日　宿粪未净，仍有余热，舌上老苔未净，项下肿未全消，夜间仍渴。

生石膏先煎代水，二两　知母三钱　丹皮三钱　细生地五钱　连翘三钱　银花三钱

连心麦冬五钱　元参五钱　马勃一钱　生甘草二钱

煮四大茶杯，分四次服。

初六日　潮热，头汗出，项右边亦肿，脉沉数，即于前方内加生大黄酒炒半黑，三钱。

初八日　脉洪数，身热，目白睛赤，头汗出，阳有汗，阴无汗。仍与玉女煎，外凉皮毛而退热止汗，内护真阴。

生石膏四两　犀角二钱　丹皮三钱　细生地五钱　连心麦冬五钱　知母四钱　生白芍四钱　炙甘草三钱

煮四杯，分四次服。

戊子（1828 年）二月廿八日　赵十一岁　温毒，喉痛外肿，口渴，不大便。

生石膏五钱　连翘三钱　银花三钱　牛蒡子三钱　元参三钱　马勃一钱　酒炒生大黄一钱　僵蚕二钱　蝉蜕二钱　苦桔梗三钱　芥穗钱半　射干钱半　人中黄一钱

煮三杯，分三次服。不作粗末。

廿九日　温毒，热未退，渴甚，与玉女煎。

生石膏一两　连翘三钱　银花三钱　细生地五钱　知母三钱　连心麦冬五钱　炙甘草钱半　丹皮三钱　京米一撮

煮三杯，分三次服。

三月初一日　温毒，恶热，潮热，脉沉，溺多，不大便，渴甚，与增液承气法。

生大黄片二钱　元参一两　连心麦冬六钱　细生地五钱

煮三小杯，先服一杯。待一时，得便大快，止后服；不快，再服第二杯。服此方，黑粪下。

初二日　大便虽见，宿粪未净，面赤口渴，脉洪数，热犹未减，与玉女煎，两

清气血之热。

生石膏二两　银花五钱　连翘三钱　细生地五钱　知母四钱　黄芩三钱　炙甘草三钱　麦冬五钱　京米一撮

煮四杯，分四次服。

初三日　脉仍洪数，热未尽退。

生石膏三两　知母四钱　黄芩三钱　细生地五钱　连心麦冬五钱　丹皮四钱　炙甘草三钱　京米一撮

煮三杯，分三次服。

初四日　脉洪已减，余热不尽。即于前方内减石膏二两，知母二钱，黄芩二钱。

初五日　脉虽小于前而不甚静，仍有余邪。

生石膏六钱　元参六钱　连心麦冬五钱　细生地五钱　炒知母二钱　炒黄芩二钱　炙甘草三钱　丹皮三钱　京米一撮

煮三杯，分三次服。

初六日　仍有潮热，加知母一钱，再服一帖。

初八日　邪少虚多，与复脉汤复其阴，用二甲复脉法。

大生地四钱　生白芍四钱　麻仁二钱　生牡蛎三钱　生阿胶冲化，二钱　炙甘草二钱　生鳖甲三钱

煮三杯，分三次服。

初九日　昨日身凉脉静，今日脉反洪大，而数又加，仍有潮热，切戒早食。

生石膏六钱　元参六钱　连心麦冬四钱　生地四钱　知母三钱　炙甘草二钱　京米一撮

煮三杯，分三次服。

戊子（1828 年）十一月初一日　蔡三十五岁　吴人，瘟毒喉痛，发斑疹。

代赈普济散二十包，一时许服一包，芦根汤煎，去渣服。如病重则加紧，如病轻或病退则缓。

初二日　温毒喉肿，兼之咳嗽，脉弦数，大便已见，气体本弱，不必再以苦降。

连翘不去心，三钱　苦桔梗三钱　银花三钱　郁金二钱　人中黄一钱　橘红一钱　僵蚕三钱　藿香叶二钱　蝉蜕二钱　芦根三钱

煮三杯，分三次服。

初四日　温病稍退，与辛凉，又见燥病，与辛凉加辛温药，燥气退，又发伏暑，红白滞下，与芩芍法。

炒芍药三钱　藿香梗二钱　黄芩三钱　降香末二钱　小枳实二钱　红曲三钱　乌梅肉五钱　南楂炭二钱　归须三钱　川连打碎，二钱　广皮炭三钱

煮三杯，分三次服。

初六日　照前方再服，三帖。

初十日　前治伏暑成痢，不得不用苦辛通降，故苦寒与辛温并用也。兹大见脓血后，又得黑粪许多，已二三次，是积滞可无虞矣。症现口干至胸，绝不得寐，兼之咳嗽稀痰，脉之洪数者已变双弦。按饮居心下，格拒心火，不得下通于肾，故嗌干。又胃不和则卧不安，饮以半夏汤。再九窍不和，皆属胃病，故以和胃为要。

姜半夏二两　秫米二合

千里急流水八杯，头煎水五杯，煮取二杯，二煎水两杯，煮取一杯，分四次服。

十二日　口干渐愈，仍不得寐，照前方再服，二帖。

十四日　服半夏汤四帖，虽已得寐，口干尽除，但饮咳未净，仍须和胃。

姜半夏一两二钱　广皮五钱　秫米一两　小枳实三钱

急流水八杯，头煎二杯，二煎一杯，分三次服。

十七日　病后体虚，痰饮不尽，一以

调和脾胃为要。

姜半夏八钱　生薏仁五钱　益智仁二钱
云苓皮六钱　炒广皮三钱　小枳实二钱
南苍术炭三钱　生姜五片

甘澜水八杯，煮三杯，分三次服。

廿二日　病后体虚，五更大便，六脉弦细而弱，与异功散法，加肉果。

高丽参二钱　云苓五钱　炙甘草二钱
肉果霜去油，二钱　炒苍术三钱　广皮三钱
益智仁钱半　生姜三片　大枣去核，二个

煮三杯，分三次服。

十二月初四日　积滞未清，暂与宣化中焦。

乌梅肉三钱　炒白芍二钱　炒黄芩一钱
广木香钱半　归须二钱　南楂炭钱半　焦神曲①　山连一钱　广皮炭三钱　鸡内金炒，二钱　红曲二钱

煮成三杯，分三次服。

初八日　积滞未清，即于前方内去肉果，加灶中黄土四两，先煎代水。

十七日　久痢血有瘀迹，犹恐留邪在络，宜暂清之。调理饮食要紧。

焦白芍三钱　黄芩炭二钱　云苓五钱
槟榔剪，二钱　降香末三钱　归须二钱　神曲炭三钱　南苍术炒，三钱　红曲三钱　南楂炭一钱　炒黑川连钱半

煮三杯，分三次服。

二十日　即于前方内去归须、槟榔，加广皮二钱，人参二钱，生薏仁五钱。

廿三日　旧有先便后血之症，现在痢后有举发之意，合之六脉弦细，阳微之极，与小肠寒湿例之黄土汤法。

灶中黄土先煎代水，四两　生阿胶冲，二钱　茅术炭三钱　熟附子三钱　直生地三钱
云苓块五钱　黄芩炭二钱　炙甘草三钱

煮三杯，分三次服。二帖。

廿五日　积滞之余邪未净，又发小肠寒湿便血之症，与黄土汤加活络。

灶中黄土四两　云苓五钱　茅术炭三钱
直大生地五钱　南楂炭二钱　黄芩炭二钱
熟附子三钱　红曲三钱　广皮炭三钱　乌梅肉二钱

煮三杯，分三次服。二帖。

廿七日　滞下虽有渐愈之象，究不能十分清楚，恐留邪在络，与通补兼施。

炒黄芩一钱　焦白芍钱半　南苍术炒黑，三钱　云苓块五钱　炒白术三钱　高丽参二钱　降香末二钱　炒神曲三钱　南楂炭钱半　炒黑山连一钱　红曲二钱　广皮炭三钱

煮三杯，分三次服。十帖。

己丑（1829年）正月十三日　滞下仍未能十分净尽。

焦白芍二钱　黄芩炭一钱　炒黑山连八分　云苓块五钱　全当归一钱　焦神曲三钱
冬於术三钱　苍术炭三钱　高丽参三钱
整莲子五钱　红曲二钱

煮三杯，分三次服。七帖。

辛卯（1831年）三月初三日　庆三十五岁　温毒，项肿肤赤，喉痛更甚，脉洪数，大小便不通，身痛甚，兼有痹症，受邪太重，非轻剂所能治。

连翘六钱　芥穗四钱　苦梗八钱　银花六钱　元参八钱　人中黄三钱　马勃二钱
射干四钱　牛蒡子六钱　僵蚕四钱　蝉蜕四钱　酒炒大黄三钱　防己三钱　薄荷二钱

共为粗末，分十二包，一时许服一包，芦根汤煎，去净渣服，至初五日午前令完。此方以开肺痹为主。

初五日　温毒，与代赈普济散，服完，诸症已解七八，惟身痛特甚，是温退而痹未除。

生石膏六两　滑石六钱　杏仁泥六钱
茯苓皮五钱　防己六钱　芥穗三钱　生苡仁

_____

① 焦神曲：未出剂量。

五钱　连翘四钱　人中黄三钱　片姜黄二钱
银花四钱　白通草一钱

煮成四大茶杯，分四次服，日三夜一。

初七日　温病，尚有一二成余邪未尽，即舌苔黄色可见；痹痛虽减，太阳筋经尚觉牵强，痛未尽除，又加胸痞。

生石膏六两　杏仁五钱　生苡仁五钱　姜半夏三钱　防己五钱　小枳实三钱　云苓皮三钱　桑枝三钱　藿香梗三钱　片姜黄三钱　橘皮三钱　晚蚕砂三钱

煮四杯，分四次服。二帖。

初九日　脉之洪数大减，舌之苔黄、肉赤已退，口不渴而胸痞，自觉心下有水，痹痛虽减而未尽除，是温退而水饮存也。一以行水开痞为要，不复顾虑温病矣。

生石膏先煎代水，四两　桂枝六钱　生薏仁五钱　姜半夏五钱　防己四钱　老厚朴三钱　茯苓皮六钱　杏仁六钱　小枳实四钱　片姜黄三钱　橘红五钱

甘澜水十二杯，煮四杯，分四次服。

壬辰（1832年）九月初一日　长三十岁　六脉洪数有力，面赤口渴，喉痛，汗大出而热不解，尺肤热甚，温毒也。面有热瘰，痒甚，夹风也。法宜辛凉冷香，不可发表，发表则神昏谵语。

苦桔梗五钱　芥穗三钱　牛蒡子五钱　薄荷钱半　黄芩三钱　人中黄三钱　连翘五钱　银花五钱　射干三钱　元参三钱　桑叶五钱　马勃二钱　僵蚕三钱　蝉蜕三钱

共为粗末，分八包，一时许服一包，芦根汤煎，去渣服。至初三日早令服完。

初三日　温毒，斑疹正出，渴甚，面赤甚，气血两燔，咳甚，于原方加急救化源兼化斑法。

生石膏末四两　犀角三钱　知母四钱

丹皮四钱　芦根五钱

再以前方一帖，分八包，以此方煎汤代水，服如前。

初五日　温毒，斑疹俱化，热退七八，脉亦渐小，惟咳嗽未除，与清余热，降气止咳。

苦梗三钱　细生地三钱　桑叶二钱　连心麦冬三钱　旋覆花包煎，三钱　杏仁泥二钱　苇根五钱　茶菊三钱　生甘草二钱　银花三钱　连翘三钱

煮三杯，分三次服。

初七日　余热未净，面目犹赤，咳未除，脉亦未静，尚不可吃粥。

苦桔梗三钱　杏仁泥四钱　连翘三钱　生石膏末六钱　旋覆花包，三钱　银花三钱　连心麦冬三钱　生甘草钱半　丹皮三钱　苇根三钱

煮三杯，分三次服。

初九日　大势已愈，与清余热，兼之止咳。

细生地三钱　苦梗三钱　杏仁二钱　旋覆花包，三钱　连翘三钱　银花二钱　云苓块三钱　连心麦冬四钱　苇根三钱　生甘草二钱　丹皮二钱

煮三杯，分三次服。

壬辰（1832年）九月廿三日　长六岁　温疹。

苦梗五钱　元参三钱　薄荷一钱　牛蒡子五钱　连翘四钱　银花四钱　芥穗二钱　天虫三钱　蝉蜕三钱　人中黄二钱　马勃一钱　芦根一两

共为粗末，分六包，每日三包，芦根汤煎服。病紧药紧，病松药松。

廿六日　喘甚，疹回太早，余毒归肺。于原方加杏仁三钱，生石膏八钱。

廿八日　于原方加生石膏二钱，成一两。

三十日 忽尔大泻，兼有滞下之迹，与四苓合芩芍法。

云苓皮三钱 猪苓二钱 生苡仁三钱 炒黄芩二钱 泽泻二钱 苍术炭钱半 焦白芍二钱 橘皮一钱 广木香八分

煮三小杯，分三次服。忌生冷。

云苓皮三钱 南楂炭二钱 猪苓二钱 生苡仁三钱 炒神曲 泽泻二钱 公丁香二分 苍术炭一钱 橘皮一钱 麝香三厘，同丁香俱研细末，冲 广木香八分①

煮三小杯，分三次服。

初四日 疹后余毒归肺，咳嗽连声不断，便溏，微热未净，先与实脾利水，兼降肺气。

生石膏六钱 生苡仁五钱 猪苓二钱 云苓皮四钱 杏仁泥三钱 泽泻二钱 姜半夏三钱 苏子霜八分

煮三杯，分三次服。四帖，咳减八九。

癸巳（1833年）三月初三日 潘 三十五岁 温热病误刮痧，通阳太急，以致神昏谵语，竟夜不安，法宜辛凉冷香。

连翘四钱 苦桔梗三钱 薄荷三钱 银花四钱 芥穗三钱 黄芩三钱 元参三钱 牛蒡子三钱 天虫三钱 马勃一钱 人中黄二钱 蝉蜕二钱 芦根三钱

煮四杯，分四次服。外紫雪丹三钱，温开水和服。

初四日 温毒，其谵语服芳香已愈，热犹盛，耳聋。

代赈普济散十二包，一时许一包，芦根汤煎，去渣服。

初六日 大头温病，满脸皆肿，渴甚。

代赈普济散十五包，一时许服一包，至初八日午前令完。芦根、石膏汤煎。外生石膏细末一斤，今日、明午分煎代茶，不渴不用。

初八日 大头瘟肿未全消，肢厥。

代赈普济散十二包，分二日，一时服一包，芦根汤煎，去净渣服。前三包，每包加黄酒炒生大黄片一钱，共三钱。外紫雪丹三钱，每服一钱，温开水调。

初十日 大头瘟病，枭毒已化七八。病减者，减苦药。大便太频，与收法。

细生地五钱 连翘三钱 银花三钱 苦梗三钱 生牡蛎打碎，五钱 生鳖甲三钱 牛蒡子二钱 连心麦冬四钱 丹皮二钱 人中黄二钱 菊花三钱 桑叶三钱

煮四大茶杯，分四次服。

十二日 大头瘟病，肿未全消，热未尽除，右脉之数虽减而仍洪，三日不大便，与清余邪，又兼润法。

元参五钱 苦梗三钱 芥穗钱半 银花五钱 牛蒡子三钱 天虫三钱 连翘五钱 人中黄三钱 蝉蜕三钱 黄芩三钱 鲜苇锥五钱

分二次煎，每次两杯，分四次，早、中、晚、夜服。二帖。

十四日 六脉俱不洪数，惟胃不开，不大便，与养胃阴，兼润大便。

细生地五钱 元参一两 生鳖甲五钱 生白芍三钱 连心麦冬四钱 生阿胶冲，三钱 炙甘草三钱 麻仁三钱

煮四杯，分四次服。得大便，去元参。二帖。

十六日 大头瘟，大肿大热虽平，余毒未净，仍须清热败毒。

苦桔梗三钱 连翘三钱 银花三钱 牛蒡子三钱 元参一两 炒黄芩二钱 茶菊三钱 天虫二钱 蝉蜕二钱 人中黄钱半 桑叶三钱

煮四杯，分四次服。得大便，元参减

---

① 云苓皮……八分：此方前无日期，方中炒神曲无剂量。

半。二帖。

十八日　大头瘟，余毒归血分，上眼胞肿未全消，脉数，唇赤。

苦梗三钱　细生地四钱　丹皮三钱　元参一两　牛蒡子三钱　桑叶三钱　黄芩三钱　茶菊三钱　蝉蜕二钱　知母二钱　人中黄钱半

煮四杯，分四次服。二帖。

癸巳（1833 年）三月二十日　色十四岁　温热，服辛凉药，已有解势。与清余热，唇舌面俱赤故也。

苦桔梗三钱　连翘三钱　银花三钱　牛蒡子三钱　麦冬三钱　桑叶三钱　芥穗钱半　甘草钱半　芦根三钱

煮二杯，分二次服。二帖。

廿三日　续出疹疹，面有不匀，身无，微有肢厥。

苦梗三钱　连翘三钱　银花三钱　芥穗三钱　元参三钱　桑叶三钱　牛蒡子二钱　天虫二钱　蝉蜕二钱　人中黄钱半　射干钱半　马勃一钱　黄芩二钱　薄荷钱半　芦根三钱

煮四杯，分四次服。

廿四日　续出连片，疹疹颇多，肢厥回，即于原方加元参二钱，照前服。

苦梗三钱　牛蒡子二钱　僵蚕二钱　连翘三钱　旋覆花包，三钱　蝉蜕二钱　银花三钱　人中黄一钱　马勃一钱　射干一钱　鲜芦根三钱①

煮四小杯，分四次服。

廿六日　胁痛止，喉哑喉痛，热未退，渴甚。

生石膏一两　苦梗三钱　天虫三钱　牛蒡子三钱　元参五钱　射干二钱　人中黄半　炒黄芩三钱　芦根五钱

煮三杯，分三次服。

廿七日　胁痛喉痛止，热未退净，仍渴，咳嗽。病减者，减其制。

生石膏六钱　连翘三钱　银花三钱　苦梗三钱　连心麦冬三钱　杏仁三钱　炒黄芩一钱　甘草一钱　苇根三钱

煮三小杯，分三次服。

廿八日，大热虽退，余焰尚存，唇舌绛。

连翘三钱　细生地五钱　连心麦冬四钱　银花三钱　生白芍三钱　丹皮三钱　苦梗三钱　炙甘草钱半　芦根三钱

煮三小茶杯，分三次服。

廿九日　清余焰。

连翘三钱　次生地五钱　丹皮二钱　银花三钱　炒白芍三钱　甘草钱半　连心麦冬四钱　生苡仁三钱　芦根三钱

煮三杯，分三次服。

癸巳（1833 年）三月廿二日　色十岁　温疹，身热，舌黄，脉洪数。最忌发表，亦忌谷食。发表则神昏谵语，食五谷则补阳明，热不退。

苦桔梗五钱　连翘六钱　银花六钱　牛蒡子五钱　元参五钱　射干二钱　茶菊花三钱　僵蚕三钱　蝉蜕三钱　炒黄芩二钱　芥穗三钱　马勃钱半　人中黄三钱　薄荷三钱　桑叶四钱

共为粗末，分十包，一时一包，芦根汤煎，去净渣服。

廿三日　照前方再作服。

廿四日　温疹大发，粘连成片，烦躁不寐，喉痛，阳邪扰乱也。心下疼痛，吐稀涎，舌白苔而厚，又系痰饮。燥气阴邪反逼，势更重于寻常之温病，碍难用药，不得已且用复方。大便四次，尽黑无黄，不必止。

连翘二钱　藿香梗二钱　射干一钱　元参二钱　牛蒡子钱半　马勃二钱　僵蚕二钱

————

① 苦梗……三钱：此方疑为廿五日方。

人中黄一钱　蝉蜕二钱　苦梗二钱　广郁金二钱　橘红一钱　杏仁二钱

分两次煎，煮四小茶杯。

廿五日　热甚，喉痛，唇赤甚，疹未全化，阳火症也。胸胁俱痛，痰饮作咳，阴邪症也。温疹火病，痰饮水病，水火兼病，所以难也。

生石膏一两　薏仁三钱　苦葶苈子二钱　旋覆花包，三钱　香附三钱　鲜苇茎三钱　云苓皮三钱　杏仁三钱

煮三杯，分三次服。

廿六日　热已退，咳未大减，与千金苇茎汤合葶苈大枣泻肺汤。

苦葶苈子三钱　生苡仁四钱　杏仁三钱　鲜苇茎五钱　丝瓜仁三钱　大枣去核，二枚
注：千金苇茎汤中当用冬瓜仁。

煮三小杯，分三次服。

廿七日　病减者，减其制。即于原方内减苦葶苈子钱半。

廿八日　咳大减，唇舌赤甚，血中伏火，宜清之。

苦梗三钱　犀角一钱　丹皮二钱　细生地四钱　连心麦冬三钱　甘草钱半　茶菊花二钱　桑叶二钱　苇茎三钱

煮三小杯，分三次服。

廿九日　血分余热，微微咳嗽。

苦梗三钱　连心麦冬三钱　丹皮二钱　茶菊花二钱　炒白芍二钱　甘草钱半　细生地四钱　桑叶二钱　苇茎五钱

煮三杯，分三次服。两帖。

四月初二日　余热未净，舌赤唇干。

细生地四钱　天冬一钱　连心麦冬四钱　茶菊花三钱　白芍二钱　丹皮二钱　黄芩炭一钱　桑叶三钱　苇茎三钱

煮三杯，分三次服。二帖。

癸巳（1833年）三月廿二日　色女　八岁　温疹，身热，舌黄，脉洪数，最忌发表致谵语神昏，食五谷致热不易退。

苦桔梗五钱　元参五钱　射干二钱　牛蒡子五钱　银花六钱　芥穗三钱　炒黄芩二钱　天虫三钱　蝉蜕三钱　茶菊花三钱　马勃钱半　薄荷二钱　人中黄钱半　桑叶四钱

共为粗末，分十包，一时许一包，鲜芦根汤煎，去渣服。

廿三日　照原方再作服。

廿四日　温疹成片，地界不分，见有斑也。大便九次，黑多黄少，舌黄，脉洪数，与化斑汤法。

生石膏八钱　犀角一钱　丹皮二钱　细生地四钱　连心麦冬三钱　炒知母钱半　炒黄芩二钱　炙甘草一钱　京米一撮

煮三小杯，分三次服。

廿五日　疹后咳嗽，余热未除。

苦桔梗二钱　细生地三钱　连心麦冬三钱　杏仁三钱　茶菊花二钱　甘草一钱　桑叶三钱　鲜芦根三钱

煮三杯，分三次服。

廿六日　余热未清，咳嗽，即于原方内加苡仁三钱。

廿七日　照原方再服一帖。

廿八日　疹已愈，咳特甚。其人本有痰饮，故不能以辛凉甘润收功。与千金苇茎汤加葶苈、大枣。

苦葶苈炒，研，三钱　生苡仁四钱　杏仁三钱　鲜苇茎五钱　丝瓜仁三钱　大枣去核，三枚　注：千金苇茎汤中当用冬瓜仁。

煮三小杯，分三次服。

廿九日　咳未尽除。

生苡仁四钱　丝瓜仁三钱　杏仁三钱　鲜苇茎五钱

煮三小杯，分三次服。二帖。

四月初二日　手心犹热，与育阴。

次生地五钱　白芍三钱　丹皮三钱　连心麦冬四钱　甘草钱半

煮三小杯，分三次服。二、三帖俱

可。

癸巳（1833年）四月廿四日　色一岁　温疹，咳嗽，汗多。

苦桔梗三钱　连翘三钱　银花三钱　生石膏六钱　元参三钱　马勃钱半　牛蒡子三钱　僵蚕二钱　蝉蜕二钱　芥穗二钱　桑叶三钱　薄荷八分　人中黄钱半

共为粗末，分九包，一时许一包，鲜芦根汤煎，去净渣服。

廿五日　照原方去薄荷，减元参二钱，再服一帖。

廿六日　热未退，汗多，咳甚。

生石膏六钱　苦梗一钱　桑叶二钱　生苡仁二钱　连翘二钱　银花一钱　茶菊花二钱　杏仁钱半　甘草六分　鲜芦根三钱

煮两小杯，分四次服。

廿七日　咳嗽，汗多，疹已欲回，议专治呛咳，收自汗。

生石膏六钱　云苓块二钱　生苡仁三钱　苦葶苈三钱　杏仁泥三钱　大枣去核，三枚　鲜芦根六钱　丝瓜仁三钱

煮三茶杯，分六次服。

廿八日　吐稀涎，即于原方内去石膏，减葶苈一钱，加云苓块一钱，生苡仁二钱。

廿九日　呛咳未除。

苦葶苈子一钱　生苡仁五钱　丝瓜仁三钱　云苓块三钱　杏仁泥三钱　鲜芦根五钱

煮三杯，分三次服。二帖。

癸巳（1833年）四月初五日　汪氏二十五岁　温病夹痰饮，饮偏重，喘而呕水，心悸，短气，今日鼻衄，呕血。

生石膏四两　犀角三钱　炒黄芩三钱　姜半夏五钱　杏仁四钱　丹皮三钱

煮三杯，分三次服。

初六日　温病夹痰饮，饮偏重，喘而呕水，心悸，短气，胸痞，阴阳两病为两难。

生石膏四两　连翘三钱　银花三钱　姜半夏五钱　杏仁四钱　广皮三钱　鹅眼小枳实三钱　炒黄芩三钱

煮三杯，分三次服。

初七日　温病夹痰饮，饮偏重，喘呕心悸短气如旧，今日又鼻衄、呕血。

生石膏四两　犀角三钱　炒黄芩三钱　姜半夏五钱　杏仁四钱　白茅根五钱　侧柏炭三钱　丹皮三钱　鲜芦根五钱

煮三杯，分三次服。如喘甚，加苦葶苈子三钱。

伤　寒

癸亥（1803年）二月初二日　唐五十八岁　太阳中风尚未十分清解，兼之湿痹髀痛。

茯苓皮五钱　桂枝四钱　片姜黄二钱　杏仁三钱　防己三钱　厚朴二钱　陈橘皮一钱五分　晚蚕砂三钱　炙甘草一钱五分

煮三杯，分三次服。二帖。

初四日　行经络而和营卫，则风痹自止。

桂枝八钱　焦白芍四钱　生姜五片　防己六钱　生於术五钱　大枣去核，二枚　半夏五钱　炙甘草三钱

水八碗，煮取三碗，分三次服。头一次饮稀粥，令微汗佳；其二三次不必啜粥。

初五日　左脉沉紧，即于前方内加熟附子五钱。

初六日　脉洪大而数，经络痛虽解而未尽除，痹也；小便白而浊，湿也。

飞滑石五钱　桂枝三钱　生苡仁五钱　茯苓皮五钱　猪苓三钱　黄柏炭一钱　杏仁

泥五钱 泽泻三钱 白通草三钱

煮三碗，分三次服。

初七日 昨服开肺与大肠痹法，湿滞已下，小便已清，身热已退，但大便与痰中微有血迹，症从寒湿化热而来，未便即用柔药以清血分，今日且与宣行腑阳。右脉仍见数大，可加苦药。如明日血分未清，再清血分未迟。

飞滑石五钱 半夏三钱 生苡仁五钱 杏仁泥三钱 厚朴二钱 黄柏炭一钱 黄芩炭二钱 广皮一钱五分 细苏梗一钱

头煎两杯，二煎一杯，分三次服。

初八日 舌苔仍有新白，衣被稍薄而畏寒，身热已退，阳虚、湿气未净无疑。

姜半夏五钱 桂枝三钱 焦白芍二钱 生苡仁五钱 厚朴二钱 生茅术二钱 杏仁泥三钱 广皮一钱五分 全当归一钱五分

头煎两杯，二煎一杯，分三次服。二帖。

初十日 诸症向安，惟营气与卫不和，寐不实，寐后自觉身凉，以调和营卫为主。

桂枝三钱 茯苓块三钱 广皮一钱五分 白芍三钱 生苡仁五钱 生姜三片 半夏六钱 炙甘草二钱 大枣去核，二枚

头煎两杯，二煎一杯，分三次服。六帖。

十六日 营卫已和，即于前方内增白芍二钱，加胶饴三钱，服七帖而安。

癸亥（1803年）二月十六日 唐氏五十六岁 太阳中风漏汗，桂枝加附子汤主之。

桂枝六钱 焦白芍四钱 生姜三片 炙甘草三钱 熟附子三钱 大枣去核，三枚

煮三杯，分三次缓缓服。

十七日 中风漏汗，兼之肾水上凌心，心悸腹痛，昨用桂枝加附子汤，诸症

悉退。今左脉沉缓，右脉滑数，表虽清而浊阴未退。议苓、桂伐肾邪，归、茴温冲脉，吴萸、半夏、生姜两和肝胃，白芍以收阴气，合桂枝而调营卫，加黄芩一以清风化之热，合诸药为苦辛通法。此外感之余，兼有下焦里症之治法也。

茯苓块五钱 桂枝四钱 淡吴萸三钱 姜半夏四钱 青皮一钱五分 全当归炒黑，三钱 小茴香炒黑，三钱 生姜三片 黄芩炭一钱 焦白芍二钱

甘澜水煮三杯，分三次服。

十九日 脉缓，浊阴久踞，兼有滞物续下。用药仍不外苦辛通法，稍加推荡之品，因其势而利导之。大意通补阳明之阳，正以驱浊阴之阴。若其人阳明本旺，胃阴自能下降；六腑通调，浊阴何以能聚？再胃旺自能坐镇中州，浊阴何能越胃而上攻心下？反复推求，病情自现。

桂枝尖四钱 厚朴三钱 焦白芍二钱 茯苓块三钱 青皮一钱五分 小枳实一钱五分 淡吴萸三钱 乌药二钱 广木香一钱 小茴香吴萸同炒黑，三钱 广皮一钱 黄芩炭一钱 川楝子二钱

煮三杯，分三次服。

廿二日 凡痛胀滞下，必用苦辛通降，兼护阳明，固不待言。前法业已见效，细询病情已十有余年，以半产后得之，误用壅补而成。按久病在络，再痛胀偏左，下至少腹板着，其中必有瘀滞，非纯用汤药所能成功。盖汤者，荡也，涤荡肠胃，通和百脉，固其所长，至于细雕密镂，缓行攻络，是其所短，非兼用化癥回生丹缓通不可。且汤剂过重，有瘕散为蛊之虞，不得不思患预防也。

桂枝尖一钱 半夏三钱 广木香八分 炒白芍二钱 厚朴一钱 地榆炭一钱 降香末二钱 红花七分 炒桃仁一钱五分 川楝子二钱 小茴香炒黑，二钱 广郁金一钱 全

当归炒黑，一钱　乌药一钱五分　两头尖二钱　黄芩炭一钱　黄连八分　广皮炭八分

甘澜水煎，前后四杯，日三夜一，分四次服。五帖。

昔李东垣用药有至三十余味者，张仲景鳖甲煎亦有三十几味。后人学问不到，妄生议论，不知治经治以急，急则用少而分量多，治络治以缓，缓则用多而分量少；治新则用急，治旧则用缓；治急可独用，治旧必用众；独则无推诿而一力成功，众则分功而互相调济。此又用药多寡之权衡也。兼服化癥回生丹一丸。

廿七日　宣络法兼两和肝胃。

炒白芍六钱　半夏三钱　炒丹皮三钱　制香附二钱　全当归三钱　川芎五分　炒蒺藜三钱　小茴香炒黑，三钱　炒青皮八分

煮三杯，分三次服。

廿八日　痹仍不实，于前方内加生苡仁六钱，半夏二钱，服三帖。

三月初一日　案仍前①。

姜半夏五钱　全当归三钱　制香附一钱五分　降香末二钱　良姜二钱　桃仁泥一钱五分　小茴香三钱　乌药二钱　广皮炭八分　干姜炭五分　青皮八分

煮三杯，分三次服。

初五日　络瘀多年，腹痛胀攻胃，食后膜胀，今搜去络中瘀滞，饥甚则如刀刮竹，络气虚也。与通补络法。

炒白芍六钱　丹参三钱　炒杞子一钱　白归身三钱　丹皮三钱　桂圆肉三钱　小茴香一钱

煮三杯，分三次服。九帖全愈。

甲子（1804年）二月廿一日　吴氏廿三岁　头项强痛而恶寒，脉缓有汗，太阳中风，主以桂枝汤。

桂枝三钱　炙甘草二钱　大枣去核，二枚　白芍二钱　生姜三钱

水五杯，煮二杯。头杯即啜稀热粥，令微汗佳；有汗，二杯不必啜粥；无汗，仍然。

廿四日　不解，于前方内加羌活五钱。

廿五日　服前方业已脉静身凉，不肯避风，因而复中，脉紧无汗，用麻黄汤法。

麻黄自去节，三钱　白芍三钱　生姜三片　桂枝三钱　炙甘草二钱　羌活三钱　大枣去核，二枚

煮两杯，分两次服。

廿六日　服前药不知，身重疼痛，其人肥而阳气本虚，平素面色淡黄，舌白，湿气又重，非加助阳胜湿之品不可，于前方内加重麻黄去节，五钱，共成八钱，杏仁泥三钱，白术三钱，桂枝二钱，共成五钱，熟附子三钱，炙甘草一钱，共成三钱。水五碗，先煮麻黄，去上沫，入诸药，取二碗，分二次服。服一帖而汗出愈。

甲子（1804年）三月十六日　唐五十九岁　头痛恶寒脉紧，言蹇肢冷，舌色淡，太阳中风。虽系季春天气，不得看作春温。早间阴晦雨气甚寒，以桂枝二麻黄一法。

桂枝六钱　杏仁五钱　生姜六片　麻黄去节，三钱　炙甘草三钱　大枣去核，二枚

煮三杯，先服一杯。得微汗，止后服；不汗，再服；再不汗，促役其间。

十七日　于原方倍麻黄，减桂枝，加附子三钱。一帖。

十八日　照原方服一帖。

十九日　诸症悉减，药当暂停以消息之。

————

① 案仍前：底本无，据王本、金本补。

二十日 中风表解后，言蹇，减食则汗，头引^① 痛，舌白滑，脉微紧，宜桂枝加附子汤除风实表护阳。

桂枝六钱 焦白芍四钱 生姜五片 附子三钱 炙甘草二钱 大枣去核，二枚

水五杯，煮二杯，分温二服。渣再煮一杯服。

廿一日 表解后复中，恶寒胸痞，舌苔厚而白，脉迟紧，里急。

桂枝六钱 茯苓块五钱 厚朴三钱 苡仁五钱 熟附子四钱 干姜三钱 茅术三钱 小枳实二钱 广皮二钱

日二帖。

廿二日 于前方内去茯苓，减苡仁，加炙甘草二钱，生姜二两。日二帖。

廿三日 诸症悉衰，当减其制，照前方日服一帖。

廿四日 中风表解后，余邪入里，舌黄，身热胸痞，议泻心汤泻其痞。

半夏六钱 黄芩炒半黄，三钱 生姜五钱 干姜五钱 黄连炒半黄，二钱

头煎两杯，二煎一杯，分三次服。

某 先寒后热，胁痛腰痛，少阳症也。议从少阳领邪外出太阳法。

柴胡六钱 党参三钱 甘草三钱 桂枝四钱 黄芩三钱 羌活一钱五分 生姜三片 半夏一钱五分

煮三杯，分三次服。

又 寒^② 热后，寒退热存，胁胀。

半夏五钱 广郁金二钱 生姜三钱 黄芩四钱 广皮炭一钱五分 香附三钱 大枣去核，二枚 生甘草一钱五分

煮三杯，分三次服。

廿五日 张 今年风木司天，现在寒水客气，故时近初夏，犹有太阳中风之症。按太阳中风，系伤寒门中第一关，最

忌误下，时人不读晋唐以上之书，故不识症之所由来。仲景谓太阳至五六日，太阳症不罢者，仍从太阳驱去^③，宜桂枝汤。现在头与身仍微痛，既身热而又仍恶风寒，的是太阳未罢，理宜用桂枝汤，但其人素有湿热，不喜甘，又有微咳，议于桂枝汤内去甘药，加辛燥，服如桂枝汤法。

桂枝六钱 半夏四钱 广皮三钱 白芍四钱 杏仁三钱

水八杯，煮成三杯。先服一杯，即啜稀热粥令微汗佳；有汗，二三杯不必啜粥；无汗，仍然。

廿六日 太阳中风误下，胸痞，四五日太阳症未罢，昨用太阳症仍在例之桂枝汤法，今日恶寒已罢，头目已清，惟胸痞特甚，不渴，舌白而壮热，泄泻稀水频仍。仲景法云：病发于阳而误下之成胸痞者，泻心汤主之。今用其法。

再经谓脉不动数者，为不传经也。昨日以动数太甚，断无不传之理，可畏在此。

茯苓连皮，五钱 干姜五钱 生姜三片 半夏五钱 黄连三钱

煮三杯，分三次服。

廿七日 太阳中风误下，前日先与解外，昨日太阳症罢，即泻胸痞，今日胸痞解，惟自利不渴，舌灰白，脉沉数。经谓自利不渴者，属太阴也。太阴宜温，但理中之人参、甘草恐不合拍，议用其法，而不用其方。

茯苓连皮，一两 苍术炭四钱 干姜五钱 半夏六钱 广皮炭二钱 生姜五钱

煮三杯，分三次服。

廿八日 太阳中风，先与解外，外解

---

① 引：王本、金本作"行"。
② 寒：底本无，据金本补。
③ 去：金本作"出"。

已，即与泻误下之胸痞，痞解而现自利不渴之太阴症，今日口不渴而利止，是由阴出阳也。脉亦顿小其半，古云脉小则病退，但仍沉数，身犹热，而气粗不寐，陷下之余邪不净。仲景《伤寒论》谓真阴已虚，阳邪尚盛之不寐，用阿胶鸡子黄汤。按此汤重用黄芩、黄连。议用甘草泻心法。

半夏五钱　黄芩四钱　生姜三钱　云苓三钱　山连三钱　大枣去核，二枚　甘草三钱

煮三杯，分三次服。

廿九日　脉沉数，阴经热，阳经不热，是陷下之余邪在里也。气不伸而哕，哕者，伤寒门中之大忌也。皆误下之故。议少用丁香柿蒂汤法，加黄连以彻里热，疏逆气。

公丁香二钱　黄芩三钱　柿蒂九枚　真山连一钱　广皮二钱　姜汁冲，三茶匙

煮二杯，分二次服。

初一日　误下成胸痞自利，两用泻心，胸痞自利俱止；但陷下之邪，与受伤之胃气搏而成哕。昨用丁香柿蒂汤去人参，加芩连，方虽易，仍不外仲景先师苦辛通降之法。病者畏而不服。今日哕不止，而左脉加进，勉与仲景哕门中之橘皮竹茹汤。其力量减前方数等矣。所以如此用者，病多一日，则气虚一日，仲景于小柴胡汤中即用人参，况误下中虚者乎！

广皮六钱　半夏三钱　生姜五钱　竹茹五钱　炙甘草四钱　人参二钱，若无人参，以洋参代之　大枣去核，四枚

煮三杯，分三次服。

初二日　误下，中虚气结成哕，昨与金匮橘皮竹茹汤，今日哕减过半。古谓效不更方，仍用前法。但微喘而舌苔白，仲景谓喘家加厚朴、杏子佳，议以前方内加厚朴、杏仁。

广皮六钱　老厚朴二钱　生姜三钱　竹

茹五钱　杏仁泥三钱　大枣去核，二枚　洋参三钱　炙甘草五钱

煮三杯，分三次服。

初三日　于原方内加柿蒂三钱。

初四日　误下之陷症，哕而喘，昨连与金匮橘皮竹茹汤，一面补中，一面宣邪，兹已邪溃，诸恶候如失，脉亦渐平。但其人宗气受伤不浅，议与小建中汤加橘皮、半夏，小小建立中气，调和营卫，兼宣胃阳，令能进食安眠。

焦白芍六钱　桂枝四钱　生姜三片　新会皮一钱　半夏四钱　大枣去核，三枚　炙甘草三钱　胶饴一两，去渣后化入，搅令匀，再上火二三沸

煮三杯，分三次服。

初五日　病解后，微有饮咳，议与小建中去胶饴，加半夏、广皮、茯苓、苡仁、蔻仁、杏仁。

桂枝四钱　炒白芍六钱　广皮三钱　半夏五钱　茯苓块三钱　生姜三片　苡仁五钱　白蔻仁一钱　大枣去核，二枚　杏仁二钱　炙甘草三钱

煮三杯，分三次服。

初六日　病后两服建中，胃阳已复，脾阳不醒。何以知之？安眠进食，是为胃阳复；舌起白滑苔，小便短，大便不解，脉作数，是脾阳未醒，而上蒸于肺也。议与宣利三焦法，以醒脾阳。

半夏五钱　小枳实三钱　苡仁五钱　茯苓五钱　益智仁一钱　广皮三钱　杏仁五钱　白通草一钱

煮三杯，分三次服。

初八日　大小便已利，脉仍洪数，舌白滑，苔未除，仍宜苦辛淡法，转运脾阳，宣行湿热。

茯苓皮五钱　半夏五钱　黄柏炭三钱　生苡仁五钱　杏仁三钱　苍术炭三钱　白蔻

仁一钱五分 广皮一钱五分 黄芩炭三钱①

煮三杯，分三次服。

十一日 脉仍沉数，舌苔反白滑，仍宜建中行湿，以除伏邪。湿最伤气，非湿去，气不得健。与急劫湿法。

茯苓皮五钱 制苍术四钱 白蔻仁一钱五分 姜半夏五钱 生苡仁五钱 黄芩炭二钱 煨草果四钱 黄柏炭二钱 炒广皮一钱五分 杏仁泥三钱 益智仁二钱

煮三杯，周十二时服完。

乙酉（1825 年）十一月十二日 吴

五十六岁 内热外寒，兼发痰饮，喉哑，咳嗽痰多，头痛，恶寒，脉浮，与麻杏石甘汤加半夏、广皮、苦桔梗。

生石膏六两 麻黄去节，五钱 苦桔梗六钱 姜半夏一两 广皮四钱 炙甘草四钱 杏仁泥八钱

煮四杯，先服一杯，得汗即止，不汗再服。汗后避风。

十四日 肺脉独浮，去麻黄三钱。

十七日 脉浮，喉哑，咳嗽痰多。

生石膏四两 麻黄去节，三钱 桔梗五钱 半夏六钱 广皮三钱 炙甘草二钱 杏仁六钱

煮三杯，先服一杯，得汗，止后服。

廿三日 脉浮，喉哑，咳嗽痰多，内饮招外风为病，与大青龙汤法。

麻黄去节，五钱 生石膏四两 广皮五钱 杏仁八钱 姜半夏八钱 生姜三钱 桔梗五钱 炙甘草三钱 大枣去核，二枚

煮二杯，先服一杯，得汗，止后服，不汗，再服。

廿四日 病减者减其制，去麻黄三钱，广皮、生姜、大枣；于原方加木通一钱，以小便短也。

廿七日 喉复哑，脉洪数，小便已长，照前方去木通，加生石膏二两。

乙酉（1825 年）十一月廿九日 赵

十三岁 头痛，脉浮弦、不甚紧，无汗，与杏苏散法。

杏仁二钱 羌活一钱 生姜三片 苏叶三钱 桔梗三钱 大枣去核，二枚 防风二钱 甘草一钱五分

煮二茶杯，先服一杯，覆被令微汗，不可使汗淋漓；得汗，止后服；不汗，再服第二杯；又不汗，再作服。以得汗为度。汗后避风。只啜粥，须忌荤②。

丁亥（1827 年）十一月十一日 某

四十余岁 头项强痛而恶寒，脉浮而紧，无汗，的系伤寒，法当发汗，何得妄为冬温而恣用凉药？

麻黄去节，六钱 杏仁四钱 甘草四钱 桂枝五钱

煮三杯，先服一杯，覆被令微汗周身佳；得汗，止后服；不汗，再服。尽剂而汗始至足。

十二日 伤寒，与麻黄汤，头项强痛已解，脉不浮紧，胃亦开，但受伤太重，阳虚体痛畏寒，与温太阳经脉。

桂枝六钱 焦白芍四钱 甘草三钱 防己一钱 杏仁泥三钱 生姜五片 广皮四钱 熟附子三钱 大枣去核，二枚

煮三杯，分三次服。

十三日 脉症仍旧，阳未全复，照前方加附子，再服一帖。服药后不必啜粥。

十四日 痹症身痛大减，惟足痛甚，湿伤于下，仍归于下也。仍与温通太阳经络。

云苓皮六钱 桂枝六钱 熟附子五钱 生苡仁六钱 防己四钱 片姜黄三钱 杏仁

---

① 三钱：王本作"一钱五分"，金本作"二钱"。
② 只……忌荤：金本作"只可啜粥，戒一切荤腥"。

泥四钱　甘草三钱　海桐皮三钱

煮四杯，分早、中、晚、夜四次服。

十五日　诸症向安，惟六脉阳微之极，仍以补阳为要。但去痹未远，宜通不宜守，俟三四日后，毫无遗症，再议守补。

云苓块三钱　桂枝六钱　生苡仁二钱熟附子三钱　萆薢三钱　炙甘草三钱

煮三杯，分三次服。二帖。

十七日　脉沉细，背脊仍有畏寒之意，舌白滑，苔颇厚，寒湿未清，犹未敢呆补。

云苓皮五钱　桂枝八钱　川萆薢四钱生苡仁五钱　防己二钱　白通草一钱　姜半夏四钱　广皮二钱　炙甘草三钱　熟附子四钱

煮三杯，分三次服。

戊子（1828年）正月十六日　史三十二岁　脉浮洪而数，头痛身痛，恶寒有汗，此为太阳中风。但中风脉缓，今洪数有力，恐传经也。桂枝汤主之。

桂枝六钱　炙甘草三钱　大枣去核，三枚白芍四钱　生姜五钱

煮两杯，先服一杯，即啜稀热粥一碗，覆被令微汗佳；得汗，止后服；不汗，再服。

十七日　脉之洪大已减，头痛、身热、恶寒俱减，余邪陷入少阳，干呕口苦，与小柴胡汤；渴者，加天花粉。

柴胡三钱　姜半夏五钱　生姜三钱　黄芩三钱　天花粉一钱五分　广皮三钱　大枣去核，二枚　炙甘草一钱五分

煮二大杯，分二次服。

廿①八日　脉静身凉，外感已解，惟舌上白浊夹黄苔太甚，胃口不清，与宣通腑阳，切忌早食、多食。

姜半夏五钱　益智仁二钱　白蔻仁八分

云苓皮五钱　小枳实三钱　广陈皮三钱杏仁泥三钱　炒神曲三钱　白通草八分

煮三杯，分三次服。二帖。

乙丑（1805年）正月初五日　刘氏五十余岁　太阳中风，耽延五日不解，冲气上动，宛若奔豚，腹满泄泻而渴，兼有少阴症矣。两层两感，太阳、少阳并见，此一两感也；其人积怒内伤，又加外感，此二两感也，可畏之至。且先伐其冲气。

桂枝八钱　云苓块一两　川芎一钱五分当归三钱　川椒炭三钱　生姜五大片

煮三杯，分三次服。

初六日　太阳、少阳两感，冲气上动如奔豚，与苓、桂重伐肾邪，今日一齐俱解，脉静身凉，冲气寂然，可喜之至！微有痰饮咳嗽，当与和胃，令能食。

云苓块六钱　桂枝三钱　生姜三片　姜半夏五钱　广皮三钱　大枣去核，二枚　焦白芍三钱

煮三杯，分三次服。

乙丑（1805年）正月二十日　钱三十四岁　太阳中风汗多，误与收涩，引入少阳，寒热往来，口苦脉弦，与小柴胡汤和法。其人向有痰饮喘症，加枳实、橘皮，去人参。

柴胡五钱　姜半夏六钱　生姜五钱　广皮五钱　小枳实四钱　大枣去核，二枚　炙甘草三钱　黄芩炭一钱五分

煮三杯，先服一杯；寒热止，止后服；尽剂不止，再作服。

廿三日　风入少阳，与小柴胡汤，已解其半，仍须用和法。寒多热少而口渴，较前方退柴胡，进黄芩，加天花粉。

---

① 廿：王本作"十"。

姜半夏三钱　柴胡二钱　生姜三大片
天花粉三钱　炒黄芩三钱　大枣去核，二枚
炙甘草二钱

煮三杯，分三次服。

己丑（1829 年）十一月十四日　某
四十岁　风寒夹痰饮，喘咳吐血，业已
发汗，身热不退，现已右脉洪大滑数，病
势太重，勉与大青龙法去表药，加半夏。

生石膏四两　云苓块五钱　生姜汁冲，
三小匙　姜半夏六钱　杏仁泥五钱

甘澜水八杯，煮三杯，分三次服。

十七日　伤寒夹痰饮吐血，误治，喘
咳，脉数极，与大青龙法去表药，加半
夏，身热已退，喘已定，惟咳血未除。

生石膏三两　姜半夏六钱　橘皮三钱
云苓皮六钱　杏仁泥五钱　生姜汁冲，三茶匙

煮三杯，分三次服。

卷 二

中 风

陶氏 六十八岁 左肢拘挛，舌厚而塞，不能言，上有白苔，滴水不能下咽，饮水则呛。此中风夹痰之实症。前医误与腻药补阴，故隧道俱塞，先与开肺。

生石膏四两 杏仁四钱 鲜桑枝五钱 云苓块五钱 防己五钱 白通草一钱五分 姜半夏五钱 广皮三钱

煮三杯，分三次服。

服一帖而饮下咽。服七帖而舌肿消。服二十帖，诸病虽渐解，而无大效。左肢拘挛如故，舌肿虽消，而言语不清，脉兼结。余曰：此络中有块痰堵塞，皆误补致壅之故，非针不可。于是延郏七兄针之。针法本高，于舌上中泉穴一针，出紫黑血半茶杯，随后有物如蚯蚓，令伊子以手探之，即从针孔中拉出胶痰一条，如匀[①]粉，长七八寸；左手支沟穴一针透关，左手背三阳之络用小针针十余针。以后用药，日日见效。前方止减石膏之半，服至七十余帖而能策杖行矣；服九十帖，能自行出堂上轿矣，诸症悉除。

哈 六十六岁 中风湿，口歪，臂不举，腿肿，脉洪数，口渴，胃不开，与辛凉开水道法。

石膏生，四两 茯苓皮一两 桂枝三钱 滑石飞，一两 晚蚕砂三钱 防己二钱 半夏五钱 白通草二钱 桑枝五钱

煮三杯，分三次服。二帖而效，十四帖全愈。后以补脾胃收全功。

叶氏 三十六岁 中风神呆不语。前能语时，自云头晕、左肢麻。口大歪，不食，六脉弦数。此痱中也，与柔肝法。

直生地八钱 白芍生，三钱 左牡蛎五钱 生鳖甲五钱 麦冬二钱 炙甘草三钱

煮三杯，分三次服。

一帖而神有清意，人与之言，能点头也。又于前方加生阿胶三钱，丹皮四钱，三帖而半语，七帖而大愈，能食，十二三帖而如故。

李氏 七十二岁 伏暑夹痰饮肝郁，又加中风，头痛，舌厚白苔，言蹇畏寒，脉洪数而弦，先与辛凉清上[②]。

连翘三钱 苦桔梗三钱 桑叶三钱 银花三钱 茶菊花三钱 甘草一钱 薄荷一钱五分 刺蒺藜二钱

煮三杯，分三次服。四帖。

又 头痛、畏寒、舌厚渐消，苔不退。兹以通宣三焦，兼开肝郁。

飞滑石六钱 半夏四钱 白蔻仁二钱 云茯苓连皮，五钱 薏仁五钱 广郁金二钱 杏仁泥五钱 香附二钱 白通草一钱

煮三杯，分三次服。服二十余帖而大安，一切复元。

---

① 匀：金本作"匀"。
② 上：底本作"之"，据王本、金本改。

瘛疭

己卯（1819年）七月 某氏 其人本有肝风头痛，病根少阳郁勃，真水不能上济可知。又现伏暑内发，新凉外加，金来克木，木愈病矣。少阳所致为瘛疭，理固然也。勉与清胆络，兼清心包。

犀角三钱 羚羊角三钱 茶菊花三钱 丹皮五钱 细生地五钱 钩藤钩二钱 桑叶三钱 苦桔梗二钱 鲜荷叶去蒂，一枚 甘草一钱五分

煮三杯，分三次服。间服紫雪丹一二钱。

又 此症肝风无疑，昨服柔肝清热之剂而烧退，是外邪已解。现在六脉弦细，手足发凉，似有厥意。治法熄风之中，似宜添入开心胞之络为是。倘一二天不醒，便难挽回矣。

细生地五钱 沙参二钱 生牡蛎三钱 羚羊角三钱 丹皮五钱 刺蒺藜二钱 生鳖甲三钱 阿胶二钱 石菖蒲一钱 茶菊花三钱 甘草一钱 嫩桑枝廿寸

煮三杯，分三次服。间服紫雪丹、牛黄丸。

又 用玉女煎加犀角、丹皮。

又 用玉女煎加犀角、丹皮、连翘、银花，重用石膏、知母。

又 少阳头痛甚急，外因亦未尽解。

生石膏一两 连翘连心，三钱 茶菊花三钱 细生地五钱 银花三钱 冬桑叶三钱 左牡蛎五钱 麦冬不去心，五钱 钩藤钩二钱 羚羊角三钱 丹皮五钱 生甘草二钱 炒知母二钱 天冬二钱

煮三杯，分三次服。间服紫雪丹三分。

肝风

癸亥（1803年）正月廿八日 章氏 七十二岁 老年下虚上盛[1]，又当厥阴司天之年，厥阴主令之候，以故少阳风动，头偏右痛，目系引急，最有坏眼之虑，刻下且与清上。

羚羊角三钱 连翘一钱 刺蒺藜二钱 茶菊花二钱 桑叶二钱 生甘草八分 苦桔梗一钱五分 薄荷八分

煮二杯，分二次服。日二帖，服二日。

三十日 少阳头痛已止，现在胸痞胁胀，肝胃不和，肢痛腰痛。议两和肝胃之中，兼与宣行经络。

桂枝尖二钱 半夏五钱 制香附二钱 杏仁泥三钱 广皮一钱五分 生姜汁三匙 广郁金二钱 青皮一钱

煮三杯，分三次服。二帖。

二月初二日 因食冷物昼寐，中焦停滞，腹不和，泄泻。与开太阳、阖阳明法。

桂枝五钱 茯苓块五钱 肉果煨，一钱五分 半夏三钱 生茅术三钱 炮姜一钱五分 猪苓三钱 藿香梗三钱 广皮一钱五分 泽泻三钱 广木香一钱五分

头煎两茶杯，二煎一茶杯，分三次服。

初四日 诸症向安，惟余晨泄，左手脉紧，宜补肾阳。

茯苓块五钱 补骨脂三钱 莲子连皮，五钱，去心 生於术三钱 煨肉果三钱 芡实三钱 菟丝子二钱 五味子一钱

水五碗，煮成两碗，分二次服；渣再煮一碗，明早服。

----

① 下虚上盛：底本作"上虚下盛"，据金本改。

初七日　即于前方内去菟丝子，加牡蛎粉三钱。

初十日　太阳微风，以桂枝法小和之。

桂枝二钱　茯苓块三钱　生姜二片　半夏三钱　炒白芍二钱　大枣去核，一枚　广皮二钱　炙甘草八分

煮二杯，分二次服。

十一日　右目涩小，酉刻后眼前如有黑雾。议松肝络、熄肝风、益肝阴法。

何首乌三钱　沙参三钱　茶菊花一钱五分　沙蒺藜二钱　桔梗一钱五分　生甘草八分　青葙子二钱

煮二杯，分二次服。三帖后，了然如故。

癸酉（1813 年）二月二十五日　陶氏　右脉洪大，尺部更甚，左脉弦细，上盛下虚，卒中不能言，如中风状，乃肝风内动、络热窍闭之故，证势甚重。

羚羊角一钱　沙参一钱五分　茶菊花一钱五分　苦桔梗一钱　麦冬二钱　刺蒺藜一钱　生鳖甲三钱　桑叶一钱　生甘草八分　细生地一钱五分

煮二杯，分二次服。日二帖，服三日。

二十日　上盛下虚，窍闭不能言，用轻清合芳香开上，今稍能言，但虚烦不眠，心悸头晕，仍系厥阴未熄。兹用补心肝之体，兼实下法。

大生地五钱　沙参三钱　茯苓块三钱　炒白芍六钱　麦冬不去心，五钱　炒枣仁三钱　生龟板四钱　阿胶二钱　炙甘草三钱　整朱砂绵裹，五钱　莲子连皮、心，五钱

水五杯，煮取两杯，分二次服；渣再煮一杯服。

黄　三十岁　肝风内动，脉弦数，乃真水不配相火，水不生木，故木强而直上行，头晕甚，即巅厥也。久不治为痱中，医云痰者，妄也。先与清肃少阳胆络，继以填补真阴可也。此症最易错看，贻害不小。

羚羊角三钱　桑叶三钱　苦桔梗二钱　黑芝麻研细，三钱　丹皮二钱　钩藤钩二钱　茶菊花三钱　薄荷七分　生甘草一钱

煮三杯，分三次服。

丸方：定风珠。

肝　厥

乙丑（1805 年）十一月十一日　高氏　四十五岁　肝阳上窜，因怒即发，十余年矣。经云久病在络，岂经药可效？再肝厥之证，亦有寒热之不同。此证脉沉而弦细，其为寒也无疑。大凡寒厥必死，今不死者，以其为腑厥，而非脏厥也。现胁下有块有声，经色紫黑。议先用温通络脉法。

新绛纱三钱　半夏五钱　降香末三钱　川椒炒黑，二钱　旋覆花包，三钱　生香附三钱　桂枝嫩尖三钱　归须二钱　桃仁炭三钱

煮二杯，分二次服。三帖。

额氏　二十二岁　除夕日亥时　先是产后受寒痹痛，医用桂、附等极燥之品，服之大效。医见其效也，以为此人非此不可，用之一年有余，不知温燥与温养不同，可以治病，不可以养生，以致少阴津液被劫无余，厥阴头痛，单巅顶一点痛不可忍，畏明，至于窗间有豆大微光即大叫，必室如漆黑而后少安，一日厥去四五次，脉弦细数，按之无力，危急已极。勉与定风珠潜阳育阴，以熄肝风。

大生地八钱　麻仁四钱　生白芍四钱　生龟板六钱　麦冬不去心，四钱　生阿胶四钱

生鳖甲六钱　海参二条　生牡蛎六钱　鸡子黄去渣后化入，搅匀，二枚　甘草炙，五钱

煮成八杯，去渣，上火煎成四杯，不时频服。

正月初一日　微见小效，加鲍鱼片一两，煮成十杯，去渣，煎至五杯，服如前。

初二日　又见效，方法如前。

初三日　厥止，头痛大减，犹畏明。方法如前。

初四日　腰以上发热，腰以下冰凉，上下浑如两截；身左半有汗，身右半无汗，左右浑如两畔。自古方书未见是症。窃思古人云：琴瑟不调，必改弦而更张之。此症当令其复厥后再安则愈。照前方定风珠减半，加青蒿八分。当夜即厥二三次。

初五日　照前定风珠原方分量一帖，服后厥止神安。

初七日　仍照前方。

初八日　方皆如前，渐不畏明。至正月二十日外，撤去帐幔。汤药服至二月，春分后，与专翕大生膏一料，全愈。

甲申（1824年）十一月初二日　杨女[1]　四十九岁　初因肝郁胁痛，继而肝厥犯胃，医者不识病名肝着与络病治法，无非滋阴补虚，或用凉药，以致十年之久，不能吃饭，饮粥汤止一口，食炒米粉止一酒杯，稍闻声响即痉厥，终夜抽搐，二三日方渐平，六脉弦紧而长，经闭二年，周身疼痛，痰饮咳嗽，终年无已时，骨瘦如柴，奄奄一息。此症内犯阳明，故不食；木克脾土，故饮聚；阳明空虚，故无主，闻声而惊；外犯太阳，故身痛而痉；本脏自病，故厥。经谓治病必求其本，仍从肝络论治。

新绛纱　旋覆花包　降香末　广郁金

归横须　川椒炭　苏子霜　桂枝　半夏　青皮

十四日　服前方七帖，胁痛虽经，痰饮特甚，咳嗽频仍，夜卧不安，暂停络药，专与和胃蠲饮。

半夏八钱　生薏仁五钱　枳实二钱　茯苓六钱　淡干姜三钱　广皮四钱　桂枝三钱

煮三杯，分三次服。

廿七日　胃口稍开，能食稀粥半碗，胁仍痛，仍服前活络方，内去川椒炭，加广皮。

十二月初四日　胁痛平，咳嗽未除，再服前蠲饮方。

十一日　因余有由淮上赴绍兴之行，令其常服和胃方，胁痛发时，暂服新绛旋覆花汤。此时已能吃烂饭半碗矣。

乙酉（1825年）二月廿八日　脉稍和平，虽弦而有胃气，干饭能吃一碗有半，经亦复通，仍间服前二方。

三月初九日　夜间偶感燥气症，欲起不得起，欲坐不得坐，欲卧不得卧，烦躁无奈不可当，约二时服霹雳散三两许始安。

次日仍与和胃。

十八日　能食干饭两小碗矣，六脉又和一等，仍间服前二方。

四月初三日　余复由淮至绍，初八日至苏州，不放心此病，作书一封，令其调适性情。五月间又作书一封，痛以大道理开导之。十月间始得回书，据云竟以余书作座右铭，每日讽诵一过，饮食又进，精神大长，合家欢乐。

胁　痛

伊氏　二十岁　肝郁胁痛，病名肝

---

[1]　杨女：金本作"杨室女"。

着，亦妇科之常症，无足怪者。奈医者不识，见其有寒热也，误以为风寒而用风药。夫肝主风，同气相求，以风从风，致风鸱张；肝主筋，致令一身筋胀；肝开窍于目，致令昼夜目不合、不得卧者七八日；肝主疏泄，肝病则有升无降，失其疏泄之职，故不大便，小溲仅通而短赤特甚。医者又不识，误以为肠胃之病，而以大黄通之，麻仁润之，致令不食不饥，不便不寐，六脉洪大无伦，身热，且坐不得卧，时时欲呕，烦躁欲怒，是两犯逆也。《金匮》谓一逆尚引日，再逆促命期。不待智者而知其难愈也。议宣通络脉法，肝藏血，络主血故也；必加苦寒泄热，脉沉洪有力，且胆居肝内，肝病胆即相随故也。

新绛纱四钱　苏子研，四钱　归横须四钱　桃仁四钱　旋覆花包，五钱　降香末四钱　川楝皮五钱　云连炒，二钱　广郁金三钱

急流水八碗，煮成三碗，昼夜六次服。

又　服前方见小效，即于前方内减川楝皮二钱，加丹皮炒黑，三钱，生香附二钱。

又　胁痛减去大半，但不得寐，时时欲呕，议两和阳明、厥阴，仍兼宣络。

半夏醋炒，五钱　降香末三钱　黄芩二钱　新绛三钱　苏子霜三钱　青皮一钱五分　桃仁三钱　川楝子二钱　秫米一撮　归须三钱　广郁金二钱

煮三碗，分日二夜一，三次服。

又　昨方业已效，今日再复苦药，即苦与辛合能降能通之义。即于前方内加古勇连姜汁炒，二钱。

又　昨用苦辛法，脉减便通，今日腹觉痛，将近经期，一以宣络为主。

新绛纱包，五钱　丹皮炒，三钱　元胡索二钱　旋覆花包，三钱　归须三钱　制香

附二钱　降香末三钱　郁金二钱　两头尖二钱　桃仁泥三钱　条芩酒炒，一钱五分　苏子霜二钱

水八杯，煮取三杯，分日二夜一，三次服。

又　昨日一味通络，已得大便通利，腹中痛止，但不成寐。今日用胃不和则卧不安、饮以半夏汤覆杯则寐法，仍兼宣络。此仲景先师所谓冲脉累及阳明，先治冲脉，后治阳明法也。

新绛纱四钱　半夏一两　降香末二钱　旋覆花包，五钱　秫米二两

水十杯，煮成四杯，日三夜一，分四次服。

又　昨与半夏汤和胃，业已得寐，但脉沉数，溲赤短，议加苦药，泄肝热而通小肠火府。

新绛纱四钱　黄柏盐水炒，二钱　生香附三钱　旋覆花包，五钱　半夏六钱　炒云连二钱　降香末三钱　秫米一两

煎法如前。

又　昨日和胃宣络，兼用苦通火府，今日得寐，溲色稍淡，口亦知味，是阳明已有渐和之机矣。惟胸中微痛，背亦掣痛。按肝脉络胸，背则太阳经也。是由厥阴而累及少阳，肝胆为夫妻也；由少阳而累及太阳，少太为弟兄也。今日仍用前法，加通太阳络法。

新绛纱三钱　黄柏盐水炒，一钱五分　桂枝嫩尖三钱　旋覆花包，三钱　半夏五钱　川楝子皮二钱　降香末三钱　秫米六钱　古勇黄连一钱　生香附三钱

煎法如前。

又　绕脐痛，瘕也，亦冲脉、肝经之病。

桂枝尖三钱　云连炒黑，一钱　淡吴黄炒黑，三钱　新绛纱三钱　半夏五钱　生香附三钱　全当归炒，三钱　秫米八钱　小茴香炒

黑，三钱 川楝子三钱

煎法如前。

又 两和肝胃，兼治瘕痛。

淡吴萸炒黑，三钱 半夏八钱 全当归三钱 新绛纱三钱 乌药三钱 生香附三钱 旋覆花包，三钱 青皮二钱 小茴香炒黑，三钱 降香末三钱 云连炒黑，一钱五分 淡干姜二钱 桂枝尖三钱 秫米一两

煮成四杯，日三夜一，分四次服。

又 腹中拘急而痛，小便短赤，皆阴络阻塞、浊阴凝聚之象。与宣通阴络、降浊法。

桂枝尖三钱 归须三钱 小茴香炒，三钱 降香末三钱 吴萸一钱五分 桃仁泥炒，二钱 川楝子三钱 琥珀研细，冲，三分 元胡索二钱 新绛纱三钱 麝香研细，冲，五厘 两头尖二钱

水六杯，煮成二杯。每服半杯，冲韭白汁两小茶匙，日二夜一、明早一，分四次服。

又 仍用前法，但昨日未用半夏，今彻夜不寐，酉刻再服灵枢[1]半夏汤一帖。

又 因肝病不得疏泄，兼有痹痛，议两疏气血法。

桂枝尖三钱 新绛纱三钱 归须三钱 川楝子三钱 小茴香炒黑，三钱 防己二钱 降香末三钱 晚蚕砂三钱 牛膝三钱 桃仁泥三钱 古勇连吴萸汁炒，一钱，不用田连，田连即种连，徒伤脾胃也

煮三杯，分三次服。

又 诸症悉减而未尽除，左脉已和，右脉弦大，是土中有木，于疏气血之中，兼泄木安土法。

桂枝尖三钱 半夏五钱 新绛纱三钱 川楝子三钱 白芍酒炒，三钱 小茴香炒，三钱 降香末三钱 防己二钱 归横须三钱 茯苓皮三钱 青皮二钱 广郁金三钱 杏仁泥三钱 牛膝二钱 晚蚕砂三钱

煮三杯，分三次服。

又 右脉弦刚，土中木盛。

姜半夏六钱 白芍酒炒，六钱 新绛纱三钱 桂枝尖四钱 归须三钱 川楝子三钱 茯苓块四钱 郁金二钱 小茴香三钱 降香末三钱 广皮二钱

煎法如前。

又 脉沉数，头痛时微时盛，向来时发时止，已非一日。此乃少阳络病，虚风内动也。今日且与清胆络法，勿犯中焦。

苦桔梗一钱 白芍焦，二钱 甘菊花炒，二钱 羚羊角八分 丹皮一钱五分 刺蒺藜一钱 钩藤钩一钱 桑叶二钱 生甘草八分

共为粗末，分三次服。

又 治下焦络法。

整当归酒洗，五钱 白芍酒炒，六钱 生香附三钱 新绛纱二钱 泽兰一钱五分 广郁金三钱 桂枝尖二钱 砂仁一钱五分

煮成三杯，日二晚一，分三次服。

又 八脉隶属肝肾，肝病久，未有不累及八脉者。用通补阴络，兼走八脉法。

桂枝尖一钱 归身三钱 小茴香二钱 杭白芍六钱 杞子炒，二钱 桂圆肉二钱 新绛纱一钱五分 砂仁一钱五分

煮三杯，分三次服。

又 法同前。

桂枝尖一钱 炒白芍六钱 生香附三钱 降香末三钱 泽兰一钱 广木香一钱 新绛纱三钱 川芎八分 桂圆肉二钱 全当归三钱

煮三杯，分三次服。

尹氏 三十二岁 误服大辛大温，致伤心阳，使下焦浊阴来攻；过提致少阳无忌，有升无降，上愈盛而下愈虚。且与镇固法，非治病也，特医药耳。

新绛纱三钱 姜半夏六钱 焦白芍三钱

————————

① 灵枢：底本作"素问"，据金本改。

旋覆花包，三钱　炙龟板五钱　黑栀子三钱　代赭石煅，一两　降香末三钱　古勇连一钱五分　紫石英研细，一两

煮成三大茶杯，分三次服；渣再煮一杯服。

又　镇冲脉，泄胆阳，业已得效，仍宗其法。其血络之郁痛未能纯治，盖事有缓急也。

紫石英一两　新绛纱三钱　焦白芍五钱　代赭石一两　旋覆花包，四钱　炒栀子三钱　炙龟板八钱　姜半夏六钱　古勇连一钱

煮成三大茶杯，分三次服；渣再煮一杯服。

癸亥（1803 年）十一月廿八日　苏氏　三十二岁　脉弦数，左尺独大，瘕居右胁，发则攻心，痛跃不止，病名肝着。先宜宣络，后补八脉。

新绛纱三钱　桃仁炒，三钱　炒丹皮三钱　旋覆花包，三钱　郁金二钱　元胡索二钱　降香末三钱　归须二钱　两头尖拣净，三钱

煮三杯，分三次服。

十二月初一日　肝着用通络法，业已见效，仍宗前法。但必须用化癥回生丹间服为妙，取其治病不伤正耳。

新绛纱三钱　半夏三钱　生香附三钱　旋覆花包，三钱　桃仁三钱　苏子霜三钱　降香末三钱　乌药二钱　元胡索二钱　广郁金二钱　归须二钱

煮三杯，分三次服。二帖。

初三日　于前方内加两头尖三钱，丹皮炒黑，五钱，白芍炒，三钱，薤白汁三小匙。

初六日　药力不及，且用进法。

新绛纱三钱　生香附三钱　桃仁泥三钱　旋覆花包，三钱　归须一钱五分　焦白芍六钱　川楝子三钱　丹皮五钱　藏红花二钱

煮三杯，分三次服。三帖。

十四日　仍宗前法①。

新绛纱三钱　桃仁五钱　黑栀子五钱　旋覆花包，三钱　香附生，三钱　苏子霜三钱　降香末三钱　郁金二钱　元胡索三钱　川楝子三钱　归须一钱五分　藏红花三钱

煮三杯，分三次服。

十六日　业已见效，照前方日服半帖，丸药减三分之二。

甲子（1804 年）正月十九日　经来五日，颜色已正，不得过行伤正，其瘕气留为丸药缓化可也。兹议宁心止汗。

白芍炒，六钱　直熟地五钱　牡蛎五钱　茯苓五钱　炙龟板八钱　丹皮三钱　麦冬不去心，五钱　五味子制，一钱　小麦洗净后入，三钱　洋参二钱　整朱②砂大红纱包，三钱　大枣去核，二枚

水八碗，煮取八分三碗，分三次服。三帖。

甘氏③　五十岁　凡两畔不同者，皆肝病也。此证气至丑寅则上升，暮卒复。左脉沉弦，右脉浮弦，升降失司，痰饮斯聚。

姜半夏五钱　降香末三钱　旋覆花三钱　小枳实三钱　广陈皮三钱　杏仁泥三钱　苏子霜三钱　黄芩炭八分　生姜三片

戊子（1828 年）二月十四日　继脉弦紧，肝郁瘀血作烧，兼之痰饮喘咳，不得卧，不能进食，当脐疝痛，为日已久，势甚危急，勉与逐痰开胃，兼之化瘀止热。

新绛纱三钱　良姜二钱　桃仁泥三钱　旋覆花包，三钱　青皮二钱　小枳实三钱

①　仍宗前法：底本无，据王本补。
②　朱：底本作"豆"，王本作"珠"。
③　甘氏：此案底本缺，据金本补。

姜半夏六钱 归须二钱 苏子霜三钱 降香末三钱 广皮三钱 川椒炭三钱

煮三杯，分三次服。二帖。此方下有案未全。

庚寅（1830 年）六月廿九日 恒妇十九岁 肝郁兼受燥金，胁痛二三年之久，与血相搏，发时痛不可忍，呕吐不食，行经不能按月，色黑且少，渐至经止不行，少腹痛胀。汤药先宣肝络，兼之和胃，再以丸药缓通阴络。

新绛纱三钱 桃仁三钱 川椒炭三钱旋覆花包，三钱 归须三钱 苏子霜三钱姜半夏五钱 青皮二钱 广橘皮三钱 降香末三钱 生姜五钱

煮三杯，分三次服。十四帖。外以化癥回生丹，每日清晨服一钱，开水调服。

七月十四日 诸症俱减，照原方再服七帖，分十四日服。每日仍服化癥回生丹一钱。

廿八日 痛止胀除，饮食大进，惟经仍未行，六脉弦细，右更短紧，与建中合二陈汤以复其阳。

姜半夏四钱 桂枝四钱 生姜三大片广橘皮三钱 白芍炒，二钱 大枣去核，二枚炙甘草三钱 胶饴一两，去渣后化入

煮二杯，分二次服。每日服化癥回生丹一钱。

八月十七日 服前方十数帖，兼服化癥回生丹十数丸。一切俱佳，经亦大行。

肝 痛

辛巳（1821 年）三月廿四日 谢四十四岁 病起肝郁，胁痛，痰中带血，病名肝着。医者不识络病因由与络病治法，非见血投凉，即见血补阴，无怪乎愈治愈穷也。大凡血症之脉，左脉坚搏，治在下焦血分；右脉坚搏，治在上焦气分。兹左手脉浮取弦，沉取洪大而数，重按即芤，前曾痰有气味，现在痰夹瘀滞黑色，唇舌㿠白，其为肝经络瘀夹痰饮咳血无疑。势已危极，勉与宣络止血，兼之两和肝胃，以逐痰定咳。

新绛纱三钱 桃仁三钱 广郁金二钱旋覆花包，三钱 半夏三钱 苏子霜一钱降香末一钱五分 归须一钱五分 广皮炭二钱

煮两茶杯，分四次服。二帖。

四月初二日 血家左手脉坚搏，治在下焦血分。此症先因肝络瘀滞，以致血不归经，日久不治，由阴经损及阳气。自汗，溺变，痿弱，阳虚也；身热，左脉洪数而芤，阴伤也。如是阴阳两伤之极，而瘀滞仍然未净，通络则虚急，补虚又络滞，两难措手。不得已，且用新绛一方，缓通其络。其补药则用阴阳两摄法，聊尽人力而已。

辽参一钱 沙蒺藜三钱 牡蛎六钱 茯神五钱 枸杞子三钱 龟板五钱 麦冬不去心，四钱 五味子一钱 海参二条

煮三杯，分三次服。

初四日 病起于胁痛瘀血，误补致壅，久嗽成劳，至骨痿不能起床，仍有瘀滞不化之形，且痰有臭味，即系肝着成痈。前日脉虽芤大而涩，昨日大见瘀血后，今日则纯然芤矣，岂非瘀血之明征乎！若一味贪补，断难再起。兼之宣络，万一得苏。妄诞之论，高明酌之。又新绛旋覆花汤与前补剂间服。

新绛纱三钱 桃仁泥三钱 归横须八分旋覆花包，二钱 丹皮炭五钱 广皮炭一钱 制半夏一钱五分

煮二杯，分二次服。

此方《金匮》载在妇人虚劳门，有识者其悟之。上半日服此方完，下半日服前补方。

初五日　痰中臭味太甚，黑痰未净，是活络之方不能除；脉芤，自汗甚，是补摄之方又不可缓。痰稀唇白，内有支饮，于补方中去牡蛎、海参盐味之碍饮者。此症极虚极实，时人但知其虚，不知其实，所以日误一日，以至于此。治实碍虚，治虚碍实，焉望成功。一通一补，俱每日照前服法未改。

初七日　脉较前敛戢，于新绛方内半夏加一钱五分，成三钱，余仍旧，服法亦如之。

初八日　今日左尺脉独大，加封固肾气法，余有原案。二方每日间服如前。

炙龟板八钱　人参一钱　沙蒺藜二钱　左牡蛎六钱　麦冬不去心，三钱　五味子制，一钱　真云苓五钱　杞子炒黑，三钱　炙甘草三钱　焦白芍三钱　莲子五钱

煮二杯，分二次服。

初十日　于前方内加人参五分，成一钱五分，又加海参一条，淡苁蓉三钱。余悉如前。四帖。

十三日　仍照前每日间服一通一补方。

十七日　左脉空大未敛，精神较前虽好，犹宜收摄下焦，于前补方内去龟板、五味子、白芍、海参、苁蓉。余如旧间服法。煮好去渣，再上火煎成二杯，分二次服。

同日　痰色犹不能清白，气味亦不净，仍须宣络。

新绛纱三钱　姜半夏五钱　归横须一钱　旋覆花包，二钱　广郁金一钱五分　广皮炭一钱五分

煮二杯，分二次服。上半日服此方。四帖。

廿一日　脉少敛，通补二方间服如前。四帖。

廿四日　痰浊未变，脉象少敛，午后微热，不寐，饮食由渐而加。不可太过、不及。

人参一钱五分　左牡蛎三钱①　莲子连皮、心，五钱　云苓五钱　枸杞子炒黑，三钱　蒺藜②二钱　麦冬不去心，五钱　炒枣仁三钱　炙甘草五钱　海参洗，二小条

煮三杯，分三次服。新绛方仍如前，服七帖。

五月初四日　身热不寐已愈，脉象大为敛戢，面色亦佳，惟浊痰未净耳。仍用二方间服，后方以逐未尽之痛脓，而宣肝络，即所以开肝络郁也。

人参一钱五分　左牡蛎五钱　蒺藜三钱　麦冬不去心，三钱　枸杞子炒黑，三钱　海参洗，二条　云苓五钱　炒枣仁三钱　淡菜大，三钱　莲子连心、皮，五钱　五味子熟，一钱　炙甘草三钱

煮二杯，分二次服。午后服此。

又方　新绛纱二钱　香附二钱　桃仁泥二钱　旋覆花包，二钱　归须二钱　广郁金二钱　姜半夏三钱　广皮八分

煮两小茶杯，午前服。

初八、九日　复诊，于补方内去牡蛎、五味子③。余仍旧。二方间服如前。

十三日　痰已渐清，肝亦渐平，精神渐旺，议去搜逐而补中，与外台茯苓饮意。专用一方。

人参二钱　云苓块六钱　香附三钱　生於术五钱　生薏仁五钱　广皮三钱　半夏五钱　小枳实一钱　炙甘草三钱　麦冬不去心，三钱

煮三杯，分三次服。四帖。

十七日　复诊，于前方内去麦冬，加白蔻仁研，一钱，以腹微不和也。

二十一日　大便频而不爽，气滞而有

---

①　三钱：王本作"五钱"。
②　蒺藜：王本作"沙蒺藜"。
③　五味子：王本于此后尚去炙甘草。

湿也。

云苓块六钱　辽参一钱五分　姜半夏三钱　生薏仁五钱　於术焦,三钱　广皮炭二钱　白蔻研,净,一钱　杏仁三钱　白通草一钱

煮三杯,分三次服。四帖。

孙氏　三十二岁　呛咳脓血气臭,午后身热面赤,宛若阴虚,但左胁痛甚,脓血之中,兼有稀痰,乃肝痈夹痰饮所致。先治肝痈,与活肝络。

新绛纱　半夏　归须　旋覆花包　广皮　郁金　降香末　桃仁　苏子　元胡索

人参后方加入　青皮

煮　杯,分　次服。

服六七帖,脓血由渐而少,热退,胁痛大减。于前方加人参,又服四五帖,后以补脾胃、逐痰饮收功。

癫　狂

陀　五十九岁　病由情志而伤,中年下焦精气不固。上年露痱中之萌,近因情志重伤,又届相火主令,君火司天,君火客气内与本身君相火相应,以致肝风鸱张,初起如狂。医者仍然攻风劫痰,大用辛温刚燥,复以苦寒直下,是助贼为虐也。现在左脉实大坚牢,大非佳兆,勉以紫雪丹定瘛疭肢厥,而泄有余之客热,再以定风珠济不足之真阴,而熄内风之震动。如果病有回机,神色稍清,再议后法。

紫雪丹三两

每服二钱,二时一服,以神清为度。牙关紧闭,用乌梅蘸醋擦牙根,其牙即开。

大生地一两　左牡蛎八钱　麦冬不去心,八钱　生白芍一两　真阿胶四钱　麻仁四钱　生鳖甲一两　炙甘草六钱[1]　蚌水生开冲

入[2],半酒杯　鸡子黄二枚,药煮成,去渣后和入,上火一二沸

煮成三碗,渣再煮两碗,共五碗,四刻服半碗,尽剂,再作服。

二十日　左脉仍然牢固,较昨日诸症俱减,舌苔黄黑,尺肤热,阳明络现。昨谓不止本身虚热,且有客气加临,非虚语也。汤药仍照前方,再以清宫汤化牛黄丸、紫雪丹辈,二时一次。

连翘心三钱　连心麦冬五钱　元参心五钱　竹叶卷心三钱　莲子心一钱五分

煮一大碗。服牛黄丸、紫雪丹时,即以此汤化服。待汤已凉,化入丹丸。

廿一日　瘛疭肢厥虽止,其狂如故。会厌不利,脉仍牢固数大。按阳并于上则狂,的系阳火有余,非极苦之药直折其上盛之威,其势未必得减,况小肠火腑,非苦不通,火降痰亦因之而降,其会厌庶可得利矣。

洋芦荟三钱　犀角八钱[3]　元参五钱　龙胆草三钱　麦冬不去心,八钱　知母六钱　真雅连三钱　丹皮八钱　白芍六钱　细生地六钱

头煎三碗,今日服;二煎两碗,明早服。二帖半。

廿四日　脉气大减,但阳升阻络,机窍不灵,议兼清会厌胆络之热。

羚羊角三钱　麦冬不去心,三钱　洋芦荟一钱五分　直生地三钱　知母三钱　龙胆草一钱五分　钩藤钩二钱　连翘一钱五分　冬桑叶一钱五分

煮成三杯。外米醋杯半,每药一茶杯冲入半酒杯。今晚一帖,明早一帖。

廿五日　于前方内加石膏二两。

廿六日　稍进糜粥,觉勇力倍常,舌

---

① 六钱:王本作"一两"。
② 生开冲入:王本作"冷开水冲入"。
③ 八钱:王本、金本于此后注有"先煎代水"。

红黑，脉较昨日实大，犹为阳火有余。

犀角六钱　细生地四钱　雅连四钱　麦冬不去心，五钱　洋芦荟四钱　丹皮五钱　知母五钱　龙胆草三钱　米醋每药一杯冲入半杯

浓煎三杯，分三次服；渣再煮二杯，明早服。

廿七日　于前方内加铁落一两①，煎汤代水。铁落即铁铺中打铁时所落铁皮片。

初二日　诸证与脉皆减，然未能净，苦药犹不能减也。颊肿系客气，议加辛凉。

犀角五钱　洋芦荟五钱　雅连三钱　麦冬不去心，六钱　龙胆草三钱　知母四钱　连翘三钱　羚羊角三钱　丹皮五钱　银花三钱　钩藤钩三钱

铁落水煎。头煎三碗，二煎三碗，分六次服，明日午前令尽。间服牛黄丸、紫雪丹，日三次。

初三日　于前方内加生地八钱。

己巳（1809年）二月初三日　齐　四十二岁　脉弦数而劲，初因肝郁，久升无降，以致阳并于上则狂。心体之虚，以用胜而更虚；心用之强，因体虚而更强。间日举发，气伏最深，已难调治。现在卯中乙木盛时，今岁又系风木司天，有木火相扇之象。勉与补心体、泻心用两法。

洋参三钱　大生地一两　丹参三钱　白芍六钱　生龟板一两　黄柏三钱　麦冬不去心，六钱　莲子心一钱　山连三钱　丹皮四钱

煮三碗，分三次服。外用紫雪丹六钱，每次一钱，与此方间服。

初六日　操持太过，致伤心气之狂疾，前用补心体、泻心用、摄心神，已见大效，脉势亦减。经谓脉小则病退是也。

洋参三钱　女贞子四钱　丹皮五钱　龟板二两　龙胆草一钱　山连三钱　白芍六钱

黄柏炭二钱　莲子五钱　麦冬不去心，六钱

铁落水煎，煎三杯，分三次服。外加米醋一黄酒杯，冲。

廿七日　某　左脉弦劲，经谓单弦饮游。五日前因观剧后做恶梦，遂病狂肢厥。经谓阳并于上则狂，两阴交尽则厥。《灵枢》有淫邪发梦一卷②，大意以五脏偏胜，非因梦而后病也。前人有诸般怪症皆属于痰之论，虽不尽然，然此症现在咳嗽块痰，左脉单弦，应作痰治。

石菖蒲二钱　半夏五钱　茯神块五钱　天竺黄二钱　丹皮三钱　白附子二钱

煮三杯，分三次服。先服陈李济牛黄清心丸一二丸，温开水调服。

廿八日　狂而厥，左脉单弦，咳嗽块痰，昨议应作痰治。今日左脉渐有和平之象，证现于外者亦效，但形貌怯弱，色白而嫩，脉亦不壮。此症之痰，究因惊起。凡神气壮者不惊，况惊后恶梦，梦后大汗，其为阳虚神怯显然。此症将来必归大补而后收功，现在不得以攻痰见效而忘其虚怯。与化痰之中，微加益气。

半夏五钱　茯神块五钱　秋小麦八钱　麦冬不去心，五钱　石菖蒲一钱　大枣去核，二枚

煮三杯，分三次服。

廿九日　体虚有痰之症，不能纯治一边。今日脉微滑数，于昨日方法中少加逐痰。

茯神块五钱　半夏五钱　陈胆星一钱　白附子二钱　麦冬不去心，三钱　秋小麦一合　石菖蒲一钱五分

煮三杯，分三次服。先服牛黄清心丸半丸。

---

① 一两：底本无，据王本、金本补。
② 卷：王本改作"篇"。

初一日　昨日稍加逐痰，痰出如许，大势安静，但多怒耳。右脉仍滑，痰未净也。

茯神块三钱　半夏六钱　石菖蒲一钱　代赭石煅，飞，五钱　白附子二钱　秋小麦八钱　旋覆花包，三钱　炙甘草一钱

煮三杯，分三次服。

其后痰去，以大补心脾而安。

十月初二日　鲍　三十二岁　大狂七年，先因功名不遂而病。本京先医、市医、儒医，已历不少。既而徽州医、杭州医、苏州医、湖北医，所阅之医不下数十百矣。大概补虚者多，攻实者少。间有已时，不旋踵而即发。余初诊时，见其蓬首垢面，下体俱赤，衣不遮身，随着随毁，门窗粉碎，随钉随拆，镣铐手足，外有铁索数根，锢锁于大石磨盘上，言语之乱，形体之羸，更不待言。细询其情，每日非见妇人不可，妇人不愿见彼，竟闹不可言，叫号声嘶哀鸣，令人不忍闻。只得令伊姬妾强侍之，然后少安。次日仍然，无一日之空。诊其脉，六部弦长而劲。余曰：此实症，非虚症也。于是用极苦以泻心胆二经之火。泻心者必泻小肠，病在脏，治其腑也。胆无出路，借小肠以为出路，亦必泻小肠也。

龙胆草三钱　天冬三钱　细生地三钱　胡黄连三钱　麦冬不去心，三钱　粉丹皮三钱

煮三杯，分三次服。服二帖大效，妄语少，而举动安静。

初三日　见其效也，以为久病体虚，恐过刚则折，用病减者减其制例，于原方减苦药，加补阴之甘润。

初五日　病家来告云："昨服改方二帖，病势大重，较前之叫哮妄语加数倍之多，无一刻之静，此症想不能治，谅其必死，先生可不必再诊矣。"余曰："不然，初用重剂而大效，继用轻剂加补阴而大重，吾知进退矣。"复诊其脉，弦长而数，于是重用苦药。

龙胆草六钱　天冬五钱　真雅连五钱　洋芦荟六钱　麦冬不去心，二钱　乌梅肉五钱　胡黄连五钱　秋石二钱

煮三碗，分次服。服此方一气六帖，一日较一日大效，至十一日大为明白。于是将其得病之由，因伊念头之差，因未识文章至高之境，即能至高，尚有命在，非人力所能强为，何怒之有，人生以体亲心为孝，痛乎责之，俯首无辞。以后渐减苦药，加补阴，半月以后，去刑具，着衣冠，同跪拜，神识与好人无异。服专翁大生膏一料而大壮，下科竟中矣。

章氏　四十二岁　先是二月间病神识恍惚，误服肉桂、熟地等补药，因而大狂。余于三月间用极苦以折其上盛之威，间服芳香开心包，医治三十日而愈。但脉仍洪数，余嘱其戒酒肉，服专翁大生膏补阴配阳，彼不惟不服丸药，至午节大开酒肉，于是狂不可当，足臭远闻至邻，不时脱净衣裤，上大街，一二男子不能搏之使回。五月十四日，又延余诊视，余再用前法随效，二三日仍然如故。盖少阳相火旺极，挟制君主行令，药虽暂开其闭，暂折其威，相火一动，而仍然如故。延至六月十六日午刻，复自撕碎其裤，人不及防，而出大门矣。余坐视不忍，复自惭无术以已其病，因谓其胞弟曰："此症非打之使极痛，令其自着裤也不可。盖羞恶之心，亦统于仁，能仁则不忍，忍则不仁，不仁之至，羞恶全丧。打之极痛，则不能忍，不忍而仁心复，仁心复，而羞恶之心亦复

矣。此先① 圣王扑② 作教刑之义也。"伊
弟见其乃姊如是景况，羞而成怒，以保父
母体面为义，于是以小竹板责其腿，令着
裤，彼知痛后而自着衣，着后稍明。次月
十七日立秋，余与大剂苦药一帖而全愈。
盖打之功，与天时秋金之气，药之力，相
须而成功也。后以专翕大生膏而收全功。

丁亥（1827 年）三月十七日　富
二十岁　阳并于上则狂，先以极苦折其上
盛之威。左脉洪大，胆无出路，泻胆者必
泻小肠。心主言，多言者必泻心，泻心者
亦必泻小肠。小肠火腑，非苦不通。

龙胆草四钱　天冬三钱　生牡蛎打碎,
五钱　洋芦荟三钱　麦冬不去心,四钱　胡黄
连三钱　细生地五钱　丹皮三钱

铁落水煎，煮三杯，分三次服。二
帖。

十九日　狂病，与极苦泻小肠已效，
仍宗前法，少加收摄阴气，余有原案，以
前人误下，大便太稀故也。

龙胆草三钱　天冬三钱　生鳖甲打,五
钱　洋芦荟二钱　麦冬不去心,三钱　生牡蛎
五钱　胡黄连三钱　丹皮五钱　五味子一钱
次生地五钱

铁落水煮成，去渣，加陈米醋半酒
杯，分三次服。

廿一日　狂病，与育阴兼泻小肠，病
退其半，脉之洪大者亦渐小。经谓脉小则
病退。宗其法而减其制。

龙胆草二钱　天冬二钱　牡蛎五钱　洋
芦荟一钱　麦冬不去心,三钱　白芍三钱　胡
黄连二钱　丹皮三钱　秋石一钱　细生地五
钱

铁落水煮三杯，分三次服。

廿六日　狂病，左关洪大有力，得苦
药反大于前，议进前法，余有原案。

龙胆草五钱　知母四钱　天门冬四钱

洋芦荟五钱　丹皮二钱　细生地二钱　胡黄
连五钱　秋石一钱

铁落水煎成三杯，加陈米醋一酒杯，
分三次服。其碧雪丹仍服。

丁亥（1827 年）三月十八日　彦
廿一岁　狂病有年，六脉洪大有力，左关
更甚，与极苦折其上盛之威。

龙胆草三钱　胡黄连三钱　麦冬不去心,
三钱　洋芦荟三钱　细生地三钱　丹皮三钱

煮二杯，分二次服。碧雪丹二钱，温
开水冲。

虚　劳

伊氏　二十岁　劳伤、急怒吐血，二
者皆治肝络。医者不识，见血投凉，以致
胃口为苦寒伤残，脾阳、肾阳亦为苦寒滑
润伐其生发健运之常，此腹痛、晨泄、不
食、脉沉弦细之所由来也。按三焦俱损，
先建中焦。补土可以生金，肾关之虚，亦
可仰赖于胃关矣。

茯苓块三钱　人参一钱　莲子去心,五钱
白扁豆一钱五分　芡实三钱　冰糖三钱
广皮炭一钱

煮一大碗，缓缓服。多服为宜。

甲子（1804 年）四月初五日　陈氏
三十三岁　脉弦细，失音，谓之金碎不
鸣，暮热不食，食则呕，亦系三焦俱损，
为难治。

茯苓块三钱　洋参二钱　冬桑叶二钱
甜杏仁三钱　沙参二钱　白扁豆五钱　柏子
霜三钱　冰糖三钱　胡桃肉三钱

煮三杯，分三次服。另含鲍鱼片、洋

---

① 先：王本作"古"。
② 扑：王本作"朴"。

参片。

甲子（1804 年）四月初五日　陈

二十三岁　左脉搏大，下焦肝肾吐血，上焦咳嗽，中焦不食，谓之三焦俱损，例在不治。勉议三焦俱损先建中焦法。

茯苓块二钱　沙参三钱　莲子三钱　焦白芍一钱五分　桂枝二钱　芡实三钱　白扁豆三钱　桑叶二钱　冰糖三钱　胡桃肉三钱

煮三杯，分三次服。服此方四帖后能食。

乙酉（1825 年）四月廿三日　施

二十岁　形寒而六脉弦细，时而身热，先天不足，与诸虚不足之小建中法。

白芍六钱　炙甘草三钱　生姜四钱　桂枝四钱　胶饴一两，去渣后化入　大枣去核，四枚

煮三杯，分三次服。

八月初二日　前方服过六十剂，诸皆见效，阳虽转而虚未复，于前方内减姜、桂之半，加柔药兼与护阴：大生地五钱，麦冬不去心，四钱，五味子二钱。

乙酉（1825 年）五月初二日　姚

三十岁　六脉弦细而紧，劳伤吐血，诸虚不足，小建中汤主之。

白芍六钱　炙甘草三钱　生姜五钱　桂枝四钱　胶饴化入，一两　大枣去核，三枚　茯神四钱

煮三杯，分三次服。共服二十一帖愈矣。

乙酉（1825 年）五月初三日　李

廿四岁　每日五更，胃痛欲食，得食少安。胃痛则背冷如冰，六脉弦细，阳微，是太阳之阳虚，累及阳明之阳虚，阳明之阳虚现症，则太阳之阳更觉其虚。此等阳

虚，只宜通补，不宜守补。

桂枝八钱　广皮四钱　川椒炭五钱　半夏六钱　干姜四钱

煮三杯，分三次服。

十四日　背寒减，腹痛下移，减桂枝，加茱萸、良姜。

乙酉（1825 年）五月十三日　傅

十八岁　六脉弦细而紧，吐血遗精，阳气不摄，胃口不开，法当以建中复其阳，奈酒客中焦湿热壅聚，不可与甘，改用辛淡微甘以和胃，胃旺得食，而后诸虚可复也。

半夏五钱　云苓块五钱　麦冬不去心，三钱　白芍五钱　生薏仁五钱　神曲炒，五钱　桂枝三钱　广皮炭三钱　姜汁每杯点三小匙

煮三杯，分三次服。七帖①。

廿二日　业已见效，胃口得开，进食，脉尚弦紧，多服为宜。

乙酉（1825 年）五月十五日　沈

十五岁　幼孩脉双弦而细紧，瘰疬结核，胃阳不开，色白，食少且呕，形体羸瘦，与通补胃阳。

云苓块四钱　半夏四钱　生姜三钱　白扁豆四钱　广皮炒，二钱

煮三杯，分三次服。

六月十二日　前药已服十二帖，呕止胃开，腹微胀，脉有回阳之气。于前方加厚朴、杉皮消胀。胀消后接服后方化结，于前方内去生姜、广皮，加香附、土贝母、忍冬藤、青橘叶、海藻，以化瘰疬结核。

乙酉（1825 年）五月廿八日　钱

廿七岁　六脉弦紧，胃痛。久痛在络，当

---

① 七帖：底本无，据王本、金本补。

与和络。

降香末三钱　桂枝尖三钱　乌药二钱
小茴香炒炭，二钱　半夏三钱　归须二钱　公
丁香八分　良姜一钱　生姜三片

煮三杯，分三次服。此方服七帖后痛
止，以二十帖为末，神曲糊丸，服过一
料。

八月十九日　六脉弦细而紧，脏气之
沉寒可知；食难用饱，稍饱则膜胀，食何
物则嗳何气，间有胃痛时，皆腑阳之衰
也。阳虚损症，与通补脏腑之阳法。大抵
劳病劳阳者十之八九，劳阴者十之二三，
不然，经何云劳者温之。世人金以六味、
八味治虚损，人命其何堪哉！永戒生冷，
暂戒猪肉、介属。

云苓块五钱　半夏六钱　公丁香二钱
白蔻仁三钱　良姜三钱　小枳实二钱　益智
仁三钱　生姜五钱　广皮炭四钱　川椒炭三
钱

煮三杯，分三次服。

经谓必先岁气，毋伐天和。今年阳明
燥金，太乙天符，故用药如上，他年温热
宜减。

廿四日　前方已服五帖，脉之紧无胃
气者已和，痛楚已止，颇能加餐，神气亦
旺。照前方减川椒一钱，公丁香一钱，再
服七帖，可定丸方。

三十日　前因脉中之阳气已回，颇有
活泼之机，恐刚燥太过，减去川椒、丁香
各一钱。今日诊脉，虽不似初诊之脉紧，
亦不似廿四日脉和，肢凉，阳微不及四末
之故。与前方内加桂枝五钱，再服七帖。

丸方：诸症向安，惟六脉尚弦，与通
补脾胃两阳。

茯苓块八两　人参二两　益智仁四两
生薏仁八两　半夏八两　小枳实二两　于白
术四两　广皮四两　白蔻仁一两

共为细末，神曲八两煎汤法丸，如梧
子大。每服二三钱，日再服、日三服，自
行斟酌。

备用方：阳虚之体质，如冬日畏寒，
四肢冷，有阳微不及四末之象，服此方五
七帖，以充阳气。

桂枝四钱　炙甘草三钱　生姜五钱　白
芍六钱　胶饴去渣化入，一两　大枣去核，三枚

煮二杯，分二次服。此方亦可加绵黄
芪、人参、云苓、白术、广皮。

乙酉（1825年）八月廿三日　谭
四十七岁　病后六脉弦细而紧，绝少阳和
之气，形体羸瘦。幸喜胃旺，可以守补，
与形不足者补之以味[①]法。

白芍六钱　云苓块四钱　甘草炙，三钱
桂枝四钱　炙黄芪四钱　生姜三片　人参
二钱　桂圆肉三钱　大枣去核，二枚　胶饴去
渣后化入，一两

煮三杯，分三次服。

陈　十九岁　脉虚数，头目眩冒，暮
有微热，饮食少减，面似桃花，身如柳
叶，与二甲复脉法。

熟地六钱　生鳖甲八钱　白芍生，六钱
麦冬不去心，五钱　生牡蛎五钱　麻仁二钱
阿胶三钱　炙甘草六钱

煮三杯，分三次服。服廿帖，红退晕
止，食进。后用专翕大生膏四斤收功。

李　四十岁　面赤舌绛，脉虚弦而
数，闻妇人声则遗，令其移居至大庙深
处。与三甲复脉法。

干地黄　麦冬　生鳖甲　生白芍　生
龟板　炙甘草　生牡蛎　阿胶　麻仁

煮　杯，分　次服。服四十帖，由渐
而效。后以天根月窟膏一料计二十四斤收

①　味：王本、金本作"气"。

功。

罗 四十二岁 精关开泄太早，兼之读书谋虑，遗滑多年，耳鸣，目至暮昏，头晕，头中觉有物旋转，时或响，精神不振，饮食短少。与专翁大生膏，每日一两，服至二年始愈。

常 二十四岁 久遗，脉弦细，与桂枝龙骨牡蛎汤，服六十帖而愈。

宗① 二十五岁 粉红色，虚数脉，头时晕，身微热，心悸气短，不寐食少，与补心肾之阴。

洋参 丹皮 莲子连心 麦冬连心，朱拌 丹参 地黄 五味子 云苓块 炒枣仁 冰糖

服五帖渐安，后以专翁大生，朱砂为衣，一料收功。

吐 血

王 脉弦如刃，吐出血后，左胁胀痛，喉中如有物阻。治在肝络，使血不瘀，则吐血可止，止后当与补阴。

新绛三钱 郁金二钱 降香末三钱 旋覆花包，三钱 桃仁炒，三钱 元胡索二钱 归横须二钱 丹皮三钱 苏子霜二钱

煮三杯，分三次服。

又 如刃之脉，已见平减，但虚细如故耳。

降香末三钱 丹皮炒，五钱 细生地三钱 新绛纱三钱 归须二钱 焦白芍三钱 旋覆花包，三钱 香附制，一钱五分 广郁金二钱

煮三杯，分三次服。

又 肝为刚脏，劲气初平，未便腻补，取松灵之能入肝络者宣之。

辽沙参三钱 麦冬不去心，五钱 白蒺藜三钱 细生地三钱 丹皮炒，五钱 广郁金二钱 焦白芍六钱 归身一钱五分 生甘草一钱 整石斛三钱 桑叶一钱五分

煮三杯，分三次服。

又 昨日仍瘀血吐出，今尚未可呆补。

细生地三钱 沙参三钱 焦白芍三钱 羚羊角二钱 麦冬不去心，五钱 沙蒺藜二钱 整石斛五钱 当归一钱五分 茶菊花二钱 炒丹皮五钱 桑叶一钱五分 生甘草一钱

煮三杯，分三次服。外另服新绛纱三钱。

普女 廿二岁 大凡吐血，左脉坚搏，治在下焦血分；右脉坚搏，治在上焦气分。又有心血、肝血、大肠血、小肠血、胃血、冲脉血，各种不同，岂一概见血投凉所可治哉！无怪室女童男劳瘵干血之多，皆世无明眼医士识病故也。此症左脉沉大有力，类紧不甚数，体厚色白，少腹痛，小便短赤，咳吐瘀紫，继见鲜色，喉中咸，此冲脉袭受寒邪，致经不得行，倒逆而吐耳。大忌柔润寒凉。议温镇冲脉，行至阴之瘀浊，使经得行而血症愈矣。苦辛通法。

川楝子三钱 降香三钱 两头尖二钱 小茴香二钱 桃仁三钱 琥珀屑冲，三分 紫石英三钱 归须二钱 韭白汁三匙

煮三杯，分三次服。

壬戌（1802 年）八月廿八日 罗三十二岁 右脉浮洪，咳痰吐血，唇绛，治在上焦气分。

茯苓块五钱 沙参三钱 生扁豆五钱 生薏仁五钱 连翘八分 冬桑叶二钱 杏仁

————

① 宗：此案底本缺，据金本补。

泥三钱

煮三杯，分三次服。三帖①。

九月初二日　血后咳不止，进食不香，右脉不浮而仍洪，兼与养阳明之阴。

沙参三钱　生薏仁三钱　扁豆三钱　麦冬三钱　茯苓块三钱　百合二钱　玉竹二钱　甜杏仁二钱　桑叶一钱五分

煮三杯，分三次服。

初五日　诸症俱退，惟进食不旺，右脉大垂尺泽，先与甘寒养胃阴。

大麦冬不去心，六钱　沙参三钱　生扁豆三钱　细生地三钱　玉竹炒香，三钱　秋梨汁冲，一杯　甜杏仁三钱　桑叶一钱

煮三杯，分三次服。

初九日　甘润养阴。

大生地三钱　沙参三钱　火麻仁二钱　甜杏仁去皮尖，二钱　麦冬不去心，六钱　柏子霜二钱　生白芍三钱　桑叶一钱　生扁豆三钱　炒玉竹三钱　冰糖三钱

煮三杯，分三次服。四帖②。

癸亥（1803 年）七月廿五日　伊二十四岁　六脉弦数，两关独浮，左更甚，右胁痛，胸中痞塞，肝郁吐血，先理肝络。

新绛纱三钱　降香二钱　炒丹皮三钱　旋覆花包，二钱　归须二钱　苏子霜三钱　广郁金二钱

煮三杯，分三次服。三帖③。

三十日　血家胁痛，与和肝络，胁痛已愈。但咳嗽黄痰，气短懒食，脉弦细数，议甘能补气，补土生金，清凉降热而护胃阴，令能食。

沙参三钱　细生地三钱　桑叶二钱　麦冬不去心，三钱　甜杏仁三钱　藕汁冲，一酒杯　玉竹炒香，二钱　荸荠汁冲，一酒杯

煮三杯，分三次服。四帖。

八月初四日　血家胁痛不食，与和肝

络、养胃阴，两法俱效。仍咳嗽，兼胸中隐痛，动则喘，气虚。《金匮》谓诸虚不足与小建中，复其阳，和营卫，令能食，从食中复其虚。诊脉弦为减，正合其论。但脉数而痰浓，阴亦大亏，议复脉法两补阴阳，方中亦包建中法在内，仍然甘能益气，而补土生金也。但肆中阿胶不佳，又兼滑腻，且大便溏，以牡蛎易之。

沙参三钱　大生地三钱　麻仁一钱　麦冬不去心，三钱　左牡蛎三钱　大枣去核，二枚　白芍炒，三钱　炙甘草三钱　姜汁冲，二小匙　桂枝二钱

煮三杯，分三次服。

初九日　血后咳嗽，气虚，用复脉法甘缓理中、补土生金之义，饮食渐加，是其大效。如果胃土旺，无不生金之理；如果饮食加，无不可复之虚劳。因前法而进之。

洋参炒，二钱　大生地六钱　麻仁二钱　桂枝三钱　杭白芍六钱　芡实二钱　麦冬不去心，六钱　炙甘草五钱　莲子去心留皮，三钱　牡蛎五钱　生姜汁二小匙　大枣去核，二枚　鳖甲三钱

煮三碗，分三次服。

九月初七日　现因相火行令，血复来，右脉大，暂清肺胃。

麦冬不去心，六钱　北沙参三钱　白花百合二钱　石斛一两　甜杏仁去皮尖，研，三钱　秋梨五钱　桑叶三钱　生扁豆三钱

煮三杯，分二次服。

史　五十四岁　酒客脉洪，面赤，吐狂血不止，仍然饮食如常，议金匮大黄黄连泻心汤，急泻三阳实火，而血自止。

又　前法已效，不可再进，议甘凉

---

① 三帖：底本无，据王本、金本补。
② 四帖：底本无，据王本、金本补。
③ 三帖：底本无，据王本、金本补。

法，服三日再议。

又　前以泻心法大效，未敢再进，血复来，议再用泻心法，减其制。

又　昨用泻心法，减其制，虽见效而血未尽，今仍照原方服。二日大效，以后永不再发。

癸亥（1803 年）九月二十日　唐

三十岁　凡咳血者，右脉坚搏，治在上焦气分。

白扁豆皮三钱　桃仁二钱　白茅根三钱　炒黑栀皮一钱　生薏仁三钱　桑叶一钱五分　侧柏叶炭三钱

煮三杯，分三次服。二帖而愈。

乙丑（1805 年）三月十七日　陈

三十二岁　吐血，左手脉坚搏，治在下焦血分。

沙参三钱　细生地五钱　丹皮五钱　白芍四钱　黄芩炭二钱　麻仁三钱　阿胶二钱　天门冬三钱　三七一钱五分　云连炒黑，一钱　麦门冬四钱　甘草一钱五分

水八杯，煮取三杯，分三次服。

廿三日　左脉沉弦细数，锋芒如刃，吐血，左手脉坚搏，治在下焦血分。

沙参三钱　细生地五钱　阿胶二钱　麦冬不去心，四钱　茯苓块三钱　天冬三钱　元参三钱　霍石斛五钱　麻仁三钱　白芍四钱　黄芩炭二钱　甘草一钱五分　丹皮五钱

煮四杯，分四次服。

廿六日　脉数减，弦刚甚。

洋参三钱　直大生地五钱　阿胶三钱　麦冬四钱　茯苓块三钱　麻仁二钱　白芍炒，四钱　生牡蛎三钱　炙甘草一钱五分　丹皮五钱

煮四杯，分四次服。

丙寅（1806 年）二月初九日　赵

劳伤[①]　吐血，脉双弦，《金匮》谓大则为虚，弦则为减，虚弦相搏，其名曰革，男子失精亡血，诸虚不足，小建中汤主之。

白芍六钱　炙甘草三钱　生姜五片　桂枝四钱　胶饴去渣后化入，上火二三沸，一两　大枣去核，二枚

水五碗，煮取两碗，渣再煮一碗，分三次服。轻者日一帖，重则日再服。

丙寅（1806 年）二月廿四日　章

右脉空大，左脉弦细，血后咳吐浊痰腥臭，真液不守，阴火上冲克金，非纯补纯清之症，然而愈矣。

沙参三钱　甜杏仁去皮尖，研，二钱　扁豆生，三钱　麦冬不去心，三钱　枇杷叶蜜炙，一钱五分　桑叶三钱　天冬三钱　五味子一钱五分　白花百合二钱　阿胶三钱　霍石斛五钱，煎汤代水

浓煎两杯，分二次服。

二十八日　脉少敛，痰咳亦减，切戒用心。

沙参三钱　生白扁豆三钱　阿胶三钱　洋参一钱五分　制五味子三钱　牡蛎生，三钱　麦冬不去心，三钱　白花百合三钱　桑叶二钱　天冬三钱

水五杯，煮取两煮，渣再煮一杯服。日二帖。

三月初三日　脉大敛戢，古所谓脉小则病退是也，颇有起色，若得舌苔化去，则更妙矣。

生薏仁五钱　沙参三钱　天冬三钱　生白扁豆三钱　洋参一钱五分　桑叶三钱　制五味子三钱　麦冬不去心，三钱　梨汁冲，一小杯　鲜芦根汁冲，五杯

煮三杯，分三次服。四帖。

_____

① 伤：底本作"阳"，据王本、金本改。

乙酉（1825年）四月廿八日　胡　三十一岁　劳伤[1] 吐血，汗多足麻，六脉弦细不数，小建中汤主之。

白芍六钱　甘草炙，三钱　生姜五钱　桂枝四钱　胶饴后入，一两　大枣去核，三枚

煮三杯，去渣后，将胶饴化入，上火二三沸，搅匀，分三次服。

五月初六日　汗减，足麻愈，食少加，原方再服。

十五日　前药已服十四帖，诸症皆愈，惟咳嗽未止，于前原方加云苓、半夏。

乙酉（1825年）正月初十日　沈　二十四岁　六脉弦数，劳伤[2] 吐血，建中汤主之。

白芍炒，六钱　丹皮三钱　大枣去核，三枚　桂枝三钱　甘草炙，三钱　姜汁冲，三匙　麦冬不去心，五钱　胶饴一两，去渣后化入，上火二三沸，搅匀

煮三杯，分三次服。

十四日　肝郁胁痛，病名肝着，治在肝经之络，经药弗愈也。

新绛纱三钱　半夏三钱　苏子霜三钱　旋覆花包，三钱　青皮二钱　归横须二钱　降香末三钱　吴萸泡淡，一钱　广皮炭二钱　广郁金二钱

煮三杯，分三次服。

十五日　六脉弦劲，前用建中，现在右脉已和，左手仍劲，胸中咳甚则痛，间有一二口紫色之血。按肝脉络胸，是络中尚有瘀滞，且与建中宣络。

新绛纱三钱　降香三钱　丹皮炭三钱　旋覆花包，三钱　郁金二钱　苏子霜二钱　桃仁泥三钱　归须二钱　广皮炭二钱　姜半夏五钱

煮三杯，分三次服。四帖[3]。

廿一日　六脉弦数，以春气在头之

故，偶受微风，右寸独浮大而衄血，暂与清清道之风热。

白茅根五钱　甜杏仁三钱　茶菊花三钱　侧柏炭三钱　桑叶三钱　鲜芦根三钱　黑山栀二钱

煮三小杯，分三次服。

吴　七十岁　周身痒不可当，脉洪，吐狂血，与大黄黄连泻心汤，以后永不发。

史　五十岁　酒客大吐狂血成盆，六脉洪数，面赤，三阳实火为病，与大黄六钱，黄连五钱，黄芩五钱。泻心汤一帖而止，二帖脉平。后七日又发，脉如故，又二帖。

吴　二十岁　每日饱食就床，脾阳致困，因失其统血之职，此为伤食吐血，脉弦，与灶中黄土每日一斤，分二次煎服，将尽半月而愈。戒其夜食，永远不发。

乙酉（1825年）十一月十二日　岳　二十岁　怒伤吐血，两胁俱痛，六脉弦紧，误补难愈。凡怒伤肝郁，必有瘀血，故症现胁痛，一以活络为主，俟瘀血去净，而后可以补虚。

新绛纱三钱　桃仁三钱　苏子霜二钱　旋覆花包，三钱　归须三钱　丹皮炭五钱　广郁金二钱　降香三钱

煮三杯，分三次服。四帖。

廿二日　复诊，脉之弦紧虽减，而未和缓，胁痛虽大减，而未尽除，与原方去桃仁，加细生地五钱。

---

① 劳伤：底本作"荣阳"，据王本、金本改。
② 伤：底本作"阳"，据王本、金本改。
③ 四帖：底本无，据王本、金本补。

十二月初五日　六脉弦细紧,《金匮》谓脉双弦者,寒也,弦则为减,男子失精亡血,小建中汤主之。怒伤吐血愈后,以建中复阳生阴。

白芍焦,六钱　麦冬三钱　大枣去核,二枚　桂枝三钱　丹皮三钱　生姜三片　炙甘草三钱　胶饴一两,去渣后化入,上火二三沸,搅匀

煮三杯,分三次服。服八帖①。

十八日　诸症全愈,胃口大开,虚未全复,于原方加麦冬二钱,使分布胃中津液于十二经。脏之虚,则从饮食中复矣。

戊子(1828年)七月十七日　汝三十七岁　本有肝郁胁痛症,又受秋凉燥金之气,不惟腹痛大发,且有表症,午后身热,虽见血,乃燥气,非湿温也。治在肝经与络也。

桂枝尖三钱　柴胡三钱　淡吴萸二钱　姜半夏四钱　归须二钱　苏子霜二钱　降香末三钱　广皮三钱　川椒炭三钱

煮三杯,分三次服。燥退,去柴胡。服此方一二日,燥气已退,去柴胡,再服二三帖。

日　肝郁胁痛,乃肝络中有瘀血方痛。古人金用新绛旋覆花汤,横走络者也。后人多用逍遥散,竖走经者也,故多不见效,况久病必治络乎!

新绛纱三钱　桃仁二钱　广郁金二钱　旋覆花包,三钱　归须二钱　苏子霜二钱　姜半夏三钱　香附三钱　广皮炭二钱　降香末二钱

煮三杯,分三次服。

日　有肝郁者必克脾,脾受克者必停饮,停饮射肺者必咳嗽,溃胃者必不寐,故《灵枢》谓胃不和则卧不安。饮以半夏汤覆杯则寐法。

姜半夏二两　秫米二合

急流水八杯,煮三杯,分三次服。切戒生冷、猪肉。

己丑(1829年)二月初九日　王四十五岁　咳嗽胸满,短气,自汗,夜甚,大便燥,六脉俱弦而微紧,虽嗽甚见血,的系痰饮,而非虚劳。法宜温通阳气,和胃逐饮。忌生冷、猪肉、介属咸味。

云苓块六钱　桂枝四钱　焦白芍三钱　姜半夏六钱　杏仁五钱　五味子四钱　小枳实五钱　广皮五钱　干姜炭四钱　麻黄根去芦,三钱　甘草炙,三钱

甘澜水六大茶杯,煮成两茶杯,渣再以六杯水煮两杯,日三夜一,分四次服。

服此方四帖,吐血、喘满全愈,咳嗽亦愈六七。

〔方论〕　按痰饮十数日,大便燥结,乃肺气不降。肺与大肠相表里,肺痹则大肠亦痹,开肺痹即所以开大肠之痹也。故此方重用杏仁。又由于津液屯聚胃中,不得下行,以致大肠干燥,故用枳实、橘皮直通幽门,俾津液下行,又辛能润也。再九窍不和,皆属胃病,故重用半夏,合橘皮和胃。病由痰饮,逐痰即所以和胃也,故其应如响。今人金用大黄苦寒坚阴,甚至用元参、麦冬、生地作增水行舟之计,岂非背道而驰哉!

初十日　照前方再服一帖。

十一日　少阳胆络头痛,与清胆络之热,不犯中下二焦。今日头痛全止,六脉沉弦不数,咳嗽喘满,短气自汗,不食,面黄,肢微肿,纯然痰饮见症,断无补阴助邪之理。议病痰饮者当以温药和之。

桂枝木三钱　杏仁三钱　焦白芍二钱　麻黄根去芦,三钱　干姜三钱　五味子一钱五

---

① 服八帖:底本无,据王本、金本补。

分　姜半夏五钱　广皮三钱　炙甘草三钱
小枳实三钱

　　煮三杯，分三次服。

　　壬辰（1832年）八月初七日　王
三十岁　六脉弦细而沉，吐血久而不止。
久病当于络中求之。且先吐红血，后吐黑
紫，络中显有瘀滞。《金匮》谓：凡病至
其年月日时复发者，当下之。此"下"字
须活看，谓拔去病根，则不再发矣。《金
匮》又谓：脉双弦者，寒也。此证断不可
用阴柔呆腻之品，致永无愈期。议先与温
通络脉，拔去病根，继以建中收功。

　　新绛纱三钱　桂枝三钱　姜半夏三钱
旋覆花包，三钱　归须二钱　橘皮炭二钱
茯苓块三钱　干姜炒半黑，一钱五分

　　煮三杯，分三次服。

　　金①　三十岁　肝郁胁痛吐血，病
名肝着。且有妊娠，一以宣肝络为要，与
新绛旋覆花汤法。切戒恼怒、介属。

　　新绛纱三钱　旋覆花包，三钱　丹皮五
钱　降香末三钱　归须三钱　桃仁二钱　香
附三钱　广郁金二钱　苏子霜二钱

　　以胁痛止为度。

衄　血

　　己丑（1829年）正月十六日　暨
四十岁　衄血，右脉洪大，误用大剂当
归，以致大衄不止。无论辛走行气之药不
可用，即凉血和血而不走清道者亦不见
效。议清清道之热。

　　侧柏炭五钱　连翘连心，三钱　银花炭
三钱　黑山栀四钱　桑叶三钱　白茅根一两
凌霄花三钱

　　煮三杯，分三次服。

　　廿一日　衄虽止，而气血两虚，脉双

弦而细，法当补阳，以衄血初罢之候，且
与复脉法。

　　大生地五钱　麦冬不去心，四钱　炒白
芍三钱　生鳖甲五钱　阿胶二钱　炙甘草四
钱　生牡蛎五钱　麻仁二钱

　　煮三杯，分三次服。

　　廿五日　前日衄血初止，六脉俱弦而
细，气血暴虚也，似当补阳而未敢骤补，
与二甲复脉汤四帖。今日六脉俱大而滑，
气血暴复也。仍与翕摄真阴，与三甲复脉
汤法。

　　大生地六钱　白芍四钱　生牡蛎五钱
生鳖甲五钱　麦冬不去心，四钱　生阿胶三钱
　生龟板五钱　麻仁三钱　炙甘草五钱

　　煮三杯，分三次服。

便　血

　　癸亥（1803年）十二月初二日　毛
十二岁　粪后便血，责之小肠寒湿，不
与粪前为大肠热湿同科。举世业医者不知
有此，无怪乎数年不愈也。用古法黄土
汤。

　　灶中黄土二两　生地三钱　黄芩炒，三
钱　制苍术三钱　阿胶三钱　甘草炙，三钱
熟附子三钱　白芍酒炒，三钱　全归一钱五分

　　水八碗，煮成三碗，分三次服。三
帖②。

　　初七日　小儿脉当数而反缓，粪后便
血，前用黄土汤业已见效，仍照前方加刚
药，即于前方内去白芍、全归，加附子一
钱，苍术二钱。

　　戊寅（1818年）七月初一日　孙
三十八岁　湖州孝廉　其人素有便红之

① 金：此案底本缺，据金本补。
② 三帖：底本无，据王本补。

症，自十八岁起至今不绝。现在面色萎黄，失血太多，急宜用古法。有病则病受之，虽暑月无碍也。

方法分两同前，服一帖即止。次日停服。后半月复发，再服一帖全愈。

福 廿九岁 初因恣饮冰镇黄酒，冰浸水果，又受外风，致成风水。头面与身肿大难状。肿起自头，先与越脾汤发其汗，头面肿消；继与利小便，下截肿消胀消；后与调理脾胃。自上年十月间服药起，至次年三月方止，共计汤药一百四十三帖，其病始安。嘱其戒酒肉、生冷。不意夏热甚时，仍恣吃冰浸水果，自八月后，粪后大下狂血，每次有升许之多。余用黄土汤去柔药加刚药，每剂黄土用一斤，附子用六钱或一两[1]，他药称是。服至九十余帖，始大愈。

乙酉（1825 年）九月十七日 胡三十岁 本系酒客，湿中生热，久而发黄，颜色暗滞，六脉俱弦，其来也渐。此非阳黄，况粪后见血，又为小肠寒湿乎！

灶中黄土八两 猪苓三钱 附子熟，三钱 云茯苓皮三钱 泽泻三钱 茵陈五钱 炒苍术炭三钱 黄柏三钱

煮三杯，分三次服。五帖全愈。

乙酉（1825 年）四月廿二日 陈三十四岁 粪后便血，寒湿为病，误补误凉，胃口伤残，气从溺管而出，若女阴吹之属瘕气者然，左胁肝部卧不着席，得油腻则寒战。丛杂无伦，几于无处下手。议治病必求其本，仍从寒湿论治，令能安食再商。与黄土汤中去柔药，加刚药。

灶中黄土四两 云苓五钱 川椒炭三钱 茅山苍术生，三钱 附子熟，三钱 香附三钱 生益智仁三钱 广皮三钱 生姜三钱

煮三杯，分三次服。二帖[2]。

五月初一日 照原方再服二帖。

初三日 心悸短气，加小枳实四钱，干姜二钱。四帖。

十一日 于原方去川椒炭。五帖。

廿一日 诸症皆效，大势未退，左脉紧甚，加熟附子一钱，干姜一钱，降香末三钱。三帖。

廿七日 诸症向安，惟粪后便血又发，与黄土汤法。粪后便血乃小肠寒湿，不与粪前为大肠湿热同科。

灶中黄土八两 附子熟，四钱 黄芩炭四钱 云茯苓块五钱 苍术炒，四钱 广皮炭三钱 生益智仁二钱

煮三杯，分三次服。以血不来为度。

七月十四日 面色青黄滞暗，六脉弦细无阳，胃阳不振，暂与和胃，其黄土汤俟便红发时再服。

姜半夏六钱 益智仁三钱 川椒炭一钱 云苓块五钱 白蔻仁一钱 广皮三钱 生薏仁五钱

煮三杯，分三次服。

十七日，于原方加桂枝五钱。

十一月十五日 肝郁夹痰饮寒湿为病，前与黄土汤治粪后便血之寒湿，兹便红已止，继与通补胃阳，现在饮食大进，诸症渐安，惟六脉弦细，右手有胃气，左手弦紧，痰多，畏寒，胁下仍有伏饮。与通补胃阳，兼逐痰饮。

姜半夏八钱 桂枝六钱 川椒炭三钱 云苓块五钱 白芍炒，三钱 干姜三钱 旋覆花包，三钱 香附四钱 广皮五钱 小枳实三钱

煮三杯，分三次服。

---

[1] 或一两：金本作"或止复来。伊本人见其血之不止也，加附子至八钱或一两"。

[2] 二帖：底本无，据王本补。金本作"服三帖"。

十二月初十日　脉弦紧，痰多，畏寒，冲气上动，与桂枝茯苓甘草汤合桂枝加桂汤法，先伐冲气。

桂枝一两　云苓块连皮，二两　全归三钱　肉桂去粗皮，五钱　炙甘草五钱　川芎二钱

煮三杯，分三次服。服一帖，冲气已止。当服药后，吐顽痰二口。

十一日　冲气已止，六脉紧退而弦未除，可将初十日方再服半帖，以后接服廿九日改定方，以不畏寒为度。

十二、三日　服十一月十五日疏肝药二帖。

十四日　背畏寒，脉仍弦紧，再服十二月初十日桂枝加桂汤二帖，以峻补卫阳。服药后吐黑顽痰二口。

十七日　脉仍弦紧，背犹畏寒，阳未全复。照原方再服二剂，分四日服。

廿九日　前日之畏寒，至今虽减而未全愈，脉之弦紧亦未充和，冲气微有上动之象，可取十四日桂枝加桂汤再服二帖，分四日，立春以后故也。

丙戌（1826 年）正月初五日　六脉俱弦，右脉更紧，粪后便红，小肠寒湿，黄土汤为主方，议黄土汤去柔药，加渗湿通阳。虽自觉心中热，背心如水浇。所谓自云热者，非热也，况有恶寒乎！

灶中黄土八两　桂枝五钱　黄芩炭四钱　云茯苓块六钱　附子熟，四钱　广皮四钱　生薏苡仁五钱　苍术炭四钱

煮四杯，分四次服。血多则多服，血少则少服。万一血来甚涌，附子加至七八钱，以血止为度。再发再服，切勿听浅学者妄转方也。

丸方　阳虚脉弦，素有寒湿痰饮，与蠲饮丸法，通阳渗湿而补脾胃。

云苓块八两　桂枝八两　干姜炭四两　姜半夏八两　苍术炭四两　益智仁四两　生

薏仁八两　广皮六两　炙甘草三两

上为细末，神曲糊丸，小梧子大，每服三钱，日三服。忌生冷、介属。

初十日，粪后便红虽止，寒湿未尽，脉之紧者虽减，当退刚药。背恶寒未罢，行湿之中，兼与调和营卫。

灶中黄土一两　桂枝四钱　广皮炒，二钱　云茯苓块三钱　白芍炒，四钱　生姜三钱　生薏苡仁三钱　苍术炭三钱　大枣去核，二枚　姜制半夏三钱　黄芩炭一钱五分

煮三杯，分三次服。

肿　胀

甲寅（1994 年）二月初四日　陈　三十二岁　太阴所至，发为䐜胀者，脾主散津，脾病不能散津，土曰敦阜，斯䐜胀矣。厥阴所至，发为䐜胀者，肝主疏泄，肝病不能疏泄，木穿土位，亦䐜胀矣。此症起于肝经郁勃，从头面肿起，腹固胀大，的系蛊胀，而非水肿。何以知之？满腹青筋暴起如虫纹，并非本身筋骨之筋，故知之。治法以行太阳之阳、泄厥阴之阴为要。医者误用八味丸，反摄少阴之阴，又重加牡蛎涩阴恋阴，使阳不得行，而阴凝日甚，六脉沉弦而细，耳无所闻，目无所见，口中血块累累续出，经所谓血脉凝泣者是也。势太危急，不敢骤然用药，思至阳而极灵者，莫如龙，非龙不足以行水而开介属之翕，惟鲤鱼三十六鳞能化龙，孙真人曾用之矣。但孙真人《千金》原方去鳞甲，用醋煮，兹改用活鲤鱼大者一尾，得六斤，不去鳞甲，不破肚，加葱一斤，姜一斤，水煮熟透，加醋一斤，任服之。

服鲤鱼汤一昼夜，耳闻如旧，目视如旧，口中血块全无，神气清爽，但肿胀未除。

初五日 经谓病始于下而盛于上者，先治其下，后治其上；病始于上而盛于下者，先治其上，后治其下。此症始于上肿，当发其汗，与金匮麻黄附子甘草汤。

麻黄去节，二两　熟附子一两六钱　炙甘草一两二钱

煮成五饭碗，先服半碗，得汗，止后服，不汗，再服，以得汗为度。

此方甫立，未书分量，陈颂帚先生一见，云："断然无效。"予问曰："何以不效？"陈先生云："吾曾用来。"予曰："此方在先生用诚然不效，予用或可效耳。"王先生名谟，忘其字，云："吾甚不解，同一方也，药止三味，并无增减，何以为吴用则利①，陈用则否，岂无知之草木，独听吾兄使令哉？"余曰："盖有故也。陈先生之性情忠厚，其胆最小，伊恐麻黄发②阳，必用八分，附子护阳，用至一钱，以监麻黄，又恐麻黄、附子皆剽悍药也，甘草平缓，遂用一钱二分，又监制麻黄、附子，服一帖无汗，改用八味丸矣。八味阴柔药多，乃敢大用，如何能效？"陈荫山先生入内室，取廿八日陈颂帚所用原方，分量一毫不差。在坐者六七人皆哗然，笑曰："何吴先生之神也？"余曰："余常与颂帚先生一同医病，故知之深矣。"于是，麻黄去净节，用二两；附子大者一枚，得一两六钱，少麻黄四钱，让麻黄出头；甘草用一两二钱，又少附子四钱，让麻黄、附子出头，甘草但坐镇中州而已。众见分量，又大哗，曰："麻黄可如是用乎？"颂帚先生云："不妨，如有过差，吾敢保。"众云："君用八分，未敢足钱，反敢保二两之多乎？"颂帚云："吾在菊溪先生处治产后郁冒，用当归二钱，吴兄痛责，谓当归血中气药，最能窜阳，产后阴虚阳越，例在禁条，岂可用乎？夫麻黄之去当归，奚啻十百，吾用当归，伊责

之甚，岂伊用麻黄又如是之多，竟无定见乎？"余曰："人之所以畏麻黄如虎者，为其能大汗亡阳也。未有汗不出而阳亡于内者。汤虽多，但服一杯或半杯，得汗即止，不汗再服，不可使汗淋漓，何畏其亡阳哉？但此症闭锢已久，阴霾太重，虽尽剂未必有汗，余明日再来发汗。"病家始敢买药。而仙芝堂药铺竟不卖，谓"钱"字想是先生误写"两"字。主人亲自去买，方得药。服尽剂，竟无汗。

初六日 众人见汗不出，金谓汗不出者死，此症不可为矣。予曰："不然，若竟系死症，鲤鱼汤不见效矣。"余化裁仲景先师桂枝汤用粥发胃家汗法，竟用原方分量一剂，再备用一帖，又用活鲤鱼一尾，得四斤，煮如前法。服麻黄汤一饭碗，即接服鲤鱼汤一碗，汗至眉上；又一次，汗至上眼皮；又一次，汗至下眼皮；又一次，汗至鼻；又一次，汗至上唇。大约每一次汗出寸许。二帖俱服完，鲤鱼汤一锅，合一昼夜亦服尽。汗至伏兔而已，未过膝也。脐以上肿俱消，腹仍大。

初七日 经谓汗出不至足者死，此症未全活。虽腰以上肿消，而腹仍大，腰以下，其肿如故。因用腰以下肿当利小便例，与五苓散，服至二十一日，共十五天，不效，病亦不增不减。陈荫山先生③云："先生前用麻黄，其效如神，兹小便涓滴不下，奈何？祈转方。"余曰："病之所以不效者，药不精良耳。今日先生去求好肉桂，若仍系前所用之桂，明日予不能立方，方固无可转也。"

廿二日 陈荫山购得新鲜紫油安边青花桂一枝，重八钱，乞余视之。予曰：

---

① 利：王本作"效"。

② 发：底本作"法"，据王本、金本改。

③ 先生：底本无，据金本补。

"得此桂，必有小便，但恐脱耳。"膀胱为州都之官，气化则能出焉，气虚亦不能化。于是用五苓散二两，加桂四钱，顶高辽参三钱。服之尽剂。病者所睡系棕床，予嘱其备大盆二三枚，置之床下，溺完被湿不可动，俟明日予亲视挪床。其溺自子正始通，至卯正方完。共得溺三大盆有半。予辰正至其家，视其周身如空布袋，又如腐皮，于是调理脾胃，百日全愈。

洪氏　六十八岁　孀居三十余年，体厚，忧郁太多，肝经郁勃久矣。又因暴怒重忧，致成厥阴、太阴两经䐜胀并发，水不得行，肿从跗起。先与腰以下肿当利小便例之五苓散法。但阴气太重，六脉沉细如丝，断非轻剂所能了。

桂枝五钱　茯苓皮六钱　肉桂四钱　猪苓五钱　生苍术五钱　广皮五钱　泽泻五钱　老厚朴四钱

煮三杯，分三次服。

前方服三五帖不效，亦无坏处，小便总不见长，肉桂加至二三两，桂枝加至四五两，他药称是，每剂近一斤之多，作五六碗，服五七帖后，六脉丝毫不起，肿不消，便亦不长。所以然之故，肉桂不佳，阴气太重，忧郁多年，暴怒伤肝，必有陈菀。仍用原方，加鸡矢醴熬净烟六钱，又加附子八钱，服之小便稍通。一连七帖，肿渐消，饮食渐进，形色渐喜。于是渐减前方分量，服至十四帖，肿胀全消。后以补脾阳、疏肝郁收功。

郭氏　六十二岁　先是郭氏丧夫于二百里外其祖墓之侧，郭氏携子奔丧，饥不欲食，寒不欲衣，悲痛太过，葬后庐墓百日，席地而卧，哭泣不休，食少衣薄，回家后致成单腹胀。六脉弦无胃气，气喘，不能食，唇口刮白，面色淡黄，身体羸瘦。余思无情草木不能治有情之病，必得开其愚蒙，使情志畅遂，方可冀见效于万一。因问曰："汝之痛心疾首十倍于常人者何故？"伊答曰："夫死不可复生，所遗二子，恐难成立。"余曰："汝何不明之甚也！大凡妇人夫死曰未亡人，言将待死也。汝如思夫念切，即死于墓侧，得遂同穴之情，则亦已矣，虽有病何必医？医者求其更苏也。其所以不死者，以有子在也。夫未死，以夫为重；夫既死，以教子为重者，仍系相夫之事业也。汝子之父已死，汝子已失其荫，汝再死，汝子岂不更无所赖乎？汝之死，汝之病，不惟无益于夫，而反重害其子。害其子，不惟无益于子，而且大失夫心。汝此刻欲尽妇人之道，必体亡夫之心，尽教子之职，汝必不可死也。不可死，且不可病。不可病，必得开怀畅遂而后可愈。单腹胀，死症也；脉无胃气，死脉也。以死症而见死脉，必得心火旺，折①泄肝郁之阴气，而后血脉通。血脉通，脏气遂，死症亦有可生之道。诗云见晛曰消者是也。"伊闻余言，大笑。余曰："笑则生矣。"伊云："自此之后，吾不惟不哭，并不敢忧思，一味以喜乐从事，但求其得生以育吾儿而已。"余曰："汝自欲生则生矣。"于是为之立开郁方，十数剂而收全功。

旋覆花新绛纱包，三钱　香附三钱　广郁金三钱　姜半夏四钱　青皮二钱　苏子霜三钱　降香末三钱　广皮三钱　归横须二钱　川厚朴三钱

煮三杯，分三次服。

吴氏　二十八岁　春夏间乘舟由南而北，途间温毒愈后，感受风湿，内胀外肿。又因寡居肝郁之故，时当季夏，左手

---

① 折：底本作"相"，据金本改。

劳宫穴起劳宫毒，如桃大。此症有治热碍湿、治湿碍热之弊，选用幼科痘后余毒归肺、喘促咳逆之实脾利水法，加极苦，合为苦淡法，俾热毒由小肠下入膀胱，随湿气一齐泄出也。盖劳宫毒属心火，泻心者必泻小肠。小肠火腑，非苦不通。腰以下肿，当利小便。利小便者，亦用苦淡也。

飞滑石二两　茯苓皮一两　黄柏四钱　猪苓一两　晚蚕砂四钱　黄芩四钱　泽泻一两　白通草三钱　雅连四钱

煮成五杯，分五次服。以小便长为度。

此方服七帖，分量不增不减，肿胀与劳宫毒俱消。以后补脾收功。

乙酉（1825 年）五月十五日　陈　二十六岁　脉弦细而紧，不知饥，内胀外肿，小便不利。与腰以下肿当利小便法。阳欲灭绝，重加温热以通阳。况今年燥金，太乙天符，经谓必先岁气，毋伐天和。

桂枝六钱　茯苓皮六钱　川椒炭五钱　猪苓五钱　生茅术三钱　广皮三钱　泽泻五钱　公丁香二钱　杉皮一两　厚朴四钱

煮四杯，分四次服。

廿五日　诸症皆效，知饥，肿胀消其大半，惟少腹有疝，竟若有一根筋吊痛。于原方内减丁香一钱，加小茴香三钱。

乙酉（1825 年）十月十七日　单氏　四十二岁　肿胀六年之久，时发时止，由于肝郁，应照厥阴膜胀例治。

云苓皮六钱　厚朴三钱　归横须三钱　旋覆花包，三钱　香附三钱　大腹皮三钱　姜半夏四钱　青皮二钱　广郁金二钱　降香末三钱　木通二钱

煮三杯，分三次服。不能宽怀消怒，不必服药。

廿六日　服前方八帖，肿胀稍退，惟阳微弱，加川椒三钱；大便不通，加两头尖三钱，去陈菀。

壬辰（1832 年）四月十一日　缪　五十一岁　先喘后肿，六脉洪大有力，左尺独大，肺肾之热可知。腰以下肿，本当利小便，但不宜温利耳。且置喘于不问，其如治病必求其本者何哉！

生石膏四两　云苓皮五钱　海金沙五钱，先煎代水　飞滑石一两　姜半夏三钱　晚蚕砂三钱　杏仁泥六钱　小枳实四钱　白通草一钱五分

甘澜水八杯，煮成三杯，分三次服。

十七日　六脉仍洪数，左尺仍独大，犹宜凉利小便。

飞滑石一两，先煎代水　海金沙五钱　杏仁六钱　生石膏四钱　小枳实四钱　厚朴三钱　半夏五钱　晚蚕砂三钱　橘皮三钱　云苓皮五钱　白通草一钱五分

甘澜水八杯，煮成三杯，分三次服。

单　腹　胀

癸巳（1833 年）四月初四日　毛　四十四岁　病起肝郁，木郁则克土，克阳土则不寐，克阴土则䐜胀，自郁则胁痛。肝主疏泄，肝病则不能疏泄，故二便亦不能宣通。肝主血络，亦主血，故治肝者必治络。

新绛纱三钱　香附三钱　苏子霜三钱　旋覆花包，三钱　归须三钱　小茴香三钱　姜半夏八钱　青皮三钱　广郁金三钱　降香末三钱

头煎二杯，二煎一杯，分三次服。三帖①。

----

① 三帖：底本无，据王本、金本补。

初七日　服肝络药，胀满胁痛不寐少减，惟觉胸痛。按肝脉络胸，亦是肝郁之故。再小便赤浊，气分湿也。

旋覆花_{新绛纱包，三钱}　桂枝_{三钱}　小茴香_{炒黑，三钱}　川楝子_{三钱}　半夏_{六钱}　晚蚕砂_{三钱}　降香末_{三钱}　归须_{二钱}　两头尖_{三钱}　茯苓皮_{三钱}　橘皮青①_{三钱}　白通草_{二钱}

煮三杯，分三次服。服三帖②。

初十日　驱浊阴而和阳明，现在得寐，小便少清。但肝郁必克土，阴土郁则胀，阳土郁则食少而无以生阳，故清阳虚而成胸痹，暂与开痹。

半夏_{一两}　茯苓皮_{五钱}　厚朴_{三钱}　桂枝尖_{五钱}　广郁金_{三钱}　薤白_{三钱}　生苡仁_{五钱}　小枳实_{二钱}　栝蒌_{连皮仁，研，三钱}

煮三杯，分三次服。服三帖③。

十四日　脉缓，太阳已开，而小便清通，阳明已阖，而得寐能食。但膜胀不除。病起肝郁，与行湿之中，必兼开郁。

茯苓皮_{五钱}　半夏_{五钱}　广木香_{二钱}　生苡仁_{五钱}　厚朴_{三钱}　煨肉果_{一钱五分}　降香末_{三钱}　广皮_{二钱}　白通草_{三钱}　广郁金_{二钱}

煮三杯，分三次服。

腹　胀

徐　三十岁　腹胀且痛，脉弦细，大便泄，小便短，身不热，此属寒湿伤足太阴。

桂枝_{三钱}　生苡仁_{五钱}　厚朴_{三钱}　猪苓_{三钱}　黄芩炭_{一钱}　干姜_{一钱五分}　泽泻_{三钱}　白通草_{二钱}　广皮_{二钱}

煮三杯，分三次服。

滞　下

丁氏　五十八岁　滞下白积，欲便先痛，便后痛减，责之积重，脉迟而弦，痛甚，盖冷积也，非温下不可。

生大黄_{五钱}　厚朴_{五钱}　广木香_{三钱}　南楂炭_{三钱}　良姜炭_{二钱}　黄芩炭_{三钱}　广皮_{五钱}　熟附子_{五钱}　槟榔_{三钱}　小枳实_{二钱}　焦白芍_{三钱}

煮三杯，分三次服。

梁　廿八岁　滞下白积，欲便先痛，便后痛减，责之有积，用温下法。

生大黄_{酒炒黑，三钱}　厚朴_{三钱}　槟榔尖_{一钱五分}　熟附子_{三钱}　枳实_{一钱五分}　广木香_{一钱}　炒白芍_{二钱}　广皮_{二钱}　炒云连_{一钱}　炒黄芩_{二钱}

水五杯，煮两杯，分二次服。

甲子（1804 年）十一月十八日　张　三十八岁　先泄而后滞下，脾虚传肾症，为难治。

白芍_{二钱}　黄芩炭_{一钱二分}　雅连_{吴萸炒枯，一钱二分}　猪苓_{三钱}　川椒目_{三钱}　厚朴_{二钱}　泽泻_{三钱}　生茅术_{三钱}　良姜_{二钱}　生苡仁_{二钱}　广木香_{一钱五分}　广皮_{一钱五分}

水六杯，煮取二杯，渣再煮一杯，分三次服。

二十日　先泄后滞下，古云难治，非一时可了，且喜脉弱，尚有生机。

白芍_{炒，三钱}　真山连_{酒炒半枯，二钱}　红曲_{二钱}　黄芩_{酒炒，二钱}　地榆炭_{三钱}　归尾_{一钱}　厚朴_{去白皮，姜汁炒，三钱}　小枳实_{捣碎，二钱}　广皮_{二钱}　槟榔_{一钱五分}　广木香_{一钱五分}

煎法如前。

廿二日　脉沉而有力，滞下胀痛太

---

① 橘皮青：金本作"青橘皮"。
② 服三帖：底本无，据王本补。金本作"服二帖"。
③ 服三帖：底本无，据王本、金本补。

甚，便后少减，片时其痛仍然。议网开一面，用温下法。

生大黄酒炒黑，五钱　白芍酒炒半枯，三钱
广木香二钱　安边桂去粗皮净，二钱　黄芩酒炒半焦，三钱　小枳实二钱　红曲二钱　广皮炭二钱　真山连酒炒半焦，二钱　老厚朴三钱　归尾一钱五分

水五杯，煮成三杯，分三次服。一帖①。

廿三日　于二十日方内加两头尖三钱。

廿四日　肾症复归于脾，用四苓合芩芍汤法。

茯苓皮五钱　猪苓五钱　生苡仁五钱
生茅术五钱　泽泻五钱　广木香一钱五分
焦白芍二钱　厚朴二钱　炒川连一钱五分
炒黄芩一钱五分　广皮一钱五分

水八杯，煮取三杯，分三次服。

廿五日　于前方内加白通草二钱。

廿六日　肝郁则小便亦不能通，此徒用四苓不效，议开阴络法。

猪苓三钱　小茴香三钱　归须二钱　泽泻三钱　川楝子一钱五分　琥珀研，冲，三分
降香三钱　两头尖一钱　口麝研，冲，五厘
桃仁三钱

煮三杯，分三次服。

廿七日　开阴络已效，于前方内加安边桂三分，郁金三钱，生香附三钱。

廿八日　九窍不和，皆属胃病，用开太阳、阖阳明，兼泻心法。

半夏六钱　茯苓连皮②，三钱　黄芩二钱
猪苓三钱　生苡仁三钱　厚朴姜汁炒，一钱
泽泻三钱　广木香一钱　青皮二钱　广皮二钱　炒川连一钱五分　干姜二钱

水五杯，煮取两杯，渣再煮一杯，分三次服。

廿九日　开太阳，阖阳明，兼去湿中之热。

姜半夏六钱　猪苓三钱　黄芩炭二钱
茯苓皮三钱　泽泻三钱　广木香一钱　生苡仁三钱　白芍二钱　真山连一钱五分　川草薢二钱　广皮二钱　白通草二钱

煮三杯，分三次服。

三十日　粪后带血，加黄土汤法。

半夏五钱　广木香一钱　灶中黄土六钱
草薢三钱　全归一钱五分　云茯苓皮三钱
炒白芍三钱　黄芩炭二钱　炒茅苍术三钱
厚朴二钱　广皮二钱

水五杯，煮取二杯，渣再煮一杯，分三次服。

十二月初一日　舌绛甚，胸中嘈杂无奈，喉且痛，粪中犹带血迹，议酸苦泄热法。

肉桂去粗皮，八分　黄芩二钱　生大黄片酒炒黑，二钱　桃仁八分　厚朴一钱五分
灶中黄土八钱　枳壳六分　神曲一钱五分
炒地榆炭一钱　槟榔八分　归尾一钱　净乌梅肉九枚　广皮七分　广木香八分

头煎二杯，二煎一杯，分三次服。服一帖。去大黄、肉桂，再服一二帖。

又　即于去大黄、肉桂方内，再去归尾、地榆、桃仁，加苍术一钱五分。

初二日　四苓合芩芍汤法，以小便短，口糜，犹有滞下也。

焦白芍二钱　半夏三钱　灶中黄土三钱
炒黄芩一钱五分　云茯苓皮三钱　猪苓三钱　当归一钱　净乌梅肉三钱　泽泻三钱
山连一钱五分

头煎两杯，二煎一杯③，分三次服。

初三日　少腹胀痛，不小便，仍系肝郁不主疏泄之故。

降香三钱　小茴香炒黑，三钱　归须二钱

---

① 一帖：底本无，据王本、金本补。
② 茯苓连皮：底本作"茯苓皮连块"，据金本改。
③ 二煎一杯：底本无，据金本补。

桃仁三钱　黄芩炭二钱　琥珀五分　生香附三钱　两头尖三钱　口麝同研，冲，五厘　云连炒，二钱　韭白汁三滴

煮三杯，分三次服。

初四日　于前方内加广郁金二钱。

初五日　苦辛淡法，开下焦湿热，兼泻肝火。

萆薢五钱　川楝子三钱　吴萸炒黑，一钱五分　生香附三钱　小茴香炒黑，三钱　通草二钱　云连炒黑，三钱　黄柏炭二钱

水五杯，煮取二杯，分二次服。

某小儿　滞下红积，欲便先痛，便后痛减，积滞太重，非温下不为功。恐缠绵久，幼孩力不能胜。滞下为脏病也。

生大黄一钱五分　黄芩一钱五分　真山连一钱　安边桂一钱　红曲一钱五分　槟榔剪，一钱　焦白芍一钱五分　归尾一钱　广木香八分

煮两杯，先服一杯，再便不痛即止，否则再服一杯。

丙戌（1826 年）六月十五日　孙四十余岁　感受燥气，燥金克木，本有肝郁，故邪气乘之，现在胸痞微痛，先与开痞化郁。

旋覆花包，三钱　香附二钱　杏仁泥三钱　降香末三钱　广皮二钱　广郁金三钱

煮三杯，分三次服。外紫雪丹一钱，分二次服。

十六日　神昏烦躁，邪入心包，而又发黄，势甚重大，勉与开心包一法，与紫雪丹二三钱，以神清为度。汤药清湿热之黄。

飞滑石六钱　猪苓三钱　麦冬不去心，四钱　云苓块连皮，五钱　泽泻三钱　茵陈三钱

煮三杯，分三次服。

十七日　伏暑成痢，滞下红积，欲便先痛，便后痛减，责之积重，非温下不可。

生大黄酒炒成黑，五钱　川连二钱　广木香二钱　安边桂三钱　黄芩二钱　生白芍三钱　降香末三钱　红曲三线　乌梅肉三钱　广皮炭二钱　归须二钱

煮成三大茶杯，每服半杯，以便前之痛止为度。

十八日　昨与温下，服药一杯而痛更甚，下皆红积，邪入肝络之故。于前方内加桃仁泥三钱，槟榔剪，一钱五分，地榆炭二钱，煎小半杯，投入前药，分二次服。

十九日　滞下红积，用温下法，服药尽剂而痛略减，仍用前法，稍减其制。

生大黄酒炒半黑，三钱　归须二钱　广木香二钱　安边桂去粗皮，二钱　红曲三钱　槟榔剪，一钱五分　生白芍二钱　黄芩一钱五分　炒广皮勿可太枯，二钱　小茴香炒黑，二钱　川连一钱五分　乌梅肉二钱

煮三杯，分三次服，以痛止为度。

二十日　滞下痛减六七，脉渐小，拟仍服前方，不必尽剂，如痛止，接服此方。

生白芍二钱　厚朴三钱　小枳实二钱　炒黄芩二钱　槟榔一钱五分　炒广皮二钱　杏仁泥三钱　川连一钱五分　白通草三钱　广木香三钱　红曲三钱　乌梅肉一钱五分

煮三杯，分三次服。

廿一日　陈积已去，余邪未净，右脉未静，目白睛仍黄，故知气分不清。议进苦辛淡法，宣导脉气，使余邪由膀胱化气而出，兼与开胃，令能纳谷。

云苓皮五钱　猪苓三钱　广木香三钱　姜半夏四钱　泽泻三钱　杏仁泥三钱　炒白芍三钱　厚朴三钱　炒广皮二钱　炒黄芩二钱　川连姜汁炒半枯，一钱五分

煮三杯，分三次服。

廿二日 邪着里，不易外达，虽经下，气机究未宣畅，肛门坠滞。盖由受邪之际渐而深，故其化也亦缓而滞，非苦无能胜湿，非辛无能通利邪气，仍用前法，重与行气。

炒银花二钱 泽泻三钱 炒黄芩二钱 广木香三钱 茵陈三钱 归横须二钱 小枳实三钱 赤芍一钱五分 细甘草梢二钱 槟榔剪，三钱 川连一钱五分 乌梅肉二钱

煮三杯，分三次服。

廿三日 夜半肛门痛甚，阴分邪气久羁，今日渐觉畏寒，阳明久不纳谷，胃气不充之故，未可纯任苦寒。今拟暂用白头翁汤法加温药，仍是苦辛复法，此权宜之计也。

白头翁二钱 秦皮二钱 广木香三钱 姜半夏五钱 归须二钱 丹皮炭一钱五分 川连五分 广橘皮二钱 防风根一钱 上肉桂一钱五分

煮三杯，分三次服。

廿四日 凡病日轻夜重者，皆属阴邪。昨药之偏于温者以此，今日肛门痛减者亦坐此。兹邪去大半，少寐不饥，正须商进疏补脾胃，胜湿仍不可少，盖胃和则神安矣，脾治则痢减矣。

焦白芍三钱 於术土炒，二钱 白头翁整，二钱 黄芩炭一钱 肉桂一钱 广木香三钱 姜半夏五钱 山连炒，五分 苍术炭一钱 云苓块四钱 广皮炒，二钱 乌梅肉一钱五分 高丽参一钱

煮三杯，分三次服。

此方进而肛门愈坠痛，积滞反多。秽浊特甚者，扶正则余邪续出也。

廿五日 昨得轻补，肛之坠痛又甚，正旺驱邪之故。今日暂停扶正，注意逐邪，然久病亦不敢太过。舌白苔。

炒白芍一钱五分 安桂二钱 小茴香炒炭，三钱 炒黄芩一钱五分 归须二钱 槟榔剪，二钱 姜半夏五钱 秦皮二钱 南楂炭二钱 白头翁整，三钱 红曲二钱 炒山连一钱

煮三杯，分三四次缓缓服。

廿六日 昨与逐邪，浊腻续下，痛减。今议再加疏补，以扶正气。

白头翁整，三钱 肉桂去皮，一钱五分 炒於术二钱 炒白芍二钱 黄芩炒，一钱五分 小茴香炒，三钱 姜半夏五钱 归须一钱五分 南楂炭二钱 云苓块五钱 秦皮二钱 槟榔剪，八分 高丽参一钱 红曲二钱 炒山连一钱

煮三杯，分三次服。

廿七日 积滞渐轻微，有寒热，舌起白苔。

云苓块连皮，三钱 白芍炒，一钱 广木香一钱 姜半夏三钱 黄芩炭八分 焦神曲一钱五分 焦於术二钱 广皮二钱 南楂炭八分 高丽参一钱

煮三杯，分三次服。

廿八日 寒热止，积滞尚未尽，舌苔白浊而厚，是其征也。少寐少食，皆其故。于前方增其制，加宣通中焦。

云苓块四钱 白芍炒，一钱 广木香三钱 姜半夏五钱 黄芩炒，一钱五分 焦神曲三钱 益智仁一钱五分 於术焦，二钱 白蔻仁一钱 高丽参一钱 广皮炒，三钱 南楂炭二钱

煮三杯，分三次服。

七日初一日 今日夜间尚有宿积，舌微黄，则其伏邪未尽可知，犹非纯补纯清之症。

云苓块四钱 炒白芍二钱 焦於术一钱五分 姜半夏三钱 炒黄芩二钱 焦神曲三钱，研 益智仁一钱五分 生薏仁三钱 白蔻仁冲，一钱 高丽参一钱 炒广皮二钱

煮三杯，分三次服。

初四日 宿积犹然未净，舌白苔。

云苓块五钱 生苡仁五钱 於术炭三钱 姜半夏四钱 神曲三钱 白蔻仁一钱五分

益智仁一钱五分　广皮炒，三钱

煮三杯，分三次服。

初八日　今日仍下宿积许多，舌根黑苔未净，肛门热痛，不寐。暂与清积，一二日后再议补法。

云苓块五钱　白头翁二钱　焦神曲三钱　焦白芍三钱　姜半夏三钱，研　益智仁二钱　黄芩炭二钱　焦於术三钱　炒广皮三钱

煮三杯，分三次服。

十一日　痢虽止，而不寐不饥仍然，固系胃不和之故，但其人平素好用心机，又届心事丛杂之际，未免过虑。议一面和胃，一面兼补心气。

云苓五钱　野山参二钱　枣仁炒熟，三钱　麦冬不去心，三钱　焦於术二钱　莲子连皮、心，打，三钱　远志去净骨，三钱　姜半夏三钱　冰糖三钱

煮三杯，分三次服。

丁亥（1827年）九月初九日　史

红白滞下，一月有余。痢疾之脉忌洪大，喜腹胀。此症腹不胀而脉洪大，所以难已，日久便滑而频数。清滞之中，兼与固下。

黄芩炭三钱　白芍三钱　真山连一钱五分　焦於术二钱　归须二钱　南楂炭二钱　广木香三钱　木瓜二钱　五味子一钱　肉果霜二钱　红曲二钱　乌梅肉三钱　丹皮炭三钱

煮三杯，分三次服。

十五日　滞下已久，六脉洪大，有阳无阴。前与重收阴气，而去积滞即在收阴之中，以故脉见小而滞下少。现在两关独浮，有木陷入土之象，切忌恼怒助肝克脾伤胃，又忌生冷、猪肉滑大便而助湿邪。今日用药大意仍不能骤离前法，加入土中拔木，兼补宗气。

高丽参三钱　白芍黄酒炒，五钱　广木

香三钱　云苓块三钱　黄芩黄酒炒，三钱　南楂炭二钱　焦於术三钱　归须二钱　五味子一钱　肉果霜三钱　红曲二钱　乌梅肉三钱

浓煎三茶杯，分三次服。

丁亥（1827年）十月初八日　德氏

七十三岁　七旬以外之老人，滞下红白积，业已一月有余，六脉洪大滑数，而且歇止，乃痢疾之大忌，舌苔老黄，积滞未清，腹痛当脐。医者一味收补，置积滞于不问，邪无出路，焉得收功。势已重大之极，勉与化滞，兼与温通下焦。

姜半夏五钱　白芍炒，三钱　焦神曲三钱　杏仁泥三钱　黄芩炒，二钱　真山连一钱五分　广木香三钱　槟榔二钱　广皮炭三钱　川椒炭三钱　归须二钱　乌梅肉三钱　公丁香一钱五分　红曲二钱

煮四小茶杯，日三夜一，分四次服。

初十日　滞下本系积滞暑湿之实症，前医一味呆补，希图止泻，不知邪无出路，如何能止！腹痛已减，议且减其制。

姜半夏三钱　白芍炒，一钱五分　槟榔剪，一钱　苍术炭一钱　黄芩炒，一钱五分　广皮炭二钱　广木香一钱　山连炒，一钱　乌梅肉二钱　川椒炭一钱五分　红曲一钱

煮三杯，分早、中、晚三次服。

戊子（1828年）二月初七日　陈

休息痢本系不治之症，为其久久累赘，气血虚尽矣。此症且喜年轻形壮，而又欲便先痛，便后痛减，陈积不行，尚可借手于一下，所谓网开一面也。《金匮》谓凡病至其年月日时复发者，当下之。

生大黄酒炒半黑，五钱　归须三钱　降香末三钱　上安桂二钱　槟榔二钱　广木香一钱五分　炒白芍三钱　真山连二钱　炒黄芩三钱　广皮三钱　乌梅肉五钱　红曲三钱

煮三杯，分六次服。

初八日　腹仍痛，照前方再服一帖。

初九日　再服一帖。

初十日　血分久痢，三用温下，陈积尚多，皆起于误补留邪在络之故，未便再用大下，恐致伤阴，暂用通阴络法，细搜络中闭锢之陈积。三日后再服化癥回生丹十丸，早、中、晚各服一丸，温开水和。

十七日　余邪留肝络中，一时难尽，切戒厚味以固之，药宜搜剔法。

降香末三钱　黄芩炭二钱　川椒炭三钱
南楂炭二钱　焦白芍三钱　广木香二钱
真山连八分　归须二钱　广皮炭三钱　丹皮炭三钱　红曲三钱　乌梅肉三钱

煮两大杯，分二次，午一杯，晚一杯。清晨空心服丸药一丸。

十八日　复诊，于前方内去广皮，加白芍二钱、乌梅二钱。丸药照常服。

十九日　久痢，邪留肝络，绵绵不已，合苦辛搜邪，无他谬巧，仍宗前法。

白头翁整，三钱　大黄酒炒黑，三钱　川椒炭三钱　焦白芍三钱　肉桂顶好，一钱五分
广木香三钱　黄芩炭二钱　归须三钱　南楂炭二钱　降香末三钱　山连姜汁炒枯，一钱
乌梅肉五钱

煮三杯，分三次服。丸药仍照前方。

壬辰（1832年）九月十一日　长四岁　肠澼身热，古所大忌。兹幼孩滞下红白，而身又热，症非浅鲜。

炒白芍二钱　桃仁一钱　广木香八分
炒黄芩一钱　归须一钱　炒山连一钱　降香末一钱五分　红曲一钱五分　炒神曲二钱　南楂炭一钱五分

煮三杯，分三次服。

十三日　又加斑疹。

炒白芍二钱　连翘二钱　真山连炒，一钱　炒黄芩一钱　银花二钱　广木香八分
槟榔剪，二钱　僵蚕二钱　炒神曲二钱　桃

仁泥一钱　蝉退一钱　乌梅肉二钱　归横须一钱　红曲二钱

煮三杯，分三次服。

十五日　肠澼身热，本所大忌，又加温疹，难就一边。现在斑疹已过四日，业有渐化之机，但身壮热如火，谵语烦躁，起卧不安，滞下红积，后重太甚，欲便先痛，便后痛减，责之积重，不得不借手于一下，所以网开一面也。

黄芩一钱五分　生大黄酒炒半黑，二钱五分
红曲一钱　白芍一钱五分　安边桂一钱
归须一钱　槟榔一钱五分　广木香一钱五分
广皮一钱五分　川连八分　乌梅肉一钱五分

煮三小茶杯，分三次服。外紫雪丹一钱五分，每服五分，温开水调。

十七日　滞下红积，狂热谵语，后重，欲便先痛，前日与温下法，兹大热与谵语均退，惟后重未除，滞下未清，腰酸特甚，虽仍腹痛，且暂停下药，俟二日后，细察病情再商。

炒黄芩二钱　桂枝一钱五分　广木香一钱　炒白芍二钱　神曲炒，二钱　广皮炭一钱
槟榔剪，二钱　川连炒，一钱　乌梅肉三钱
川椒炭一钱　红曲二钱

煮三杯，分三次服。

十九日　热虽退而未尽，舌色尚绛，口干，滞下白积，腰酸甚。

炒黄芩二钱　槟榔一钱五分　小茴香炒，三钱　炒白芍二钱　厚朴一钱　焦神曲三钱
茯苓块三钱　银花二钱　炒川连一钱　广木香一钱

煮三杯，分三次服。

廿一日　诸症皆减，滞下未清，舌绛甚，口渴，仍后重，脉仍数。

云苓三钱　银花三钱　细生地三钱　炒黄芩二钱　归须二钱　槟榔二钱　丹皮炭二钱　炒白芍二钱　川连炒，七分　乌梅肉三钱

煮三杯，分三次服。

廿三日　滞下白积未清，便前仍痛，微有身热，再少与温下法。

大黄酒炒半黑，三钱　熟附子一钱　神曲二钱　黄芩二钱　云苓块三钱　川连一钱　白芍二钱　乌梅肉三钱　广皮二钱

煮三杯，先服一二杯，痛除则止。

廿五日　去附子、大黄，又服一帖。

廿六日　腹痛，于原方内仍加附子、大黄，又加南楂炭一钱，小枳实一钱，川椒灰一钱五分，再服二帖。

廿八日　照原方再服二帖。

三十日　滞下虽已大减，仍有潮热，腹痛，积滞仍未清也。

炒白芍三钱　南楂炭二钱　炒神曲三钱　黄芩炭二钱　广木香一钱　橘皮炭一钱五分　云苓皮三钱　川椒炭一钱　乌梅肉三钱　生苡仁三钱

煮三杯，分三次服。

积　聚

甲子（1804 年）二月十三日　张　二十七岁　脐右有积气，以故右脉沉伏弦细，阳微之极，浊阴太盛克之也。溯其初，原从左胁注痛而起，其为肝着之咳无疑。此症不必治咳，但宣通肝之阴络，久病在络故也。使浊阴得有出路，病可自已，所谓治病必求其本是也。若不识纲领，而妄冀速愈，必致剥削阳气殆尽而亡。

旋覆花新绛纱包，三钱　乌药三钱　川楝子二钱　桂枝尖三钱　青皮一钱　小茴香三钱　降香末三钱　归须三钱　苏子霜三钱　桃仁泥三钱　广皮一钱

煮三杯，分三次服。

十九日　服通络药已见小效，脉气大为回转，但右胁着席则咳甚，胁下有支饮故也。议于前方内去桃仁、川楝子、小茴香，加生香附三钱，半夏六钱，杏仁三钱，肉桂八分，再服四帖。

廿三日　先痛后便而见血，议通阴络法。

降香末三钱　半夏五钱　归横须二钱　小茴香三钱　香附二钱　苏子霜三钱　藏红花一钱　桃仁二钱　广皮炭一钱　广木香一钱　丹皮三钱　两头尖三钱

煮三杯，分三次服。

张　二十八岁　脐左癥瘕，面黄肢倦，食少，不能作文，看书亦不能久，宛如虚损。与化癥回生丹通阴络法，每日空心服一丸，亦有早晚各服一丸之时。服至二年有余，计服化癥回生丹六七百丸之多，癥始化净，气体复原，看书作文，始举进士。

吴　三十一岁　脐右结癥，径广五寸，睾丸如鹅卵大，以受重凉，又加暴怒而得。痛不可忍，不能立，不能坐，并不能卧。服辛香流气饮，三日服五帖，重加附子、肉桂至五七钱之多，丝毫无效。因服天台乌药散，初服二钱，满腹热如火烧，明知药至脐右患处，如搏物者然，痛加十倍，少时腹中起蓓蕾无数，凡一蓓蕾下浊气一次，如是者二三十次，腹中痛楚松快。少时痛又大作，服药如前，腹中热痛、起蓓蕾、下浊气亦如前，但少轻耳。自已初服药起，至亥正，共服五次，每次轻一等。次早腹微痛，再服乌药散，则腹中不知热矣。以后每日服二三次，七日后肿痛全消。后以习射助阳而体壮。

乙酉（1825 年）十月廿六日　叶　四十五岁　无论癥瘕，虽有气血之分，然

皆系阴病结于阴部，岂有用阴药之理？为①日已久，沉寒痼冷之疾，非巴豆不能除根，用天台乌药散。

六月初九日　业已见效，未能根除，照常服前药，早晚各五分，瘕痛发时服二钱。舌苔白厚，面色淡黄而暗，左脉沉细，阳微，再与汤药行湿通阳。

云苓块五钱　半夏五钱　益智仁一钱五分　生苡仁五钱　白蔻仁连皮，一钱　川萆薢四钱　广皮三钱　白通草一钱

煮三杯，分三次服。服至舌苔退为度。

乙酉 1825 年）五月初一日　甘　三十九岁　十年瘕气，六脉弦细而紧。

乌药三钱　小茴香炒黑，五钱　吴萸泡淡，三钱　良姜二钱　川椒炭五钱　归须二钱

煮三杯，分三次服。已服五帖②。

初九日　病减者减其制，每日服半帖。

乙酉（1825 年）五月廿一日　王氏　四十岁　六脉弦紧，心下伏梁，非易化之症，一生忧泣，肝之郁也可知。又当燥金太乙天符之年，金来克木，痛愈甚矣。与温络法。其吐血亦络中寒也。

降香末三钱　半夏三钱　小枳实三钱　川椒炭二钱　广皮二钱　归横须三钱　公丁香八分

煮三杯，分三次服。四帖。

廿五日　诸症皆效，自觉气上阻咽，加旋覆花包，五钱

廿九日　效不更方，再服。

六月初六日　加淡吴茱萸三钱。

乙酉（1825 年）五月廿四日　金氏　三十岁　瘕结脐左，经来必痛，六脉沉细，阳微。

川楝子三钱　全归三钱　淡吴萸三钱　降香末三钱　良姜二钱　公丁香一钱　小茴香三钱　艾炭三钱

煮三杯，分三次服。服七帖后，接服化癥回生丹。

六月初二日　业已见效，每日服半帖，再服十天。

二十日　每行经前三日，腹微痛时，空心服化癥回生丹一丸，服至经尽后腹中丝毫不痛为止。下月经行腹痛发时，再如此服法。癥瘕痛亦空心服一丸，化净为度。

丙辰（1796 年）　月　日　车　五十五岁　须发已白大半。脐左坚大如盘，隐隐微痛，不大便数十日。先延外科治之，外科谓肠痈，以大承气下之三四次，终不通。延余诊视，按之坚冷如石，面色青黄，脉短涩而迟。先尚能食，屡下之后，糜粥不进，不大便已四十九日。余曰："此癥也，金气之所结也。"以肝木抑郁，又感秋金燥气，小邪中里，久而结成，愈久愈坚，非下不可，然寒下非其治也。以天台乌药散二钱，加巴豆霜一分，姜汤和服。设三伏③以待之，如不通，第二次加巴豆霜一分五厘；再不通，第三次加巴豆霜二分。服至三次后，始下黑亮球四十九枚，坚莫能破。继以苦温甘辛之法调理，渐次能食。又十五日不大便，余如前法，下至第二次而通，下黑亮球十五枚，虽亦坚结，然破之能碎，但燥极耳。外以香油熬川椒，熨其坚处，内服苦温芳香透络，月余化尽。于此症方知燥金之气伤人如此，而温下、寒下之法，断不容紊

① 为：底本作"维"，据意而改。
② 已服五帖：底本无，据王本、金本补。
③ 伏：金本作"服"。

也。

乙丑年（1805 年）　治通廷尉久疝不愈，时年六十八岁。先是通廷尉外任时，每发疝，医者必用人参，故留邪在络，久不得愈。至乙丑季夏，受凉复发，坚结肛门，坐卧不得，胀痛不可忍，汗如雨下，七日不大便。余曰："疝本寒邪，凡坚结牢固，皆属金象，况现在势甚危急，非温下不可"。于是用天台乌药散一钱，加巴豆霜分许，下至三次始通。通后痛渐定，调以倭硫黄丸，兼用金匮蜘蛛散，渐次化净。

淋　浊　大小便闭

郎　五十六岁　便浊带血，既有膀胱之湿，又有小肠之热，用导赤合四苓汤。

滑石飞，五钱　云苓皮五钱　猪苓三钱　草薢五钱　次生地五钱　泽泻三钱　木通三钱　甘草稍一钱　竹叶二钱

煮三杯，分三次服。

又　少腹痛，于前方加川楝子三钱，小茴香三钱。

王　十七岁　湿土司天，湿热下注，致成淋症茎肿。

茯苓皮五钱　草薢五钱　车前子二钱　生苡仁五钱　泽泻三钱　甘草梢三钱　飞滑石二钱　芦根三钱　白通草一钱

煮三杯，分三次服。

又　于前方内加黄柏炭二钱。

龚　五十八岁　先是大小便俱闭，自用大黄八钱，大便虽通，而小便涓滴全无，续用五苓，仍不通。诊其六脉弦紧，病因肝郁而成，当开阴络。

降香末三钱　归须三钱　琥珀三分　两

头尖三钱　丹皮三钱　麝香同研，冲，五厘　韭白汁冲，三匙

煮三杯，分三次服。一帖而通，二帖而畅。

普　三十八岁　小便淋浊，茎管痛不可忍，自用五苓、八正、草薢分清饮等淡渗，愈利愈痛。细询病情，由房事不遂而成。余曰："溺管与精管异途，此症当通精管为是。"用虎杖散。现无虎杖草，以杜牛膝代之。

杜牛膝五钱　丹皮三钱　归横须三钱　降香末三钱　琥珀同研末，六分　两头尖三钱　桃仁泥三钱　麝香同研，冲，五厘

煮三杯，分三次服。一帖而痛减，五帖而痛止，七帖浊净，后以补奇经而愈。

珍　十八①岁　血淋太多，先与导赤不应，继以脉弦细，询由怒郁而起，转方与活肝络。

新绛纱三钱　归须三钱　片姜黄二钱　旋覆花包，三钱　香附三钱　苏子霜二钱　降香末三钱　郁金二钱　丹皮炭三钱　桃仁泥三钱　红花二钱

煮三杯，分三次服。四帖而安。

王　四十五岁　小便狂血，脉弦数，病因怒转。

细生地五钱　香附三钱　降香末三钱　新绛纱三钱　归须三钱　桃仁泥三钱　青皮二钱　旋覆花包，三钱　丹皮炭五钱

煮三杯，分三次服。服四帖而血止。止后两月，又因动怒而发，仍与前方七帖而愈。

范　七十二岁　因怒郁而大小便闭，

---

① 十八：金本作"四十五"。

与极苦以通小肠，借通胆腑法。

芦荟三钱　龙胆草三钱　郁金三钱　胡连三钱　桃仁泥三钱　归须三钱

煮三杯，分三次服。服二帖而大小便皆通。

保女　十八岁　怒郁，少腹胀大如斗，小便涓滴全无，已三日矣，急不可忍，仰卧不能转侧起立。与开阴络。

降香末三钱　香附三钱　广郁金二钱　龙胆草三钱　琥珀五分　两头尖三钱　归横须三钱　韭白汁冲，三匙　麝香同研，冲，五厘　小青皮五钱

煮三杯，分三次服。一帖而通，二帖而畅。

保　五岁　夏日痘后受暑，小便不通，脉洪数，玉茎肿亮，卷曲如钩，与凉利膀胱法。

飞滑石六钱　云苓皮五钱　杏仁三钱　苡仁五钱　白通草一钱五分　蚕砂三钱

煮三杯，分三次服。一帖而通，三帖而玉茎复元。

乙酉（1825年）七月初一日　王　三十八岁　金实无声，六脉俱弦，痰饮而兼湿痹，小便白浊。先与行湿。

姜半夏五钱　滑石六钱　杏仁泥四钱　云苓皮五钱　桂枝三钱①　晚蚕砂三钱　川草薢五钱　防己三钱　白通草一钱　生苡仁五钱　甘草一钱

煮三杯，分三次服。七帖②。

十四日　复诊，于原方加猪苓三钱、泽泻三钱。

九月初三日　伏饮湿痹便浊，前与淡渗通阳，已服过三十三帖。因停药二十余日，现在饮又上泛，胸满短气，腰酸，淋浊未除。且与行心下之饮。脉弦细，阳不

复。

云苓皮五钱　桂枝四钱　晚蚕砂三钱　姜半夏五钱　杏仁四钱　广橘皮五钱　川草薢五钱　防己四钱　白通草一钱五分　小枳实四钱

煮三杯，分三次服。服九帖③。

十二日　于前方去杏仁、防己，加姜半夏五钱，生苡仁五钱。

十月初五日　痰饮、痹症、淋浊，皆寒湿为病，误与补阴，以致湿邪胶痼沉着，急难清楚。前与开痹和胃，现虽见效不少，究系湿为阴柔之邪，久为呆补所困，难以旦晚奏功也。

飞滑石六钱　桂枝四钱　生苡仁五钱　姜半夏六钱　猪苓三钱　小枳实三钱　云苓皮五钱　泽泻三钱　晚蚕砂三钱　川草薢五钱　广皮五钱　车前子三钱

煮三杯，分三次服。

廿五日　浊湿误补久留，与开太阳、阖阳明法，数十帖之多，虽大见效，究未清楚，小便仍间有浊时，腿仍微有酸痛。

姜半夏一两　桂枝四钱　川椒炭三钱　云苓皮五钱　猪苓三钱　片姜黄二钱　生苡仁五钱　防己三钱　晚蚕砂三钱　川草薢五钱　广皮五钱　白通草一钱　小枳实三钱

煮三杯，分三次服。

十一月十八日　痹症夹痰饮，小便浊，喉哑。先开上焦，后行中、下之湿。余有原案。

苦桔梗五钱　半夏一两　云苓皮五钱　生苡仁五钱　杏仁五钱　生甘草三钱

煮三杯，分三次服。喉哑服此。

备用方：行中、下两焦浊湿法。

飞滑石一两　桂枝四钱　生苡仁五钱　云苓皮六钱　黄柏盐水炒，三钱　车前子四钱

---

① 三钱：王本、金本作"五钱"。

② 七帖：底本无，据王本补。

③ 服九帖：底本无，据王本、金本补。

姜半夏六钱　广皮三钱　晚蚕砂三钱　川草薢五钱

煮三杯，分三次服。便浊服此。

戊子（1828 年）二月二十日　桑先淋，后见①血纂，后痒而胀痛，脉洪数，应从精道论治，与虎杖散合导赤法。

杜牛膝三钱　白芍三钱　木通二钱　细生地三钱　丹皮五钱　琥珀同麝研细，冲②，三分　降香末二钱　归须二钱　两头尖三钱　口麝同研，冲，五厘

煮三杯，分三次服。三帖③。

辛卯（1831 年）三月二十日　满六十七岁　血淋多年不愈，起于惊闪。现在痛甚，有妨于溺。溺则痛更甚，且有紫血条，显系瘀血之故，法当宣络。再久病在络，又定痛亦须络药。盖定痛之药，无不走络；走络之药，无不定痛。但有大络、别络、腑络、脏络之分。此症治在阴络。左脉沉弦而细，所谓沉弦内痛是也。

杜牛膝三钱　桃仁三钱　归横须三钱　降香末三钱　琥珀同研细，冲，三分　两头尖三钱　丹皮炭五钱　口麝同研细，冲，五厘

煮成三小茶杯，分三次食远服。

二十一日　照前方服一帖。

二十二日　于前方内加小茴香炭五钱，杜牛膝加二钱，成五钱，琥珀加二分，成五分，口麝加二厘，成七厘，再服二帖。

二十四日　血淋之后膏淋，显有秽浊之物下出不畅，以故效而未愈。再用前法而进之，大抵以浊攻浊。

杜牛膝五钱　归须三钱　两头尖三钱　小茴香五钱　琥珀八分　川椒炭二钱　降香末三钱　韭白汁每杯点三小匙　口麝同研细，冲，八厘　丹皮炭三钱

煮三杯，分三次服。连服二帖④。

二十六日　病减者减其制，照原方服半帖。

二十七日　脉数身热，风温所致。如今晚仍然大热，明日服此方。温病宜辛凉，最忌发表。且有下焦病，以纯走上焦、勿犯中下二焦为要。

连翘三钱　苦桔梗三钱　甘草二钱　银花三钱　香豆鼓三钱　芦根三钱　薄荷八分　荆芥穗一钱

煮三小杯，分三次服。

二十八日　照原方再服一帖。

二十九日　风温解后，服温药治他病太急，微有喉痛之意，且与清上焦，开提肺气，无任温病余邪滋长。其下焦温药，初一日晚再服未迟。

桔梗三钱　僵蚕二钱　甘草一钱　连翘三钱　蝉退去头、足，一钱　芦根三钱　银花一钱

煮二杯，分二次服。

三十日　照前方服一帖。

四月初一日　以病退八九，故未服药。

初二日　风温已解无余，膏淋亦清至九分，惟溺后微痛，微有丝毫浊滞未清。议用前通络泄浊法五分之一，以清余邪，俟十分清楚，再商善后。

茯苓连皮，三钱　杜牛膝一钱　丹皮二钱　琥珀二分　小茴香二钱　归须八分　两头尖一钱　口麝同研细，冲，二厘

煮一大茶杯，分二次服，以浊滞净尽为度。

初三日　照前方服一帖。

初四日　大痛之后，胃气受伤，食少而阳气不振。再九窍不和，皆属胃病。拟

---

①　见：底本作"且"，据金本改。
②　同……冲：底本无，据王本补。
③　三帖：底本无，据王本补。
④　连服二帖：底本无，据王本补。

通补胃阳，冀开胃健食，谷气以生宗气。

云苓块五钱　益智仁二钱　麦冬不去心，三钱　高丽参二钱　橘皮炭四钱　生姜三片　姜半夏三钱　炙甘草二钱　大枣去核，二枚

煮三杯，分三次服。

初五日　仍服前方。

初六日　前方仍再服。

王[1]　三十五岁　渴而小便后淋浊，此湿家渴也，况舌苔黑滑乎！议从《金匮》渴者猪苓汤法。但前医大剂地、黄、五味、麦冬、龟胶等，纯柔粘腻补阴，封固日久，恐难速愈。戒猪肉、介属、滑腻。

猪苓六钱　草薢六钱　泽泻五钱

初五日　渴而小便短，便后淋浊，与猪苓汤法，小便长而淋浊大减，渴止，舌黑苔退，惟肩背微有麻木酸楚之象，是脏腑之湿热已行，而经络之邪未化也。与经腑同治法。

生石膏八钱　连皮云苓块五钱　晚蚕砂三钱　杏仁四钱　广皮钱半　通草一钱　防己二钱　草薢四钱　生苡仁四钱　桂枝三钱　黄柏炭钱半

泄　泻

乙酉（1825 年）四月十五日　陶四十五岁　久泄脉弦，自春而来，古谓之木泄，侮其所胜也。

柴胡三钱　云苓块五钱　广皮三钱　桂枝三钱　姜半夏五钱　生姜五钱　猪苓三钱　炙甘草二钱　大枣去核，三枚　泽泻三钱

煮三杯，分三次服。

十九日　泄泻已减，于前方内加炒苍术三钱。前后共服十三帖全愈。

五月初六日　前曾木泄，与小柴胡汤

十三帖而愈。向有粪后便血，乃小肠寒湿之症。现在脉虽弦而不劲，且兼缓象，大便复溏，不必用柴胡法矣，转用黄土汤法，去柔药，避其滑润。

灶心土四两　云苓块连皮，五钱　熟附子三钱　炒苍术五钱　黄芩炭二钱　广皮炭二钱

煮三碗，分三次服。

十二日　湿多成五泄，先与行湿止泄，其粪后便血，少停再议。

云苓连皮，六钱　生苡仁五钱　桂枝五钱　猪苓五钱　茅苍术四钱　广皮四钱　泽泻五钱　广木香二钱

煮三杯，分三次服。以泄止为度。

八月初六日　胃不开，大便溏，小便不畅，脉弦。

云苓皮五钱　柴胡一钱　白蔻仁一钱　生苡仁五钱　猪苓三钱　广橘皮二钱　姜半夏三钱　泽泻三钱

煮三杯，分三次服。

乙酉（1825 年）五月十九日　陆氏二十七岁　六脉弦细，面色淡黄，泄则脾虚，食少则胃虚，中焦不能建立，安望行经，议先与强土。

云苓块三钱　半夏三钱　藿香梗二钱　益智仁一钱　苡仁二钱　白蔻皮一钱　广木香一钱五分　苏梗一钱五分　广皮炭一钱五分

煮三杯，分三次服。

廿八日　右脉宽泛，缓也。胃口稍开。泄则加添小便不通，加实脾利水。云苓块五钱，猪苓三钱，泽泻二钱，生苡仁五钱，加在前方内。

六月十八日　前方服十四帖。泄止，胃稍醒，脘中闷，舌苔滑，周身痹痛，六

---

[1]　此案底本缺，金本列于"泄泻"门中，王本补于淋浊门中。

脉弦细而沉。先与和胃，治痹在后。

生苡仁五钱　桂枝三钱　益智仁一钱五分　姜半夏五钱　杏仁三钱　藿香梗三钱　白蔻仁二钱　防己三钱　广橘皮三钱

煮三杯，分三次服。

卷　　三

头　痛

乙丑（1805年）三月初八日　赵氏

五十五岁　六脉弦而迟，沉部有，浮部无[1]，巅顶痛甚，下连太阳，阳虚内风眩动之故。

桂枝六钱　生黄芪六钱　生姜五钱　白芍三钱　全当归二钱　大枣去核，三枚　炙甘草三钱　川芎一钱　胶饴化入，五钱

辛甘为阳，一法也；辛甘化风，二法也；兼补肝经之正，三法也。服二帖。

初十日　阳虚头痛，愈后用黄[2]芪建中。

桂枝四钱　生绵芪五钱　生姜三片　白芍六钱　大枣去核，三枚　炙甘草三钱　胶饴化入，五钱

季　少阳头痛，本有损一目之弊，无奈盲医不识，混用辛温，反助少阳之火，甚至有用附子之雄烈者，无怪乎医者盲，致令病者亦盲矣。况此病由于伏暑发疟，疟久不愈，抑郁不舒而起，肝之郁勃难伸，肝愈郁而胆愈热矣。现在仍然少阳头痛未罢，议仍从少阳胆络论治。

刺蒺藜五钱　麦冬不去心，五钱　茶菊花三钱　羚羊角三钱　苦桔梗三钱　钩藤钩三钱　丹皮三钱　青葙子二钱　苦丁茶一钱　麻仁三钱　生甘草一钱五分　桑叶三钱

乙丑（1805年）十月廿二日　陈

三十五岁　少阳风动，又袭外风为病，头偏左痛，左脉浮弦而数，大于右脉一倍，最有损一目之弊。议急清胆络之热，用辛甘化风方法。

羚羊角三钱　丹皮五钱　青葙子二钱　苦桔梗三钱　茶菊花三钱　钩藤钩二钱　薄荷二钱　刺蒺藜二钱　生甘草一钱　桑叶三钱

水五杯，煮取两杯，分二次服，渣再煮一杯服。二帖。

廿五日　于前方内减薄荷一钱四分，加木贼草一钱五分，蕤仁三钱。头痛眼蒙甚，日三帖；少轻，日二帖。

十一月初八日　于前方内加蕤仁、白茅根、麦冬。

乙酉（1825年）四月十八日　章

四十三岁　衄血之因，由于热行清道，法当以清轻之品，清清道之热，无奈所用皆重药，至头偏左痛，乃少阳胆络之热，最有损一目之患，岂熟地、桂、附、鹿茸所可用？悖谬极矣！无怪乎深痼难拔也。勉与清少阳胆络法，当用羚羊角散，以无羚羊，故不用。

苦梗一两　桑叶一两　连翘连心，八钱　银花八钱　丹皮八钱　薄荷二钱　茶菊花一两　钩藤钩四钱　白蒺藜四钱　苦丁茶三钱　甘草四钱

---

① 沉……无：底本无，据王本、金本补。
② 黄：底本无，据意而补。

共为极细末，每服二钱，日三次。每服，白扁豆花汤调。

外以豆浆一担，熬至碗许，摊贴马刀患处，以化净为度。必须盐卤点之做豆腐水，并非可吃之豆腐浆①。

廿七日　复诊，症见小效，脉尚仍旧，照前清少阳胆络方，再服二三帖，俟大效后再议。如此时无扁豆花为引，改用鲜荷边煎汤为引亦可。

五月初二日　少阳络热，误用峻补阳气，以致头目左畔麻木发痒，耳后痛肿，发为马刀。现在六脉沉洪而数，头目中风火相扇。前用羚羊角散法，虽见小效，而不能大愈，议加一煎方，暂清脑户之风热，其散方仍用勿停。

苦桔梗三钱　生黄芩三钱　茶菊花三钱　侧柏叶炭三钱　炒苍耳子一钱五分　连翘连心，三钱　桑叶三钱　辛夷一钱五分　鲜荷叶去蒂，一张　黑山栀五枚，大便溏，去山栀

六月初五日　细阅病状，由少阳移热于阳明。加②生石膏一两，知母三钱，葛根三钱③。

十二日　偏头痛系少阳胆络病，医者误认为虚，而用鹿茸等峻补其阳，以致将少阳之热移于阳明部分，项肿牙痛，半边头脸肿痛，目白睛血赤，且闭不得开，如温毒状，舌苔红黄，六脉沉数有力。议与代赈普济散，急急两清少阳、阳明之热毒。代赈普济散十包，每包五钱，用鲜芦根煎汤，水二杯，煮成一杯，去渣，先服半杯，其下半杯含化，得稀涎即吐之。一时许，再煎一包，服如上法。

十六日　舌黄更甚，脉犹数，肿未全消，目白睛赤缕自下而上，其名曰倒垂帘，治在阳明，不比自上而下者治在太阳也。

代赈普济散，每日服五包，咽下大半，漱吐小半。每包加生石膏三钱，煎成一小碗。服二日。外以连心麦冬一两，分二次煎，代茶。

十八日　今日偏头痛甚，且清少阳之络，其消肿之普济散加石膏，午前服一包。余时服此方：

羚羊角一钱　连翘一钱　刺蒺藜六分　凌霄花一钱　钩藤钩六分　茶菊花一钱　银花一钱　苦桔梗八分　冬霜叶一钱　生甘草四分　犀角八分　丹皮一钱

两杯半水，煎一杯，顿服之。日三帖。

二十日　大便结，加元参二钱；溏则去之。

廿三日　经谓脉有独大、独小、独浮、独沉，斯病之所在也。兹左关独大、独浮，胆阳太旺，清胆络之热，已服过数十帖之多，而胆脉尚如是之旺，络药轻清上浮，服至何时得了？议胆无出路，借小肠以为出路。小肠火腑，非苦不通，暂与极苦下夺法。然此等药可暂而不可久，恐化燥也。

洋芦荟二钱　麦冬连心，五钱　川连二钱　胡黄连二钱　龙胆草三钱　丹皮五钱　秋石一钱

廿六日　前方服二帖，左关独大、独浮之脉已平。续服羚羊角散一天、代赈普济散一天，目之赤缕大退，其耳前后之马刀坚硬未消，仍服代赈普济散，日四五次。

七月初一日　脉沉数，马刀之坚结未化，少阳、阳明经脉受毒之处，犹然牵扯板滞。议外面改用水仙膏敷患处，每日早

---

① 豆腐浆：金本于此后尚有"附：有一人素有肝郁炎火，项间致成马刀，外用蒲黄、夏布贴患处，内服元参、贝母、牡蛎为丸，百日收功"。
② 加：底本无，据王本、金本补。
③ 钱：金本作"分"。

服羚羊角散一帖已，午后服代赈普济散四包。

初九日　服前药，喉咙较前甚为清亮，舌苔之黄浊去其大半，脉渐小仍数，里症日轻，是大佳处。外症以水仙膏拔出黄疮若许，毒气尚未化透，仍须急急再敷，务期拔尽方妙。至于见功迟缓，乃前人误用峻补之累，速速解此重围，非旦晚可了，只好宁耐性情，宽限令其自化，太紧恐致过刚则折之虞。前羚羊角散每日午前服一帖，午后服代赈普济散四包，分四次，再以二三包煎汤漱口，以护牙齿。

十七日　数日大便不爽，左脉关部复浮，疮口痛甚，再用极苦以泻小肠，加芳香活络定痛。

生大黄酒炒黑，三钱　龙胆草三钱　乳香三钱　归尾三钱　没药二钱　洋芦荟二钱　胡黄连三钱　银花五钱　川连二钱　秋石三钱

煮三小杯，分三次服。得快大便一次，即止。

十八日　马刀虽溃，少阳、阳明之热毒未除，两手关脉独浮，胆气太旺。与清少阳、阳明络热之中，兼疏肝郁，软坚化核。

苦桔梗三钱　金银花三钱　夏枯草三钱　生香附三钱　连翘三钱　冬霜叶三钱　凌霄花三钱　茶菊花三钱　粉丹皮五钱　海藻二钱

廿五日　马刀以误补太重而成，为日已久，一时未能化净，以畏疼，停止水仙膏之故。舌上白苔浮面微黄，其毒尚重。现在胃口稍减，木①来克土之故。于前方加宣肝郁。

银花三钱　丹皮炭三钱　香附二钱　桑叶三钱　连翘三钱　茶菊花三钱　苦梗二钱　广郁金二钱

仍以代赈普济散漱口，勿咽。

廿八日　肝郁误补，结成马刀，目几坏。现在马刀已平其半，目亦渐愈，脉之数者已平，惟左关独浮。其性甚急，肝郁总未能降，胃不甚开，胸中饭后觉痞，舌白滑微黄，皆木旺克土之故。其败毒清热之凉剂暂时停止，且与两和肝胃。

新绛纱三钱　姜半夏三钱　粉丹皮三钱　广皮炭二钱　归横须二钱　旋覆花三钱，包煎　广郁金二钱　降香末一钱五分　苏子霜一钱五分

八月初三日　少阳相火，误补成马刀，原应用凉络，奈连日白苔太重，胃不和，暂与和胃。现在舌苔虽化，纳食不旺而呕，未可用凉，恐伤胃也。于前方减其制。

新绛纱三钱　半夏五钱　黄芩炭二钱　广郁金二钱　生姜汁三匙　旋覆花三钱，包煎　丹皮三钱

仍用代赈普济散漱口。

初六日　于前方内去黄芩，加香附三钱，广皮炭二钱。

初八日　肝移热于脑，下为鼻渊，则鼻塞不通，甚则衄血。议清脑户之热，以开鼻塞，兼宣少阳络气，外有马刀故也。

银花二钱　苍耳子四钱，炒　辛夷炒，去毛，四钱　连翘二钱　茶菊花三钱　桑叶三钱

又　于前方内加旋覆花三钱，包煎，广郁金二钱，疏肝郁；加姜半夏二钱，止呕。

十三日　马刀已出大脓，左胁肝郁作痛，痛则大便，日下六七次，其色间黄间黑，时欲呕，有大瘕泄之象。与两和肝胃。

新绛纱三钱　炒黄芩二钱　降香末三钱　香附三钱　归须二钱　姜汁三匙　旋覆花三钱，包煎　广郁金二钱　焦白芍三钱　姜半

① 木：底本作"水"，据王本、金本改。

夏四钱　广皮炭三钱

十九日　外症未除，内又受伏暑成痢，舌白苔黄滑，小便不畅，大便五七次，有黑有白，便又不多，非积滞而何？不惟此也，时而呕水与痰，胃又不和。内外夹攻，何以克当？勉与四苓合芩芍汤法。

云苓皮五钱　猪苓三钱　炒黄芩二钱泽泻三钱　姜半夏五钱　红曲二钱　炒白芍三钱　炒广皮三钱　姜炒川连一钱五分　广木香二钱　降香末二钱

廿四日　病由胆而入肝，客邪已退，所见皆肝胆病，外而经络，内而脏腑，无所不病。初诊时即云深痼难拔，皆误用大热纯阳之累，所谓虽有善者亦无如之何矣！再勉与泻小肠以泻胆火法。

龙胆草三钱　连翘三钱　茶菊花三钱真雅连一钱五分　炒黄芩三钱　姜半夏三钱竹茹三钱　冬霜叶三钱　乌梅去核，三钱

廿六日　脉少大而数，即于前方内加苦桔梗三钱，金银花三钱，云苓皮三钱。

廿九日　脉仍数，肝胆俱病，不能纯治一边。

金银花三钱　姜半夏三钱　川连五分黄芩六分　连翘三钱　茶菊花三钱　冬霜叶三钱　乌梅三钱　云苓三钱　麦冬连心，五钱

九月十二日　前方服十一帖，胃口大开，舌苔化尽，肝气亦渐和，惟马刀之核未消尽，鼻犹塞，唇犹强，变衄为衄，脉弦数，大便黑。议于原方内去护土之刚药，加入脑户之络药，盖由风热蟠聚于脑户，故鼻塞而衄或衄，误补而邪不得出也。

连翘心三钱　银花三钱　乌梅三钱　苍耳子三钱，炒　麦冬五钱　苦桔梗三钱　辛夷三钱　川连二钱　茶菊花三钱　桑叶三钱龙胆草一钱　黄芩二钱　人中黄一钱五分

廿八[1]日　阅来札，前方服七帖。

肺胃之火太甚，议于原方内加生石膏一两，杏仁二钱，开天气以通鼻窍，清阳明以定牙痛，如二三帖不知，酌加石膏，渐至二两，再敷水仙膏以消核之未尽。

廿九日　右脉洪大而数，渴欲饮水，牙床肿甚，阳明热也。于前方内加石膏一两，共二两；银花二钱，桑叶二钱，各共五钱。如服三五帖后肿不消，加石膏至四两。

丁亥八月初二日　长氏　五十一岁先牙痛，阳明热也。继因怒而偏头痛，少阳热也。痛甚而厥，口歪。议清少阳、阳明两经之络热。

金银花三钱　茶菊花三钱　桑叶三钱连翘不去心，三钱　钩藤钩三钱　生石膏六钱，牙痛加此，痛止去此[2]　苦梗三钱　黄芩炭二钱　丹皮五钱　儿茶二钱　甘草二钱

富氏[3]　二十五岁　巅顶一点痛，畏灯光、日光如虎，脉弦细微数，此厥阴头痛也。与定风珠三剂而愈。

何氏[4]　四十岁　阳虚头痛，背恶寒，脉弦紧甚，与黄芪建中加附子三帖而痛减，脉稍和。又每日服半帖，四日而愈。

胃　痛

甲子（1804年）十月廿七日　伊氏三十岁　脉弦急，胁胀，攻心痛，痛极欲呕。甫十五日而经水暴至，甚多，几不

能起，不欲饮，少腹坠胀而痛，此怒郁伤肝，暴注血海，肝厥犯胃也。议胞宫、阳明同治法。盖《金匮》谓胞宫累及阳明，治在胞宫；阳明累及胞宫，治在阳明。兹因肝病下注胞宫，横穿土位，两伤者，两救之，仍以厥阴为主，虽变《金匮》之法，而实法乎《金匮》之法者也。

台乌药二钱　半夏五钱　小茴香二钱制香附三钱　血余炭本人之发更佳，三钱　广郁金二钱　青皮八分　五灵脂一钱五分　黄芩炭一钱　艾炭三钱

水五杯，煮取两杯，分二次服。二帖大效[1]。

廿九日　《金匮》谓胞宫累及阳明，则治在胞宫；阳明累及胞宫，则治在阳明。兹肝厥既克阳明，又累胞宫，必以厥阴为主，而阳明、胞宫两护之。

制香附三钱　半夏五钱　台乌药三钱，炒　桂枝三钱　草薢二钱　艾炭一钱五分　杜仲炭二钱　淡吴萸二钱　黑栀子三钱　川楝子三钱　小茴香三钱

水五杯，煮取两杯，分二次服。

甲子（1804年）十月廿九日　尹氏　二十一岁　脉双弦而细，肝厥犯胃，以开朗心地为要紧，无使久而成患也。

降香末三钱　半夏六钱　乌药二钱　广皮一钱五分　广郁金二钱　淡吴萸二钱　川椒炒黑，二钱　青皮一钱五分　生姜三片　川楝皮二钱

水五杯，煮取两杯，分二次服。三帖。

甲子（1804年）十一月初四日　王氏　二十六岁　肝厥犯胃，浊阴上攻，万不能出通阳泄浊法外，但分轻重耳。前三方之所以不大效者，病重药轻故也，兹重用之。

姜半夏五钱　厚朴三钱　降香末三钱川椒炭五钱　台乌药三钱　淡吴萸五钱　良姜五钱　小枳实三钱　云连一钱　两头尖拣净两头圆，三钱

用甘澜水八碗，煮取三碗，分六次服。二帖[2]。

初六日　重刚劫浊阴，业已见效，当小其制。

姜半夏三钱　台乌药二钱　厚朴二钱良姜三钱　川椒炭三钱　小枳实二钱　青皮二钱　广皮一钱五分

用甘澜水八碗，煮取三碗，分三次服。二帖。

车　脉沉弦而紧，呕而不渴，肢逆且麻，浊阴上攻，厥阴克阳明所致，宜急温之。

台乌药三钱　淡吴萸五钱　半夏五钱厚朴三钱　荜拨二钱　小枳实三钱　川椒炭三钱　干姜三钱　青皮二钱

头煎两杯，二煎一杯，分三次服。

脾　胃

癸亥（1803年）二月二十日　许　四十七岁　脉弦而紧，弦则木旺，紧则为寒，木旺则土衰，中寒则阳不运。土衰而阳不运，故吞酸噫[3]气，不寐不食，不饥不便。九窍不和，皆属胃病。浊阴蟠踞中焦，格拒心火不得下达，则心热如火。议苦辛通法。

半夏一两　小枳实三钱　广皮二钱　薏仁五钱　厚朴三钱　淡吴萸三钱　生姜六片　炒云连二钱

---

[1] 二贴大效：底本无，据王本、金本补。
[2] 二帖：底本无，据王本、金本补。
[3] 噫：王本、金本作"嗳"。

用甘澜水八碗，煮成三碗，分三次服；渣再煮一碗服。

廿四日　六脉阳微，浊阴蟠踞，不食不饥不便，用和阳明兼驱浊阴法。今腹大痛，已归下焦，十余日不大便，肝病不能疏泄，用驱浊阴、通阴络法，又苦辛通法，兼以浊攻浊法。

台乌药二钱　厚朴三钱　淡吴萸三钱　川楝子三钱　小茴香炒黑，三钱　两头尖拣净，三钱　槟榔二钱　小枳实二钱　炒良姜二钱　广皮一钱五分

以得通大便为度。

廿七日　服以浊攻浊法，大便已通，但欲便先痛，便后痛减，责之络中宿积未能通清，脐上且有动气，又非汤药所能速攻，攻急恐有瘕散为蛊之虞。议化癥回生丹缓攻为妙。

某　脉沉紧为里寒，木旺土衰，浊阴上攻，腹拘急时痛，胁胀腰痛。议苦辛通法，兼醒脾阳。

藿香梗三钱　厚朴二钱　生香附三钱　生薏仁三钱　广郁金二钱　官桂一钱　姜半夏三钱　广木香八分　白蔻仁一钱　荜拨一钱　台乌药二钱　广皮一钱五分

初五日　某　脉弦细而紧，浊阴上攻，胸痛。用辛香流气法。

川楝子三钱　良姜三钱　厚朴二钱　乌药二钱　淡吴萸三钱　槟榔一钱五分　小枳实二钱　荜拨二钱　广皮二钱　广木香一钱

三帖。

初八日　补火生土，兼泄浊阴。

茯苓块三钱　台乌药二钱　淡干姜二钱　益智仁煨，一钱五分　生薏仁三钱　半夏三钱　陈皮一钱五分　淡吴萸二钱

四帖。

乙酉（1825年）五月十四日　李　十三岁　六脉俱弦，不浮不沉不数，舌苔白而滑，不食不饥，不便不寐。九窍不和，皆属胃病。卧时自觉气上阻咽，致令卧不着席，此肝气之逆也。额角上有虫斑，神气若昏，目闭不欲开，视不远。医云有虫，亦复有理。议先与两和肝胃，如再不应，再议治虫。

半夏一两　旋覆花五钱，包煎　秫米一合

二十日　六腑不通，九窍不和，医者不知六腑为阳，以通为补，每见其二便闭也，则以大黄、蒌仁寒药下之，以后非下不通，屡下屡伤，遂致神气若昏，目闭不开，脉弦缓，而九窍愈不通矣。已成坏症，勉与通阳。

姜半夏三钱　云苓皮三钱　厚朴三钱　白蔻仁二钱　益智仁二钱，煨　鸡内金二钱，炒　广皮二钱　大腹皮三钱

廿三日　六腑闭塞不通，有若否卦之象。按否之得名，以坤阴长阳消之候，将来必致上下皆坤而后已。坤为腹，故腹大无外；坤为纯阴，初爻变震为复。然则欲复其阳，非性烈如震者不可，岂大黄等阴寒药所可用哉！

天台乌药散二钱，加巴霜二分，和匀，分三份，先服一份，候五时不便，再服第二份，得快便即止。

廿四日　服一次，五时得快便，宿物下者甚多，目之闭者已开，神气亦清，稍食粥饮，知顽笑矣。

廿五日　六腑不通，温下后大便虽通，而小便仍然未解，心下窒塞，不饥不食，六脉弦迟。急急通阳为要，与开太阳、阖阳明法。

半夏五钱　云苓皮五钱　良姜二钱　猪苓三钱　川椒炭三钱　安边桂一钱　公丁香一钱　泽泻三钱　广皮三钱

六月初一日　大便已能自解，胃能进

食，是阳明已阖。惟小便不通，是太阳不开。与专开太阳。

云苓皮五钱　桂枝三钱　猪苓三钱　安边桂一钱五分　晚蚕砂三钱　苍术二钱　泽泻三钱　飞滑石三钱

煮三杯，分三次服，以小便通为度。若小便已通而尚浑浊者，再服一帖，以小便清为度。

初六日　服前方二帖，小便暂通。连日大小便复闭，大便不通已七日，自觉胃中痞塞，脸上虫斑未退。议用前配成之乌药散，再服四份。如二便俱通，即停药，统俟初八日清晨再商。如大便通一次，而小便不通，或大便竟不通，明日再服三份。若大便二三次，而小便仍然不通者，即勿服。

初八日　服乌药散四份，内巴霜四厘，已得快便，今朝且能自行小便，六腑俱通矣。只与和胃，令能进食，可以收功。盖十二经皆取决于胆，皆禀气于胃也。

云苓块四钱　益智仁一钱，煨　半夏三钱　生薏仁五钱　广皮炭二钱　生姜五钱

庆室女　十六岁　不食十余日，诸医不效，面赤脉洪。与五汁饮降胃阴法，兼服牛乳，三日而大食矣。

甘庶汁　梨汁　芦根汁　荸荠汁　藕汁

各等分拌匀。

邱　十八岁　温热愈后，午后微热不除，脉弦数，面赤，与五汁饮三日，热退进食，七日全愈。

噎　食

王　左尺独大，肾液不充，肾阳不安

其位。尺脉以大为虚，经所谓阴衰于下者是也。右手三部俱弦，食入则痛，经所谓阳结于上者是也。有阴衰而累及阳结者，有阳结而累及阴衰者。此症形体长大，五官俱露木火通明之象。凡木火太旺者，其阴必素虚，古所谓瘦人多火，又所谓瘦人之病，虑虚其阴。凡噎症治法，必究阴衰、阳结，何者为先，何者为后，何者为轻，何者为重。此症即系阴虚为本，阳结为标，何得妄用大黄十剂之多？虽一时暂通阳结，其如阴虚而愈虚何！业医者岂不知数下亡阴乎！且云岐子九法，大半皆攻，喻嘉言痛论其非，医者岂未之见邪？愚谓因怒停食，名之食膈，或可一时暂用大黄，亦不得恃行数用。今议五汁饮果实之甘寒，牛乳血肉之变化，降胃阴而和阳结，治其标；大用专翁大生膏，峻补肝肾之阴，以救阴衰，治其本。再能痛戒怒恼，善保天和，犹可望愈。

专翁大生膏方[①]　酸甘咸腥臭直达下焦法

大熟地四斤　海参四斤　山萸肉二斤　拣洋参四斤　鳖甲四斤　桂圆肉二斤　鲍鱼四斤　提麦冬四斤　杭白芍四斤　牡蛎四斤　龟板胶四斤　云苓四斤　猪脊髓一斤　乌骨鸡一对　莲子四斤　沙蒺藜四斤　芡实二斤　羊腰子三十二对　真阿胶四斤　白蜜四斤　鸡子黄六十四个

取尽汁，文火煎炼成膏。

癸亥（1803年）十月十三日　李五十五岁　大凡噎症，由于半百之年，阴衰阳结。古来纷纷议论，各疏所长，俱未定宗。大抵偏于阳结而阴衰者，宜通阳气，如旋覆代赭汤、进退黄连汤之类；偏

———————

① 专翁大生膏方：与《温病条辨》方有出入，可互参。

于阴衰而阳结者，重在阴衰，断不可见一毫香燥，如丹溪之论是也。又有食膈宜下，痰膈宜导，血膈宜通，络气膈宜宣肝；呕吐太过而伤胃液者，宜牛转草复其液；老僧寡妇，强制太过，精气结而成骨，横处幽门，宜鹅血以化之；厨役受秽浊之气伤肺，酒肉胜食气而伤胃，宜化清气，不可胜数。按此症脉沉数有力而渴，面色苍而兼红，甫过五旬，须发皆白，其为平日用心太过，重伤其阴，而又伏火无疑。议且用玉女煎法。

煅石膏八钱　麦冬不去心，六钱　牛膝三钱　旋覆花新绛纱包，三钱　大熟地六钱　白粳米一撮　知母二钱　炙甘草三钱

每早服牛乳一茶碗。

甲子（1804 年）二月十三日　张六十三岁　老年阳结，又因久饮怒郁，肝旺克土，气上阻咽，致成噎食。按阳气不虚不结，断非破气可疗。议一面通补胃阳，一面镇守肝阴法。

代赭石煅，一两二钱　半夏一两　姜炒洋参二钱　桂枝六钱　旋覆花五钱，包煎　生姜六钱　茯苓块四钱

七帖。

二十日　阳脉已起，恐过涸其液，议进阴药，退阳药。

代赭石一两，煅　半夏六钱　炒白芍六钱　旋覆花六钱，包煎　洋参四钱　炙甘草三钱　桂枝三钱　茯苓块三钱　姜汁每杯冲三小匙

廿五日　前日脉数，因退阳进阴，今日脉缓而痰多，仍须进阳，俾中焦得运，以复其健顺有常之体。

半夏一两二钱　代赭石一两六钱　生姜五片　焦白芍三钱　桂枝六钱　茯苓块八钱　洋参二钱　旋覆花六钱，包煎

两帖。

傅　五十五岁　先因酒楼中饮酒，食烧小猪响皮，甫及下咽，即有家人报知朋友凶信，随即下楼寻车，车夫不知去向，因步行四五里，寻至其友救难，未遇，又步行四五里，又未遇，渴急，饮冰镇乌梅汤一二碗，然后雇车回家，心下隐隐微痛，一月后痛有加，延医调治一年不效。次年五月，饮水一口，胃中痛如刀割，干饭不下咽已月余矣。闰五月初八日，计一粒不下已十日。骨瘦如柴，面赤如赭，脉沉洪有力，胃中痛处高起如桃大，按之更痛不可忍。余曰："此食膈也，当下之。"因用大承气汤加牵牛，作三碗。伊家见方重，不敢服。求签而后服一碗，痛至脐；服二碗，痛至小腹；服三碗，痛至肛门，大痛不可忍，又不得下。于是又作半剂，服一碗，外加蜜导法，始下如鸡蛋，黑而有毛，坚不可破。次日先吃烂面半碗，又次日饮粥汤，三日食粥，五日吃干饭矣。下后所用者，五汁饮也。

杨　四十六岁　先因微有痰饮咳嗽，误补于前，误下于后，津液受伤，又因肝郁性急，致成噎食，不食而大便燥，六脉弦数。治在阴衰。

大生地六钱　麦冬五钱　麻仁三钱　广郁金八分　生阿胶三钱　白芍四钱　丹皮三钱　炙甘草三钱

服七帖而效。又于前方加鳖甲四钱，杞子三钱，服十七八帖而大效，进食如常。惟余痰饮，后以外台茯苓饮减广皮、枳实收全功。

庚寅（1830 年）五月十八日　陈三十五岁　酒客不戒于怒，致成噎食，其势已成，非急急离家，玩游山水，开怀畅遂，断不为功。盖无情草木，不能治有情之病。与进退黄连汤法。

云苓块四钱　人参二钱①　炙甘草一钱
旋覆花新绛纱包，四钱　炒黄连一钱五分
半夏四钱　生姜汁冲，三匙　薤白三钱

煮三杯，分三次服。

廿二日　效不更方，再服四帖。

廿八日　即于前方内加广橘皮三钱，又服四帖。

六月初四日　怒郁兼酒毒，与进退黄连汤法，业已见效，仍宗前法。余有原案。

人参三钱　云苓块四钱　生姜汁三匙
神曲三钱　旋覆花新绛纱包，四钱　半夏四钱
炙甘草一钱　炒黄连一钱五分　薤白三钱
广橘皮三钱

煮三杯，分三次服。

十二日　诸症虽减，六脉弦紧，于前方减去黄连，加温药，调和营卫。余有原案。

人参三钱　云苓块四钱　生白芍三钱
姜半夏四钱　广橘皮三钱　桂枝三钱　旋覆花四钱，包煎　炒黄连五分　炙甘草一钱　大枣肉二枚　薤白三钱　神曲三钱　生姜三钱

煮三杯，分三次服。

廿二日　诸症虽减，六脉弦紧，于前方内去黄连、薤白，加代赭石五钱②。

十月十五日　赵　四十岁　噎食，脉弦细，胁痛，前与宣肝络，其痛已止。与旋覆代赭汤③ 治其噎。

代赭石煅④，飞，八钱　人参三钱　姜半夏五钱　炙甘草三钱　旋覆花五钱，包煎　洋参一钱　云苓块五钱　大枣肉三枚　生姜五钱

煮三杯，分三次服。

廿四日　复诊，效不更方，再服四帖。能用关东参更妙。

廿九日　又服四帖。

呕　吐

癸亥（1803 年）三月二十日　金　六十八岁　旧有痰饮，或发呕吐，仍系痰饮见症。医者不识，乃用苦寒坚阴，无怪乎无可存之物矣。议食入则吐是无火例。

淡吴萸五钱　半夏八钱　淡干姜五钱
生薏仁三钱　广皮三钱　生姜汁每次冲三匙

水五杯，煮二杯，分二次服；渣再煮一杯服。

廿三日　前方业已见效，但脉迟紧，与通养胃阳。

人参一钱五分　淡吴萸三钱　半夏三钱
生薏仁三钱　茯苓二钱　生姜五片

不拘帖。

恒氏　二十七岁　初因大惊，肝气厥逆，呕吐频仍。后因误补，大呕不止，呕即避人，以剪刀自刎。渐至粒米不下，体瘦如柴，奄奄一息，仍不时干呕，四肢如冰，后事俱备，脉弦如丝而劲。与乌梅丸法。

辽参三钱　川椒炭四钱　吴萸泡淡，三钱
半夏四钱　姜汁三匙　川连姜炒，二钱　云苓块五钱　乌梅去核，五钱　黄芩炭一钱

服二帖而进米饮，服四帖而食粥，七帖后全愈。后以两和肝胃到底而大安。

己丑（1829 年）正月初十日　珠氏　二十五岁　呕吐不食已久，六脉弦细而弱，与安胃丸法。

姜半夏八钱　川椒炭六钱　广皮五钱

---

① 二钱：王本作"三钱"。
② 五钱：王本作"四钱"。
③ 旋覆代赭汤：底本作"代赭旋覆汤"，据意而改。
④ 煅：底本误作"煨"。

云苓块六钱　乌梅肉四钱　生姜五钱

甘澜水八茶杯，煮成三杯，分三次服。

十四日　呕吐不食，与安胃丸法已效，但小便犹短，兼有口疮，议兼开太阳。

云苓半皮半块，六钱　姜半夏六钱　猪苓三钱　桂枝三钱　生意仁五钱　吴萸拌川连炒，三钱　泽泻三钱　川连八分，炒　川椒炭四钱　生姜三钱

煮三杯，分三次服。

辛卯（1831 年）五月廿八日　喻　六十一岁　肝郁停痰，呕吐百余日，治不如法，肝未愈而胃大伤。议与苦辛以伐肝，甘淡以养胃阳。

姜半夏五钱　人参三钱　淡吴萸三钱　云苓五钱　川椒炭四钱　炒川连五钱　生姜汁三匙，冲

煮三杯，分三次服。

六月初四日　于前方内减川椒炭一钱、淡吴萸一钱，加旋覆花新绛纱包，三钱，香附三钱，姜半夏一钱。

初六日　肝木横穿土位，呕逆百余日不止，与苦辛伐肝，用甘淡养胃阳，已见大效。俟胁下丝毫不胀，用此方镇肝逆，养肝阴，补中阳。性情之病，胸中须海阔天空，以迓天和。

代赭石八钱　人参三钱　姜半夏六钱　云苓块六钱　炙甘草三钱　旋覆花三钱，包煎　生姜三钱

煮三杯，分三次服。

反　胃

甲子（1804 年）十一月廿五日　周　七十五岁　老年阳微浊聚，以致胸痹反胃。三焦之阳齐闭，难望有成。议先通胸上清阳。

桂枝尖五钱　半夏五钱　栝蒌二钱　薤白三钱　小枳实八分　白茯苓二钱　白蜜半酒杯　厚朴一钱　姜汁三小匙

水八杯，煮取三杯，分三次服。

三十日　老年阳微浊聚，反胃胸痹，用开清阳法，业已见效。但呕痰仍多，议食入则吐为无火例，用茱萸汤合大半夏法。

吴萸泡淡，八钱　半夏一两二钱　白蜜一黄酒杯　洋参姜炒，八钱　生姜二两

水八碗，煮取三碗，分三次服；渣再煮半碗服。

初三日　即于前方内加茯苓块五钱。

初十日　于前方内去吴萸，加薤白三钱。

哕　于决切，与呃同

癸亥（1803 年）六月十五日　王　三十岁　六脉俱濡，右寸独大，湿淫于中，肺气贲郁，因而作哕。与伤寒阳明、足太阴之寒哕有间。以宣肺气之痹为主。

飞滑石三钱　竹茹三钱　白通草二钱　生姜汁每杯冲入三小匙　杏仁泥三钱　柿蒂三钱　生薏仁三钱　广皮二钱

十七日　泄泻胸闷，于前方内加茯苓三钱，藿香梗二钱。

十九日　脉之濡者已解，寸之大者已平，惟胃中有饮，隔拒上焦之气，不得下通，故于其旺时而哕甚。今从阳明主治。

茯苓块五钱　半夏六钱　杏仁泥二钱　飞滑石三钱　小枳实一钱五分　生薏仁五钱　广皮三钱　藿香梗三钱　白通草三钱　柿蒂三钱

三帖。

廿二日　哕虽止，而六脉俱数，右手更大，泄泻色黑，舌黄，气分湿热可知。

连翘二钱　茯苓皮五钱　黄芩炭一钱 银花二钱　飞滑石三钱　厚朴一钱　扁豆皮三钱　生薏仁三钱　泽泻三钱　白通草二钱

煮三杯，分三次服。三日六帖。

咳　嗽

甲子（1804年）四月廿四日　吴　二十岁　六脉弦劲，有阴无阳，但咳无痰。且清上焦气分。

沙参三钱　生扁豆三钱　连翘一钱五分 麦冬三钱　冬霜叶三钱　玉竹三钱　冰糖三钱　茶菊花三钱　杏仁三钱

煮三杯，分三次服。三帖。

廿六日　于前方内去连翘，加丹皮二钱，地骨皮三钱。

丙戌正月十三日　陈[①]　四十岁 咳嗽起于前年九月。夏伤于湿，伏暑遇新凉而发之咳，症本不大，后因误补封固，邪已难出，又用桑皮，末用地骨，引邪之肾。按肾为封藏之脏，误入者，永难再出矣。身热得补药汗解，而足心之热总不解，是其确证也。现在咳而呕，六脉弦细而数，阴阳两虚也。勉照胃咳方法，先能得谷，建立中焦。假如胃旺，或有生机。常吐血一二口，中有瘀滞，亦系久病络伤，季胁作痛，肝经部分，应加宣络降气。

姜半夏六钱　苏子霜钱半　桃仁三钱，呕不止，可加至两许　云苓八钱　降香末二钱 广皮炭三钱　姜汁每杯冲三小匙

煮三杯，分三次服。此症扬汤止沸而已，断难釜底抽薪。

肺　痈

癸亥（1803年）三月初八日　王氏

五十八岁　初起喉痹，为快利药所伤，致成肺痈。胸中痛，口中燥，痹仍未痊，不食不寐，痰气腥臭，已有成脓之象。脉短而数，寒热，且移热于大肠而泄泻。难愈之证，勉与急急开提肺气，议千金苇茎汤与甘桔合法。

苦桔梗二两　桃仁五钱　冬瓜仁五钱 生薏仁一两　甘草一两　鲜苇根四两

水八碗，煮成三碗，渣再煮一碗，分四次服。

己巳年（1809年）冬月　堂伯兄 四十岁　饮火酒，坐热炕，昼夜不寐，喜出汗，误服枇杷叶、麻黄等利肺药，致伤津液，遂成肺痈，臭不可当，日吐脓二升许。用千金苇茎汤合甘桔法。

苇根八两　苦桔梗三两　桃仁一两五钱 薏仁二两　冬瓜仁一两五钱　生甘草一两

煮成两大茶碗，昼夜服完碗半，脓去十之七八，尽剂脓去八九。又服半剂，毫无臭味。后以调理脾胃收功。

己卯年（1819年）　朱咏斋世兄 五十余岁　以二月初受风，与桂枝汤一帖，风解，胆怯不敢去厚衣，因而汗多。初四五等日又受风温，口渴思凉，脉洪数，先与辛凉轻剂，不解，脉又大，汗更多，口更渴，身更热，因与辛凉重剂石膏等一帖，身凉，渴止，脉静，仍胆怯不去厚衣。初十日，当大内差使[②]，坐夜起五更，衣更厚，途间不敢去皮衣，以致重亡津液，而成肺痈。与苇茎汤日二三帖，服之五七日不应。脓成臭极，加苦葶苈子五钱，脓始退，未能十分净尽。后十日又

---

① 陈：此案底本缺，据金本补。
② 当大内差使：金本作"当大差"。

发，脓又成，吐如绿豆汁，脓①臭，每吐一碗余，又与前方加葶苈三钱，服二帖方平。后以补胃逐痰饮收功。再其人色白体肥，夙有痰饮，未病之年②前，秋冬两季，已在上书房行走，早起恐寒，误服俗传药酒方。本不嗜酒，每早强饮数小杯，次年患此恙之由也。

失 音

乙丑（1805 年）二月初二日 朱 右脉洪数有力，金实无声，麻杏石甘汤证也。奈已为前医发汗，麻黄未便再用，议清音汤加石、杏。

半夏六钱 苦桔梗六钱 石膏六钱 杏仁粉五钱 苇根五钱 生甘草二钱

水五杯，煮成二杯，渣再煮一杯，分三次服。

初三日 肺脏本热，为外风所搏，实而无声，究系麻杏石甘之法为速。

生石膏一两 麻黄去节，五钱 炙甘草三钱 杏仁泥六钱 半夏五钱

初四日 右脉之洪数有力者已减其半，而音亦渐开，仍用麻杏石甘加半夏一帖。

生麻黄去节净，三钱 生石膏研末③，一两 杏仁霜七钱 姜半夏七钱 炙甘草三钱

甘澜水八碗，煮成三碗，分三次服。以后病减者，减其制。

乙酉（1825 年）正月廿九日 沈 二十岁 六脉弦细如丝，阳微极矣。咳嗽便溏，纳食不旺，由上焦损及中焦。所以致损之由，初因遗精，继因秋伤于湿，冬必咳嗽，外邪未清，骤然用补，使邪无出路，致咳嗽不已。古谓病有三虚一实者，先治其实，后治其虚。现在喉哑，治实，先与开提肺气。治虚与诸虚不足之小建中

汤。

苦桔梗四钱 云苓块五钱 杏仁泥二钱 姜半夏四钱 生薏仁五钱 生甘草二钱

煮二杯，分二次服。

二月初六日 六脉弦细之极，阴阳俱损，急须用补。以外感未净，喉音未清，暂与理肺，二帖后再诊。

茯苓块四钱 苦桔梗二钱 生甘草三钱 甜杏仁四钱 冰糖四钱 鲜芦根四钱 姜半夏三钱

煮三小杯，分三次服。

珠 四十五岁 酒客失音，与麻杏石甘汤。

生石膏四两 麻黄五钱 杏仁四钱 炙甘草三钱

又 服一帖，无汗，音不出；服二帖，微汗，音出不甚响。仍用前法。

蜜炙麻黄三钱 生石膏三钱 炙甘草三钱 杏仁四钱

又 服五帖，音大出，但脉滑耳。与清音汤。

苦桔梗六钱 姜半夏六钱 炙甘草二钱

又 服五帖，音清，脉滑，痰饮不尽，与外台茯苓饮法，减辛药。

茯苓八钱 沙参三钱 半夏五钱 广皮二钱 甘草一钱五分 麦冬不去心，五钱 小枳实一钱五分

七帖而安。

歌儿 十五岁 失音，歌唱劳伤，肺火喉哑。

洋参切薄片，一两 鲍鱼切薄片，四两

早晚各取鲍鱼二钱，洋参五分，煎汤，顿服之。歌时取鲍鱼、洋参各一片，

---

① 脓：金本作"浓"。
② 年：底本无，据王本、金本补。
③ 研末：底本无，据王本、金本补。

贴牙后腮间，咽其津液，以后不复哑矣。

歌儿 十六岁 因饮酒过度，贪食水果，寒热相搏，湿热内壅。

苏梗 苦桔梗 神曲 半夏 甘草 芦根 茯苓块

服数帖而愈。

喉痹[1]

刘 三十二岁 脉弦而长，木气太旺，与君火结，成喉痹。

芥穗二钱 薄荷二钱 元参八钱 银花六钱 牛蒡子五钱 连翘五钱 马勃二钱 人中黄二钱

共为粗末，分八包，每一包，芦根汤煎，一时一服。去净渣。

又 酒客，脉弦数，当与苦药坚阴而清酒中之湿，即于前方内加桔梗四钱，射干四钱，黄芩四钱，儿茶三钱。煎法如前。

乙丑（1805 年）六月廿六日 灵 舌苔边白中浊，喉肿而痛，头晕，身热，脉数，疠气所干，切戒谷食，急开关窍，用时时轻扬法。

桔梗八钱 人中黄三钱 薄荷三钱 芥穗三钱 元参一两 牛蒡子八钱 黄芩三钱 黄连三钱 马勃三钱[2] 板蓝根三钱 僵蚕三钱 连翘八钱 银花八钱 去蒂鲜荷叶半张

共为粗末，分八包，一时许服一包。芦根汤煎，去净渣服。

二十七日 舌浊甚，邪之传化甚缓，于前方内加黄芩二钱，足成五钱，黄连二钱，足成五钱。

二十八日 湿热疠气相搏，以成喉痹。舌苔重浊色暗，必得湿气宣化，而后

热可以解。盖无形之邪热，每借有形之秽浊以为依附故也。因前法而小变之。

桔梗八钱 人中黄二钱 黄芩五钱 黄连五钱 马勃五钱 牛蒡子五钱 僵蚕三钱 连翘八钱 银花八钱 通草三钱 荆芥二钱 杏仁五钱 薄荷三钱 滑石一两 犀角三钱

共为粗末，分十包，一时许服一包。每服，鲜荷叶边二钱，芦根三钱，同煎，去净渣服。

二十九日 喉痛虽止，舌浊未除，脉仍微数，则其中之湿可知。按《灵枢经》五脏温病以舌苔专属之肺，故药方一以宣通肺气为主。盖气化则湿化，而火亦无依矣。

桔梗三钱 人中黄八分 连翘二钱 银花二钱 黄连一钱五分 黄芩二钱 马勃八分 通草一钱 杏仁泥一钱 滑石三钱 芦根一枝 鲜荷叶去蒂，半张

今晚一帖，明日午前一帖。

壬午（1822 年）四月十一日 王 二十岁 温毒，身热，喉痹，滴水不能下咽，已二日矣。与代赈普济散二十包。先煎一包，含入喉内，仰面浸渍喉疮，一刻许，有稀涎满口，即控出吐之；再噙再浸如上法，浸至半日，喉即开，得小咽，于是每一包药煎一碗，咽一半，浸吐一半，服至三日，得快通[3]，喉全消，身热亦退。服育阴药而愈。

乙酉（1825 年）五月初二日 王氏 四十五岁 六脉沉弦而细，纯阴之象，喉痛，足痹，宜温。

川椒炭三钱 防己三钱 桂枝三钱 安

---

① 喉痹：底本缺此门医案，据王本及金本补。
② 三钱：金本作"二钱"。
③ 快通：金本作"快便"。

桂去皮，二钱　茯苓皮五钱　片姜黄三钱　草薢五钱　苡仁五钱

服四帖。

初八日，喉痛止，去肉桂；痰不活，加半夏五钱。

满氏　三十五岁　面色青黄，呼吸定息脉再至而弦紧，食减，经不行，腹中有块二三枚，长三四寸，肝厥，无五日不发，喉痛十数年不休。向来所服之方，非寒凉，即妇科白芍、生地等药，以致历年沉困不休，病势日重一日，十二年不孕矣。与苦辛热法，急回真阳，或者可救。

肉桂二钱①　良姜三钱②　川椒三钱③　广皮三钱④　淡吴萸三钱⑤　半夏五钱⑥

前方服二剂，喉痛减其大半，厥未发，食可进，腹痛减。与前方加人参二钱⑦，茯苓四钱⑧。

又　前方服四帖，脉三至，喉痛止，食大进，腹痛亦减。仍服前方，去良姜，并减刚药分量。前方服七帖，六脉将进至四至。服通补奇经丸一料，服至半年而受孕。

戊寅（1818年）三月初三日　孙三十六岁　其人本六阴脉，加以六七年喉痹风疾，逢寒暑饥饱焦劳，无月不发，致两手按至骨六脉俱无，而神气、饮食、动作、坐卧如平人。痹发则喉肿痛，间或发热如时令喉症。医者俱用表散去风等药。每发俱不能食，数日不等，体瘦稍弱，既无脉可凭。细询喉痹来由，以喜弹唱熬夜，逐日铨部从公，饮食不时，留邪在络，宜从育阴论治。现在不发喉痹，正可补阴潜阳。先与专翕大生膏半斤，胃开食长，精神觉旺。永戒歌唱。服大生膏至次年春，共一料，计念⑨四斤，喉痹永不发。六脉亦复六阴之旧，形体丰腴矣。

水　气

甲子（1804年）三月廿一日　兰女十四岁　脉数，水气由面肿至足心。经谓病始于上而盛于下者，先治其上，后治其下。议腰以上肿当发汗例，越婢加术汤法。

麻黄去节，五钱　白术三钱　杏仁泥五钱　石膏六钱　桂枝三钱　炙甘草一钱

水五杯，煮取二杯。先服一杯，得汗，止后服，不汗，再服。

廿二日

生石膏八钱　麻黄去节，三钱　生姜三片　炙甘草二钱　杏仁泥五钱　桂枝二钱　大枣去核，二枚

水八杯，煮取三杯，分三次服。以汗出至足为度，又不可使汗淋漓。

廿四日　水气由头面肿至足下，与越婢法，上身之肿已消其半。兹脉沉而数，以凉淡复微苦，利其小便。

飞滑石五钱　生薏仁五钱　杏仁三钱　茯苓皮六钱　黄柏炭一钱　海金沙六钱　泽泻三钱　白通草三钱

不能戒咸，不必服药。三帖⑩。

甲子（1804年）三日廿一日　通女十九岁　右脉大于左，浮而紧。诸有水气者，腰以上肿，当发汗。但其人自汗，

---

① 二钱：金本作"钱半"。
② 三钱：金本作"二钱"。
③ 三钱：金本作"二钱"。
④ 三钱：金本作"二钱"。
⑤ 三钱：金本作"一钱五分"。
⑥ 五钱：金本作"三钱"。
⑦ 二钱：金本作"钱半"。
⑧ 四钱：金本作"三钱"。
⑨ 念：疑为"廿"。
⑩ 三帖：底本无，据王本补。

不得再发。咳而齁，仍以肺气为主，用小青龙汤去麻、辛。

杏仁泥四钱　半夏五钱　制五味一钱　生薏仁三钱　炙甘草二钱　桂枝三钱　炒白芍一钱五分　干姜二钱

水五杯，煮取二杯，分二次服。

廿二日　于前方内加茯苓块五钱。

廿四日　风水愈后，咳亦止，多汗。议苓桂术甘汤加黄芪蠲饮而护表。

茯苓五钱　生绵芪三钱　炙甘草三钱　桂枝四钱　於术三钱

煮取二杯，分二次服。三帖。

章　四十岁　腰以下肿，当利小便。六脉沉细之极，肠鸣色黑，阳气几微湮没矣。

茯苓皮八钱　桂枝八钱　良姜三钱　生茅术五钱　泽泻六钱　老厚朴三钱　猪苓六钱　椒目三钱　安边桂三钱　广皮二钱

水八碗，煮取三碗，渣再煮一碗，分四次服。以小便利为度。

又　肿胀胸痞，用半夏泻心汤法，俟痞愈再服前方。

半夏　川连　生姜　黄芩　干姜

甲子（1804年）三月廿六日　某前因中焦停饮咳嗽，转用温药，今虽饮咳见效，小便究未畅行，脉之沉部洪较有力。症本湿中生热，又有酒毒，仍以凉利小便之苦辛淡法。

飞滑石六钱　晚蚕砂三钱　杏仁四钱　云苓皮五钱　黄柏炭二钱　海金沙五钱　生薏仁四钱　半夏二钱　白蔻仁一钱五分　白通草一钱　冬霜叶三钱

煮成三杯，分三次服。

廿八日　风水已愈其半，复感风寒，身热头痛[1]，身半以上复肿，口渴，脉浮数，与越婢加术法。

生石膏二两　麻黄去节，五钱　炒苍术三钱　杏仁泥五钱　桂枝三钱　炙甘草二钱

煮成三杯，先服一杯，得微汗即止。

廿九日　风水汗后，脉洪数，渴而停水，肿未全消，犹宜凉开膀胱。

生石膏二两　云苓皮五钱　白蔻仁二钱　杏仁泥五钱　姜半夏三钱　飞滑石六钱　小枳实四钱　晚蚕砂三钱　生薏仁三钱　海金沙五钱　益智仁三钱　白通草一钱　猪苓三钱　广皮一钱

煮成三杯，分三次服。

四月初一日，改用前方去石膏。

初二日，水肿未全消，脾阳不醒，食不能磨，粪后见红。

灶中黄土一两[2]　飞滑石五钱　熟附子二钱　杏仁泥五钱　云茯苓皮五钱　黄芩炭一钱　海金沙四钱　白通草一钱　鹅眼枳实二钱　生薏仁五钱　南苍术三钱

煮成三杯，分三次服。

初五日　小便犹不甚长，胃中得热物微噎，右脉滑数。

飞滑石五钱　杏仁五钱　小枳实二钱　萆薢三钱　益智仁一钱　云苓皮五钱　厚朴一钱　海金沙五钱　木通一钱　广皮炭二钱　生薏仁三钱

煮成三杯，分三次服。

初七日　小便仍未通畅，右脉数大未退，仍宜凉肺以开膀胱。

飞滑石六钱　杏仁五钱　晚蚕砂三钱　云苓皮五钱　蔻仁连皮，一钱五分　大腹皮二钱　厚朴二钱　生薏仁四钱　海金沙六钱　桑皮三钱　白通草一钱

煮成三杯，分三次服。

初九日　肿未全消，又发痰饮咳嗽，表通则小便长，右脉洪数。议照溢饮例，

---

[1] 头痛：王本、金本于此后有"虽减"二字。
[2] 一两：王本、金本作"二两"。

与大青龙法。

生石膏一两　麻黄蜜炙，三钱　细辛一钱　桂枝四钱　云苓块连皮，五钱　姜半夏五钱　杏仁五钱　生姜三钱　大枣去核，二枚　炙甘草三钱

煮成三杯，分三次服。

十一日　咳减，小便数而欠，渴思凉饮，鼻衄，肺热之故。

生石膏四两①　姜半夏五钱　桂枝五钱　杏仁泥六钱　小枳实三钱　云苓皮三钱　炙黄芪三钱　生姜三片　炙甘草三钱　大枣去核，二枚

煮成三杯，分三次服。

十三日　腰以下肿已消，腰以上肿尚重，与治上焦法。

茯苓皮五钱　生薏仁五钱　麻黄去节，三钱　姜半夏五钱　白茅根三钱　生石膏四两　白通草一钱五分　杏仁五钱　芦根五钱

煮成三杯，分三次服。

十五日　肿减咳增，脉洪数，衄未止。

杏仁泥八钱　麻黄蜜炙，三钱　生薏仁三钱　旋覆花三钱，包煎　生石膏四两　半夏三钱　白茅根三钱　白通草一钱　飞滑石六钱　芦根五钱

煮成三杯，分三次服。

十七日　咳虽减，脉仍滑数，肿未全消。

生石膏四两　杏仁六钱　苦葶苈三钱，炒　飞滑石六钱　海金沙五钱　茯苓皮三钱　半夏五钱②　苏叶连梗，三钱

煮成三杯，分三次服。

福　二十四岁　初因爱饮冰镇黄酒与冰镇水果，内湿不行，又受外风，从头面肿起，不能卧，昼夜坐被上，头大如斗，六脉洪大。先以越婢汤发汗，肿渐消。继以调理脾胃药，服至一百四十三帖而愈。嘱其戒猪肉、黄酒、水果。伊虽不饮，而

冰镇水果不能戒也。一年后，粪后便血如注，与金匮黄土汤，每剂黄土用一斤，附子用八钱，服至三十余剂，而血始止。后与温补脾阳，至九十帖而始壮。

范　十八岁　风水肿胀。

生石膏四两　麻黄去节，六钱　生姜三钱　桂枝三钱　杏仁泥五钱　炙甘草三钱　大枣去核，二枚

煮成三杯，分三次服。

一帖而汗解，头面肿消。次日与实脾利水，五日全愈。戒其避风，伊不听，后八日，复肿如故，仍与前法而愈。后受戒规，故不再发。

周　十八岁　肿从头面起。

麻黄去节，六钱　生石膏一两　杏仁五钱　桂枝三钱　炙甘草三钱　苍术三钱

煮成三杯，分三次服。如汗出不止，以松花粉扑之。服一帖，汗出不至足。次日双服半帖，肿全消。后以理脾收功。

寒　湿

乙丑（1805年）六月十二日　郭　三十二岁　太阴中湿，病势沉闷，最难速功，非极刚以变脾胃两阳不可。

姜半夏六钱　桂枝五钱　生茅术四钱　茯苓皮五钱　椒目三钱　小枳实三钱　广皮三钱　生薏仁五钱　生草果三钱　生姜一两　老厚朴四钱

煮成三碗，分三次服③。

十九④日　寒湿为病，误用硝、黄，致浊阴蟠踞，坚凝如石，苟非重刚，何以

---

① 四两：金本同，而王本作"四钱"。
② 五钱：金本同，王本作"三钱"。
③ 服：王本于此后有"十七帖"。
④ 十九：王本作"二十九"。

直透重围。

川椒炒黑，四钱　安边桂二钱　生薏仁五钱　熟附子五钱　猪苓三钱　老厚朴四钱　茯苓皮五钱　泽泻三钱　干姜四钱　小茴香三钱　生草果二钱　白通草二钱　广皮三钱

煮四碗，分四次服。共服十三帖，而后脉转。

辛卯（1831年）十月十八日　薛二十二岁　外痹寒湿太重，内痰饮，不食不寐，咳嗽口渴，大小便赤，脉数。先开肺痹。

生石膏先煎代水，一两　桂枝四钱　姜半夏三钱　飞滑石先煎，六钱　生薏仁三钱　杏仁泥五钱　小枳实三钱　茯苓皮五钱　防己五钱　橘皮三钱

煮四杯，日三夜一，分四次服。

二十日，外痹痛而内痰饮，内外俱痹。

生石膏先煎代水，二两　桂枝三钱　海桐皮三钱　飞滑石六钱　杏仁五钱　片姜黄三钱　茯苓皮五钱　穿山甲三钱，炒　姜半夏五钱　地龙三钱　生薏仁三钱　白通草一钱　橘皮三钱

煮四杯，分四次服。二帖。

廿二日　痹痛腕重，用药以由经达络为要。

生石膏二两　桂枝尖三钱　防己五钱　飞滑石六钱　穿山甲三钱，炒　杏仁泥五钱　片姜黄三钱　地龙三钱　茯苓皮五钱　嫩桑枝三钱　姜半夏三钱　乳香二钱　橘皮二钱

煮四杯，分四次服。二帖。

廿四日　痹症先腿重而后腕重，昨与通经活络，兹上下皆轻，痛减能动，脉亦渐小，脉小则病退也，但加饮咳。

生石膏八钱　飞滑石四钱　防己五钱　苏子霜三钱　杏仁泥五钱　姜半夏六钱　穿

山甲三钱，炒　地龙三钱　晚蚕砂三钱　云苓皮五钱　桂枝尖三钱　桑枝尖三钱　橘皮三钱

煮四杯，分四次服。二帖。

廿六日　右寸犹大，腿痛未除。

生石膏一两　飞滑石六钱　杏仁六钱　海桐皮三钱　云苓皮三钱　片姜黄三钱　穿山甲三钱，炒　防己六钱　晚蚕砂三钱　姜半夏三钱　桂枝尖三钱　白通草一钱　地龙三钱

煮四杯，分四次服。二帖。

廿八日　右寸已小，故右肢痛减；左脉弦，故左肢仍痛。

杏仁泥五钱　云苓皮五钱　独活一钱五分　防己六钱　乳香三钱　穿山甲三钱，炒　桂枝尖五钱　没药三钱　地龙三钱　归须三钱　片姜黄三钱　海桐皮三钱

煮四杯，分四次服。二帖。

壬辰（1832年）七月廿七日　毓氏二十六岁　风寒湿三气合而为痹，脉弦，又感燥金凉气，腹痛，峻温犹恐不及，尚可吃生冷、猪肉、介属等阴物乎？

熟附子三钱　桂枝五钱　吴萸萸二钱　茯苓块连皮，六钱　生薏仁五钱　杏仁三钱　高良姜二钱　片姜黄二钱　川椒炭二钱　橘皮三钱

煮四杯，分四次服。二帖。

廿九日　表里俱痹，肢痛板痛。前用峻温，现在板痛少减，仍游走作痛，兼有痰饮不寐，先与和里。

姜半夏八钱　桂枝五钱　吴萸萸三钱　小枳实三钱　茯苓块连皮，六钱　防己三钱　高良姜二钱　川椒炭三钱　橘皮三钱

煮三杯，分三次服。二帖。

八月初二日　诸证已愈八九，惟痹痛尚有斯须，自觉胸中气阻，饱食反不阻矣，宗气之虚可知。议通补中焦。

茯苓块六钱　桂枝四钱　姜半夏三钱　焦於术三钱　高丽参二钱　杏仁三钱　片姜黄二钱　炙甘草二钱　橘皮三钱

煮三杯，分三次服。四帖。

痹

五月初十日　昆氏　二十六岁　风湿相搏，一身尽痛。既以误汗伤表，又以误下伤里。渴思凉饮，面赤舌降，得饮反停，胁胀胸痛，皆不知病因而妄治之累也。议木防己汤两开表里之痹。

生石膏一两　桂枝六钱　木防己四钱　杏仁四钱　生香附三钱　炙甘草三钱　苍术五钱

煮三杯，渣再煮一杯，分四次服。

十二日　胁胀止而胸痛未愈，于前方内加薤白、广皮以通补胸上之阳。

薤白三钱　广皮三钱

十四日　痹症愈后，胃不和，土恶湿也。

姜半夏一两　秫米二合　生姜三片①　茯苓块五钱

水五碗，煮取二碗，渣再煮一碗，分三次服。

十六日　痹后清阳不伸，右胁瘕痛。

半夏六钱　薤白三钱　吴萸一钱　桂枝二钱　乌药二钱　青皮一钱五分　广皮二钱　郁金二钱

煮取二杯，渣再煮一杯，分三次服。

吴　十一岁　行痹。

生石膏五钱　桂枝三钱　海桐皮一钱五分　杏仁泥三钱　生薏仁三钱　防己二钱　茯苓皮二钱　片姜黄一钱五分　炙甘草一钱　牛膝一钱五分

煮三杯，分三次服。

癸亥（1803年）十一月十五日　张　二十五岁　风湿。

羌活三钱　苦桔梗三钱　桂枝二钱　半夏二钱　苏叶三钱　杏仁泥三钱　陈皮二钱　生姜三片　炙甘草一钱

煮三杯，分三次服。

十六日　风湿相搏，一身尽痛，汗之不汗，用麻黄加术法。

麻黄去节，五钱　苍术五钱　杏仁五钱　桂枝三钱　炙甘草三钱　羌活一钱五分　生姜三片

煮三杯，分三次服。

晚　于前方内加熟附子三钱，半帖而愈。

乙酉（1825年）四月廿九日　胡　十八日　跗肿，右脉洪数，痰多咳嗽，口渴，茎中痛。与凉利小便法。

生石膏八钱　滑石六钱　海金沙五钱　云苓皮五钱　生薏仁五钱　甘草梢一钱五分　半夏三钱

煮三杯，分三次服。四帖。

五月初六日　脉之洪数者减，去石膏二钱，加杏仁三钱、广皮三钱。

十二日　湿热伤气，气伤则小便②短，汗多必渴，湿聚则跗肿。与猪苓汤去阿胶，加银花，以化湿热。湿热化则诸证皆愈。

飞滑石六钱　猪苓四钱　银花三钱　云苓皮五钱　泽泻三钱

煮三杯，分三次服。

二十日　湿热不攘，下注腿肿，小便不利，茎中痛。

滑石六钱　茯苓皮五钱　草薢五钱　猪苓三钱　薏仁三钱　晚蚕砂三钱　泽泻三钱

---

① 三片：王本、金本作"三钱"。
② 小便：底本无，据金本补。

木通二钱　甘草梢一钱五分

煮三杯，分三次服。服至小便畅为度。

廿四日　脉洪数，小便反黄，加黄柏、滑石；茎痛止，去甘草梢。

七月初四日　小便已长，肿未全消，脉弦滑，咳嗽多痰。

半夏六钱　生薏仁五钱　草薢五钱　猪苓三钱　泽泻三钱　广皮四钱　茯苓皮五钱

煮三杯，分三次服。

乙酉（1825年）四月十九日　张　二十二岁　身热头痛，腰痛肢痛，无汗，六脉弦细，两目不明，食少，寒湿痹也。

川乌头三钱　桂枝五钱　防己三钱　熟附子三钱　生薏仁五钱　杏仁五钱　羌活二钱　泽泻三钱　茯苓皮五钱　广皮三钱

煮三杯，分三次服。二帖[1]。

五月初三日　服前方二帖，头痛止。旋即误服他人补阴药，便溏腹胀。今日复诊，因头痛愈，用原方去羌活；治药逆，加厚朴三钱。

初八日　痹症已愈，颇能举步，便溏泄泻皆止，目已复明，胃口较前加餐，因多服一帖，脉稍数。寒湿有化热之象，当与平药逐其化热之余邪而已。

飞滑石六钱　杏仁二钱　晚蚕砂三钱　桑枝五钱　茯苓皮五钱　生薏仁五钱　泽泻三钱　防己二钱

煮三杯，分三次服。

六月十八日　又感受暑湿，泄泻，脉弦，腹胀，与五苓法。

桂枝五钱　云苓皮五钱　生薏仁五钱　猪苓四钱　泽泻三钱　广木香二钱　炒苍术三钱　广皮三钱　大腹皮三钱

煮三杯，分三次服。

乙酉（1825年）六月二十日　赵氏

四十七岁　太阳寒痹，脉弦，背心板着而痛。

茯苓皮五钱　桂枝五钱　川椒炭三钱　生薏仁五钱　川乌头三钱　白通草一钱　防己三钱

煮三杯，分三次服。

廿五日　服前药已效，而背痛难除，加附子三钱[2]。

七月初二日　脉已回阳，痛未止，每日服半帖，六日三帖，加晚蚕砂四钱，木通三钱。

初九日　脉仍小，阳未回，背仍痛。再服三帖，分六日。

乙酉（1825年）五月初六日　赵　三十六岁　痹症夹伏湿，腹胀痛，且有肥气。湿已化热，故六脉洪滑。此症本寒标热，先治其标，本当在后。

生石膏四两　桂枝六钱　厚朴五钱　防己四钱　杏仁泥六钱　姜半夏五钱　广皮四钱

煮三杯，分三次服。四帖。

初十日　复诊，尺脉洪数更甚，加云苓皮六钱，黄柏三钱，木通三钱。

十二日　尺脉仍洪，腹痛欲便，便后肛门热痛，原方再服二帖。

十六日　水停心下，漉漉有声。暂与逐水，无暇治痹。

半夏六钱　枳实六钱　生姜五钱　广皮五钱

甘澜水八杯，煮成三杯，分三次服。

十九日　水响退，腹胀甚。仍服前方，去黄柏，加大腹皮。

廿三日　痹少减，胃闷不开，其人本有肥气。肥气成于肝郁，暂与两和肝胃。

————————

[1]　二帖：底本无，据王本、金本补。
[2]　三钱：王本、金本作"二钱"。

半夏六钱　云苓块五钱　香附三钱　益智仁二钱　青皮二钱　厚朴三钱　降香末三钱　广皮三钱

煮三杯，分三次服。

六月初三日　右脉大而数，去①厚朴、青皮，加黄芩二钱。

初五日　诸症向安，脉亦调适，胃口亦开。以调理脾胃立法。

云苓皮五钱　半夏五钱　白蔻仁一钱五分　生薏仁五钱　黄芩炭二钱　广皮二钱

煮三杯，分三次服。

二十日　误食西瓜寒冷，未有不发停饮者。

云苓块五钱　半夏五钱　公丁香八分　干姜三钱　小枳实三钱　白蔻仁一钱　广皮三钱　益智仁一钱五分

煮三杯，分三次服。

乙酉（1825 年）五月廿九日　钱氏　三十四岁　寒痹，脉弦短涩而紧，由腿上连少腹痛不可忍，甚至欲厥，兼有痰饮胃痛。

桂枝六钱　云苓皮五钱　小茴香三钱，炒　川椒炭三钱　防己四钱　生薏仁五钱　川乌头三钱　海桐皮三钱　广皮三钱　片姜黄三钱

煮三杯，分三次服。

六月初一日　左脉稍长，仍然紧甚，再服二帖。

丸方：寒湿为病。

云苓块八两　炒苍术六两　熟附子二两　草薢四两　川椒炭三两　生薏仁八两　小茴香四两，炒　川楝子三两　木通四两

共为细末，神曲为丸，如小梧子大，每服三钱，姜汤下。

乙酉（1825 年）正月初七日　杨氏　二十六岁　前曾崩带，后得痿痹。病者自疑虚损。询病情，寒时轻，热时重，正所谓经热则痹，络热则痿者也。再行经有紫有黑，经来时不惟腰腿大痛，小腹亦痛，经亦不调，或多或寡，日数亦然。此中不但湿热，且有瘀血。治湿热用汤药，治瘀血用丸药。左脉浮取弦，而沉取宽泛；右脉浮取弦，沉取洪。汤药用诸痹独取太阴法，丸药用化癥回生丹。

生石膏二两　桂枝四钱　海桐皮三钱　杏仁泥五钱　生薏仁五钱　防己四钱　晚蚕砂三钱　云苓皮五钱　白通草一钱

煮三杯，分三次服。

乙酉（1825 年）　月　日　岳　四十六岁　暑湿痹症，误以熟地等柔药滑脾，致令泄泻，卧床不起，两足蜷曲不伸，饮食少进，兼之疝痛。先以五苓加川椒、广皮、木香止其泻，继以半夏、广皮、良姜、益智、白蔻开其胃，复以丁香、川椒、吴萸、云苓、薏仁、姜黄平其疝，又以防己、杏仁、桂枝、乌头、薏仁、云苓皮、川椒等伸其痛。末惟引痛，风在筋也，重用地龙、桂枝，引痛亦止。后以补脾胃而全愈。

王　四十六岁　寒湿为痹，背痛不能转侧，昼夜不寐二十余日，两腿拘挛，手不能握，口眼歪斜，烦躁不宁，畏风自汗，脉弦，舌苔白滑，面色昏暗且黄，睛黄，大便闭。先以桂枝、杏仁、薏仁、羌活、广皮、半夏、茯苓、防己、川椒、滑石，令得寐；继以前方去川椒、羌活，加白通草、蚕沙、草薢，得大便一连七八日均如黑弹子；服至二十余剂，身半以上稍松，背足痛甚，于前方去半夏，加附子、

---

① 去：底本于此后有“苏子”，因与前方内容不符而删之。

片子姜黄、地龙、海桐皮，又服十数帖，痛渐止；又去附子、地龙，又服十数帖，足渐伸；后用二妙丸加云苓、薏仁、草薢、白术等药收功。

何　六十二岁　手足拘挛，误服桂、附、人参、熟地等补阳，以致面赤，脉洪数，小便闭，身重不能转侧，手不能上至鬓，足蜷曲，丝毫不能转侧移动。细询病情，因大饮食肉而然。所谓湿热不攘，大筋软短，小筋弛长，软短为拘，弛长为痿者也。与极苦通小肠，淡渗利膀胱。

生石膏八两　防己五钱　胡黄连三钱　茯苓皮六钱　晚蚕砂四钱　飞滑石一两　杏仁三钱　龙胆草四钱　穿山甲三钱　白通草二钱　洋芦荟三钱　桑枝五钱　地龙三钱

煮三碗，分三次服。

前方服至七日后，小便红黑而浊，臭不可当。半月后，手渐动，足渐伸。一月后，下床扶椅桌能行。四十日后，走至檐前，不能下阶。又半月，始下阶。三月后，能行四十步。后因痰饮，用理脾肺收功。此症始于三月廿三日，至八月廿三日停药。

周　四十二岁　两腿紫绛而肿，上起小细疮如痱，已三年矣。两腿膝酸痛不能立，六脉弦细而紧，窦氏《扁鹊心书》谓之苏木腿，盖寒湿着痹也。

附子八钱①　云苓皮一两　桂枝一两　生薏仁一两　乌头六钱

煮四杯，分四次服。服至三十余帖而始策杖能行，后去乌、附，用通经活络渗湿而愈。

成　五十四岁　腰间酸软，两腿无力，不能跪拜，间有腰痛，六脉洪大而滑。前医无非补阴，故日重一日。此湿热

痿也，与诸痿独取阳明法。

生石膏四两　杏仁四钱　晚蚕砂三钱　防己四钱　海桐皮二钱　飞滑石一两　草薢五钱　生薏仁八钱　桑枝五钱　云苓皮五钱　白通草二钱

煮三碗，分三次服。前后②共服九十余帖。病重时，自加石膏一倍。后用二妙散收功。

乙酉（1825年）正月十五日　赵　四十四岁　肝郁夹痰饮，肾水上凌心，心悸短气，腹胀胸痹，六脉反沉洪，水极而似火也。与蠲饮伐肾邪兼降肝逆法。

云苓皮③一两　桂枝五钱　苏子霜三钱　小枳实五钱　川椒炭三钱　姜半夏八钱　降香三钱　旋覆花三钱，包煎　生姜汁每杯冲三匙　广皮四钱

甘澜水煮四杯，分早、中、晚、夜四次服。四帖。戒生冷、猪肉、咸菜。

二十日　痰饮兼痹，肾水上凌心，惊悸短气，腰脊背痛，皆太阳所过之地。小便短而腹胀，肚脐突出，是内而脏腑，外而肌肉，无不痹者。且与开太阳之痹，脉洪大，与大青龙合木防己汤法。

生石膏四两　杏仁四钱　厚朴三钱　云苓皮六钱　防己四钱　飞滑石六钱　桂枝五钱　半夏五钱　生薏仁五钱　广皮三钱　小枳实五钱　通草一钱五分

煮四杯，分四次服。

廿一日　于前方内加飞滑石四钱，晚蚕砂三钱。

廿三日　外而经络之痹，内而脏腑之痹，行痰开痹，俱不甚应。现在脉洪大，少腹胀，小便短而臭浊。先与开支河，使湿热得有出路，再商后法。

---

① 八钱：底本作"八两"，据王本、金本改。
② 前后：底本无，据王本、金本补。
③ 云苓皮：王本作"云苓"，金本作"云苓块"。

飞滑石一两二钱　海金沙五钱　猪苓四钱　云苓皮五钱　白通草一钱五分　小茴香三钱　川萆薢五钱　泽泻三钱

煮三杯，分三次服。二帖。

廿五日　加去陈莗法，两头尖三钱，半夏五钱。三帖。

二十九日　痹症夹痰饮，六脉洪数，湿已化热，屡利小便不应，非重用石膏宣肺热不可，诸痹独取太阴也。

生石膏四两　桂枝五钱　生薏仁五钱　防己五钱　晚蚕砂三钱　飞滑石二两　杏仁五钱　云苓皮五钱　黄柏四钱　白通草一钱五分　羌活一钱

煮四杯，分四次服。四帖。

二月初四日　痹症十年，误补三年，以致层层固结，开之非易。石膏用至二斤有余，脉象方小其半。现在少腹胀甚，而小便不畅，腰痛胸痛，邪无出路，必得小便畅行，方有转机。

生石膏四两　桂枝六钱　杏仁泥六钱　老厚朴五钱　飞滑石四两①　防己五钱　小茴香炒炭，三钱　小枳实五钱　云苓皮一两　木通六钱

煮四杯，分四次服。

以后脉大而小便不利用此，小便利者去滑石。

初五日　大用石膏，六脉已小。经谓脉小则病退，盖脉为病之帅，脉退不怕病不退。经又谓脉病人不病者死，人病脉不病者生。现在病归下焦血分，其人本有肝郁，兼通下焦血分。

云苓皮一两　桂枝六钱　小枳实五钱　防己六钱　小茴香炒炭，六钱　海桐皮三钱　木通四钱　炒黄柏三钱　广皮三钱　川椒炭二钱　全当归三钱

煮三杯，分三次服。

初六日　加石膏三两，滑石一两。

初七日　加厚朴三钱，姜半夏五钱。

蜣螂丸方：痹症夹痰饮疝瘕，六脉洪大。用诸痹独取太阴法，脉洪大之极者已小。《难经》所谓人病脉不病者生。但脉虽平而瘕胀痹痛未除，议以乌药散退瘕痹之所以难退者，以久病在络故也；再以缓通肝络法。脉若复大，仍服前方数帖，见效即止。

蜣螂虫一两　降香三两　小茴香三两，炒　穿山甲三两，炒　片姜黄三两　归须四两　川楝子三两　两头尖二两　海桐皮三两　口麝三两　滴乳香一两　地龙去泥，二两

共为细末，酒水各半为丸。每服二钱，日二三次。从此服蜣螂丸起，两月而止。

三月廿四日　痹症夹痰饮，脉本洪数，前用辛凉，脉减；兼用通络散瘕丸、散，亦效。现在六脉中部仍洪，但不数耳。议暂用宣肺。

生石膏四两　桂枝八钱　半夏八钱　杏仁八钱　云苓块一两　飞滑石二两　防己六钱　全归三钱　广皮三钱　小枳实四钱　海桐皮三钱

煮四杯，分四次服。

二十六日　复诊，右脉更大，小便反短，用苦辛淡法，于前方内加炒②黄柏三钱。

四月十六日　痹痛夹痰饮。

生石膏八钱　桂枝五钱　生薏仁五钱　云苓皮五钱　晚蚕砂三钱　防己四钱　杏仁泥五钱　姜半夏五钱　白通草一钱五分　广皮三钱

煮三杯，分三次服。

十七日　内而胁痛，外而腰背痹，是气血兼痹也。

桂枝尖五钱　云苓皮三钱　防己三钱

---

① 四两：王本、金本作"四钱"。
② 炒：底无本，据王本、金本补。

杏仁泥五钱　旋覆花三钱，包煎　生薏仁三钱
广郁金二钱　半夏四钱　小枳实四钱　片姜黄二钱　白蔻仁一钱五分　归须二钱　广皮三钱

煮三杯，分三次服。

二十五日　痰饮踞于中焦，痹痛结于太阳，气上冲胸，二便不利。

云苓块一两二钱　桂枝八钱　小枳实六钱　飞滑石六钱　姜半夏五钱　防己六钱　杏仁泥八钱　白通草一钱　广皮三钱

煮三杯，分三次服。

五月初三日　大凡腹胀之疾，不责之太阴，即责之厥阴。此症自正月以来，开太阳之药，未有不泄太阴者，他症虽减其半，而腹胀不除，其故有三：一者病起肝郁；二者肝主疏泄，误补致壅；三者自正月以来，以右脉洪大之故，痹症虽重，治在肺经，经有诸痹独取太阴之明训。兹右脉平，而左脉大，不得着于前议，暂与泄厥阴之络，久病在络故也。

半夏五钱　旋覆花五钱，包煎　黄芩三钱　苏子霜三钱　归须三钱　厚朴五钱　小枳实五钱　降香三钱　晚蚕砂三钱　广皮三钱　杉皮三钱　广郁金三钱

煮三杯，分三次服。

二十三日　左胁痛胀，卧不着席，胸亦闷胀，气短，肝脉络胸之故。

旋覆花三钱，包煎　归横须三钱　半夏五钱　广郁金三钱　广皮三钱　新绛纱三钱，包煎　苏子霜三钱　香附四钱　小枳实四钱　青皮三钱　川椒炭四钱　降香末三钱

煮三杯，分三次服。七帖。

六月初一日，痰饮肝郁，脉弦细，气上冲胸。

旋覆花四钱，包煎　苏子霜三钱　半夏六钱　降香末三钱　小枳实三钱　广郁金三钱　桂枝尖三钱　广皮五钱　公丁香二钱　片姜黄三钱　小青皮三钱

煮三杯，分三次服。

初三日　痰饮上泛，咳嗽稀痰，兼发痹症。

桂枝六钱　云苓皮五钱　川乌三钱　小枳实四钱　防己六钱　杏仁五钱　飞滑石四钱　薏仁三钱　炒黄柏三钱　桂心二钱　广皮五钱　白通草二钱

煮三杯，分三次服。

初六日　小便不畅，下焦湿聚。于原方复滋肾丸法。

十一日　痹症未尽除，痰饮未全消，当盛暑流行之际，逐饮开痹，即所以防暑。

半夏六钱　云苓块六钱　防己三钱　生薏仁六钱　桂枝三钱　杏仁三钱　小枳实二钱　广皮二钱

煮三杯，分三次服。

十三日　暑泄腹胀，舌黄。其人本有痰饮、痹症，议五苓去术，加滑石、厚朴、杉皮、木香、半夏、藿香、广皮。

桂枝三钱　云苓皮五钱　木香一钱五分　飞滑石六钱　猪苓四钱　泽泻四钱　白蔻仁三钱　厚朴三钱　藿香梗三钱　山连一钱　半夏三钱　川椒炭二钱　杉皮三钱

煮三杯，分三次服。

十五日　脉缓，服前方。

十六日　脉缓甚，服前方。

二十二日　久病在络，其本病统俟丸药，立方但逐痰饮，宣气化①，捍时令之暑湿而已。

半夏六钱　云苓块五钱　厚朴二钱　小枳实三钱　生②香附三钱　杉皮三钱　大腹皮三钱　广皮三钱

煮三杯，分三次服。

二十六日　服化癥回生丹起，每日一丸。

————————

① 化：金本于此后有"湿"字。
② 生：底本无，据王本、金本补。

二十七日　脉浮，筋骨酸痛，气短，五心烦热。新感暑湿之气，加以辛凉与宣三焦。

银花三钱　小枳实三钱　杏仁三钱　藿香叶三钱　连翘三钱　广皮三钱　白蔻仁二钱　薏仁五钱

煮三杯，分三次服。

七月初二日　背痛甚，先与通太阳之痹。

桂枝六钱　云苓皮八钱　小枳实五钱，打碎　杏仁泥三钱　防己五钱　半夏五钱　川椒炭二钱

煮三杯，分三次服，亥初令完。

初九日　近日阴雨连绵，背痛腹胀不减，两便不爽，非嗳则哕。与宣痹开郁，兼去陈莝。

杏仁泥六钱　桂枝六钱　云苓半皮半块，二两　防己六钱　小枳实五钱　公丁香三钱　厚朴五钱　晚蚕砂三钱　白蔻仁三钱　两头尖三钱　小茴香三钱

煮四杯，分四次服。

二十一日　寒湿发痹，脉缓甚，中有痰饮。

茯苓连皮，八钱　生薏仁四钱　枳实三钱　熟附子二钱　防己五钱　桂枝八钱　片姜黄三钱　薤白三钱　川萆薢五钱　杏仁四钱　川乌二钱　白通草①一钱五分　广皮五钱

煮四杯，分四次服。连服五帖②。

二十八日　脉弦紧，痰饮、痹症、癥瘕，因燥气而发，脏腑经络俱痹，故肢冷而畏寒也。峻与通阳。

桂枝一两　小枳实四钱　杏仁五钱　公丁香三钱　泽泻三钱　炒川椒炭③五钱　片姜黄三钱　半夏五钱　穿山甲一钱　防己五钱　归须二钱　广皮六钱

煮四杯，分四次服。

自六月二十六日起，每日空心服化癥回生丹一丸。七月二十九日以后，每日服

天台乌药散三分、五分、一钱、二钱不等。至十月十二日，每两乌药散中加巴霜一分，每晚服三分、五分不等，间有服至一钱。十一月初一日以后，每晚间服通补奇经丸。

十二月初十日，痹痛饮咳，脉弦细。

云苓皮六钱　桂枝八钱　生薏仁五钱　川萆薢五钱　飞滑石四钱　防己五钱　小枳实三钱　川椒炭三钱　川乌头三钱　杏仁四钱

煮四杯，分四次服。

十二日　冲气上动，畏寒，脉沉细。与桂枝加桂汤法，直伐冲气。

桂枝尖一两二钱　紫石英六钱，研　小茴香五钱，炒　肉桂心八钱　云苓块三钱

煮四杯，分四次服。

十三日　大寒节冲气未止，脉反弦紧。于原方内加当归五钱，川芎三钱。

服二帖，脉中阳气生动，冲气平，畏寒止。仍然早服化癥回生丹一丸，晚服通补奇经丸三钱。

戊子（1828 年）十一月初十日　宋女　十六岁　六脉弦紧，面色青白，寒痹攻胃，呕吐，不能食，足酸痛不能行。误与阴虚门中之阴柔以助其阴，又大用苦寒坚阴，重伤胃阳，无怪日重一日也。先与和胃，令能食，再商治痹。

姜半夏六钱　生薏仁六钱　生姜三大片　云苓块六钱　川椒炭三钱

甘澜水八杯，煮取三杯，分三次服。

六脉俱弦而紧，经谓脉双弦者，寒也；又谓紧则为寒。面色青黄，是色脉皆阴也。症现两腿足酸痛，不能履步跪拜。

①　草：底本无，据金本补。
②　连服五帖：底本无，据王本补。
③　炒川椒炭：底本作"川椒"，据王本、金本改。

按阳明主前，不能前者，阳明伤也；太阳主却，不能却者，太阳伤也。足太阳、阳明两经为风寒湿三邪之干而成痹，更可知矣。痛甚则气上冲心，呕不能食。按诸上升之气，皆自肝而来。姑娘年轻失母，肝郁多端。肝木病则克胃土，挟寒上升，能不呕乎？《金匮》谓脚气攻心，发作欲死者是也。再按脚气即痹症之一端。湿燥寒三者为阴邪，此乃阴邪太实之症，医法自当以通经达络、和胃开郁为要。无奈不识阴阳，不分寒热，不知虚实，一以补阴、寒凉纯阴之品误助病邪。甚有以大黄、芒硝混下者，病家以得二便通利则病势少减，故屡用之，以致胃气伤残，日重一日矣。其大便通而病少减之故，盖肝主疏泄，肝病则不得疏泄，又痹者，闭也，初病在络，经误治，成久病，延及脏腑矣。即用通大便法，亦当温下，不当用寒下，既助寒湿之邪，又重伤胃阳，继伤肾阴，精神血气，无一不伤，从兹以往，尚有生理乎？经云劳者温之，未闻劳者寒之也。又云得谷者昌，又云有胃气者生，无胃气死。治此症第一义，急救胃气为要。胃气和而得食得寐，再商治痹。如居家者然，万事从缓，先安炉灶也。

十二日，脉弦细而紧，寒湿上攻，呕吐不食，与和胃止呕，稍能进食。仍宗前法。小便短，兼开太阳。

姜半夏六钱　草薢五钱　益智仁二钱　生姜汁三匙，冲　云苓皮六钱　香附三钱

煮三杯，分三次服。

十五日　寒痹，六脉弦紧，不食而呕，便短，纯阴洹寒之疾，与阖阳明，呕止，得进食；与开太阳，便稍通。前方单救阳明，次方兼醒脾阳。将来治痹，且须峻补肾中真阳。而世人以予药为热不可服，不知头等阳药如乌、附之类尚未服也。

姜半夏六钱　云苓半块半皮，六钱　鸡内金三钱　生薏仁六钱　益智仁二钱　香附三钱　川草薢四钱　白通草一钱　白蔻仁三钱　广皮二钱

煮三杯，分三次服。

十七日　误伤胃阳，不食而呕，自以复阳明之阳为主。即以十七岁不月而论，经谓二阳之病发心脾，女子不月，此病亦当以通补阳明立法。再阳明主约束筋骨而利机关，经谓诸痿独取阳明，痿痹更以通补阳明为要。又谓虚则补其母，阳明，阳土也，其母，火也，补火焉能不用热药哉！

姜半夏五钱　草薢三钱　川椒炭一钱五分　生薏仁三钱　云苓块五钱　香附三钱　益智仁一钱五分　广皮炭三钱　生姜三钱

煮三杯，分三次服。

己丑（1829年）十一月初九日　鲁氏　三十八岁　太阳痹，腰腿痛甚，脉弦迟。与温通经络。

云苓皮五钱　桂枝五钱　片姜黄三钱　生薏仁五钱　海桐皮三钱　羌活一钱　木防己三钱　公丁香一钱　乳香一钱

煮三杯，分三次服。服一帖，去羌活，再服一帖。

十二日　太阳痹，腰腿痛甚，因风寒而起，脉弦迟，与温通经络。兹风已化热，右脉洪大，痛未止。议用经热则痹例。

生石膏二两　桂枝六钱　小茴香三钱，炒　云苓皮六钱　杏仁泥五钱　生薏仁六钱　防己六钱　片姜黄三钱

煮三杯，分三次服。

十七日　太阳痹，与经热则痹例已效，仍宗前法，加利小便，使邪有出路。

生石膏二两　桂枝六钱　生薏仁六钱　飞滑石四钱　晚蚕砂三钱　云苓皮六钱　防

己六钱　杏仁泥五钱　小茴香三钱，炒　川草薢三钱

煮四杯，分日三、夜一，四次服。

乙酉（1825年）六月初二日　陶①　三十岁　风淫末疾，两手发软，不能持物，脚亦有时而软，脉弦数，治以辛凉。

薄荷钱半　桑叶三钱　全归钱半　连翘三钱　连心麦冬三钱　丹皮三钱　银花三钱　菊花三钱　细生地四钱

服八帖。

痰　饮

壬戌（1802年）八月二十五日　张氏　四十岁　内而伏饮，外而新凉，内外相搏，痰饮斯发。

姜半夏五钱　杏仁粉三钱　厚朴三钱　飞滑石三钱　小枳实二钱　生薏仁五钱　桂枝木三钱　广皮二钱　茯苓皮三钱　白通草三钱　生姜三片

煮三杯，分三次服。

二十八日　支饮射肺、眩冒，小青龙去麻、辛。

焦於术三钱　桂枝四钱　生薏仁五钱　半夏六钱　小枳实二钱　杏仁粉五钱　干姜二钱　制②五味一钱　生姜三片　炙甘草二钱　炒白芍三钱

煮三杯，分三次服。

九月初一日　渴为痰饮欲去，不寐为胃仍未和。故以枳实橘皮汤逐不尽之痰饮，以半夏汤和胃，令得寐。

半夏一两　生薏仁五钱　秫米一合　小枳实二钱，打碎　桂枝三钱　杏仁粉三钱　广皮三钱　生姜三片

煮三杯，分三次服。得寐再诊。

初六日　服半夏汤既得寐矣，而反更咳，痰多。议桂枝干姜五味茯苓汤合葶苈大枣泻肺汤逐饮。

半夏五钱　茯苓块六钱　苦葶苈子三钱，炒黄　干姜五钱　桂枝五钱　五味子三钱　肥大枣肉四钱

甘澜水五碗，煮取二碗，分二次服；渣再煮一碗服。

初八日　先以葶苈大枣泻肺汤行业已攻动之饮，令其速去。

苦葶苈四钱　肥大枣五枚，去核

水五杯，煮取八分二杯，分二次服。

又　服葶苈大枣汤后，即以半夏汤和胃。

半夏一两　小枳实四钱　生姜五片　洋参二钱　生姜二十块，同捣，炒老黄色

水八杯，煮取三杯，分三次服。

九月初十日　逐去水后，用外台茯苓饮消痰气，令能食。

炒於术六钱　茯苓块六钱　广皮三钱　半夏三钱　小枳实四钱　生姜八钱　洋参二钱，姜汁制黄色

煮三杯，分三次服。

十五日　饮踞胁下则肝病，肝病则脾气愈衰，故得后与气则快。先与行胁下之饮，泄肝即所以舒脾。俟胁痛止，再议补脾。

生香附三钱　半夏四钱　苏子霜三钱　广皮二钱　旋覆花三钱，包煎　小枳实一钱五分　青皮一钱五分　降香末三钱

煮三杯，分三次服。二帖③。

二十日　行胁络之饮，业已见效，尚有不尽，仍用前法。

生香附三钱　半夏三钱　广郁金二钱　旋覆花三钱，包煎　苏子霜一钱五分　归须一钱　降香末一钱五分　广皮一钱　小枳实一钱

---

① 陶：此案底本缺，据金本补。王本以"风淫末疾"附于痹门之后。

② 制：王本作"生"。

③ 二帖：底本无，据王本补。

煮三杯,分三次服。二帖①。

二十二日 通补中阳,兼行胁下不尽之饮。

代赭石五钱 半夏五钱 焦白术三钱 桂枝三钱 旋覆花三钱,包煎 茯苓块五钱 生姜三片 炙甘草三钱

煮三杯,分三次服。四帖②。

十月初二日 通降胁下之痰饮,兼与两和肝胃。

半夏六钱 旋覆花三钱,包煎 广皮二钱 桂枝尖二钱 小枳实二钱,打碎 干姜一钱五分 苏子霜三钱 生姜三片

煮三杯,分三次服。

癸亥(1803年)二日初十日 金氏 二十六岁 风寒夹痰饮为病,自汗恶风,喘满短气,渴不多饮,饮则呕,夜咳甚,倚息不得卧。小青龙去麻、辛,加枳实、广皮,行饮而降气。

桂枝六钱 茯苓块六钱 广皮二钱 小枳实二钱 炒白芍三钱 半夏六钱 炙甘草三钱 干姜三钱 制五味一钱五分 生姜三片

甘澜水八杯,煮取三杯,分三次服。

十一日 昨用小青龙,咳虽稍减,仍不得寐。今日用葶苈大枣合法。

桂枝木八钱 半夏六钱 小枳实二钱 苦葶苈三钱,炒香 炙甘草三钱 炒白芍四钱 干姜五钱 五味子二钱 大枣肉五钱 广皮三钱

水八杯,煮取三杯,分三次服;渣再煮一杯服。

十二日 用小青龙逐饮兼利小便,使水有出路。

杏仁泥五钱 桂枝五钱 小枳实二钱 干姜二钱 炒白芍二钱 生薏仁五钱 半夏五钱 白通草一钱五分 生姜三片 制五味一钱五分 炙甘草一钱

煮成两杯,分二次服;渣再煮一杯

服。

十三日 脉稍平,病起本渴,大服姜、桂,渴反止者,饮居心下,格拒心火之渴也。仍以蠲饮为主。微恶寒,兼和营卫。

茯苓块三钱 桂枝六钱 小枳实一钱五分 炒白芍三钱 大枣肉二钱 杏仁泥四钱 半夏六钱 炙甘草一钱五分 广陈皮一钱 制五味一钱五分 干姜三钱 生姜三钱

煮成两杯,分二次服;渣再煮一杯服。

十四日 咳则胁痛,不惟支饮射肺,且有悬饮内痛之虞,兼逐胁下悬饮。

姜半夏八钱 桂枝六钱 苏子霜二钱 旋覆花三钱,包煎 杏仁泥四钱 干姜四钱 小枳实二钱 广陈皮二钱 广郁金三钱 青皮二钱 生香附三钱 制五味一钱五分 生姜五钱

煮三碗,分三次服;渣再煮一碗服。

十五日 咳止大半,惟胁痛攻胸,肝胃不和之故。切戒恼怒。用通肝络法。

姜半夏六钱 桂枝尖三钱 干姜三钱 广郁金三钱 旋覆花三钱,包煎 苏子霜三钱 降香末三钱 归须二钱 生香附二钱 青皮二钱

头煎两杯,二煎一杯,分三次服。

癸亥(1803年)二月二十二日 谢氏 二十五岁 痰饮哮喘,咳嗽声重,有汗,六脉弦细,有七月之孕,与小青龙去麻、辛主之。

桂枝五钱 小枳实二钱 干姜三钱 炙甘草一钱 半夏五钱 五味子一钱 广皮一钱五分 白芍三钱

甘澜水五杯,煎取二杯,分二次服;

_____

① 二帖:底本无,据王本、金本补。
② 四帖:底本无,据王本、金本补。

渣再煮一杯服。

二十三日　其人本渴，服桂枝、干姜热药，当更渴，今渴反止者，饮也。恶寒未罢，仍用小青龙法。胸痹痛，加薤白。按饮为阴邪，以误服苦寒坚阴，不能速愈。

桂枝八钱　小枳实二钱　半夏六钱　炒白芍四钱　薤白三钱　干姜五钱　制五味一钱　厚朴三钱　炙甘草二钱　广皮二钱

甘澜水五杯，煮取二杯，渣再煮二杯，分四次服。

二十四日　胃不和则卧不安，亥子属水，故更重。胀也，痛也，皆阴病也，无非受苦寒药之累。

姜半夏八钱　桂枝八钱　杏仁泥三钱　炒白芍三钱　茯苓块五钱　干姜五钱　五味子一钱五分　苦桔梗三钱　生薏仁五钱　厚朴三钱　炙甘草一钱　薤白三钱

甘澜水八碗，煮取三碗，分三次服；渣再煮一碗服。

二十五日　寒饮误服苦寒坚阴，大用辛温三帖，今日甫能转热，右脉始大，左仍弦细，咳嗽反重者，是温药启其封闭也。再以温药兼滑痰，痰出自然松快。

桂枝五钱　杏仁泥三钱　厚朴三钱　小枳实二钱　半夏八钱　茯苓五钱　炒白芍三钱　薤白三钱　制五味一钱五分　干姜三钱　薏仁五钱　栝蒌二钱

煎法、服法如前。

二十六日　右脉已退，病势稍减，但寒热、汗多、胸痹，恐成漏汗，则阳愈虚，饮更难愈。议桂枝加附子，去甘草，以助胀故也，合栝蒌薤白汤意，通中上之清阳、护表阳为急。

桂枝木六钱　厚朴二钱　小枳实一钱五分　炒白芍四钱　熟附子二钱　薤白三钱　大枣肉二枚　生姜三片

甘澜水五杯，煮取两杯，渣再煮一杯，分三次服。其第一杯服后，即啜稀热粥半碗，令微汗佳；其二三次不必啜粥。

二十七日　昨日用桂枝汤加附子再加薤白法，漏汗已止，表之寒热已和，但咳甚。议与逐饮。

桂枝六钱　姜半夏五钱　葶苈炒，研细，二钱　茯苓六钱　生薏仁五钱　大枣肉五枚

甘澜水八杯，煮取三杯，分三次服。

僧　四十二岁　脉双弦而紧，寒也。不欲饮水，寒饮也。喉中痒，病从外感来也。痰清不粘，亦寒饮也。咳而呕，胃阳衰而寒饮乘之，谓之胃咳也。背恶寒，时欲厚衣向火，卫外之阳虚，而寒欲乘太阳经也。面色淡黄微青，唇色淡白，亦寒也。法当温中阳而护表阳，未便以吐血之后而用柔润寒凉。小青龙去麻、辛，加枳实、广皮、杏仁、生姜汤主之。用此方十数帖而愈。

癸亥（1803 年）二月初十日　徐[①]

二十六岁　酒客脉弦细而沉，喘满短气，胁连腰痛，有汗，舌白滑而厚，恶风寒，倚息不得卧。此系里水招外风为病，小青龙去麻、辛证也。

姜半夏六钱　桂枝六钱　炒白芍四钱　旋覆花三钱，包煎　杏仁泥五钱　干姜三钱　制五味一钱五分　炙甘草一钱　生姜五片

煮三杯，分三次服。

癸亥（1803 年）七月二十三日　邵

二十六岁　右关单弦，饮癖，少阴独盛，水脏盛而土气衰也。至吞酸，饭后吐痰不止。治在胃肾两关。不能戒酒，不必服药。用真武汤法。

熟附子五钱　真山连同吴茱萸浸，炒，一

① 徐：底本作"徐氏"，据王本、金本改。

钱五分　细辛—钱五分　茯苓块六钱　生姜五片　吴茱萸三钱　生薏仁六钱

水八杯，煮三杯，分三次服。四帖。

二十八日　内饮用温水脏法，已见大效。但药太阳刚，不可再用。所谓一张一弛，文武之道。且议理阳明以为过峡文字。

姜半夏六钱　小枳实一钱五分　广皮一钱　茯苓块六钱　白豆蔻一钱　生薏仁六钱　生姜六钱

煮三杯，分三次服。四帖。

八月初三日　用理阳明亦复见效，惟吐酸仍然未止。按吞酸究属肝病，议肝胃同治法。

半夏六钱　茯苓三钱　青皮二钱　桂枝三钱　吴萸三钱　生姜三片　薏仁五钱　山连姜炒，二钱

煮三杯，分三次服。四帖。

某氏　内饮招外风为病，既喘且咳，议小青龙法。

桂枝三钱　茯苓块三钱　炒白芍一钱五分　干姜三钱　麻黄蜜炙，一钱　制五味一钱　生薏仁五钱　细辛八分　半夏三钱　炙甘草一钱五分

煮三杯，分三次服。

又　痰饮喘咳，前用小青龙，业已见效，但非常服之品。脉迟缓，议外饮治脾法。

茯苓块六钱　桂枝五钱　生於术三钱　益智仁一钱五分　制茅术四钱　半夏六钱　生薏仁五钱　炙甘草二钱　生姜五片

煮三杯，分三次服。四帖。

甲子（1804 年）十月二十八日　皮氏　四十八岁　痰饮喘咳，左脉浮弦沉紧，自汗，势甚凶危。议小青龙去麻、辛，加厚朴、杏仁。

桂枝六钱　杏仁霜五钱　厚朴三钱　制

五味二钱　半夏六钱　炙甘草三钱　干姜五钱　炒白芍四钱

甘澜水八杯，煮取三杯，分三次服。

二十九日　于前方内加云苓块五钱，半夏五钱。

三十日　服小青龙已效，然其水尚洋溢，未能一时平复。

桂枝八钱　杏仁霜五钱　干姜五钱　五味子三钱　云苓八钱　半夏—两二钱　炒白芍五钱　广皮三钱　炙甘草三钱　生姜五片

甘澜水煮成四碗，分四次服。

十一月初二日　以眩冒甚，于前方内加於术六钱。

初四日　脉现单弦，喘止咳甚，眩冒未宁。再太阴属土，既重且缓，万不能一时速愈，且痰饮五年，岂三五日可了！

於术六钱　杏仁霜五钱　桂枝五钱　五味子六钱　半夏—两　炙甘草三钱　干姜三钱　云苓六钱

甘澜水八碗，煮取三碗，分三次服。三帖。

乙丑（1805 年）二月初三日　福　三十二岁　痰饮胸痹，兼有胁下悬饮。

旋覆花三钱，包煎　桂枝三钱　厚朴二钱　薤白二钱　小枳实三钱　杏仁泥三钱　半夏五钱　栝蒌二钱　广皮一钱五分　生香附三钱

水八碗，煮取三碗，分三次服。三帖。

初七日　胸痹悬饮已愈，惟肠痹，食不甘味。议和肝胃，兼开肠痹。

生薏仁五钱　半夏三钱　广皮二钱　白通草二钱　小枳实二钱　杏仁八钱　姜汁三匙

水五杯，煮取二杯，渣再煮一杯，分三次服。

乙丑（1805 年）十一月十一日　李

三十八岁　脉弦细而沉，咳嗽倚息不得卧，胸满口渴。用小青龙去麻、辛法。

桂枝六钱　小枳实七钱　白芍四钱　干姜五钱　半夏一两五钱　五味子二钱　茯苓一两　广皮三钱　炙甘草三钱

煮四碗，分四次服。

十三日　服小青龙已效，但喉哑知渴，脉见微数，为痰饮欲去，转用辛凉开提肺气法。

蜜炙麻黄三钱　石膏八钱　杏仁五钱　半夏三钱　苦桔梗三钱　生甘草三钱　广皮一钱

煮三杯，分三次服。

丙寅（1806 年）正月十四日　焕氏

三十八岁　痰饮法当恶水，反喜水者，饮在肺也。喜水法当用甘润，今反用[1]温燥，以其为饮也。既喜水，曷以知其为饮？以得水不行，心悸短气，喘满眩冒，咳嗽多痰，呕恶，诸饮证毕具也。既为饮证，何以反喜水？以水停心下，格拒心火，不得下通于肾，反来上烁华盖；反格拒肾中真水不得上潮于喉，故嗌干而喜水以救之也。是之谓反燥。反燥者，用辛能润法。

半夏一两　小枳实八钱　云苓块一两　杏仁泥六钱　广皮五钱　生姜一两

甘澜水八碗，煮取三碗，渣再煮一碗，分四次服。

丙寅（1806 年）正月二十四日　颜

四十二岁　嗽不欲饮，倚息不得卧，胁痛自汗，不寐，脉弦缓。议小青龙去麻、辛，加杏仁、薏仁，再重加半夏。

杏仁泥六钱　桂枝六钱　五味子一钱五分　焦白芍三钱　生薏仁一两　半夏一两　炙甘草一钱五分　干姜三钱

甘澜水八碗，煮取三碗，分三次服。

二十七日　呕凉水，于前方内加干姜二钱，广皮三钱，以消痰气。

二月初一日　《金匮》谓桂枝、干姜为热药，服之当遂渴，今反不渴者，饮也。兹证不惟不渴，反呕凉水不止，其为寒饮无疑。既真知其为饮，虽重用姜、桂，何惧乎？世人之不能立方者，皆未真知病情也。畏而不敢服者，亦未真知病情也。

桂枝八钱　小枳实二钱[2]　干姜七钱　焦白芍四钱　茯苓连皮，四钱　半夏二两　五味子一钱五分　广皮三钱　炙甘草二钱　生姜五片

甘澜水八杯，煮取三杯，渣再煮一杯，分四次服。

丙寅（1806 年）正月二十六日　昆

四十二岁　饮家眩冒，用白术泽泻汤法。脉洪滑而沉。

半夏一两　茯苓块一两　泽泻二两　白术一两　小枳实三钱

甘澜水八碗，煮取三碗，渣再煮一碗，分四次服。

二十七日　于前方内加竹茹六钱，生姜汁每杯冲三小匙。

二月初十日　脉沉微数。

於术一两　半夏一两　竹茹一两　泽泻二两　茯苓块一两

甘澜水八碗，煮取三碗，渣再煮一碗，分四次服。

丸方：半夏八两　泽泻八两　云苓块六两　天麻八两　白术六两

共为细末，神曲糊、姜汁为丸，如桐子大。每服三钱，日再服；重则三服。

---

① 用：底本无，据王本、金本补。
② 二钱：王本、金本作"三钱"。

丙寅（1806年）二月二十五日　陶氏　三十六岁　痰饮，脉洪数，咳嗽倚息不得卧，有汗，胸痹。

生石膏八钱　桂枝五钱　老厚朴三钱　半夏六钱　杏仁泥五钱　小枳实五钱　广皮二钱　炙甘草三钱

煮三杯，分三次服。

某　悬饮者，水在肝也，非下不可。但初次诊视，且用轻法。

半夏一两　旋覆花四钱，包煎　生香附五钱　降香末三钱　青皮三钱　广皮三钱　苏子霜三钱

煮三杯，分三次服。

己巳（1809年）二月十六日　佟氏　七十五岁　脉沉细而不调，喘满短气，心悸，气上阻胸，咳嗽，倚息不得卧，乃中焦痰饮、下焦浊阴为患。年老全赖阳气生活，兹阴气阴邪上僭如此，何以克当！勉与通阳降浊法。

半夏二两　旋覆花四钱，包煎　秫米一合　小枳实一两　茯苓六钱　广皮六钱　干姜六钱

煮三碗，分三次服。

十七日　悬饮内痛肠鸣，非下不可。以老年久虚，且不敢下，止有降逆而已。

姜半夏二两　桂枝五钱　广皮五钱　薤白五钱　小枳实一两　秫米四钱　椒目四钱　生姜一两　旋覆花三钱，包煎

煮三碗，分三次服。

十八日　年近八旬，五饮俱备，兼之下焦浊阴随肝上逆，逼迫心火不得下降，以致胸满而溃溃然。无奈两用通阳降逆，丝毫不应，盖老年真阳太虚，一刻难生难长，故阴霾一时难退也。议于前方内加香开一法。

半夏一两　桂枝六钱　小枳实一两　栝蒌三钱　薤白三钱　干姜五钱　茯苓连皮，一两　沉香研细末，冲，二钱　广皮五钱　生姜一两　降香三钱

煮三碗，分三次服。

十九日　五饮而兼浊阴上攻，昨用苓、桂重伐肾邪，大辛以开中阳，虽见小效，大势阴太盛而阳太衰，恐即时难以复解也。勉与齐通三焦之阳法。

桂枝六钱　姜半夏六钱　厚朴三钱　公丁香三钱　茯苓一两　干姜五钱　黑沉香三钱　薤白四钱　小枳实六钱　生姜一两　广皮四钱　肉桂研细末，冲，二钱

煮三碗，分三次服。

二十日　仍宗前法而小变之。

桂枝六钱　姜半夏八钱　干姜五钱　茯苓块一两　薤白三钱　广皮四钱　小枳实五钱　肉桂三钱　炒川椒五钱　厚朴三钱　生姜一两

煮三杯，分三次服。

二十三日　膀胱已开，今日可无伐肾邪。心下气阻，不能寐。仍然议中焦降逆法，令得寐。

代赭石八钱　半夏二两　旋覆花五钱　秫米一合　广皮五钱　小枳实八钱　生姜自然汁半杯，冲

煮三碗，分三次服。

二十四日　昨用降逆和胃，业已见效。但逆气虽降，仍然有时上阻，阴霾太重，肝气厥逆也。

代赭石八钱　半夏一两　旋覆花四钱，包煎　茯苓连皮，一两　姜汁冲，半酒杯　小枳实六钱　广皮四钱

煮三碗，分三次服。

乙酉（1825年）正月二十五日　陈

四十五岁　病由疟邪伤胃[①]，正虚邪实，六脉俱结，且有痰块塞滞经络隧道。病有三虚一实者，先治其实，后治其虚。

姜半夏六钱　茯苓块五钱　杏仁泥一两　鹅眼枳实四钱　广皮三钱　苏子霜二钱

甘澜水八碗，煮取三碗，分早、中、晚三次服。二帖。

二十八日　脊痛，痹也。右腿偏软，痿也。咳嗽而喘，支饮射肺也。日久不愈，皆误补、用熟地等壅塞隧道之故。脉洪。

生石膏研末[②]，三两　桂枝五钱　茯苓皮五钱　姜半夏五钱　杏仁泥五钱　防己四钱　片姜黄三钱　广皮炭三钱　薏仁五钱

煮四碗，分四次服。

两帖后，退生石膏一两，加赤茯苓块一两。

再两帖后，复加生石膏一两；以左乳旁有结核作痛，加青橘叶五钱。

二月初六日　痹夹痰饮，与开痹蠲饮法。现在痹解而饮未除，脉之洪者亦减，病减者，减其制。

姜半夏五钱　桂枝五钱　茯苓连皮，六钱　防己三钱　小枳实三钱　青橘叶三钱　薏仁五钱　广皮三钱

煮三杯，分三次服。

初八日　加小枳实二钱，广皮二钱，飞滑石六钱。

初九日　加生石膏一两。

十一日　肝郁夹痰饮，咳嗽痰多，吐瘀血。

旋覆花三钱，包煎　栝蒌霜[③]二钱　桃仁泥二钱　广皮炭二钱　姜半夏六钱　青皮二钱　降香末三钱　青橘叶三钱　苏子霜三钱　归须二钱

煮三杯，分三次服。

丸方[④]：痰饮夹肝郁，吐出瘀血后，以两和肝胃为主。

云苓连皮，八两　香附六两　生薏仁八两　姜[⑤]半夏十两　郁金二两　泽泻八两　益智仁四两　广皮五两

共为极细末，神曲水法为丸，如小梧子大。每服三钱，日三服，白[⑥]开水送下。

六月初五日　暑湿行令，脉弦细，胃不开，渴而小便短。议渴者与猪苓汤法。

飞滑石六钱　猪苓五钱　云苓四钱　泽泻五钱　姜半夏四钱　益智仁一钱五分　广皮三钱

煮三杯，分三次服。胃开即止。

初六日　痰饮之质，冒暑欲呕，六脉俱弦，虽渴甚，难用寒凉，与局方消暑丸法。

姜半夏八钱　茯苓四钱　藿香梗三钱　广皮三钱　生甘草二钱　生姜汁每杯冲三小匙

煮三杯，分三次服。

初八日　病减者减其制，减半夏四钱，茯苓二钱。

十二日　腰以下肿，当利小便。渴而小便短，议渴者与猪苓汤例。

飞滑石一两二钱　猪苓八钱　半夏四钱　泽泻八钱　云苓皮六钱

煮三杯，分三次服。以渴减肿消为度。

十四日　脉沉细，胃不开，减猪苓三钱，泽泻三钱，飞滑石三钱，加广皮三钱，藿香梗三钱，益智仁三钱。

十六日　暑湿病退，小便已长。阳气

---

① 伤胃：金本于此后有"土虚则水泛，以致喘而肢软"句。
② 研末：底本无，据王本、金本补。
③ 栝蒌霜：底本作"蒌仁"，据王本、金本改。
④ 丸方：底本此处作"又"，而"丸方"在下行"茯苓"前，据王本、金本改。
⑤ 姜：底本无，据王本、金本补。
⑥ 白：底本无，据王本、金本补。

不振，与通补阳气。

云苓块五钱　桂枝三钱　茅苍术二钱
半夏三钱　生薏仁五钱　白蔻仁一钱，研
广皮二钱　炙甘草二钱

煮三杯，分三次服。

十七日　头胀胸闷，脉缓气歉，暑必夹湿也。

藿香半梗半叶，三钱　云苓皮五钱　杏仁
三钱　半夏三钱　薏仁五钱　白蔻仁二钱
广皮三钱

煮三杯，分三次服。

十九日　小便浊，加猪苓四钱，泽泻
四钱。

二十四日　暑月头胀微痛，与清上
焦。

藿香叶三钱　薄荷一钱　荷叶边去蒂，
一张

二十五日　六脉阳微，暑湿之余，小
便白浊，与分利法。

草薢五钱　生薏仁五钱　桂枝三钱　益
智仁三钱　猪苓三钱　苍术三钱　云苓皮五
钱　泽泻三钱

煮三杯，分三次服。以便清为度①。

七月十九日　湿热为病，与苦辛淡
法。

半夏五钱　飞滑石六钱　桂枝三钱　猪
苓三钱　杏仁三钱　泽泻三钱　木通三钱
云苓皮五钱　生薏仁五钱

煮三杯，分三次服。

二十二日　湿热为病，与苦辛淡法，
小便已长。胃不开，与阖阳明。

半夏六钱　茯苓皮五钱　广皮三钱　生
姜三钱　薏仁五钱　益智仁三钱

煮三杯，分三次服。

二十五日　加桂枝三钱，枳实三钱，
白蔻仁②三钱。

九月二十一日　痰饮喘咳，脉弦，与
小青龙法。

姜半夏五钱　桂枝三钱　炒白芍二钱
杏仁泥四钱　小枳实三钱　干姜二钱　五味
子二钱　广皮三钱　炙甘草一钱

煮三杯，分三次服。

二十四日　痰饮胁痛而咳嗽③，是谓
悬饮。悬饮者，水在肝也。脉弦数，水在
内④，外风未净也。

姜半夏六钱　杏仁三钱　葶苈子二钱
香附三钱　桂枝尖三钱　旋覆花三钱，包煎
青蒿三钱　黄芩炭一钱五分　广皮二钱　小
枳实四钱　生姜汁三小匙，冲⑤

煮三杯，分三次服。

二十五日　身热退，去青蒿、黄芩
炭、葶苈子，加杏仁二钱⑥。

二十七日　痰饮胁痛而咳嗽⑦，是谓
悬饮，水在肝也。脉弦数。

半夏六钱　桂枝尖三钱　小枳实三钱
旋覆花三钱，包煎　杏仁三钱　苏子霜三钱
降香末三钱　生姜汁三匙　香附三钱　广皮
二钱

煮三杯，分三次服。

二十九日　病减者减其制，减半夏三
钱，枳实一钱，苏子一钱，降香一钱，桂
枝一钱。连前共服五帖收功。

乙酉（1825 年）四月二十七日　钱
十七岁　春初前曾不寐，与胃不和之灵
枢半夏汤，服至二十帖始得寐。兹胃仍不
甚和，犹有不寐之弊，纳食不旺，再与和
胃。

半夏六钱　生薏仁五钱　白蔻仁连皮，

---

① 以便清为度：底本无，据王本、金本补。
② 仁：底本无，据王本、金本补。
③ 咳嗽：金本作"喘渴"。
④ 内：金本作"肝"。
⑤ 冲：底本无，据王本、金本补。
⑥ 二钱：王本、金本作"三钱。共服五帖"。
⑦ 咳嗽：金本作"喘咳"。

一钱　益智仁一钱　云苓四钱　姜汁冲，三小
匙　广皮炭一钱五分

煮二杯，分二次服。

备用方：肝移热于脑，则成鼻渊，苍
耳子散主之。

辛夷一两　苍耳子一两，炒　连翘连心，
八钱　苦桔梗五钱　桑叶六钱　银花八钱
茶菊花六钱　甘草三钱　黄芩炭二钱　薄荷
二钱

共为极细末，每服二钱，雨前茶调，
日二次。

五月初一日，胃不和，数与和胃，已
得寐进食。夜眠必流口水者，经谓胃热则
虫动，虫动则廉泉开，廉泉开则液自出。
与辛凉和胃法。

半夏六钱　生石膏四钱　茯苓连皮，六钱
白蔻皮一钱五分　杏仁三钱　生①薏仁五
钱　生姜汁每杯冲三小匙

煮三杯，分三次服。四帖。

初六日　口水减，牙痛，脉如故，再
服四帖。

十一日　方如前，再服四帖。

十六日　风淫所胜，治以辛凉，佐以
苦甘。

金银花三钱　荆芥穗八分　苦桔梗二钱
连翘二钱　香豆豉三钱　杏仁二钱　生甘
草一钱　桑叶二钱

煮两杯，分二次服，热退为度。二帖
热退。

十八日　胃热，夜间口中液自出，与
和胃阴法。

生石膏六钱　半夏五钱　茯苓五钱　麦
冬不去心，三钱　白蔻仁一钱五分

煮三杯，分三次服。

二十二日　诸症皆减，去石膏，加麦
冬二钱。

二十八日　胃中向有饮聚，不寐，服
半夏汤已愈。后因痰涎自出，与凉阳明，
亦减。余饮未除，与服外台茯苓饮意。

茯苓五钱　洋参二钱　生姜三片　半夏
三钱　麦冬不去心，一钱　大枣去核，二枚　广
皮一钱五分　枳实一钱五分

煮两杯，分二次服。

乙酉（1825 年）四月二十九日　吴
五十七岁　六脉洪数，右寸独大，酒客
痰多，肺热之至。

生石膏四两　半夏五钱　薏仁五钱　杏
仁五钱　茯苓皮五钱　防己三钱

煮三碗，分三次服。

五月初十日　加广皮三钱，至五月二
十日，共服二十帖。

二十六日　酒客形体壮盛而阳痿，其
为湿中生热，非精血之虚，其象显然。与
诸痿独取阳明法。

生石膏三两　半夏五钱　防己四钱　薏
仁八钱　黄柏五钱　茯苓皮八钱　木通三钱

煮三碗，分三次服。

六月十二日　去黄柏二钱，木通三
钱；以喉呛太久，今可兼清肺气，加苦桔
梗三钱，飞滑石六钱，甘草一钱。

二十日　脉洪数，右大于左，喉哑痰
多。戒油腻。

生石膏四两　半夏六钱　苏叶梗各一钱
五分②　炙甘草一钱　苦桔梗三钱　杏仁五
钱

煮三碗，分三次服。

七月二十一日

生石膏三两　半夏六钱　苦桔梗四两
生甘草一钱　茯苓皮六钱　杏仁四钱

煮三杯，分三次服。

八月初四日　右寸脉独大，金实无
声，已效而未全愈。照前方再服三剂。前
后共服八十余剂，计石膏三百数十两。

---

① 生：底本无，据王本、金本补。
② 苏叶……五分：底本作“苏叶半梗三钱”，据
王本、金本改。

乙酉（1825 年）五月初二日　严　三十九岁　六脉弦细短涩，吐血三年不愈，兼有痰饮咳嗽，五更汗出。经谓阳络伤则血上溢，要知络之所以伤者，有寒有热，并非人之有络只许阳火伤之，不准寒水伤之也。今人见血投凉，见血补阴，为医士一大痼疾。医士之疾不愈，安望病家之病愈哉！此症阳欲亡矣，已难救治，勉照脉症立方。

姜半夏六钱　焦白芍三钱　干姜炭三钱　桂枝木三钱　茯苓块五钱　五味子二钱　广皮炭三钱　小枳实二钱

煮三杯，分三次服。

初六日　复诊，据云饮食已增，午后之五心烦热如故，脉稍和缓。诸病必究寝食，得谷者昌，方无可转。至午后之热，方即甘温除大热法也。因脉稍和缓，去干姜炭。

十三日　前后共服过十剂，汗敛食增，血亦[1] 不吐。头中发空，得甜食则咳减，中气虚也。加甘草三钱，以补中气。再服四帖，脉仍紧故也。

十七日　前后共服十四帖，诸病向安，惟脉之弦紧如故，咳甚则欲呕。于原方去五味子，减甘草，再服四帖。

二十一日　诸症皆渐减，痰亦渐厚，心悸甚，加枳实一钱，再服四帖。

二十五日　脉弦细如故，咳嗽日减夜甚，阳微阴盛可知。午后身热已减，惟食后反觉嘈杂，胸中有水状，少时即平。于原方加干姜一钱、枳实二钱。

三十日　汗止嗽减，五心烦热亦减，脉弦数，夜间咳甚。服热药反不渴，饮尚重也。病痰饮者，冬夏难治。

茯苓块五钱　桂枝三钱　半夏六钱　五味子一钱五分　小枳实五钱　薏仁五钱　白芍三钱　广皮炭五钱[2]，存性　炙甘草一钱

干姜一钱

煮三杯，分三次服。

六月初四日　前方已服四帖，脉弦紧不数，仍不知渴。于前方内加炙甘草一钱五分、干姜二钱。再服三帖。

初八日　脉弦紧如故，呛咳如故，舌白滑甚，加桂枝二钱，再加干姜三钱[3]。

十二日　脉之短涩退而弦细如故，痰饮仍重。于前方内加桂枝二钱，再加干姜二钱，茯苓三钱，以化饮。

十七日　夜咳已止，是其佳处，咳来日浅，亦是最好。左脉沉细，右脉弦紧，饮未尽除。至遍身骨痛，久病之故。古人云：劳者温之。甘温调营卫而复胃气，胃旺进食，久久自愈。病减者减其制。

桂枝三钱　五味子一钱五分　干姜三钱　半夏五钱　枳实五钱　广皮三钱　炙甘草二钱

煮三杯，分三次服。

蠲饮丸：痰饮久聚，未能一时猝去，业已见效，与丸药缓化可也。戒生冷、恼怒。

桂枝半斤　小枳实四两　干姜六两　苍术炭六两　茯苓斤半　半夏一斤　益智仁四两　广皮十二两　炙甘草六两

共为细末，神曲糊为丸，如梧子大。每服三钱，日三次。饮甚时服小青龙汤。

乙酉（1825 年）五月初十日　陈　五十一岁　人尚未老，阳痿多年。眩冒昏迷，胸中如伤油腻状，饮水多则胃不快，此伏饮眩冒症也。先与白术泽泻汤逐其饮，再议缓治湿热之阳痿。岂有六脉俱弦细而恣用熟地、久服六味之理哉！

冬於术二两　泽泻二两

---

① 亦：底本作"并"，据王本、金本改。
② 五钱：王本、金本作"三钱"。
③ 三钱：王本、金本作"二钱"。

煮三杯，分三次服。

十三日　已效而未尽除，再服原方十数帖而愈。

乙酉（1825年）五月初一日　李四十八岁　其人向有痰饮，至冬季水旺之时必发。后因伏暑成痢，痢后便溏，竟夜不寐者多日，寒热饥饱皆不自知，大便不通。按暑必挟湿，况素有痰饮，饮即湿水之所化。医者毫不识病，以致如此。久卧床褥而不得起，不亦冤哉！议不食不饥、不便不寐，九窍不和，皆属胃病例，与灵枢半夏汤，令得寐再商。

姜半夏二两　秫米二合

急流水八杯，煮取三杯，分三次服。得寐为度。

十一日　诸窍不和，六脉纯阴，皆痰饮为呆腻补药所闭。昨日用半夏汤已得寐而未熟，再服前方三帖，续用小青龙去表药，加广皮、枳实，以和其饮。盖现在面色光亮，水主明也。六脉有阴无阳，饮为阴邪故也。左脉弦甚，经谓单弦饮澼也。有一症必有一症之色脉，何医者盲无所知，吾不知伊一生所学何事，宁不愧死！

姜半夏六钱　桂枝五钱　五味子二钱　炒白芍三钱　小枳实五钱　干姜二钱　炙甘草三钱　广皮三钱

甘澜水八杯，煮成三杯，分三次服。

十八日　胃之所以不和者，土恶湿而阳困也。昨日纯刚大燥以复胃阳，今脉象较前生动，胃阳已有生动之机，但小便白浊，湿气尚未畅行，胃终不得和也。与开太阳、阖阳明法。

姜半夏二两　秫米一合①　猪苓六钱　桂枝四钱　茯苓皮六钱　飞滑石三钱　广皮三钱　泽泻六钱　通草一钱

急②流水十一碗，煮成四碗，分早、中、晚、夜四次服。

六月初三日　于原方内去滑石、通草，加川椒炒去汗，三钱。

乙酉（1825年）五月十六日　高五十二岁　脉弦，痰饮喘咳，与小青龙去麻、辛，加广皮、枳实。

姜半夏六钱　桂枝五钱　小枳实五钱　广皮三钱　炙甘草三钱　五味子二钱　白芍三钱　干姜二钱

煮三杯，分三次服。二帖。

十八日　已见小效，汗多，加净麻黄根三钱③。

二十日　病减者减其制，去桂枝、枳实各二钱。

廿四日　服前药汗少，惟善嚏，周身酸痛。于原方减干姜一钱，加杏仁三钱，防己三钱。

乙酉（1825年）五月二十七日　董四十五岁　脉沉细弦弱，咳嗽夜甚，久而不愈，饮也。最忌补阴，补阴必死，以饮为阴邪，脉为阴脉也。经曰无实实。

桂枝六钱　小枳实二钱　干姜三钱　五味子一钱　白芍四钱　半夏五钱　炙甘草一钱　广皮三钱，炒

煮三杯，分三次服。四帖④。

六月初一日　复诊，加云苓三钱，枳实二钱。

十七日　其人本有痰饮喘咳⑤，服小青龙胃口已开。连日午后颇有寒热，正当暑湿流行之际，恐成疟疾。且与通宣三焦。

茯苓皮五钱　杏仁三钱　姜半夏四钱

―――――――

① 一合：王本作"二合"。

② 急：底本无，据王本、金本补。

③ 三钱：王本、金本于此后有"又三帖"。

④ 四帖：底本无，据王本、金本补。

⑤ 喘咳：底本无，据金本补。

生薏仁五钱　小枳实三钱　青蒿二钱　藿香梗三钱　白蔻仁一钱五分　广皮三钱

煮三杯，分三次服。二帖①。

十九日　寒热已止，脉微弱。去蔻仁、青蒿，加桂枝、干姜，以治其咳。

二十二日　咳减，寒热止，胃口开，嗽未尽除，脉尚细小。效不更方，服至不咳为度。

乙酉（1825 年）五月初八日②　某③

六脉弦紧，右脉沉取洪大。先从腰以上肿例。舌白滑，喘而咳，无汗，从溢饮例之大青龙法，减甘药，为其重而滞也。

生石膏末④一两　杏仁去皮留尖，五钱　桂枝五钱　炙甘草二钱　细辛二钱　大枣肉二枚　麻黄去节，六钱　生姜三钱

煮成三杯，先服一杯⑤，覆被令微汗佳；得汗，止后服；不汗，再服第二杯如上法。

十一日　溢饮脉紧无汗，咳嗽浮肿，昨用大青龙，汗出肿消，喘咳减。与开太阳、阖阳明法。

半夏五钱　飞滑石五钱　茯苓五钱　生薏仁五钱　桂枝一钱五分　泽泻三钱　苍术炭二钱　猪苓三钱　广皮三钱

煮三杯，分三次服。

已服十数帖，后加莲子五钱，益智仁二钱。

乙酉（1825 年）正月初十日　陈

七十六岁　悬饮脉弦，左胁不快，为水在肝。法当用十枣汤，近八旬之老人，难任药力，与两和肝胃可也。

旋覆花三钱，包煎　半夏五钱　香附五钱　广皮三钱　小枳实三钱　淡吴萸二钱　青皮三钱

煮三杯，分三次服。

二十三日　前方已服十余帖，复诊脉结，加杏仁泥六钱，再服三帖。

壬戌（1902 年）正月十三日　觉罗

六十二岁　酒客痰饮哮喘，脉弦紧数，急与小青龙去麻辛加枳实橘皮汤，不应。右胁痛甚，此悬饮也，故与治支饮之小青龙不应。应与十枣汤，以十枣太峻，降用控涎丹。

甘遂五钱　大戟五钱　白芥子五钱

共为细末，神曲糊丸，如梧子大。先服十三丸，不知，渐加至二十一丸，以得快便、下黑绿水为度。三服而水下喘止，继以和胃收功。

汪室女　十七岁　伏暑夹痰饮，与三仁汤，重加半夏、广皮、屡效而热不退，痰不除，右脉微结，中有痰块堵塞隧道。因延郏芷谷兄针中泉穴，紫血出后，继咳老痰二口。以后用药无不见效，半月后，伏暑痰饮皆愈矣。

甲子（1804 年）八月初十日　钱氏

三十二岁　咳嗽，胃中停水，与小青龙去麻、辛，重加枳实、广皮，五帖已愈八九。因回母家为父祝寿，大开酒肉。其父亦时医也，性喜用人参，爱其女，遂用六君子汤，服关东参数十帖。将近一年，胃中积水，胀而且痛，又延其父视之，所用之药，大抵不出守补中焦之外，愈治愈胀，愈治愈痛，以致胸高不可以俯，夜坐不可以卧，已数日不食矣。其翁见势已急，力辞其父，延余治之。余见其目欲努

出，面色青黄，胸大胀痛不可忍，六脉弦急、七八至之多。余曰：势急矣，断非缓药所能救。因服巴豆霜三分，下黑水将近一桶，势稍平，以和脾胃药调之，三四日后渐平。胃大开，于是吃羊肉饺三十二枚，胃中大痛一昼夜，又用巴豆霜一分五厘，下后痛止。严禁鱼、肉，通补脾胃一月而安。

乙酉（1825 年）正月三十日　赵四十六岁　太阳痹则腰脊痛，或左或右，风胜则引也。或喘或不喘者，中焦留饮上泛则喘，不泛则不喘也。切戒生冷、猪肉与一切补药，周年可愈。六脉洪大已极，石膏用少，万不见效，命且难保。

生石膏六两　桂枝五钱　小枳实五钱　生薏仁五钱　姜半夏五钱　杏仁五钱　云苓皮五钱　黄柏炭二钱　白通草一钱　防己四钱

煮三杯，分三次服。四帖。

二月初三日　复诊，于前方内加猪苓三钱，飞滑石一两，小枳实三钱。四帖。

初七日　于前方内去半夏、猪苓，加海桐皮三钱，片子姜黄三钱，晚蚕砂三钱，黄柏一钱。服至二十五日止，计十八帖，于前方再加桑皮三钱。

二十六日　于前方用石膏四两，去黄柏炭，加姜半夏五钱。

二十七八日　两日减石膏，止留二两。

二十九日、三月初一日　石膏仍用四两。因拜扫，停药六天。

初八、九日　石膏每剂用二两。

初十日　右手脉洪大已减，石膏只用一两。

十一二日　每日用石膏二两。

十三四日　石膏每天用一两。

十五日至十九日　因感燥气，停药五天。

二十日、二十一日　石膏每帖用一两。

二十二日至三十日　每剂石膏用二两，共服九帖。

四月初一至初五　服药五帖，每帖用石膏三两。至十四日，停药十天[1]。

四月十五日　自淮安复至绍兴，又诊得洪大之脉较前已减七八，然较之平脉仍大而有力。现在小便赤浊，牙缝臭味复出，痹痛虽止，阳明、太阳两经湿热未净，太阴化气未复。

生石膏四两　杏仁四钱　云苓皮五钱　飞滑石六钱　海金沙五钱　晚蚕砂三钱　木通三钱　薏仁五钱

煮三杯，分三次服。四帖。

十九日　脉渐退，减石膏至二两，加姜半夏五钱，广皮三钱。

二十日至二十二日　每日用石膏一两。

二十三日至二十六日　每日用石膏二两。

二十七日　小便不利。

生石膏四两　杏仁四钱　姜半夏五钱　飞滑石六钱　生薏仁五钱　木通三钱　茯苓皮五钱　海金沙五钱　陈皮三钱

煮三杯，分三次服。四帖。

五月初一日　感受风寒，服桂枝汤。

初四日　仍服前二十七日方。三帖。

初七日　内饮招外风为病。

姜半夏五钱　桂枝四钱　杏仁三钱　白芍二钱　小枳实五钱　防己三钱　干姜一钱　广皮三钱　炙甘草一钱五分

煮三杯，分三次服。其第一杯服后，即啜稀热粥一碗，覆被令微汗即解；得汗后，余药不必啜粥。服四帖。

---

① 四月……十天：底本无，据王本、金本补。

十一日　前因风寒夹饮之故，用小青龙法。现在风寒解而饮未除，脉复洪大，仍与大青龙与木防己汤合法，兼治饮与痹也。

生石膏六钱　桂枝六钱　防己四钱　茯苓皮六钱　飞滑石六钱　半夏六钱　木通三钱　小枳实三钱　杏仁四钱　广皮三钱

煮三杯，分三次服。

十四日　其人本有痹症、痰饮，现届盛暑发泄，暑湿伤气，故四肢酸软少气，口中胶腻欲呕。与局方消暑丸意。

茯苓连皮，一两　炙甘草三钱　半夏六钱　生姜汁每杯① 三匙　鲜② 荷叶去蒂，三钱

煮三杯，分三次服。三帖③。

十九日至二十三日　停药。

二十四日　仍服十一日方，至六月初七日止，服十一帖。

六月初八日　停药。

十八日　气急欲喘，新感暑湿之故。于原方内加小枳实二钱，广皮二钱，服五帖。

二十三日

生石膏六钱④　桂枝四钱　半夏六钱　飞滑石六钱　茯苓皮六钱　杏仁四钱　防己四钱　广皮三钱　小枳实四钱　木通三钱

煮三杯，分三次服。四帖。

二十七日　于原方内减石膏三钱⑤，加飞滑石六钱，共成一两二钱，木通二钱，共成五钱，晚蚕砂三钱⑥。

二十九日　渴欲饮水，水入则吐者，名曰水逆，五苓散主之。

苍术三钱，炒枯　桂枝三钱　茯苓皮六钱　半夏五钱　猪苓四钱　泽泻四钱　藿香三钱　生姜汁三匙

煮三杯，分三次服。三帖⑦。

七月初二日　饮食有难化之象，于原方内去苍术，加广皮炭四钱，神曲三钱，益智仁二钱，小枳实三钱，以通胃腑，并

醒脾阳。二帖⑧。

初七日　右脉洪数，六腑不和，食后恶心，二便不爽，暑湿所干之故。议宣三焦。

生石膏三两　茯苓皮六钱　黄芩炭三钱　飞滑石六钱　生薏仁五钱　姜半夏五钱　小枳实三钱　益智仁三钱　白豆蔻一钱五分　广皮三钱　生姜三片

煮三杯，分三次服。二帖⑨。

初九日　加益智仁、小枳实。服一帖⑩。

初十日　中焦停饮，晚食倒饱，是脾阳不伸之故。一以理脾阳为法。

姜半夏五钱　茯苓五钱　益智仁一钱五分　川椒炭八分　生薏仁五钱　广皮三钱　小枳实二钱　煨草果五分　白蔻仁一钱五分

煮三杯，分三次服。二帖⑪。

十七日　停饮兼痹，脉洪，向用石膏，并不见效。数日前因食后倒饱，脉不大，石膏已用至三十斤之多，转用温醒脾阳，丝毫不应，水之蓄聚如故，跗肿不消，胃反不开，右脉复洪大有力，小便短。思天下无肺者无溺，肺寒者溺短，肺热者无溺⑫，仍用石膏凉肺胃。

生石膏四两　桂枝三钱　枳实五钱　防己四钱　姜半夏五钱　生薏仁五钱　广皮五

---

① 每杯：底本无，据王本、金本补。
② 鲜：底本无，据王本、金本补。
③ 三帖：底本无，据王本、金本补。
④ 六钱：王本、金本作"六两"。
⑤ 三钱：王本、金本作"三两"。
⑥ 钱：王本于此后有"服四帖"，金本有"四帖"。
⑦ 三帖：底本无，据王本、金本补。
⑧ 二帖：底本无，据王本、金本补。
⑨ 二帖：底本无，据王本、金本补。
⑩ 服一帖：底本无，据王本、金本补。
⑪ 二帖：底本无，据王本、金本补。
⑫ 肺热者无溺：王本作"肺热者亦无溺"，金本作"热者溺亦短"。

钱

煮三杯，分三次服。四帖①。

二十一日　于前方内加茯苓皮五钱，杉皮五钱，减石膏二两。

二十二日至二十四日　石膏只用四两一帖。

二十五日至二十八日　石膏每帖只用二两。

二十九日　饮聚不行，小便已清，少时即变臭浊，六腑之不通可知。大药已用不少，而犹然如是，病机之顽钝又可知矣。议暂用重剂，余有原案。

生石膏四两　杏仁八钱　云苓皮八钱　飞滑石一两　姜半夏八钱　防己三钱　海金沙八钱　小枳实五钱　广皮四钱

煮三杯，分三次服。

八月初一日　加石膏二两。

初二日　又加石膏二两。

初七日　减去广皮四钱，小枳实二钱。

初十日　脉之洪大不减，加石膏二两。

十一日至二十七日　仍服前方。

九月初四日　服石膏至五十斤之多，而脉犹浮洪，千古来未有如是之顽病，皆误下伤正于前、误补留邪于后之累。今日去补阳明药，盖阳明之脉大也。

生石膏八两　防己五钱　云苓皮一两　木通三钱　飞滑石二两　杏仁泥一两　小枳实五钱

煮四杯，分四次服。

专以苦淡行水，服两帖再商。

初七日　复诊，加生石膏四两，共成十二两。服四帖。

十三日　脉洪滑，痰饮未除，晨起微喘，足跗肿未消尽，余有原案。

生石膏八两　半夏六钱　生薏仁六钱　飞滑石一两　云苓皮六钱　杏仁四钱　葶苈子三钱　木通四钱

十五日　气已不急，去葶苈子；右脉仍洪，加石膏一倍，共成一斤。

十六日　气急者得葶苈子而止，右脉之洪大者得石膏一斤大减。病减者减其制。但脉仍滑数，加行痰饮。

生石膏六两　半夏一两　枳实三钱　杏仁四钱　云苓皮五钱　旋覆花四钱，包煎　广皮四钱　香附五钱

煮四杯，分四次服。二帖②。

十八日　脉渐小，减石膏二两。服二帖。

二十日　脉洪数，加石膏八两，共成十二两。服二帖。

二十二日　脉洪数减，减石膏六两，加葶苈子一钱五分。服二帖③。

二十五日　脉之洪大者，得石膏一斤，业经大减。病减者减其制。俟脉复洪大有力，再酌加其制。

生石膏十二两　半夏一两　香附五钱　枳实五钱　云苓皮五钱　旋覆花四钱，包煎　广皮四钱　杏仁四钱

煮四杯，分四次服。

二十九日　小便短，于原方加飞滑石一两。

十月初一至初三　停汤药④。

十月初二日　服妙应丸二分六厘，大枣三枚煎汤下，清晨服。约二刻，先从左胁作响，坠痛至少腹，便下绿水胶痰碗许。

妙应丸方⑤：《金匮》谓凡病至其年月日时复发者，当下之。此证痰饮兼瘀，自正月服药至十月，石膏将近百斤之多，

---

① 四帖：底本无，据王本、金本补。
② 二帖：底本无，据王本、金本补。
③ 服二帖：底本无，据王本补。
④ 十……药：底本无，据王本、金本补。
⑤ 方：底本无，据王本、金本补。

虽无不见效，究未拔除病根。左胁间漉漉有声，不时喘咳，此水在肝①也。《金匮》：水在肝②，十枣汤主之。又谓：偏弦饮澼。又谓：咳家之脉弦，为③有水，十枣汤主之。又谓：咳家一百日至一岁不死者，十枣汤主之。合而观之，此症当用十枣无疑。但十枣太峻，南人胆怯，未敢骤用，降用妙应丸，缓缓④下之，庶无差忒也。

制甘遂五钱　制大戟五钱　白芥子五钱

共为细末，神曲糊为丸，如小梧子大。从三十丸服起，得下痰水即止。停数日，水不尽，再服，以尽为度。

初三日　服妙应丸二分六厘，大枣二枚煎汤下，便下痰水如前。汤药未服。

初四日　气喘，于前方内加石膏四两，共成一斤；杏仁四钱，共成八钱；广皮二钱，共成六钱；加桂枝六钱，生姜四钱。服四帖。

初八日

生石膏一斤　半夏一两　茯苓皮六钱　飞滑石一两　小枳实五钱　杏仁八钱　旋覆花四钱，包煎　苏子霜二钱　广皮三钱

煮四杯，分四次服。三帖。

十一日　服妙应丸三分。

十二日　脉仍洪大有力。

生石膏八两　薏仁六钱　半夏六钱　香附三钱　云苓皮六钱　旋覆花四钱，包煎　杏仁四钱　广皮三钱

煮三杯，分三次服。

十三日

飞滑石一两　半夏一两　杏仁八钱　桂枝六钱　枳实五钱　茯苓皮五钱　旋覆花四钱，包煎　广皮四钱　香附三钱　苏子霜二钱

煮三杯，分三次服。

二十日　去香附，加苏子霜。

二十二日　妙应丸三分四厘，服之即下痰水。

二十九日　妙应丸三分八厘，服之下痰如前。

十一月初四日　右脉洪数，本有聚饮，小便不长。

生石膏一斤　飞滑石一两　小枳实四钱　半夏六钱　茯苓皮六钱　晚蚕砂三钱　生薏仁六钱　杏仁六钱　白通草二钱

煮三杯，分三次服。二帖⑤。

初六日　服妙应丸三分八厘，下痰水如前。

十一日　于前方加郁金三钱。

十二日　于前方加广皮三钱，石膏八两。

十三日　于前方加枳实二钱，旋覆花四钱，绢包。

十四日　于前方加苏子霜四钱。

十五日　服妙应丸四分六厘，下痰水如前。

十六日　服妙应丸六分，下痰水如前。

十七日　痰饮喘咳，右脉洪，左关独浮。与建金制木法。

生石膏八两　半夏六钱　杏仁六钱　香附四钱　旋覆花四钱，包煎　苏子霜三钱　青皮三钱

煮三杯，分三次服。十八至二十六日，共服五帖⑥。

二十二日　服妙应丸六分。自服丸药，每次皆下痰水，惟此次未下，以服药

---

① 肝：底本作"肺"，据金本改。
② 肝：底本作"肺"，据金本改。
③ 为：底本作"尚"，据王本、金本及《金匮》改。
④ 缓缓：底本作"续续"，据意而改。
⑤ 二帖：底本无，据王本补。
⑥ 十八……五帖：底本无，据王本、金本补。

后即食粥故①也。

二十三日　服妙应丸六分，大便仍行痰水。

二十七日　洪大之脉已退，惟两关独浮，右大于左而兼实。木陷入土，与两和②肝胃，兼开膀胱，小便短而小易停故也。

飞骨石一两　半夏六钱　云苓皮六钱　白芍四钱，酒炒　旋覆花三钱，包煎　香附三钱　苏子霜三钱　广皮三钱　青皮二钱③

煮三杯，分三次服。

十二月初一日　数日不服石膏，右脉复洪数，左关之独浮者亦未十分平静。与金木同治法。

生石膏六两　半夏六钱　云苓皮六钱　杏仁六钱　飞滑石一两　小枳实六钱　香附四钱　旋覆花四钱，包煎

煮三杯，分三次服。

以后凡右脉大者，服此，小即止。

初二日　服妙应丸六分，下痰水如前。

初三日　仍服初一日原方。二帖。

初五日　于初一日方内加桂枝五钱，广皮四钱，以畏寒故也。服五帖。

初十日　服妙应丸八分，下痰水如前。

十一日　于前方内去桂枝、广皮，脉不肯小故也。再服五帖。

十六日　服妙应丸一钱，仍下痰水如前。

丁亥（1827 年）正月十九日　曹四十五岁　咳嗽，脉洪大数实，面色黧黑，已为难治。况左胁板痛，卧不着席，此水在肝也，更为重极之症。先与大青龙以平其脉，再议逐胁下之饮。

生石膏四两　麻黄去节，三钱　生姜五片　炙甘草三钱　杏仁泥五钱　桂枝三钱　大

枣去核，三枚　细辛二钱

煮三杯，先服一杯，得汗，止后服，不汗，再服。

二十日　痰饮喘咳，无汗，六脉洪大数实，与大青龙全剂，脉小咳减，惟口渴思凉未除，脉仍带数。仍与大青龙去麻、辛可也。

生石膏三两，先煎代水　桂枝三钱　小枳实三钱　姜半夏六钱　杏仁泥六钱　云苓半皮半块，六钱　炙甘草三钱

煮三杯，分三次服。

二十一日　于原方内减石膏一两，加枳实二钱，广皮五钱。

二十二日　痰饮喘咳，左边卧不着席，脉洪大数实，与大青龙三次见效，脉已平复，惟仍数耳。

生石膏二两　云苓半块半皮，六钱　桂枝三钱　小枳实三钱　姜半夏六钱　炙甘草三钱　杏仁泥五钱　广皮五钱

煮三杯，分三次服。二帖④。

丙戌（1826 年）四月十五日　陈女十五岁　六脉弦细，午后身热，前曾腹胀泄泻，痰多喘咳，气上阻胸，内饮招外风为病，兼有伏暑之象。与通宣三焦。

云苓块六钱　生薏仁五钱　白蔻仁一钱五分　姜半夏五钱　杏仁泥三钱　旋覆花三钱，包煎　黄芩炭一钱五分　藿香梗三钱

煮三杯，分三次服。

十八日　六脉弦数较前虽减，而身热未除，喘咳亦减，胃少开，郁少舒，仍宗前法。余有原案。

云苓皮六钱　生薏仁五钱　广郁金二钱　姜半夏五钱　旋覆花三钱，包煎　黄芩炭

---

①　故：底本无，据王本补。
②　和：底本作"利"，据金本改。
③　二钱：王本作"三钱"。
④　二帖：底本无，据王本补。

三钱　白蔻仁二钱　藿香梗三钱　杏仁三钱　青皮二钱　青蒿二钱

煮三杯，分三次服。

二十日　肝郁夹痰饮，咳嗽，气上阻胸，寒热。与宣肝络以开郁，和胃以逐饮，降肝气、镇肝逆以去气阻，调营卫以止寒热。余有原案。

代赭石五钱，煅　桂枝三钱　炒白芍三钱　旋覆花三钱，包煎　姜半夏五钱　香附三钱　广郁金二钱　归横须二钱　降香末三钱　广皮三钱

煮三杯，分三次服。

二十三日　肝郁夹痰饮，兼有伏暑寒热，前与通宣三焦，继以调和营卫、宣肝郁、逐痰饮。两法俱效，仍宗第二法。

代赭石三钱，煅，飞　桂枝三钱　生薏仁五钱　香附三钱　旋覆花三钱，包煎　炒白芍三钱　归须二钱　姜半夏五钱　广皮三钱　白蔻仁一钱　广郁金二钱　降香末二钱

煮三杯，分三次服。

二十六日　脉大则病进，脉小则病退。肝郁夹痰饮，三法俱效。仍以两和肝胃、调和营卫立法。

代赭石五钱，煅，飞　桂枝三钱　降香末二钱　香附三钱　新绛纱三钱　炒白芍三钱　归须二钱　旋覆花三钱，包煎　广皮三钱　益智仁一钱五分　姜半夏五钱

煮三杯，分三次服。

二十九日　诸症向安，惟余痰饮，经未行。仍与两和肝胃。

茯苓块五钱　桂枝三钱　姜半夏五钱　香附三钱　炒白芍三钱　广皮三钱　降香末三钱　生姜三大片　全当归二钱

煮三杯，分三次服。

五月初四日　脉和，昨日行经，经前腹痛，色紫黑，今日不痛，但少腹胀。须服化癥回生丹一二丸。

姜半夏三钱　桂枝二钱　香附三钱　广

皮二钱　焦白芍二钱　降香末二钱　归须二钱　生姜三片

煮二杯，分二次服。

己丑（1829 年）正月初七日　舒氏

四十一岁　痰饮，喘咳夜甚，胁痛，少腹亦痛，溺浊，水在肝也，经谓之悬饮。悬饮者，十枣汤主之。恐其太峻，宗其法而不用其方。

姜半夏五钱　生薏仁六钱　旋覆花三钱，包煎　香附三钱　云苓皮六钱　小枳实三钱　降香末二钱　广皮三钱　苏子霜三钱

煮三杯，分三次服。二帖[①]。

己丑（1829 年）正月十一日　鲁氏

七十二岁　痰饮喘咳，倚息不得卧，左畔更不能着席，胁下有饮，水在肝也。加逐肝中之饮，与小青龙法。

姜半夏六钱　桂枝四钱　广橘皮三钱　旋覆花三钱，包煎　小枳实四钱　香附三钱　五味子一钱五分　干姜四钱　炙甘草二钱

煮三杯，分三次服。二帖[②]。

十四日　痰饮喘咳，倚息不得卧，前与小青龙法，痰少活，右手今日脉结，块痰所致。重与利肺气为要。

姜半夏六钱　苦桔梗五钱　杏仁五钱　云苓块五钱　小枳实四钱　旋覆花三钱，包煎　广皮三钱　苏子霜三钱　生姜汁三匙，冲

煮三杯，分三次服。

十八日　痰饮喘咳，倚息不得卧，脉结，前与利肺气治结脉法，兹结脉已愈，但自觉冷气上冲，当伐其冲气。

云苓块一两　桂枝六钱　广橘皮三钱　姜汁三匙，冲　小枳实四钱　姜半夏六钱　干姜四钱

_____

① 二帖：底本无，据王本补。
② 二帖：底本无，据王本补。

甘澜水煮三杯，分三次服。

庚寅（1830 年）十月十六日　潘
二十九岁　痰饮喘咳，脉弦。

姜半夏六钱　桂枝五钱　广橘皮三钱
白芍三钱　小枳实三钱　炙甘草三钱　干姜
二钱　五味子二钱

煮三杯，分三次服。二帖①。

十八日　喘稍定而不寐，与胃不和则
卧不安、饮以灵枢半夏汤。

姜半夏二两　秫米二合

甘澜水八杯，煮取三杯，分三次服。

廿四日　左脉弦甚，所谓单弦饮澼
也。久饮受风，因而大喘不寐，与半夏
汤，喘止能寐，伏饮未除。

姜半夏六钱　桂枝三钱　小枳实三钱
干姜三钱　云苓块五钱　炙甘草三钱　广皮
三钱　炒於术三钱

煮三杯，分三次服。

己丑（1829 年）二月初八日　觉罗
氏　少阳胆络偏头痛，系上焦火病，属
阳。胸满短气，不食不便，咳喘，脉沉
弦，头面肢肿，欲小便则寒噤，系中下焦
水病，属阴。阴阳水火兼病，碍难措手，
勉与清上焦，勿犯中下二焦。俟上焦愈，
再治中② 下焦。

连翘三钱　牛蒡子二钱　钩藤三钱　刺
蒺藜二钱　银花三钱　荆芥穗一钱　丹皮二
钱　茶菊花三钱　桑叶三钱

煮三小杯，分三次服。服一帖，头痛
减。

初九日　痰饮误用苦寒，以致胸满短
气，便闭不食。

姜半夏八钱　小枳实四钱　广皮三钱
杏仁泥八钱

煮三杯，分三次服。以大便通为度。
服一帖，便通思食，胸满除，但头复微

胀。

壬辰（1832 年）正月二十八日　珠
氏　三十岁　六脉沉弦细弱，阳气虚极，
呕吐停水，食少。再吃生冷、猪肉、咸
味，不可救矣。

茯苓块六钱　吴萸三钱　橘皮四钱　良
姜三钱　川椒炭三钱　姜半夏六钱　生姜五
钱

煮三茶杯，分三次服。

二月初二日　即于前方内去良姜，加
干姜炭三钱。

初五日　阳虚受寒，服温药已效。仍
有胁胀脐痛，六脉弦细。

姜半夏五钱　吴萸二钱　厚朴二钱　川
椒炭三钱　小茴香三钱，炒黑　良姜二钱　香
附三钱　青皮二钱　广橘皮三钱

煮三杯，分三次服。

初九日　于前方内加茯苓块五钱。

十二日　阳微，脉弦细，胁胀减而腹
痛未除。

吴茱萸三钱　乌药二钱　槟榔二钱　小
茴香三钱，炒　广橘皮三钱　良姜三钱　青
皮二钱　生姜三片　川椒炭三钱

煮三杯，分三次服。

二十二日　本受燥金寒气，又加肝郁
胁痛，治在肝络。

新绛纱三钱　香附三钱　苏子霜三钱
旋覆花三钱，包煎　姜半夏五钱　青皮二钱
川椒炭三钱　归横须二钱　降香末三钱　橘
皮三钱

煮三杯，分三次服。

壬辰（1832 年）二月初五日　某
其人本有痰饮喘咳，又感风温，不恶寒，

---

① 二帖：底本无，据王本补。
② 中：底本无，据王本补。

反恶热，口渴，暮夜身热，头晕汗多，暂与辛凉清上。

连翘三钱　苦桔梗三钱　银花三钱　香豆豉二钱　芦根三钱　杏仁泥三钱　桑叶三钱　炙甘草一钱五分　竹叶三钱

煮三杯，分三次服。

初七日　痰饮喘咳，又加温热。前与辛凉，兹温热已退，脉犹微数。尚不能纯然大温以治饮，且与平剂为稳。

茯苓皮六钱　杏仁五钱　小枳实四钱　香附三钱　姜半夏六钱　旋覆花三钱，包煎　橘皮四钱　苏子霜三钱

煮三茶杯，分三次服。二帖①。

初九日　胃不和则卧不安，与灵枢半夏汤和胃。

姜半夏二两五钱　秫米一合

急流水八杯，煮取三杯，分三次服。二帖②。

十一日　痰饮喘咳，脉弦细。

姜半夏六钱　桂枝四钱　五味子一钱五分　焦白芍二钱　广橘皮四钱　干姜三钱　小枳实一钱　细辛一钱　炙甘草三钱

甘澜水八杯，煮取三杯，分三次服。二帖③

十三日　痰饮喘咳，与温中降气已效，仍宗前法而进之。

桂枝三钱　小枳实五钱　细辛一钱　苏子霜三钱　杏仁三钱　焦白芍二钱　干姜三钱　广橘皮五钱　炙甘草三钱

甘澜水八杯，煮取三杯，分三次服。二帖④。

十五日　痰饮喘咳，已愈五六，惟口干头晕不寐，与辛能润法。

姜半夏二两　秫米一合

急流水八碗，煮取三碗，分三次服。三帖⑤。

十八日　痰饮不寐，与半夏汤已寐，惟短气心悸未除，汗多。

姜半夏六钱　桂枝三钱　小枳实三钱　云苓块五钱　五味子三钱　干姜三钱　炙甘草三钱　广橘皮三钱　麻黄根去净芦，三钱

煮三杯，分三次服。

二十一日　痰饮喘咳俱愈，又感风温，头晕脉数身热。与辛凉法。

连翘三钱　苦桔梗三钱　桑叶三钱　荆芥穗一钱五分　银花三钱　香豆豉三钱　竹叶二钱　炙甘草一钱　薄荷一钱

煮三小杯，分三次服。一帖⑥。

二十三日　风温已解。痰饮不寐，左胁痛。与两和肝胃。

姜半夏六钱　桂枝三钱　降香末三钱　归须二钱　旋覆花三钱，包煎　香附四钱　广橘皮三钱　青皮二钱　苏子霜三钱　秫米一撮

煮三杯，分三次服。二帖⑦。

二十五日　饮胀，胁下痛而咳。

姜半夏六钱　桂枝尖三钱　香附四钱　降香末三钱　小枳实四钱　旋覆花三钱，包煎　杏仁泥三钱　干姜三钱　苏子霜三钱　广橘皮四钱

甘澜水八杯，煮取三杯，分三次服。二帖⑧。

二十八日　病减者减其制，余有原案。

姜半夏六钱　香附三钱　小枳实二钱　干姜三钱　旋覆花二钱，包煎　广橘皮三钱　青皮二钱　苏子霜二钱

煮三杯，分三次服。二帖⑨。

————————

① 二帖：底本无，据王本补。
② 二帖：底本无，据王本补。
③ 二帖：底本无，据王本补。
④ 二帖：底本无，据王本补。
⑤ 三帖：底本无，据王本补。
⑥ 一帖：底本无，据王本补。
⑦ 二帖：底本无，据王本补。
⑧ 二帖：底本无，据王本补。
⑨ 二帖：底本无，据王本补。

三月初八日　痰饮未尽除，胁下有癥瘕硬块，与温通络法。

姜半夏五钱　香附三钱　小枳实三钱
旋覆花三钱，包煎　川椒炭三钱　干姜三钱
吴茱萸二钱　苏子霜三钱　小茴香三钱，炒
广皮三钱

煮三杯，分三次服。二帖①。

丙戌正月十四日　某②　《金匮》谓心下坚大如盘，水饮所作，枳术丸主之。兹虽不坚大而水停不去，病情相合。再脉洪大，洪大甚则喘发，最宜服石膏、杏仁，但石膏不可入丸方。议用橘半枳术丸，脉小时，用开水下；脉大时，暂用石膏汤送下。喘发，加杏仁；脉复小，不用石膏。

鹅眼小枳实一斤　茅山苍术一斤，炒半枯　广皮炭六两　姜半夏十两

神曲汤法丸，如梧子大。每服三钱，日三服。夏日间服消暑丸亦可。

---

① 二帖：底本无，据王本补。
② 某：此案底本缺，据王本、金本补，"某"为校者所加。

卷　四

疝瘕

壬戌（1802 年）八月廿三日　胡氏
二十二岁　脉沉而细，体厚而白，阳虚
可知。奔豚从少腹上攻心胸，发作欲死，
气回则已。呕酸，瘰疬，大便结燥，头晕
心悸，皆肝经累及冲脉为病。

桂枝尖二钱　降香三钱　川楝子一钱五
分　淡吴萸三钱　广木香一钱　炒全归三钱
云连炭一钱　炒小茴香三钱　川芎一钱
广郁金二钱　青皮三钱　两头尖二钱

煮三杯，分三次服。三帖。

廿六日

桂枝一钱五分　制香附三钱　全归三钱
降香三钱　炒小茴香三钱　川芎五分　半
夏三钱　淡吴萸二钱　广皮二钱　青皮二钱
云连炭一钱

煮三杯，分三次服。三帖。

廿九日

紫石英研细，五钱　生香附三钱　淡吴
萸三钱　降香末三钱　广皮二钱　桃仁泥二
钱　川楝子三钱　炒全归三钱　两头尖三钱
炒小茴香三钱　青皮一钱五分

煮三杯，分三次服。服三帖①。

九月初三日　通补八脉。

生鹿角四钱　肉桂去粗皮净，八分　降香
末三钱　紫石英生，研细，五钱　杞子三钱
炒全归三钱　桂枝尖二钱　生香附三钱　炒
小茴香三钱

煮三杯，分三次服。

乙丑（1805 年）四月二十七日　章
氏　七十四岁　老年瘕泄，小腹坚痛，上
连季胁，小便短赤之极，六脉洪数。法宜
急开阴络，且令得小便，庶可痛减进食。

川楝子三钱　归须三钱　藏红花一钱
降香末三钱　良姜一钱五分　两头尖三钱
炒小茴香三钱　琥珀三分　韭白汁点三匙
生香附三钱　口麝八厘，与琥珀研极细，冲

煮三杯，分三次服。

二十八日　六脉洪数，觉前更甚。于
前方内去两头尖，加川黄连一钱。

二十九日　脉小则病退，较平人犹觉
大也。

川楝子三钱　槟榔一钱五分　淡吴萸二
钱　降香末三钱　青皮一钱五分　真雅连一钱
炒小茴香三钱　琥珀四分　藏红花八分
生香附三钱　归横须八分　口麝同琥珀②研极
细，冲入，五厘

煮三杯，分三次服。

三十日　病势少减，惟呕恶不食，兼
与和胃。

乌药二钱　制半夏三钱　槟榔一钱五分
归须二钱　降香末三钱　红花五分　川连
一钱五分　淡吴萸三钱　血珀三分　青皮二钱
炒小茴香三钱　口麝五厘，与血珀同研极细，
冲

头煎八分两茶碗，二煎一茶碗，分三
次服。

---

① 服三帖：底本无，据王本补。
② 琥珀：底本无，据王本补。

五月初一日　带下瘕聚，皆冲任脉为病。数日来急通阴络，效已不少，但六脉洪数有力，谨防下部生疮。凡疮皆属君火。泻心者，必泻小肠，且胆无出路，必借小肠以为出路。小肠火腑，非苦不通。

芦荟一钱　龙胆草三钱　山连一钱五分　半夏三钱　川楝子三钱　青皮一钱五分　归须三钱　生香附三钱　琥珀三分　乌药二钱　淡吴萸三钱　槟榔二钱　口麝五厘，同琥珀①研极细，冲　小茴香三钱

煮三杯，分三次服。

初二日　今日脉虽小，而泄较多。

吴萸泡淡，三钱　降香末三钱　萆薢三钱　良姜三钱　生香附三钱　乌药二钱　半夏二钱　川楝子三钱　归须二钱　青皮一钱五分　小茴香三钱　广皮二钱

煮三杯，分三次服。

初三日　大瘕泄痛甚，且有瘀血积滞，法宜通阳和络。

吴萸泡淡，三钱　降香末三钱　红花五分　安桂一钱五分　川楝子三钱　琥珀三分　归须三钱　广木香二钱　生香附三钱　口麝同琥珀②研极细，冲，五厘　川椒炭三钱　青皮一钱五分　川连一钱五分

煮三杯，分三次服。

初四日　脉证俱减，惟胁胀呕恶，仍用前法而小变之。

川楝子三钱　安桂一钱五分　川椒炭三钱　降香末三钱　青皮二钱　生香附三钱　淡吴萸三钱　红花五分　广郁金二钱　小茴香三钱　广皮二钱　川黄连一钱五分　淡吴萸三钱　红花五分　广郁金二钱　小茴香三钱　广皮二钱　川黄连一钱五分

煮三杯，分三次服。

初五日　于前方内去川椒炭，再服一帖。

初六日　老年久病，势已缓，且减其制。间服乌药散五分，不痛不服。

半夏六钱　炒小茴香五钱　川连一钱五分　全归土炒老黄色，三钱　川楝子三钱　吴萸泡淡，一钱五分　桂心研细，冲，一钱　生香附三钱　广皮一钱　红花五分

煎二杯，分二次服。

初七日　老年久病，诸症悉减，未便纯任攻伐，议通补兼施，能入奇经者宜之。

炙龟板三钱　全归黄酒炒，三钱　小茴香少加黄酒炒黑，三钱　鹿角霜二钱　艾炭一钱　生香附三钱　枸杞子炒，二钱　砂仁一钱五分

煎二杯，分二次服。

二十六日　王氏　浊阴上僭，滴水不下，痛胀不可忍，而又加之以大瘕泄，六脉几于无阳，殆哉！

炒川椒八钱　荜拨四钱　小枳实五钱　淡吴萸六钱　良姜三钱　焦白芍三钱　安边桂去粗皮，五钱　红曲三钱　炒黄芩二钱　老厚朴五钱　归须一钱五分　炒川连二钱

九碗水，煮成三碗，加桂再煮，得八分三碗，分三次服。

初一日　浊阴之上攻者少平，积滞之下趋者未净，且有黑暗紫秽之形。思有形有质之邪，非急趋不可，议温下法。欲便先痛，便后痛减，是其可下之据也。再以体虚而论，急逐其实，正所以护其虚也。不然，缠绵日久，终归于惫，反欲下而不能矣。古人所谓网开一面也。

桂心三钱　生大黄酒炒黑，五钱　炒黄芩二钱　川椒炒黑，五钱　炒白芍三钱　红曲二钱　厚朴三钱　淡吴萸五钱　广皮三钱　归尾二钱　炒川连二钱

水八杯，煮成三杯，先服二杯，以知消息之，即得快大便方已之意。

---

① 琥珀：底本无，据意而补。
② 琥珀：底本无，据意而补。

化癥回生丹方

鳖甲胶一斤　人参六两　桃仁三两　益母膏八两　熟地四两　红花二两　公丁香三两　白芍四两　麝香二两　小茴炭三两　归尾四两　干漆二两　五灵脂二两　杏仁三两　川芎二两　京三棱二两　苏木三两　香附二两　苏子霜二两　安桂二两　阿魏二两　元胡索二两　降香二两　艾炭二两　片姜黄二两　吴萸二两　良姜二两　两头尖二两　乳香二两　水蛭香油炒焦，二两　川椒炭二两　没药二两　虻虫二两　蒲黄炭一两　大黄八两，此药①为细末，以高米醋一斤半熬浓，晒干，为末，再加醋熬，如是三次，晒干，末之

上药共为细末，以鳖甲、大黄、益母三胶和匀，再加炼蜜为丸，重一钱五分，蜡皮封护。用时温开水和，空心服；癥甚之症，黄酒下。

（一）治癥结不散不痛。

（二）治癥发痛甚。

（三）治血痹。

（四）治疟母左胁痛而寒热者。

（五）治妇女干血痨症之属实者。

（六）治妇女经前作痛，古谓之痛经者。

（七）治妇女将欲行经而寒热者。

（八）治妇女将欲行经，误食生冷腹痛者。

（九）治妇女经闭。

（十）治妇女经来紫黑，甚至成块者。

（十一）治产后瘀血，少腹痛拒按者。

（十二）治腰痛之因于跌扑死血者。

（十三）治跌扑昏晕欲死者。

（十四）治金疮、棒疮之有瘀滞者。

马氏　二十四岁　瘕痛十数年不愈，三日一发，或五日、十日一发，或半月一发，发时痛不能食，无一月不发者。与天台乌药散，发时服二钱，痛轻服一钱，不痛时服三五分。一年以外，其瘕化尽，永不再发。

史氏　三十二岁　少腹痛不可忍，六脉弦细而紧，其夫曰："妊孕业已足月，想欲产耳？"余曰："胎脉流利，弦紧乃贼克之脉，此瘕也。见病脉，故不见胎脉。"与辛香流气饮，二帖而痛止。三日后，大生如故。

乙酉（1825年）八月三十日　王室女　二十岁　肝郁结成癥瘕，左脉沉伏如无，右脉浮弦，下焦血分闭塞极矣。此干血痨之先声也。急宜调情志，切戒怒恼，时刻能以恕字待人，则病可愈矣。治法以宣络为要。

新绛纱三钱　桃仁泥三钱　广郁金三钱　苏子霜三钱　旋覆花包，三钱　归横须三钱　降香末三钱　公丁香一钱五分

煮三杯，分三次服。

九月初四日　服前药四帖，六脉沉伏如故，丝毫不起。病重则药轻，于前方内加川椒炭三钱，良姜二钱。

再用化癥回生丹早晚各服一丸，服至癥瘕化尽为度，三四百丸均未可定，断不可改弦易辙也。

十月十七日　癥瘕瘀滞，服宣络温经药二十二剂，化癥回生丹四十余丸，业已见效不浅，脉亦生动，经亦畅行。药当减其制。化癥回生丹每早空心只服一丸，效则不必加。切戒生冷、猪肉、介属，可收全功。

新绛纱三钱　丹皮五钱　广郁金二钱　香附三钱　旋覆花包，三钱　归横须二钱　降香末二钱　广皮二钱　苏子霜一钱五分

煮三杯，分三次服。此方常服可全愈。

———————

① 药：底本作"物"，据王本改。

胎　前

癸亥（1803 年）七月初五日　汪氏
三十七岁　痢疾古称滞下，况久病脉
实，欲便先痛，便后痛减，其为积滞未清
无疑。非网开一面不能补虚，议温下法。
所以敢用此者，经谓有故无殒，故无殒
也。

生大黄三钱　官桂一钱五分　焦神曲二
钱　炒白芍二钱　黄芩一钱五分　南楂炭一钱
老厚朴二钱　云连一钱　广木香一钱　桃
仁泥一钱　归须一钱

水四茶杯，煮成六分三茶杯。先服一
杯，候四个时辰，问病人再便腹不痛，止
后服；若欲便之先痛减其半，再服一份之
半；痛仍照前，再服一份；其第三次亦如
前候法。

初七日　服前药，全然不痛。

焦白芍一钱五分　茯苓二钱　广木香八
分　黄芩炭八分　云连酒炒，三分　老厚朴一
钱　焦茅术一钱　莲子二钱　广皮炭一钱

煮二杯，分二次服。服此方二帖①。

初九日　滞下腹痛已去七八，咳嗽冷
痰，脉近缓，仍然鸡鸣欲便。议宣滞之
中，兼醒脾胃两阳。

茯苓块四钱　厚朴二钱　制茅术三钱
焦白芍二钱　半夏二钱　煨肉果一钱五分
黄芩炭一钱二分　广皮一钱　广木香一钱

煮三杯，分三次服。

黄氏　三十岁　死胎不下，已三日
矣。六脉犰大，心悸甚，汗大出而喘。按
俗派金以平胃散加朴、硝，兹阳虚欲脱，
前法下咽即死矣。与救逆法，护阳敛汗，
阴阳和而胎自下。

辽参三钱　牡蛎五钱　莲子五钱　云苓
四钱　龙骨五钱　炙甘草三钱　麦冬朱砂炒，
三钱

煮三杯。服一杯而汗减喘定，服二杯
而死胎自下，服三杯而神定。以天根月窟
膏两补下焦阴阳法，两月而安。

关氏　三十九岁　难产，三日不下，
脉大，年长阴气不足，交骨不开。

生龟板八两

煮两碗，尽剂而生。生后补阴而安。

满氏　三十四岁　难产，五日不下，
呼吸定息脉再至，阳气不充，里寒，且有
瘕瘕。与温经。

肉桂五钱　云苓块五钱　川芎二钱　人
参一钱　川椒炭三钱　全归三钱

煮三杯，分三次服。尽剂而生，大小
无恙。

又　产后惟腹中瘕痛甚，仍以前方内
加炮姜四钱，淡吴萸三钱，炒小茴香三
钱，桃仁三钱。煮三杯，分三次服。服后
下血块长六七寸者二枚，略如狗形，无
腿。腹中尚有一枚，不敢再攻，以服通补
奇经丸化净，而身体大健。

史氏　妊娠七月，温热，用承气大
下，已载温热门中，胎气全然无伤，其所
生之子，已三十三岁矣。

范氏　二十八岁　每殒胎必三月，肝
虚而热也。已殒过三次。考古法用桑寄生
汤。按寄生汤内用人参五钱，又非二三帖
所能保，况业已见红，即人参甚便，亦不
能定其必可以保，况力不足者多，能用参
者少。且寄生未定其桑也，柳寄生亦复不
少，药不真焉能见效。《内经》谓上工治
未病，何若于未孕未殒之前，先用药为
妙。故用专翕大生膏一料，计二十四斤，

_____

① 服此方二帖：底本无，据王本补。

每日服一两，分早、中、晚三次。一料尽，又受孕，至① 二百四十天，仍旧不保。其夫来报，余甚惭愧，自以为计之不善也。其夫云："不然。前次之殒，滑不可解，若不知者然；此次之殒，宛如大生，艰难万状，是药力已到而未足其补之量也，皆久滑难补之故。望先生为加减，急急再做一料，乘月内服起，必可大生也。"于是照前方加重分量，共计生料八十斤。外加嫩麋茸二斤，作细末，和膏内。得干丸药三十斤。以后连生四五胎，无一小产者。

专翕大生膏酸甘咸法

人参二斤，无力者以制洋参代之 熟地黄三斤 杞子炒黑，一斤 白芍二斤 沙蒺藜一斤 牡蛎一斤 茯苓二斤 五味子半斤 海参刺大者，二斤 麦冬不去心，二斤 乌骨鸡雌雄一对 鲍鱼二斤 龟板另熬胶，一斤 猪脊髓一斤 莲子湖南，二斤 鳖甲另熬胶，一斤 羊腰子八对 芡实三斤 阿胶二斤 鸡子黄去白，二十圆 白蜜一斤

上药分四铜锅，忌铁器，搅用铜勺，以有情归有情者二，无情归无情者二，文火细炼三昼夜，去渣，再熬六昼夜，陆续合为一锅，煎炼成膏，末下三胶，合蜜和匀，以方中有粉无汁之茯苓、白芍、莲子、芡实为末，合膏为丸。每服二钱，渐加至三钱，日三服，一日一两，期年为度。每殒胎必三月，肝虚而热者，加天冬一斤，同熬膏，再加鹿茸二十四两为末。本方以阴生于八，成于七，故用三七二十一之奇方，守阴也。加方用阳生于七，成于八，三八二十四之偶方，以生胎之阳也。古法通方多用偶，守方多用奇，阴阳互也。或加桑寄生一斤。

〔方论〕夫乾，其动也直，其静也专，是以大生焉；夫坤，其动也辟，其静也翕，是以广生焉。此方法乾坤之静，取静以制动之义，专治阳极而亢，阴衰而躁，如产后血虚郁冒，自汗出，大便难，瘛疭，俗名惊风，每殒胎必三月，温热误下、误汗，邪退后，阴之所存无几，一切阴虚而阳不损之症，荟萃三阴柔药，半用血肉有情、蠕动而不呆板之物，养阴最速，接其生气，而以收藏纳缩之少阴为主。盖阳主开，阴主闭，故从来治肾以大封大固为主。经云肾为封藏之本。兼湿、燥、寒三项阴邪之病者，禁用。

于氏 每殒胎必三月，前人谓肝虚而热，用桑寄生汤。余前保范氏胎，以寄生汤药品难得，又鞭长莫及，改用专翕大生膏，纯然补阴，为乙癸同源之治，遂大生四五胎。兹症面青黄，脉弦细，不惟不热，且虚寒之甚，改用天根月窟膏，两补下焦阴阳，兼补八脉，始大生一胎，孩体冰凉不赤，未能存活。又服药一年，又大生一胎，婴儿仍不甚温。又服药一年，又大生两胎，存活一男一女矣。

产 后

癸亥（1803年）二月初四日 王氏二十六岁 热虽重，而阴脉有余，非虚证也，乃伏暑为病，阳陷入阴之故。痰多咳嗽，胸痞不饥，忌柔药。

炙鳖甲五钱 茯苓皮三钱 干姜一钱 青蒿三钱 广郁金三钱 青皮一钱五分 半夏三钱 青橘叶三钱 生姜三片 广皮一钱五分 黄芩炭一钱五分

煮三杯，分三次服。

初六日 服刚药而寒反多，热反少，脉反缓而小，不渴，太阴湿重也。

茯苓连皮，五钱 茅术炭三钱 青蒿三钱

---

① 至：底本作"自"，据意而改。

半夏五钱　广郁金二钱　广皮二钱　干姜三钱　黄芩炭一钱五分　生姜三钱　草果煨，一钱

煮三杯，分三次服。

初七日　脉缓，舌苔重，便溏胸痞，色淡黄白，合而观之，为湿重脾寒之象。

半夏五钱　茯苓块五钱　薏仁五钱　杏仁二钱　生茅术三钱　炒黄芩二钱　槟榔一钱　煨草果五分　广皮二钱　干姜三钱　白蔻仁六分

煮三杯，分三次服。

初八日　诸症俱减，宜减其制。

茯苓三钱　淡干姜一钱五分　生茅术二钱　半夏三钱　黄芩炭一钱　槟榔八分　杏仁二钱　白蔻仁六分　广皮一钱

煮二杯，分二次服。

初十日　病退八九，以养中焦为法。

半夏三钱　茯苓块五钱　薏仁五钱　杏仁三钱　炒於术二钱　莲子连皮，打碎，去心，三钱　广皮一钱五分　白蔻仁研，八分

煮三杯，分三次服。

十三日　产后阴伤，因有寒湿外感症，但见脉缓而阴脉有余之寒湿疟症，故忌柔用刚。兹湿症全愈，而阴虚，脉洪数，阴脉不足之症现，则不得不退刚用柔。因时制宜，医贵乎活泼流动，神明变化，以求合乎道者，此也，岂有一毫私意存乎其间哉！

大生地四钱　麦冬不去心，四钱　熟五味打碎，九粒　焦白芍六钱　生牡蛎四钱　炙甘草二钱　炙鳖甲三钱

煮三杯，分三次服。

癸亥（1803 年）五月二十六日　丁氏　二十八岁　血与水搏，产后恶露不行，腹坚大拒按，神思昏冒，其为瘀血上攻无疑。

归尾五钱　藏红花三钱　川芎一钱　桃仁三钱　两头尖三钱

煮三杯，分三次服。间服化癥回生丹五丸。

二十七日　血化为水，瘀滞攻心，昨已危急，因用回生丹，以直入厥阴阴络之两头尖为向导，续下瘀滞，而神气已清，但瘀滞尚多。议以化癥回生丹缓攻为宜。

藏红花二钱　泽兰二钱　两头尖三钱　广郁金三钱

煮两杯，渣再煮一杯，分三次服。化癥回生丹三丸，每次和服一丸。

二十八日　腹中无处不痛，脉沉数有力，瘀血尚多。

归尾五钱　元胡索四钱　泽兰三钱　桃仁三钱　京三棱三钱　莪术三钱　红花二钱　两头尖五钱　川芎一钱五分

煮四杯，每杯和化癥回生丹一丸服。

二十九日　瘀滞已去不少，腹痛减去八九。经谓大毒治病，十衰其六，即无毒治病，十衰其九，勿使过剂。今日头晕而冒，视歧，见两物，不可孟浪再与攻瘀。议七味丸加车前子、牛膝、琥珀，一面摄少阴生气，一面宣络脉之血，方为合拍。此时生死相关之际，不可不精细也。

茯苓炒黄，四钱　熟地炭八钱　肉桂炒焦，三钱　炒泽泻六钱　萸肉炭三钱　丹皮炒焦，四钱　山药炒焦，三钱　车前子四钱　牛膝四钱

共炒炭，煮成三碗，又加琥珀细末九分，分三次冲服。

三十日　同前。

六月初一日　瘀血随冲气上攻，神昏。又用化癥回生丹五丸。

初二日　前用摄少阴、开太阳法，小便稍利，肿胀微消，但冲气上动，咳而不寐。议伐肾邪以止冲气，和胃以令寐。

茯苓块连皮，八钱　半夏六钱　紫石英生，研细，三钱　桂枝木三钱　秫米一撮　制

五味一钱

甘澜水煮成三杯，分三次服。

初三日 昨与伐冲气，兼和胃，业已见效，仍宗前法。腰冷，少腹胀，加小茴香。

猪苓三钱 茯苓块连皮，八钱 半夏八钱 泽泻三钱 老厚朴一钱 秫米一合 桂枝三钱 小茴香炒炭，一钱五分

甘澜水煮成三杯，分三次服。二帖①。

初五日 脉渐小，为病退。左关独大，为肝旺。夜间气上冲胸，浊阴随肝阳上升之故。产后阴虚，不敢峻攻。食少，宜开太阳，兼与和胃。

茯苓块连皮，五钱 桂枝三钱 小枳实打碎，一钱 旋覆花包，三钱 泽泻三钱 五味子制，一钱 焦白芍三钱 半夏六钱 广皮炭一钱五分 广郁金一钱五分 泽兰一钱五分

煮三杯，分三次服。二帖②。

初七日 诸症悉除，惟余痰饮咳嗽，喘满短气，胸痹，皆系应有之症，无足怪者。经谓病痰饮者，冬夏难治，况十数年之痼疾，又届产后乎！

桂枝五钱 姜半夏六钱 厚朴二钱 桂心冲，三分 生薏仁五钱 薤白一钱五分 猪苓三钱 茯苓块五钱 广皮一钱 泽泻二钱

煮三大杯，分三次服。二帖③。

王氏 郁冒，自汗出，大便难，产后三大症俱备。因血虚极而身热发厥，六脉散大。俗云产后惊风，不知皆内症也。断断不可误认外感症。议翕摄真阴法。

大生地六钱 麦冬不去心，三钱 白芍二钱，炒 生龟板五钱 阿胶三钱 五味子制，一钱 生牡蛎三钱 鲍鱼三钱 炙甘草一钱 鸡子黄二枚，去渣后搅入，上火二三沸 海参二条

煮三杯，分三次服。

又 夜间汗多，加龙骨三钱。

又 产后郁冒，自汗出，六日不大便，血少而淡。一以增津补液为主。

元参五钱 大生地六钱 洋参一钱 麻仁五钱 炒白芍三钱 鲍鱼四钱 麦冬不去心，四钱 生龟板三钱 海参三条 阿胶三钱 五味子一钱五分 炙甘草一钱五分 白蜜一酒杯，得大便去此

煮三大杯，分三次服。见大便，去元参④。

又 于前方内去洋参、甘草。

乙丑（1805年）四月廿四日 文氏

太阴湿土司天之年，六脉沉细而缓，舌苔满布白滑，得饮则胸满，大便溏泄，面青黄，唇白，身萎不起，显系寒湿所伤，致脾胃两阳大败。法以通补腑阳，使寒湿得行方妙。岂有横补中焦、守补脏真之理，皆因其产后而误也。

生茅术三钱 半夏五钱 小枳实三钱 猪苓三钱 茯苓块连皮，五钱 煨草果一钱五分 生薏仁五钱 泽泻三钱 广木香一钱五分 老厚朴三钱 广皮一钱五分

甘澜水煮三杯，分三次服。

二十五日 产后中湿，昨用刚燥通阳，业已见效。今日细询，鼻出凉气，肠鸣腹痛，背恶寒，吞酸，皆表里阳虚见症。余详前案。

姜半夏五钱 桂枝三钱 小枳实一钱五分 生薏仁五钱 干姜三钱 煨草果一钱五分 老厚朴三钱 椒目三钱 广橘皮三钱 生茅术三钱

煮三杯，分三次服。

二十六日 六脉阳微之极，稍缓则难

---

① 二帖：底本无，据王本补。
② 二帖：底本无，据王本补。
③ 二帖：底本无，据王本补。
④ 元参：王本于此后有"日两帖"。

救矣。即于前方内加桂枝二钱，共五钱，煨草果五分，共二钱，吴萸泡淡，二钱，良姜二钱，生茅术二钱，共五钱，干姜二钱，共五钱。

二十七日　产后中湿，大用苦辛刚燥，已见大效。古法效者减其制，但夜间不寐，非重用半夏不可，宗《灵枢》[①]也。

半夏一两二钱　茯苓皮五钱　干姜三钱　椒目五钱　生茅术五钱　秫米一合　草果二钱五分　生薏仁五钱

甘澜水煮三杯，分三次服。

二十八日　吞酸，不得寐，照前方内加半夏八钱，共二两，淡吴萸五钱，秫米一合，共二合。

二十九日　前因得效而减其制，但与和胃令寐。今虽得寐，而旧症复来。仍与二十六日方，再服一帖。

三十日　产后中湿，昨日复行，大用刚燥，又见大效。今日仍减其制。

茯苓块五钱　半夏八钱　椒目三钱　生茅术三钱　桂枝三钱　干姜三钱　老厚朴三钱　薏仁三钱　广皮二钱　小枳实一钱五分

煎法、服法如前。

五月初一日　昨日减制，病便不大效。今日于前方内加薏仁二钱，生茅术二钱，干姜二钱，草果一钱五分。

初二日　诸症悉减，惟口不知味，不能起坐，脉微，阳未复也。用真武汤法。

熟附子三钱　桂枝五钱　生白术三钱　生茅术五钱　椒目五钱　煨草果一钱五分　茯苓块五钱　生姜五片　生薏仁五钱

煮三杯，分三次服。

初三日　于前方内加干姜三钱，附子五钱，良姜三钱，去白术。

初四日　又于前方内加厚朴三钱，枳实三钱，广皮三钱。

初六日　微恶寒，右脉未起，阳不复也。

桂枝六钱　熟附子四钱　干姜三钱　茅术三钱　茯苓块三钱　生姜五片　薏仁五钱　小枳实二钱

煮三杯，分三次服。

初八日　诸症悉减，脉滑不寐，胃不和也。与灵枢[②] 半夏汤。

茯苓三钱　姜半夏八钱　秫米一合　薏仁五钱　杏仁泥三钱

煮三杯，分三次服。

初九日　仍不寐，加半夏至成两半，寐则不必加。

初十日　温毒颊肿喉痛，牙床木痛，与普济消毒饮。但久病大虚初愈，药不宜过重耳。

元参二钱　苦桔梗一钱　射干一钱　银花一钱五分　牛蒡子一钱　芥穗八分　连翘一钱五分　人中黄八分　僵蚕一钱　薄荷五分　茶菊花一钱五分　马勃八分

午刻一帖，申刻一帖。戌刻不见重，明早服一帖。若口渴、身热、痛重甚，戌刻加一帖。

十一日　照初十日方，服三帖。

十二日　再服三帖。

外洗目方：赤烂风弦，脾经湿热。他症不可用此方也。

桑叶三钱　薄荷一钱　明矾六分　连翘三钱　枳壳二钱　胆矾三分

先煎四味草药，去渣，后入二矾，上火化，令相得。先熏后洗，洗后勿令见风。

十三日　病减者减其制。

银花一钱　青葙子一钱　茶菊花一钱五分　连翘一钱　苦桔梗八分　冬桑叶八分

① 灵枢：底本作"素问"，因半夏汤治不寐见于《灵枢》，故改。
② 灵枢：底本作"素问"，因半夏汤出于《灵枢·邪客篇》，故改。

薄荷三分　牛蒡子一钱　生甘草五分　射干八分

　　煮二杯，分二次服。

　　十四日　诸症悉减，余热未除，大势可无虞矣。

　　苦桔梗一钱　银花一钱　冬桑叶一钱草决明一钱　连翘一钱　黄芩炭五分　茶菊花一钱　儿茶八分　生甘草一钱

　　煮二杯，分二次服。今晚一帖，明早一帖。

　　十五日　于前方内加刺蒺藜八分。

　　十六日　于前方内加草决明、黄芩。

　　十七日　诸症悉平，惟余肝郁，仍宜两和肝胃，兼宣络脉。

　　降香末三钱　青皮二钱　生薏仁五钱旋覆花包，三钱　香附三钱　广木香一钱制半夏六钱　广皮二钱　益智仁一钱

　　煮三杯，分三次服。

　　二十日　进食不旺，且与和胃。

　　茯苓块三钱　半夏五钱　白蔻仁一钱藿香梗三钱　生薏仁五钱　广郁金二钱　益智仁一钱　广皮炒黑，三钱　大麦芽二钱

　　煮三杯，分三次服。

　　廿一日　下焦浊阴，因寒湿蟠踞，且来上攻，心胸若痞，舌白滑浊。议蠲饮法。

　　川椒三钱　淡吴萸三钱　厚朴三钱　良姜三钱　小茴香三钱　广皮二钱　青皮二钱小枳实三钱

　　煮三杯，分三次服。

　　药服后，如腹痛不止，可服天台乌药散一钱，不知，服二钱。

　　二十二日　昨晚泄泻一次，今日痛减，仍不知味。

　　茯苓块三钱　泽泻二钱　熟附子三钱生茅术三钱　广皮二钱　老厚朴二钱　淡吴萸三钱　生姜三片　益智仁一钱五分　生薏仁三钱

　　煮三杯，分三次服。

　　二十三日　腹中水气仍然未尽。

　　茯苓块五钱　半夏五钱　生茅术三钱生薏仁五钱　干姜三钱　小枳实三钱　老厚朴姜炒，三钱①　生姜五片　益智仁二钱

　　甘澜水头煎两杯，二煎一杯，分三次服。

　　二十五日　舌色渐正，是其佳处。大便溏泄，湿正行而未尽也，责在脾不和。不寐者，胃不和也。

　　半夏一两　茯苓块六钱　薏仁五钱　猪苓三钱　生茅术五钱　干姜三钱　泽泻三钱益智仁三钱　秫米二合　桂枝三钱

　　甘澜水八碗，煮取三碗，分三次服。一日一帖，令尽。二帖②。

　　二十八日　下焦浊阴上攻，心悸，即冲疝奔豚之类也。议桂枝加桂法。

　　茯苓五钱　熟附子三钱　全归三钱　桂枝五钱　焦白芍二钱　川芎一钱五分　川椒炒黑，三钱　小茴香炒黑，三钱　生姜三片　肉桂去粗皮，研细，冲，三钱

　　煮三杯，分三次服。

　　二十九日　脾阳无几，非再与重劫脾阴不可。

　　茯苓块五钱　桂枝三钱　生薏仁五钱生茅术五钱　肉桂去粗皮，一钱五分　黑川椒三钱　熟附子三钱　广皮二钱　煨草果一钱五分

　　煮三杯，分三次服。

　　六月初一日　于前方内加附子二钱，干全蝎二个，煨草果五分，肉桂五分。

　　初二日　肝郁胁痛，久必成肝着。速速开朗情志要紧。以痛止为度。

　　新绛纱三钱　半夏三钱　生香附三钱归须一钱五分　旋覆花包，三钱　广郁金二钱

_____

① 三钱：王本作"二钱"。
② 二帖：底本无，据王本补。

降香末三钱　青皮一钱五分　苏子霜三钱
高良姜二钱

煮三杯，分三次服。

初八日　肝郁则胁痛，寒湿则腹痛。

淡吴萸三钱　良姜二钱　生香附三钱
旋覆花包，三钱　青皮二钱　广郁金二钱
降香末三钱　荜拨一钱五分

煮三杯，分三次服。

初九日　久病脾胃两虚，切戒大饱大
饥。现在不寐。

半夏一两　藿香梗三钱　益智仁煨，一
钱五分　秫米一合　广郁金三钱

甘澜水煮三杯，分三次服。以得寐为
度。

十一日　诸症悉减，惟余舌白滑，胁
下瘕痛。

半夏五钱　降香末三钱　生香附三钱
青皮二钱　生薏仁三钱　广郁金二钱　归须
二钱　台乌药二钱　元胡索二钱　良姜二钱

煮三杯，分三次服。

十四日　脾气久虚未复，调理饮食要
紧，防成痢疾。在暑月，虽常人之脾必
虚，况久病乎！

半夏五钱　茯苓块三钱　厚朴三钱　良
姜二钱　广木香一钱　香附三钱　乌药二钱
益智仁一钱　椒目二钱　青皮二钱

煮三杯，分三次服。

十六日　寒湿未净，复受暑湿。议开
太阳、阖阳明法。

桂枝五钱　茯苓块五钱　薏仁五钱　半
夏六钱　生茅术三钱　椒目五钱　安桂二钱
肉果霜去净油，三钱　干姜二钱　猪苓五钱
益智仁一钱　广皮三钱　泽泻五钱

煮四杯，分早、中、晚、夜四次服。

十八日　客气加临之温病已退，舌苔
白滑，寒湿伤阳之本病复举。先与和阳明
之阳，以为坐镇中州之计，微泄厥阴之
阴，斯乃拨乱反正之规。

茯苓块三钱　生薏仁五钱　淡干姜二钱
制半夏四钱　吴萸泡淡，二钱　益智仁一钱
生茅术三钱　川椒炒黑，二钱

煮三杯，分三次服。

十九日　今日腹痛。

茯苓块三钱　半夏三钱　藿香梗二钱
生薏仁五钱　良姜二钱　广郁金二钱　淡
吴萸三钱　厚朴三钱　炒干姜一钱　小茴香
三钱　广皮一钱五分

煮三杯，分三次服。

二十一日　面色犹然暗淡青黄，舌苔
刮白，时退时复，大便或泄或不泄，得油
腻则滑甚，四末时或一冷，则其脾阳未能
一时全复可知。仍以醒脾利湿立法。

生茅术四钱　半夏三钱　川桂枝三钱
茯苓块连皮，三钱　肉桂去粗皮，一钱　广郁
金二钱　生薏仁三钱　椒目三钱　生益智二
钱　大豆卷三钱　神曲二钱　广皮炭二钱

煮三杯，分三次服。

二十五日　暑湿伤气，腹中按之微
痛，善悲者，肺气虚也。补之以辛。

苍术炭三钱　半夏三钱　老厚朴二钱
茯苓块三钱　良姜一钱　生益智一钱五分
生薏仁五钱　干姜一钱五分　广皮炭一钱五分
川椒炭二钱

煮三杯，分三次服。

闰六月初二日　鼻尖凉，与胸中凉风
上升者，皆脾阳久困，一时不能复辟之
象。口舌淡稍减，思饮，是其佳处。

生茅术八钱　桂枝五钱　熟附子三钱
茯苓块五钱　神曲三钱　小枳实三钱　生薏
仁五钱　广皮三钱　煨益智三钱

煮三杯，分三次服。

初四日　诸症悉减，惟余便溏腹痛，
口已渴，且减大热纯刚，暂与分利。

薏仁五钱　生茅术八钱　椒目三钱　猪
苓三钱　广木香一钱五分　神曲二钱　泽泻三
钱　益智仁一钱五分　广皮一钱五分

煮三杯，分三次服。

初六日 泄泻已止，惟食后欠安。

生茅术三钱 半夏三钱 广郁金二钱 老厚朴姜炒，二钱 青皮一钱 焦神曲二钱 生薏仁三钱 广皮一钱五分 益智仁一钱 淡吴萸二钱

煮三杯，分三次服。

十一日 诸症悉除，惟余晨泄，由脾虚及肾矣。议兼理下焦。

桂枝三钱 生茅术三钱 莲子去心，三钱 茯苓三钱 肉果霜三钱 芡实三钱 半夏三钱 大豆卷二钱 生姜三片 椒目研，三钱

煮三杯，分三次服。

二十七日 溏泄虽止，但终夜不寐，胃尚未和也。专与和胃。

半夏二两 生薏仁一两 秫米一合

甘澜水八碗，煮取三碗，渣再煮一碗，分四次服。

周氏 三十三岁 产后子肠不收，突出户外，如小西瓜大一块，但软扁耳。脉弦数，气血皆虚，着重在气。先以吴萸细末作袋垫身下。汤药以补中益气汤少加川芎八分，一帖而收，二帖去川芎，三帖去升、柴，加桂圆，弥月而安。

百氏 二十六岁 产后郁冒，一日厥去四五次。先与定风珠，即复脉汤去姜、桂、大枣，加龟板、鳖甲、牡蛎、海参、鲍鱼、鸡子黄，一帖而效，服至七日大安。于是作专翁大生膏一料，全壮。

吕氏 二十七岁 产后腰痛不可忍，八脉虚而受寒。

桂枝三钱 安边桂二钱 杏仁三钱 鹿茸三钱 鹿角霜三钱 炒杜仲三钱 苍术三钱 枸杞子炒，三钱 牛膝二钱

煮三杯，分三次服。服十余帖而大安。

秀氏 三十二岁 产后不寐，脉弦，呛咳，与灵枢半夏汤。先用半夏一两，不应；次服二两，得熟寐；又减至一两，仍不寐；又加至二两，又得寐；又减，又不得寐。于是竟用二两。服七八帖后，以外台茯苓饮收功。

丁亥（1827年）四月十二日 某氏 三十岁 产后感受风温，自汗，身热，七八日不解。现在脉沉数，邪陷下焦，瘛疭，俗云产后惊风。与复脉法，但须先轻后重。

细生地四钱 麦冬不去心，四钱 火麻仁二钱 生白芍二钱 丹皮三钱 炙甘草一钱 生鳖甲打碎，五钱 阿胶二钱

煮三杯，分三次服。

十四日 产后阴虚，又感风温，身热，与复脉法，身热已退，但脉仍数，虚未能复。仍宗前法而进之。

丹参三钱 大生地五钱 生牡蛎五钱 炒白芍三钱 生鳖甲五钱 麻仁三钱 麦冬不去心，三钱 炙甘草二钱 丹皮三钱 阿胶三钱

浓煎三茶杯，分三次服。二帖[①]。

辛卯（1831年）七月二十七日 普氏 二十七岁 产前暑伤肺卫，身大热，三日而生产。后十五日热不解，并前三日，已十八日矣。逆传心包，神呆，瘛疭，全入心营，大便结，六脉芤虚，症已深危。勉与邪少虚多之复脉汤法，兼以清上。

细生地五钱 元参四钱 茶菊花三钱 焦白芍三钱 麦冬不去心，四钱 冬桑叶三钱

————————
① 二帖：底本无，据王本补。

火麻仁四钱　丹皮三钱　炙甘草三钱　生鳖甲五钱　阿胶三钱

煮三杯，分三次服。外服牛黄清心丸一丸。

八月初九日　产后伏暑瘕疾，与复脉法已愈。惟大便结，脉虚。不可以下，只有导法可行。汤药润津液为要。

元参一两　大生地五钱　阿胶五钱　麦冬不去心，五钱　生白芍三钱　麻仁五钱

煮三杯，分三次服。此方服三帖，大便通。

十二日　产后阴虚。

大生地六钱　沙参三钱　火麻仁三钱　生阿胶三钱　麦冬不去心，四钱　炙甘草三钱

炙阿胶三钱　归身二钱　桂圆肉三钱　生白芍三钱　黄肉三钱

煮三杯，分三次服。

阴　吹

英氏　三十八岁　阴吹，按《金匮》妇人门之阴吹，治以猪膏发煎，纯然补阴，注谓肠胃俱槁。再按肠胃俱槁，阴不足者，阳必有余，脉当数，面与唇舌当赤，口当渴。兹面青，脉弦而迟，不食不饥，不便不痹，盖痰饮蟠踞胃中，津液不行大肠，肠虽槁而胃不槁，议通幽门法。

半夏一两　桂枝六钱　广皮五钱　枳实八钱

煮三杯，分三次服。服一帖而减，三帖而退。惟余痰饮，调理脾胃数月而痰饮亦愈。

黄氏　四十岁　痰饮误补，喘而脉洪，汗出，先与大青龙去麻、辛而安。半月后，又因感受燥金之气，兼之怒郁伤肝，脉弦紧，身热腹痛，先与柴胡桂枝各半汤，热退而腹痛未愈，且泄泻、阴吹，

焉得肠槁？用川椒、吴萸、良姜、丁香合五苓散，而阴吹愈。后调理痰饮，一月而安。

李氏　二十七岁　脐左有块痛，少腹亦痛，大便自调，阴吹，亦非肠槁，与化癥回生丹而愈。

交　肠

穆氏　前阴出粪，病名交肠，湿热之故。以其人喜饮黄酒，大食猪肉之所致也。与五苓散法。五苓散加黄柏、黄连、龙胆草，数帖而愈。告以切戒猪肉、黄酒。伊遵戒半年，饮食、精神大好，已复元矣。八月节开肉，后又开酒，病复发，不可为矣。

调　经

杨室女，二十一岁，经停一年，腹有癥瘕，寒热往来，食少，肝阳郁勃下陷，木来克土。先与提少阳生发之气。

姜半夏五钱　桂枝三钱　全当归二钱　焦白芍三钱　青蒿一钱　白蔻仁二钱　生薏仁五钱　广皮二钱　黄芩炭二钱

煮三杯，分三次服。服三四帖，而寒热尽退。

再与天台乌药散，每日早晚各服一钱。驱脏中之浊阴，即所以通下焦之阳气。不惟通下焦之阳，亦且大通胃阳。胃阳得开而健食，健食而生血。所谓受气（谓谷气）取汁（取胃汁），变化而赤，是为血。此血也，心主之，脾统之，肝藏之。由肝下注冲脉。在男子，上潮于唇，生须髭；在女子，下泄为经。故此方服二十余日，而瘕散经通矣。盖巴豆多用则杀人，少用则和胃。此方中用巴豆之气，而

不用其质，少之又少，既能祛下焦之浊阴，又能通胃中之真阳。以胃虽受浊而最恶浊，驱阴正所以护阳，通阳正所以驱浊。一笔文字，而两面俱醒。此其所以见效若神也。伏暑门中医王氏之方，亦同此义。

乙酉（1825 年）八月十九日　余氏
二十三岁　无论半产与暴崩，六脉沉软而细如伏，阳虚体质。产后漏经半年。经止后一年有余，忽来如崩，又疑半产。一以温经为要。

阿胶四钱，去渣后化入　小茴香炒炭，四钱
干姜炭三钱　艾四钱　全当归二钱　炙甘草二钱

煮两大茶杯，分二次服。四帖①。
二十三日　经停年余始行，故多若暴崩，脉沉细若伏，少腹痛甚，故用胶艾汤温经，兹又感受燥金寒湿，面肿胸痛而泄，少腹痛拒按，舌上白苔满布。仍与温法，去守补之阿胶、甘草。

艾叶炭五钱　炮姜五钱　小茴香炒炭，三钱　姜半夏五钱　云苓五钱　淡吴萸三钱
生薏仁五钱　全归二钱　川椒炭三钱　降香末三钱

煮三杯，分三次服。
二十七日　经色全然不赤。面肿已消，似当用补，但六脉滑甚，舌苔较前虽薄，仍然纯白，腹中按之则胀，少腹仍痛，湿邪之归下焦者未消。仍与温经行湿。

艾叶炭五钱　薏仁五钱　车前子五钱
姜半夏五钱　白通草一钱　炮姜三钱　大腹皮三钱　云苓皮五钱　厚朴二钱　小茴香炒炭，三钱　广皮二钱　益母膏二钱

煮三杯，分三次服。
九月初一日　停经一年有余，经通后，舌白滑，五日前面肿腹痛，带下特甚，其为带脉之寒湿下注无疑。

艾叶炭五钱　薏仁五钱　车前子三钱
小茴香炒炭，五钱　草薢五钱　白通草一钱
姜半夏三钱　全归三钱　益母膏二钱　大腹皮三钱　炮姜三钱

煮三杯，分三次服。服三帖而大安②。
十六日　湿多成五泄，兼之口糜，与五苓散法加薏仁、木通。

猪苓五钱　云苓皮五钱　桂枝一钱　泽泻五钱　苍术炭一钱　木通二钱　薏仁五钱

煮三杯，分三次服。服二帖全愈。
十一月十四日　带症已久，不时举发。经不调，六脉阳微之极，皆产后受伤，虚不肯复之故。治在八脉，非通补奇经丸不可。且与汤剂行湿而温经。体厚脉细易肿者，湿多，此方不妨多服。

云苓皮六钱　全归三钱　紫石英三钱
川草薢六钱　艾叶炭三钱　莲子去心，连皮，五钱　炒杞子三钱　小茴香三钱　芡实五钱

煮三杯，分三次服。
通补奇经丸方：带下本系八脉虚寒之病，久带则下焦愈虚，古人所以有漏卮之喻也。一以通补八脉为要。此证阳虚兼湿，一用熟地、萸肉阴柔之品，断无生理。

鹿茸胶四两　鹿茸八两　沙蒺藜四两
肉苁蓉六两　小茴香炒炭，六两　人参四两
补骨脂四两　川草薢六两　当归六两　炙龟板四两　乌贼骨四两　桑螵蛸六两　生牡蛎六两　杜仲炭二两　紫石英生，研，二两　枸杞子四两

上为细末，益母膏和丸，如小梧子大。每服三钱，早晚各服一次。不知，午刻加一次。暂戒猪肉，永戒生冷。若不能

_____

① 四帖：底本无，据王本补。
② 服三帖而大安：底本无，据王本补。

戒，不必服药。

间服震灵丸四五十丸。

丙戌（1826年）正月初六日　大凡胞宫累及阳明者，治在胞宫；阳明累及胞宫者，治在阳明。此症兼而有之。病起产后，漏经半年，胞宫之损可知。体厚湿重易肿，纳食不旺，阳明之虚又可知矣。当兼治之。每日空心服奇经丸三钱，以补胞宫；午间、晚间各服汤药一碗。汤药以理阳明为主。

姜半夏六钱　云苓六钱　益智仁三钱川草薢六钱　广皮四钱　川椒炭三钱　生薏仁八钱　生姜三钱

水八碗，煮取两碗，午服一碗，临卧服一碗。纳食渐旺，形体稍瘦，则不必服；食减不瘦，则再服。

丁亥（1827年）二月十二日　阮氏三十七岁　六脉俱细，左兼弦紧。下焦虚寒，八脉不固，阳气不摄之病，岂纯阴所能静守！虽暂用固涩，不旋踵而仍复崩溃。古谓初崩宜温，现在且用温经，将来非峻补八脉不可，以兼有带症故也。

鹿角霜五钱　艾炭三钱　小茴香黄酒炒，三钱　真阿胶四钱　全归二钱　干姜炭三钱

煮二杯，分二次服。二帖。

十四日　《金匮》谓脉双弦者，寒也；又谓大则为虚，弦则为减，女子半产漏下，主以小建中。其意盖以中焦阳气为要，令营卫调和，胃旺自能生血。前以崩漏而用温下焦之阳，现在虽止，脉仍弦紧，阳未复也。况又自汗，纳食不旺。今日仍宗前法，兼与建中，以卫阳虚故也。

鹿角霜三钱　桂枝二钱　黑杞子二钱焦白芍四钱　全归三钱　真阿胶二钱　艾炭二钱　炙甘草一钱　小茴香加黄酒湿透，炒半黑，三钱　川草薢三钱

煮三杯，分三次服。服此方，四肢畏寒解，纳食旺。

十六日　崩带脉弦，左手更甚，四肢畏寒，纳食不旺，皆误用阴药之故。昨与温补下焦，兼用建中调中焦，现在四肢畏寒解，纳食稍旺，左脉之紧亦解，崩止而带未除。与通补八脉。

鹿角霜五钱　草薢四钱　小茴香三钱云苓块三钱　全归三钱　紫石英生，研细，三钱　炙龟板四钱　杞子炒黑，三钱　生姜炭一钱

煮三杯，分三次服。两帖①。

十九日　于前方内去生姜炭，加桑螵蛸三钱。

廿二日　崩止面带未除，于前方内加人参、海螵蛸、鲍鱼。

二十三日　八脉虚寒，脉弦紧，与通补奇经丸。

鹿茸胶四两　黄毛鹿茸十二两　小茴香加黄酒湿透，炒黑，六两　鹿角霜四两　云苓六两　补骨脂六两　生牡蛎六两　杞子炒黑，六两　肉苁蓉四两　炙龟板八两　草薢六两　菟丝子四两　高丽参四两　全归六两　紫石英生，研，水飞，四两

上为细末，老蜜丸如小梧子大。每服二钱，日三服。若服三钱，早晚各一次。

丁亥（1827年）闰五月初四日　池氏　前因中下焦有寒，服霹雳散已效，惟月事总不应期。经云二阳之病发心脾，女子不月。二阳者，阳明也。阳明阳气受伤，肝来克土，故常吐白沫。胃虚而肝乘之，故时发呕逆。现在受病，确与经文相合。议与和胃，盖胃和则不呕，肝不来克，纳食旺，自然生血。经所谓中焦受气取汁，变化而赤，是为血。又谓营出中焦。阳气充满，则血无阻滞。此等调经

_____

① 两帖：底本无，据王本补。

法，世人绝不知之。

姜半夏五钱　薏仁五钱　生香附三钱
云苓块三钱　广皮三钱　降香末三钱　生姜
五大片

煮成三杯，分三次服。以至不呕、不
吐沫、纳食旺为度。

带　下

李氏　三十五岁　久带，甚至流入跗
踵，可谓狂带矣。脉弦数，下焦阴阳八脉
皆虚。与天根月窟膏，每日一两，分早、
中、晚三次服。服至百日外而愈。

戊子（1828年）二月初十日　达女
十七岁　初因内伤生冷，又加伏暑中之
湿热，去冬寒热频仍可知，以致经闭、
淋、带、腹痛等症。现在食太少，大便
溏。议先与和腑。经谓二阳之病发心脾，
女子不月。应从此处入手，近世罕知之。
再补土者，必先行湿，土恶湿故也。

姜半夏五钱　薏仁五钱　川椒炭二钱
云苓块五钱　萆薢五钱　白蔻仁一钱　益智
仁二钱　广皮二钱

煮三杯，分三次服。

十三日　照前方再服三帖。

十七日　瘕气绕脐痛，少腹亦时痛。

天台乌药散二两，每服一钱，分早、
中、晚、夜四次服，淡姜汤和。如痛甚，
服二钱。服二三日后①再商。

二十一日　腹痛已减，胃亦渐开。脉
仍弦数，肢倦。与宣肝络之中，兼两和肝
胃。

新绛纱三钱　归须二钱　姜半夏五钱
郁金二钱　旋覆花包，三钱　降香末三钱
云苓块五钱　广皮三钱　益智仁三钱　生薏
仁五钱

煮三杯，分三次服。每日空心服天台

乌药散五六分。

此方服十二帖，胃渐开，腹痛止，肢
倦减，面色稍红。

脏　燥②

陈室女　十五岁　脉弦数，时时欲
哭，每日哭四五次，劝住一时，又哭。无
故而然，每逢经后更甚。此行经太早，脏
气燥也。与金匮甘麦大枣汤以润之，服十
数剂渐愈。后服专翕大生膏四斤，全安。

痘　症③

庚申（1800年）六月④　周女　一
周零一月　身热耳冷，隐隐有点，防痘。
夏令感暑湿而发，先宜辛凉解肌，令其易
出。切忌辛温发表，致表虚发痒溃烂，且
助温热。

连翘三钱　苦桔梗三钱　甘草一钱　炒
银花三钱　荆芥穗八分　芦根三钱　薄荷八
分

二朝⑤　点出未透，仍宜解肌。照
前方。

三朝　险痘，三天业已出齐，但顶陷
色暗，与活血提顶法。再色白皮薄，两太
阴素虚之体，此痘若用羌、防，必致痒
塌，一进苦降，必致泄泻。

全归土炒，二钱　苦桔梗一钱五分　木通
二钱　炒银花三钱　黄芩炭一钱五分　白芷二
钱　连翘二钱　焦白芍一钱五分　紫草八分
暹罗犀角一钱　南楂炭一钱

---

① 后：底本无，据王本补。
② 脏燥：《金匮要略》作"脏躁"。
③ 痘症：底本于此后注有"庚申十月起"，因与
　案中内容不符，故删之。
④ 庚申六月：底本无，据金本补。
⑤ 二朝：金本作"初二日"。后面"三朝"，金
　本作"初三日"，依次类推。

四朝、气虚则根松顶陷，血郁则色淡盘软，毒重则攒簇①。且与清毒活血提顶，扶过七日，能用补托，方可有成。不然，九朝塌痒可虑，况现在泄泻。

全归土炒，二钱　苦桔梗二钱　白芷二钱　暹罗犀角三钱　羚羊角三钱　紫草一钱五分　连翘三钱　炒银花三钱　红花一钱　皂针一钱　生甘草一钱五分　公鸡冠血每大半黄酒杯点入三小匙

五朝　痘五天半，气虚不能载毒外出，迁延时日，必致内陷塌痒。今日仍然外感用事，未敢大补，亦须用托法。

绵芪生，三钱　白归身三钱　白芷二钱　连翘一钱五分　苦桔梗二钱　皂针一钱五分　丹皮二钱　燕窝根五钱　紫草一钱　甘草五分　鸡冠血三五匙

浓煎一茶杯，服完；渣再浓煮半杯，明早服。

六朝　六天，少用补托，业已起胀，颜色颇鲜，但皮薄壳亮。今日须大补，明日须峻补。

党参三钱　生黄芪五钱　白归身三钱　白芷二钱　苦桔梗三钱　炙甘草一钱五分　紫草二钱　燕窝根一两　广皮炭一钱　川芎一钱　鸡冠血每一酒杯三点

公鸡汤煎药。

七朝　两用补托，色鲜而润，陷者复起，但清②浆十之二三，亮壳③颇多。今到七日，脏腑已周，气血用事，正好施补气载毒之方。

人参一钱　生黄芪五钱　广木香八分　白芷一钱　苦桔梗三钱　炙甘草二钱　川芎四分　煨草果一钱五分　燕窝根一两　广皮一钱

公鸡汤煎。

八朝　八天，痘顶圆绽者不过一二，头面行浆，胸背清浆三四，四肢全然空壳，根盘色淡。此气血两虚，急宜峻补，

用参、归、鹿茸合陈氏异功法。

生黄芪一两　黄毛鹿茸水黄酒另煎，五钱　煨肉果二钱　茯苓块三钱　人参一钱　广木香一钱　苦桔梗三钱　归身六钱　炙甘草三钱　广皮炭二钱　白芷三钱　燕窝根一两　公鸡汤一碗

上药煮成四茶杯，加鹿茸汁半茶杯，鸡汤一中碗，燕窝汤一碗，和匀，上火煨浓。小人服一半，大人服一半。

九朝　九天，昨用峻补，两臂虽有黄浆，四肢仍然空壳，泄泻之故。用陈文仲大异功散。

嫩生黄芪一两　人参一钱　煨诃子三钱　茯苓块六钱　肉桂去粗皮，为末，一钱　广木香二钱　鹿茸尖酒煎，六钱　炒於术五钱　煨肉果三钱　广皮炭二钱　归身土炒，五钱　炙甘草三钱

十朝　即于前方内去肉桂、鹿茸尖、归身，加生黄芪四钱，泽泻五钱。

十一朝　照前方。

十二朝　即于前方内加薏仁五钱。

十三朝　浆未十分满足，四肢间有破损，难保无痘毒咳嗽等事。兹用利水以助结痂，驱逐余毒，即在其中。所谓一举而两得者也。

茯苓块五钱　洋参三钱　广木香一钱　焦於术三钱　薏仁八钱　煨诃子二钱　煨肉果二钱　泽泻三钱　炙甘草一钱五分　广皮炭一钱

十四朝　脚肿，胸闷，溲短，水不利也。

茯苓块五钱　冬术三钱　炒银花二钱　生薏仁五钱　连翘二钱　广皮炭一钱五分　飞滑石二钱　泽泻二钱　五谷虫一钱五分

---

① 攒簇（cuán cù）：密集，丛聚。
② 清：底本作"青"，据后面内容及金本改。
③ 亮壳：底本作"壳亮"，据金本改。

九月初四日　何男　四岁　三天，气虚毒重，粘连成片，兼之色滞顶陷。攻毒则碍虚，温托则碍毒，两难措手；和中安表，更不济事。勉与活血摆毒，不犯中下二焦。

乌犀角五钱　连翘三钱　全当归三钱　羚羊角三钱　紫草三钱　南楂炭三钱　苦桔梗三钱　白芷一钱　直天虫二钱　粉丹皮三钱　薄荷一钱　生甘草一钱

每一酒杯，和猪尾膏三小匙。

初五日　四天，昨用活血解毒，大有起色，但喉声微哑，面目浮肿太甚，唇色绛红，时疠之火毒太重，今日犹宜解毒。

暹罗犀角六钱　羚羊角三钱　紫草三钱　连翘三钱　苦桔梗六钱　白芷一钱　丹皮三钱　谷精草三钱　炒楂肉二钱　全归二钱　永黄连一钱　天虫三钱　桃仁一钱五分　人中黄三钱

用银花五钱，紫花地丁五钱，煎汤代水。

初六日　五天半，渐有起色，但险症变幻不一，时刻小心为要。今日仍宜活血提顶，微加托里。

犀角三钱　生绵芪三钱　紫草三钱　银花三钱　谷精草三钱　白芷二钱　连翘三钱　全归土炒，三钱　皂针一钱　红花三分　炙甘草一钱五分　鸡冠血每一酒杯药加三小匙

初七日　六天半，时疠已退，气血用事，头面清浆三四，周身亮壳，非重用温托不可。看守不懈，不致破损，可望成功。

生绵芪八钱　党参三钱　炙甘草三钱　白归身三钱　紫草二钱　燕窝根五钱　广木香一钱五分　白芷二钱　鸡冠血每杯冲三小匙

十二时服二帖。

初八日　七天半，浆未及半，咬牙寒战，灰白塌陷，非陈文仲大异功散不可。

绵芪八钱　茯苓块二钱　白芷三钱　人参一钱五分　焦於术三钱　广皮一钱五分　桂心一钱五分　广木香二钱　糯米一撮　归身四钱　炙甘草三钱

公鸡汤煎。

初九日　八天半，昨用大异功法，咬牙寒战已去大半，但浆犹未足，用异功合参、归、鹿茸法。

绵黄芪一两　人参三钱　诃子肉二钱　鹿茸片五钱　肉桂去粗皮，二钱　煨肉果二钱　茯苓块三钱　全归三钱　广皮炭二钱　焦於术三钱　白芷二钱　炙甘草一钱五分　广木香二钱

浓煎。

初十日　九天半，咬牙寒战已去十分之九，但身上清浆，脚足未灌，泄泻频仍。翁仲仁有泄泻安宁、土虚少毒之论，今日犹宜峻补。如泄泻不止，再加涩肠。

绵黄芪一两　人参三钱　诃子肉煨，三钱　生鹿茸酒另煎，五钱　厚朴二钱　广木香一钱五分　上肉桂二钱　白芷二钱　炙甘草二钱　煨肉果三钱　广皮一钱五分

十一日　十天半，用异功得效，但泄泻未止，肤痒浆薄，必有余毒。今日仍可补托一天。议于明日用实脾利水收痂法，俾不尽之热毒，从小便而去。

绵黄芪一两　人参二钱　广木香二钱　上肉桂一钱　厚朴二钱　煨肉果三钱　诃子肉三钱　炙甘草三钱　广皮炭二钱

十二日　十一天半，痂虽结而浆薄，泄泻，以实脾利水为法，仍兼涩肠。

炙黄芪五钱　人参八分　广木香二钱　生薏仁五钱　肉桂一钱　诃子肉三钱　焦於术三钱　厚朴二钱　广皮炭二钱　茯苓块三钱　肉果煨，三钱　炙甘草一钱五分

十三日　十二天，浆薄，微嗽，痂痒，便溏。仍当补气，兼与实脾。

生黄芪五钱　人参八分　诃子肉二钱　茯苓块五钱　肉果煨，一钱五分　广皮炭一钱　焦於术三钱　薏仁五钱　炙甘草三钱　广

木香一钱 厚朴二钱

十四日 十三天，喉哑咳嗽而渴，肺中余毒宜清；便溏溺短，痘后脾虚宜实。

茯苓块三钱 银花炒，二钱 诃子肉煨，二钱 炒冬术三钱 连翘一钱五分 地骨皮二钱 苦桔梗三钱 厚朴一钱五分 五谷虫一钱 生薏仁五钱

己酉（1789 年）九月二十日 何女五岁 险中逆痘三天，繁红扁阔，成片不起，翁仲仁谓毒重壅遏。其形退缩，且烦躁肢冷，唇焦舌黄，溲短腹痛，痘顶先出者已焦。勉用双解法。

芥穗三钱 生大黄五钱 楂肉三钱 银花三钱 苦桔梗三钱 桃仁二钱 连翘二钱 牛蒡子三钱 薄荷一钱 全归三钱 猪尾膏三匙，入梅片二分 甘草生，一钱

二十一日 四天，艳红扁阔，下后稍见起发，究不肥绽，何能起胀成浆？咳嗽痰多。且与清凉败毒，活血松肌，开提肺气。

犀角三钱 羚羊角三钱 紫草二钱，和猪尾膏 银花三钱 苦桔梗五钱 芥穗三钱 连翘三钱 牛蒡子三钱 归尾一钱 杏仁三钱 南楂炭五钱 甘草一钱

二十二日 五天，密布不齐，身热未退，扁阔瘪陷，形色滞暗。不能起胀，哪得成浆？勉与清毒之中，兼活血提顶。

犀角三钱 羚羊角三钱① 白芷二钱 银花三钱 苦桔梗三钱 紫草二钱 连翘三钱 牛蒡子三钱 皂针一钱 杏仁三钱 南楂肉二钱 天虫二钱 归须二钱 鸡冠血每杯冲四茶匙 甘草一钱

二十三日 六天，头面虽有行浆之势，究竟周身平陷，较昨日颜色略润耳。仍与清毒活血提顶，少加托里。

黄芪二钱 苦桔梗五钱 全归三钱 犀角三钱 牛蒡子三钱 天虫二钱 杏仁三钱 穿山甲一钱 紫草三钱 银花三钱 人中黄一钱 白芷二钱 连翘三钱② 鸡冠血每杯冲四茶匙 皂针一钱五分

二十四日 七天，头面行浆，周身平③塌空壳，用伍氏内托法。

绵黄芪八钱 洋参炒老黄色，一钱五分 炙甘草一钱五分 苦桔梗三钱 川芎一钱五分 燕窝根五钱 牛蒡子炒，研细，三钱 紫草二钱 公鸡汤一茶碗 全当归三钱 白芷二钱 鸡冠血每杯冲三茶匙

二十五日 八天，头面浆足，周身平塌者已起，空壳者亦有行浆之势。翁仲仁谓：喉哑声嘶，浆行饱满亦何妨？再咬牙在七日以后属气虚，况其食少乎！非阴虚也。

洋参炒老黄色，一钱五分 苦桔梗五钱 白芷二钱 黄芪八钱 牛蒡子三钱 天虫三钱 象贝二钱 公丁香四分 鸡汤一茶杯 炙甘草一钱

二十六日 九天，浆已行及大半，但气虚作痒。看守勿懈，毋令破损为要。

绵黄芪一两二钱 洋参二钱 象贝母三钱 苦桔梗六钱 白芷三钱 广木香一钱 牛蒡子三钱 天虫三钱 炙甘草三钱 冬白术二钱

二十七日 十天，浆行已及十之七八，惟痰咳、微痒、眼中出脓为可虑。

绵黄芪五钱 连翘一钱五分 谷精草一两 焦冬术三钱 桑叶一钱 生薏仁三钱 苦桔梗三钱 甘草一钱 土贝母三钱

二十八日 十一天，湿重，小便不利，畏寒咬牙。

生黄芪五钱 洋参一钱五分 谷精草三钱 茯苓块三钱 薏仁五钱 广皮炭一钱五分 焦冬术三钱 炙甘草三钱

二十九日 十二天，实脾利水，以收

---

① 钱：底本作"角"，据金本改。
② 三钱：王本作"二钱"。
③ 平：底本作"半"，据金本改。

痂止嗽，加辛凉败毒以护目疾。

生黄芪二钱　银花炒，二钱　谷精草三
钱　茯苓块三钱　连翘二钱　地骨皮二钱
生薏仁五钱　冬术炒，三钱　炙甘草一钱五分

十月初一日　十三天，湿行，痂结者
过半；气化，痂落者过半。饮食甚好，目
开无恙，已收全功。惟咳嗽减而未清，仍
宜实脾利水，复以辛凉败毒。

茯苓块三钱　银花炒一钱五分　地骨皮
一钱　生薏仁三钱　连翘一钱五分　五谷虫一
钱　炒冬术三钱　象贝一钱五分

某七官　痘粒分颗，原属纯正，但壳
薄顶平无浆，间有二三陷者，且有灰色。
明日七朝，气血用事，非峻补不可。一切
辛窜走里者必不可用，为其温中而托络
也。其走表者，断不可用，以其虚表而致
痒塌也。再，九日以后，须防咳嗽泄泻。

初十日　嵩女　五个月　相火用事，
民病温，防发痘。先宜辛凉达表，切忌发
汗。

银花三钱　苦桔梗二钱　薄荷五分　连
翘二钱　牛蒡子二钱　甘草一钱　芥穗八分
杏仁粉二钱　芦根三把

十一日　险痘一天。

银花二钱　苦桔梗二钱　紫草一钱　连
翘二钱　牛蒡子二钱　薄荷八分　芥穗一钱
归横须八分　甘草一钱

芦根一两，煎汤代水。

十二日　脾经险痘二天，色重，粘
连，船小载重，夜间烦躁。先以活血败
毒。

南楂肉三钱　银花五钱　地丁三钱　苦
桔梗二钱　连翘二钱　丹皮二钱　桃仁泥八
分　犀角一钱　当归土炒，八分　人中黄一钱
大黄一钱　红花三分　猪尾膏三小匙

白茅根一两，煎汤代水。

十三日　险痘三天，色重，粘连，间

有陷顶，宜凉血提顶。

犀角八分　羚羊角二钱　归须八分　连
翘二钱　细生地一钱五分　红花五分　银花一
钱五分　苦桔梗一钱　甘草八分　丹皮二钱
白茅根三钱　芦根三把

十四日　险痘四天，形色俱有起色，
但顶平、便溏耳，将就可望有成。

生黄芪三钱　洋参炒，一钱　白茅根三
钱　茯苓块三钱　银花炒，二钱　炙甘草一
钱五分　白术炭二钱　白芷一钱　鸡冠血三小
匙　穿山甲炒，一钱　皂针八分

公鸡汤煎药。

十五日　五天，即于前方内去银花、
鸡冠血，加广皮一钱。

十六日　六天，虽然行浆，但不可色
灰，便溏。

绵黄芪三钱　洋参姜炒，二钱　广木香
一钱　茯苓块三钱　肉果煨，一钱五分　诃子
肉一钱　焦於术一钱五分　甘草炙，二钱　广
皮炭一钱

十七日　七天，业已回浆，十分全
功。但便溏湿重，仍有意外之虞。法宜实
脾利水。

茯苓块三钱　洋参姜炒，一钱　诃子肉
一钱　焦於术三钱　薏仁三钱　广皮炭八分
广木香一钱　肉果煨，一钱　炙甘草一钱五
分

癸亥（1803 年）十一月初十日　嵩
女　三岁

芥穗一钱五分　苦桔梗二钱　防风一钱
杏仁一钱　藿香叶八分　桑叶一钱　薄荷
八分　生甘草一钱　芦根二把　连翘二钱

十一日　重险痘一天，热一日而见
点，阳明络现，粘连成片，汗多，便溏，
气虚毒重，九朝痒塌难防，勉与摆毒松
肌。

连翘三钱　苦桔梗三钱　归尾八分　桑

叶三钱　牛蒡子研，八分①　芦根五钱　丹皮二钱　猪尾膏三匙，入冰片二厘　银花五钱　甘草一钱

紫花地丁五钱，与银花先煎代水。

十二日　出不爽快，按未三岁小儿，九日限期，时刻有违限之虑。即于前方内加白茅根五钱，暹罗犀角一钱。

十三日　重险痘三天，面貌繁红，壳薄顶陷根松，粘连成片，身上色淡不起，小便清，大便多而稀，头温足冷，应作气虚不能送毒外出看。总之九朝塌痒之症，勉与活血提顶，而兼补气。

洋参一钱　生绵芪三钱　白芷二钱　犀角一钱　穿山甲一钱　红花一钱　连翘二钱　生甘草一钱　皂针一钱　归尾一钱五分　猪尾膏三匙，入冰片二厘

十四日　重险痘四天，较昨日稍好。然不能起胀，焉得成浆？塌陷之症，勉与提顶。

犀角二钱　生绵芪五钱　白芷二钱　杏仁二钱　苦桔梗二钱　红花一钱　银花二钱　穿山甲一钱　皂针一钱　薄荷八分　鸡冠血五匙　甘草一钱

十五日　重险痘五天，较昨日略好。究竟不能起胀，面红，身色灰白，头温足冷，虚寒之极。勉用辛温而甘者助其元阳。

生绵芪五钱　洋参二钱　穿山甲二钱　焦白术一钱五分　半夏一钱五分　藏红花一钱五分　广木香一钱五分　白芷二钱　公丁香五分　煨肉果八分　桑蚕生捣，冲，一条　炙甘草一钱五分

浓煎如膏。

十六日　六天，虚寒亮壳。急用峻补，以救万一。

生绵芪一两　洋参六钱　藏红花一钱五分　茯苓块三钱　鹿茸五钱　穿山甲三钱　焦於术四钱　归身土炒，三钱　广皮炭二钱

广木香三钱　白芷三钱　炙甘草三钱　煨肉果一钱五分

老公鸡汤煎如膏。

十七日　七天，壳薄无浆，便溏，气血两虚，用陈文仲法。

生绵芪一两　洋参姜炒，三钱　煨诃子二钱　鹿茸尖酒炒，六钱　肉桂去皮净，八分　公丁香八分　焦於术二钱　半夏一钱五分　广皮炭一钱五分　广木香煨，二钱　白芷二钱　炙甘草三钱　煨肉果二钱

公鸡汤煎如膏。

十八日　八天，咬牙，泄泻，目开，壳薄无浆，皆系虚寒塌痒之象。急用陈文仲大异功散法。惜无力用参耳。

党参五钱　熟附子一钱　茯苓三钱　洋参五钱　广木香三钱　白芷二钱　於术四钱　肉果霜三钱　广皮二钱　绵芪三钱　诃子肉三钱　炙甘草三钱　肉桂一钱五分　公丁香三钱

浓煎如膏，分六七次服。

十九日　九天，昨用陈文仲大异功，仍然塌陷咬牙，水浆不得入口，然根盘未散，断不可弃而不治。议于前方内加肉果二钱，公丁香二钱，连服二帖。

二十日　十天，昨日此方连服二帖，头面业已行浆，下身仍然灰白塌陷。再用前方二帖。

二十一日　十一天，痘灰白色，浆不足必陷，仍服前方二帖。

二十二日　十二天，头面浆足，四肢空壳尚多。于前方内改肉桂为桂枝，再服二帖。

二十三日　十三天，仍须托里温中。白日服完，夜间再服半帖皆可。

二十四日　十四天，灰白，咬牙，泄泻，犹在险途。

---

① 八分，底本作"八钱"，据金本改。

生绵芪五钱　洋参五钱　公丁香六钱
肉果霜六钱　党参五钱　生薏仁五钱　茯苓
块五钱　桂枝五钱　广木香五钱　于白术五
钱　白芷三钱　炙甘草三钱　诃子肉三钱
广皮三钱

水九碗，浓煎如膏。

癸亥（1803 年）十二月初四日　徐
六岁　重险痘三天，骨立无肉，血枯而
燥，干红色暗，粘连成片，皆隐在皮中，
乃枭毒把持之故。勉与两解重法。若照常
理立方，恐鞭长莫及。

紫花地丁一两　大黄半生，半用黄酒炒黑，
四两　楂肉半生半炒，三两　暹罗犀角一两
桃仁半生半炒，四两　银花二两　红花三钱
青皮二两

小猪尾血每次半酒杯，加上上梅片三
厘，研细，冲入汤药内。

水八碗，煮成三碗。先服半碗，约二
时再进，以舌苔退、痘起发为度。

初五日　重险痘四天，大下后，业已
起发，不必再用沉降。议凉血提顶。

银花八钱　乌犀角八钱　羚羊角五钱
连翘五钱　紫花地丁[1]五钱　人中黄三钱
白芷二钱　苦桔梗五钱　白茅根一两　皂针
二钱

初六日　重险痘五天，大有起色，仍
宜凉血活血，兼与败毒。

银花八钱　细生地八钱　紫花地丁五钱
连翘四钱　苦桔梗五钱　人中黄二钱　犀
角五钱　羚羊角五钱　白茅根一两　白芷三
钱

分四次服。

初七日　重险痘六天，虽然行浆，但
火毒太重。不必用补，亦不可用补，犹宜
凉血解毒，以为结痂之地。

细生地一两　银花八钱　苦桔梗五钱
乌犀角一两　连翘三钱　人中黄二钱　粉丹

皮八钱　元参五钱　白茅根一两　紫花地丁
六钱

初八日　七天，于前方内减犀角一
半，加麦冬五钱。

初九日　八天，浆已满足，色已苍，
胃已旺，议辛凉以助结痂之用。

银花三钱　白茅根五钱　麦冬不去心，五
钱　连翘三钱　五谷虫一钱五分　甘草一钱五
分

初十日　四肢太热，非重用辛凉，其
痂不结。

银花五钱　细生地三钱　元参五钱　连
翘五钱　白茅根六钱　丹皮五钱　麦冬不去
心，八钱　生甘草一钱五分　黄芩酒炒黑，一钱
五分

十一日　十天，回浆甚缓，微咳，用
辛凉，少兼实脾。

细生地三钱　连翘三钱　粉丹皮三钱
生薏仁五钱　麦冬不去心，三钱　人中黄一钱
五分　地骨皮一钱　黄芩一钱　白茅根三钱
冬桑叶一钱

十二日　十一天，仍服前方一帖。

十三日　十二天，再服前方一帖。

十五日　十四天，十分全功，惟败余
毒而已。

仙人杖皮[2]二钱　连翘三钱　五谷虫二
钱　人中黄一钱五分　丹皮三钱　白茅根三钱

癸亥（1803 年）十二月十三日　吕
女　重险痘二天，色重，粘连成片，攒簇
颇多。第一方以达外感、活血松肌为法。

薄荷一钱　牛蒡子三钱　当归一钱五分
芥穗二钱　南红花一钱　前胡一钱五分
半夏二钱　苦桔梗三钱　苏叶一钱　杏仁三
钱　生甘草一钱

十四日　早，第二方以摆开枭毒为

---

① 紫花地丁：底本作"紫花丁"，据王本改。下
同。

② 仙人杖皮：即地骨皮。

主，盖攒簇者必攻也，况色重乎！

生大黄一半用生，一半酒炒黑，一两 桃仁半生半炭，六钱 南山楂半生半炭，六钱 苦桔梗四钱 青皮四钱 人中黄二钱 猪尾膏一小酒杯，研入上上梅片五厘，每次冲三小匙

申刻，重险痘三天，早用必胜法，现在颜色已退，唇重色绛，抱鬓蒙头，腰中肾俞太重，弄舌咂嘴，心火太重。恣议以凉血[1]败毒。

次生地三钱 杏仁三钱 全归三钱 羚羊角三钱 犀角六钱 川连一钱 苦桔梗三钱 银花三钱 广皮一钱五分 牛蒡子二钱 连翘三钱 甘草一钱五分 猪尾膏每次三匙，研入冰片五厘

十五日 险中逆痘四天，气既虚而毒又重，色暗根松，瘟阔壳薄，头温足冷，抱鬓攒腰。下不可，补又不可，此其所以难也。勉与活血提顶。

苦桔梗六钱 犀角五钱 银花五钱 紫花地丁五钱 全归三钱 白芷三钱 穿山甲二钱 楂肉六钱 皂针六钱 人中黄三钱 丹皮五钱 红花一钱五分 猪尾膏研入冰片五厘，每次冲三小匙 夺命丹三粒

十六日 险中逆痘五天，较昨日虽有起色，究竟色滞而重，板着不行，二日不大便，皆系枭毒把持，恐不能行浆，若过此关，则不能再用沉降矣。议必胜法。

桃仁生、炒各半，一两 生大黄半生，半酒炒，一两 红花一钱五分 楂肉炒，一两 苦桔梗六钱 甘草三钱 青皮六钱

十七日 险中逆痘六天，昨日复用必胜法，虽有起色，究竟头面不如周身之半，枭毒把持，阳亢可知。

紫花地丁五钱 大黄酒炒黑，五钱 白芷三钱 苦桔梗五钱 犀角五钱 红花二钱 南楂炭三钱 银花五钱 皂针二钱 穿山甲炙，二钱 全归三钱 广皮二钱 人中黄三钱

十八日 险中逆痘七天，头面起发色

鲜，周身色淡，逆者已顺，现有行浆之势，一以上浆为主。

党参五钱 生绵芪咀豆大，一两 归身土炒，二钱 洋参姜炒，三钱 茯苓块三钱 防风三钱 桂枝五钱 炒广皮二钱 白芷三钱 於术三钱 炙甘草三钱

十九日 八天，照前方再服二帖。

二十日 九天，身上灰色[2]，四肢尚空，大便频仍，寒战发痒，皆系虚象。急急用陈文仲法，防其内陷。

党参三钱 茯苓块五钱 半夏三钱 洋参姜汁炒黄，三钱 肉果霜五钱 白芷三钱 於术土炒，五钱 诃子肉煨，五钱 广皮炒，二钱 官桂去粗皮，一钱 广木香三钱 甘草炙，三钱 附子熟，一钱 大枣肉二枚 生姜三片

咬牙，加公丁香三钱。第二帖做极细末。

二十一日，将昨日第二帖之末药，每服三钱，约两三时辰做一服。

甲子（1804 年）正月十二日 吕男二岁 状元痘，原不必服药，但现在半生半熟，泄泻，唇色[3]寒，犹恐遗毒损目。议温托法。

生绵芪三钱 党参二钱 诃子肉二钱 茯苓块三钱 白术一钱 生薏仁二钱 制半夏一钱 广皮一钱 炙甘草三钱

初六日 汪男 三岁 初报痘点，形即繁重，表虚脉滑，心热恣甚。谨防八九朝痒塌。且与辛凉解肌透毒。

银花五钱 苦桔梗五钱 丹皮三钱 连翘连心，二钱 牛蒡子三钱 全归一钱 薄荷三分 杏仁泥二钱

---

① 血：底本作"重"，据金本改。
② 灰色：金本作"色淡"。
③ 色：金本无。

初七日　险痘一天，头面粘连，点现瘰阔，足凉，非纯然毒重，亦非纯然气虚。且与活血松肌败毒。大凉大温，皆在难施之例。

犀角镑，五钱　苦桔梗五钱　全归一钱五分　银花五钱　牛蒡子一钱　青皮二钱　连翘三钱　南楂炭三钱　甘草二钱　薄荷八分　猪尾膏三匙

外以胡荽酒洗足。

初八日　险痘二天半，但唇肿，右颧肿，心脾之火甚也。足已温。痘苗稍大者即顶陷。

白茅根一两　犀角五钱　楂肉一钱五分　紫花地丁五钱　银花五钱　红花八分　苦桔梗三钱　连翘三钱　广皮八分　牛蒡子二钱　全归二钱　甘草一钱五分　猪尾膏三匙

按白茅根秉燥金之体，感风木而花藏胎内，异于众草，生发最速。其性喜洁，故能化毒开清。其味甘凉，故能走肺胃而不伤肺胃之阴。本草称其主衄症，盖言其所然，而不言其所以然也。但此物性平和，不假以重权，不为功也。凡一切清窍病，用之最良。而痘症中护眼护喉，走清道血分，为尤良也。

初九日　险痘三天半，两颧两眼肉肿，疮不肿，心脾之火太甚也。血无不活，故今日不加血药。

羚羊角五钱　元参五钱　细生地三钱　乌犀角五钱　银花五钱　紫花地丁五钱　苦桔梗六钱　连翘三钱　白茅根一两　牛蒡子五钱　白芷二两　生甘草一钱五分　谷精草三钱

初十日　重险痘四天半，额滞于颊，颊滞于身，此阳火有余之象。虽不必大下，仍以败毒为主，而提顶次之。

羚羊角五钱　犀角五钱　紫花地丁五钱　次生地五钱　银花五钱　谷精草三钱　苦桔梗五钱　元参二钱　真山连一钱五分　牛蒡子二钱　黄芩三钱　生甘草二钱　白茅根一两

十二茶杯水，煮五杯，分十次服。

十一日　五天半，已有行浆之势，不必提顶托浆，但喉已声哑。趁此犹系外感用事之时，仍用昨日方，开提肺气败毒，减其蒸腾炼毒之火，使归于和平，即行此阳火痘之浆法。所谓道无定体者，此也。高明以为何如？

仍用昨日方一帖，限明日黎明服完。

十二日　六天半，面已有浆，四肢腰背皆空，五更大便两次，痛快而溏。今晚已入气血用事之关，须渐进补托，兼与清毒。

炙绵芪三钱　党参一钱五分　白茅根六钱　乌犀角三钱　银花三钱　苦桔梗一钱　冬白术二钱　白芷二钱　广皮炭一钱　茯苓块三钱

日入后服。

十三日　七天半，头面浆已七八，腰背不足，四肢尚空。今日正是气血当令，已有痒态，必得扶其不及。多得一分浆，少得一分后患。此身小痘多之定法也。

生绵芪五钱　白术土炒黄，三钱　藏红花一钱　茯苓块三钱　党参三钱　广皮炭一钱五分　广木香一钱　白芷二钱　炙甘草一钱五分

十四日　晚足九天，于前方内去红花。

十五日　十天，浆足色苍，形势圆绽，四肢陆续上浆，皮肤扪之平和，不冷，亦不过热，脉洪数有力。合观皆情理之正。其不食、畏缩，皆痛象也。痘多，浆亦多，炼气血而成浆，痛亦情理之正，断非陷症。议补气以胜痛、活络以定痛法，似不歧于路矣。

人参五分　生绵芪三钱　红花四分　冬术三钱　熟绵芪三钱　厚朴六分　乳香八分

茯苓块三钱 广皮一钱 没药八分 广木香一钱 甘草炙，三钱 白芷二钱

十六日 十一天，大势已有成功之象，犹须防其泄泻作痒。

茯苓块三钱 洋参炒黄，一钱 广木香煨，八分 炒冬术二钱 党参二钱 炙甘草一钱五分 焦白芍二钱 广皮炒半黑，一钱

十七日 十二天，小便长，大便滞。暂与宣化肠胃。

茯苓块三钱 党参一钱五分 五谷虫三钱 谷精草三钱 厚朴一钱

十八日 十三天，痘后肺液受伤，渴而咳。

沙参三钱 地骨皮三钱 象贝一钱五分 麦冬三钱 白茅根六钱 苇根三钱

二十六日 某男 风温发热三天，耳冷尻冷，已有微点，谨防天花。法宜辛凉解肌，芳香透络。最忌三阳表药多汗，致成痒塌。

银花三钱 苦桔梗三钱 芥穗一钱五分 连翘三钱 牛蒡子研，炒，二钱 桑叶三钱 薄荷八分 白茅根三钱 甘草一钱

当日晚大泻水粪，加黄芩三钱，泻止。

二十七日 虚寒痘二朝，甫二日，热退其半，神气安静，大便溏泄，布痘不多，亦属均称，但痘形扁阔根松，色亦过淡。观其皮色，脾经素有饮食伤损。议异功、保元合法。

生绵芪三钱 人参一钱 广木香一钱五分 云苓块三钱 广皮二钱 炙甘草二钱 生於术二钱

二十八日 仍用前方。

初七日 十二朝，痘虽稀少，浆行薄弱，腰下尚未结痂。乘此机会，再用保元以助余浆。

云苓块三钱 人参一钱 炙甘草一钱五分 生薏仁三钱 绵芪三钱

初八日 仍用前方。

补案：辛巳年（1821 年）述：癸酉（1813 年）[①] 初夏，余有涟水之游。长女甫二龄，于四月十一日见点，至二十五日，已半月矣。余适回家，见其形势鼓立者半，顶陷者半，根抱者半，散者半，毫无汁浆。本系谢宝灵兄调治，因请同看。伊立一方，余视之曰："此方若上得起浆，甘受重罚；此方若上不起浆，亦受重罚。"谢兄愕然曰："足下左右皆受罚，何故?"余曰："今且不必明言，明日来视浆色。"伊去后，余仍用其方，照方制二十帖，加燕窝十二两（此味亦原方所有，但加重耳），大公鸡一只，重九斤，紫河车一具，并药共十余斤。先分九锅煮，去渣后，复并一锅煎，自早至暮，不敢草率，成浓膏，得二碗许。令乃母饮半茶杯，小人饮半酒杯。二鼓时，其母因乳胀谓余曰："药甚灵，余无乳者已数日，今忽蓬蓬，岂非药力乎?"余曰："可急令小儿吮之。"彼曰："小儿不得寐者已数日，今方熟睡，可惊之乎?"余曰："限期已紧，所以令汝服药，为以乳汁上浆也。今乳胀，可与之吃矣。"因促之醒，痛吮一饱。少时又寐。漏下三鼓，清浆如露矣。未至四鼓，又令母女服药如前。四鼓未罢，浆如蜡色。五鼓以后，又如茶色浓厚，如及时之浆然。天明已十七朝矣。又延谢兄至。彼一视曰："奇哉! 何因得此?"余曰："用君原方。"彼曰："只添得燕窝一味，何神至此?"余曰："余昨云此方若上得起浆，甘受重罚者，先生于七八朝即用此方，彼时气血方壮，毫无汁浆，今以十五朝气血消耗，岂能上浆乎? 余又谓此方不能上浆，

---

① 癸酉：金本作"癸卯"，即公元 1783 年。

亦受重罚者，以先生之方若错，小女早不活矣。"因令伊执方之背面视之，伊见照方二十帖之文，又令视诸药渣，因谢曰："余实不能。"

二十日　某女　十九朝，痘后便溏而频，久则脾肾两伤，补涩为稳。

真云苓五钱　白术土炒，三钱　肉果霜三钱　生薏仁五钱　半夏一钱　诃子肉三钱

二十四日　实脾利水之中，兼化清气。

云苓五钱　生薏仁五钱　晚蚕砂三钱　於术土炒，三钱　地骨皮三钱　五谷虫三钱　蝉退去头、足，七枚　炙甘草一钱五分

初一日　三十天，痘后余毒肿溃。补托之中，加以败毒。

人参一钱　生薏仁五钱　黄芪三钱　於术三钱　五谷虫三钱　银花三钱　云苓三钱

初四日　痘后余毒肿溃，稍加银花败毒[1]，大便即溏。议于前方去银花，加肉果、诃子。

茯苓块三钱　人参一钱　广木香一钱　生薏仁五钱　於术三钱　五谷虫二钱　肉果霜一钱五分　黄芪三钱　炙甘草一钱五分　诃子肉炒，三钱

初七日　三十六天，痘毒溃烂，应照溃疡例，即用痘科门中之保元合异功法。

人参一钱　生薏仁三钱　於术二钱　云苓五钱　炙甘草二钱　广皮一钱　绵芪五钱

初八日　伤食，暮热呕吐，痘后太饱之故。与止渴[2]消食，其热自止。调理饮食要紧。

茯苓三钱　地骨皮三钱　薏仁三钱　半夏二钱　炒广皮一钱　神曲一钱五分

二十日　某男　风木司天之年，又当风木司令之候，风木内含相火，时有痘疹。无论但受风温，身热而不发痘，或因风温而竟发痘，或发斑疹，皆忌辛温表药，惟与辛凉解肌透络为稳。此时医所不知。盖风淫所胜，治以辛凉，佐以苦甘，《内经》之正法也。

银花三钱　苦桔梗三钱　薄荷八分，汗多不用　连翘三钱　牛蒡子一钱五分　桑叶三钱　芥穗一钱　鲜芦根五钱　甘草一钱

二帖。此方治痘初起，多能化少，凉络而易出，见点亦服此。

二十一日申刻　险兼逆痘二天，痘色艳红，唇赤舌赤，见点繁琐，三五成群，毒参阳位。勉与凉血摆毒。

石膏生末，一两八钱　生大黄炒黑，三钱　地丁紫花，三钱　犀角五钱　苦桔梗三钱　桃仁三钱　银花五钱　人中黄三钱　地龙三钱　连翘三钱　白茅根三钱　丹皮三钱

此案为钞录者失去十四帖，大意以犀角地黄汤加连翘、银花、白茅根、细生地等，一味凉血收功。至十五朝犹用犀角，十六朝以辛凉清余热一方，服至二十一朝。

乙酉（1825 年）六月二十二日　十二姑[3]　九岁　暑伤两太阴，身热而呕，舌白滑。

云苓皮四钱　连翘三钱　藿香叶二钱　生薏仁三钱　银花三钱　白蔻仁一钱　制半夏三钱　杏仁三钱　黄芩炭二钱[4]

二十三日　痘三天，顶平根松色暗，夹虚夹毒之症。与活血提顶败毒，扶到七天，方好补托。

苦梗三钱　牛蒡子二钱　白芷三钱　防

---

① 败毒：底本无，据金本补。
② 渴：疑为"呕"之误。
③ 十二姑：王本作"赵十二姑"，金本作"赵姑"。
④ 二钱：王本作"三钱"。

风三钱 紫花地丁二钱① 红花二钱 连翘三钱 人中黄一钱五分 全归二钱 银花三钱 紫草茸一钱 查炭二钱

二十四日 痘四天，顶平根松色暗，便闭不食。昨用活血败毒宣络，今夜已见大便，热退能食，头面已有起胀之势，前后心续出盈千，皆根泛顶平暗滞，稍大者，顶即陷。应照虚寒例治，与宣气活络提顶，不得过用败毒清里，致令便溏内陷。

当归土炒，二钱 顶高藏红花二钱 查炭二钱 防风二钱 广木香一钱 蘑菇一钱 银花炒，三钱 穿山甲炒，一钱 甘草炙，五分 白芷三钱 广皮炭二钱

二十五日 痘五天，顶平带陷，根松色暗。昨日即照虚寒例治，而用温煦芳香。今日口并不渴，而舌苔白厚。盛暑之际，尚兼足太阴之暑湿症。七日以前，外感用事，必视其在何脏腑而清之，以为七日以后上浆之地。

茯苓皮三钱 当归土炒，三钱 六一散三钱 生薏仁三钱 银花四钱 藏红花二钱 广木香一钱 防风三钱 广皮炭二钱 白豆蔻一钱 白芷三钱

煮四小杯，分四次服。

二十六日 痘六天，顶平多陷，根松色暗，头面色已华，前后心尚多陷而暗，身痛，口不渴。与活血提顶，令其易于上浆。

当归三钱，土炒 生绵芪五钱 上上红花二钱 银花五钱 穿山甲三钱 白芷三钱 乳香二钱 广木香二钱 广皮三钱 没药二钱 鸡冠血每杯点三匙 甘草炙，三钱

公鸡汤煎煮三杯，分三次服。

二十七日 七朝，已有行浆之热，平顶陷顶尚多，加补托以助之。

二十八日 痘八天，头面行浆已有七成，臂次于手，足次于胸，顺也。胸以下

陷顶多，面色灰。仍须温煦以助行浆之势。

绵芪八钱 高丽参三钱 白芷三钱 防风三钱 茯苓块三钱 红花二钱 当归土炒，三钱 广木香三钱 甘草炙，一钱五分 广皮三钱

二十九日 痘九天，正在行浆之际，便频，眼开，即是虚象；粘连之处颜色即灰，非虚而何？急急补托而兼温煦为要。

人参三钱 炙黄芪一两 白芷二钱 於术炒，三钱 肉果霜三钱 广皮三钱 茯苓三钱 广木香二钱 甘草炙，三钱 防风三钱

七月初一日 十天，虽已结痂，浆未十分满足，尚有正行浆之处。仍前方，再为补托。明日再与收痂未迟。

初二日 十一天，痘已结痂，浆未十分满足之故，皆因连日便频，受暑积滞而成痢疾。先拟温下其积。今视四肢鼓立，胸前全陷，并非正结，恐一进沉降，并四肢而亦陷矣。前方系必不可不用之药，兹且暂停。勉与实脾利水以结痂，少加化积。俟十四朝之后，痘势收场，如积滞未化，再与下法。

生薏仁五钱 茯苓连皮，五钱 黄芩炭一钱五分 焦白芍二钱 槟榔二钱 真山连姜炒枯，一钱 益智仁二钱 神曲炒，三钱 广皮炭三钱 南楂炭三钱

初三日 痘十二天，仍服前方。

初四日 痘十三天，业已结痂，原可妥当收功，不意盛暑流行之际，食物不化，致成欲便先痛、便后痛减、里急后重之痢疾。法当温下，假使畏缩不前，拖延日久，必无好音。莫若乘此邪气初聚之时，急夺其邪，冀邪去正存，方收拾一切未完也。

生大黄半生，半酒炒半黑，五钱 白芍三钱 炒黄芩三钱 熟附子二钱 槟榔三钱 小

---

① 二钱：王本作"三钱"。

枳实三钱　赤肉桂一钱五分　神曲四钱　广皮炭三钱　真山连二钱，炒　查炭三钱

煮成三杯。先服一杯，候一二时，俟其再便腹不痛，即勿服；腹仍痛，再服第二杯；三杯亦如之。

初五日　痘十四天，四肢结痂十有其五。昨日服药后腹痛愈甚，便中粪多积少，日夜共七八次。今用前方减附子一钱，肉桂二分。服后，巳刻至未刻便红积一次，腹中仍痛，粪色如赭。后二杯即加赤肉桂八分，约服一杯半，腹痛即便，红积仍有，粪色黄。夜半服第三杯，丑、寅时连便两次，粪色仍赭，微有红积，腹仍微痛。

初六日　痘十五天，膝下至足趾痂尚未结全。巳刻便一次，燥粪黄色兼赭色，溏粪微带红积，腹不痛。午刻服下第一杯，至亥刻便一次，粪色黄；丑刻便一次，无积，粪黄。

高丽参三钱　白芍炒，三钱　黄芩炭一钱五分　云苓皮五钱　槟榔二钱　赤桂心一钱五分　生薏仁五钱　山连姜炒，一钱　广皮炭三钱　南楂炭二钱　神曲炒，三钱　炙甘草一钱

初七日　痘十六天，痂已结齐，痢已痊，可不必服药。目带微肿，谷精草泡茶饮之。

初八日　青睛有云翳，速清胆络之热毒。

谷精草四钱　连翘三钱　青葙子三钱　茶菊花三钱　桑叶三钱

初九日　痘浆未足，毒流胆络，故青睛白翳，又感时令燥气化火，故白睛起太阴睛疮。考古治法，以六味丸作汤，改茯苓为君，再加清胆络之热毒以退翳。

茯苓四钱　谷精草三钱　黄肉一钱五分　生地二钱　茶菊花二钱　丹皮二钱　山药一钱五分　青葙子二钱　桑叶二钱　泽泻一钱五分

初十日　仍照前方服，内加银花五钱、连翘三钱、生甘草一钱五分。目内白翳稍退，烦躁常哭，因痘后血虚化燥故也。与甘麦大枣汤主之。

甘草生，一钱五分　小麦七合　大枣五枚
煮粥服之。

十一日　因疮痛而哭，目内白翳仍有，身上起大小疮十数粒，复生细痘在旧痂窝内。痘浆未足，流毒成疮故也。仍服初九日方。

十二日　目内白翳退，太阴睛疮仍在，疮未见消落。原方再服。

十三日　目内太阴睛疮仍在，续出之疮痘未退。仍服原方。疮贴紫草膏加①烂草炭。

十四日　服原方一帖。

十五日　未服药。

十六日　目内太阴睛疮稍退，仍有翳，身上疮痂已落者复生小疮，未落之处复有倒浆欲溃。总之，流毒未清之故也。原方再服。目内翳以四退散治之。

十七至二十三日　痘已满月，目内太阴睛疮未净，翳仍在。仍服原方。又服钱氏蝉退散，一日二服。

蝉退为末，每服一钱，羊肝汤下，日二服。

四退散：主治目睛老翳。

人退即手指甲　蛇退　鸡退即凤凰衣　蝉退

每药一两，加顶高梅冰片一分。左眼，右鼻闻；右眼，左鼻闻。每闻少许，两月后②全愈。

乙酉（1825年）六月十五日　赵女十岁　体坚痘少，原可不必服药，但愈

---

① 加：底本作"如"，据金本改。

② 后：底本无，据金本补

少，浆更不可不足。舌苔厚，中黄边白。且与清毒一帖。明日再与托浆一帖。

苦桔梗一钱　连翘三钱　人中黄八分　牛蒡子一钱五分　银花三钱　鲜荷叶一角　全当归一钱五分

煮二小杯，分三次服。

十六日　于前方内加生绵芪四钱，白芷五钱，党参三钱，炙甘草一钱五分。

十七日　辛凉结痂，古之正法。实脾利水，亦有湿者所宜施之。兹当暑月，舌苔厚而白，湿也。身热未尽退，热也。二法可合用。

银花三钱　茯苓块连皮，三钱　芦根三钱　连翘三钱　生薏仁三钱

庚辰（1820年）十月①　福　一岁

三天，布痘稀疏，苗头纯正，但色白皮薄之儿，顶平根松色淡，有壳薄无浆之虑。虽在初起，即用保元汤为当。

党参三钱　连翘二钱　红花三钱　绵芪生，三钱　银花炒，二钱　甘草炙，二钱　胡荽一根

服三帖。

五朝　气血两虚之症，色淡根松顶平，大便溏泄而频。痘不鼓立，焉得成浆！浆即清薄，痂必不厚。虽系顺症，有痘后坏目、牙疳之虑。此等症举世轻忽之，及至坏症已现，必不可为，余见之屡矣。议陈氏木香散法，必得浆足结痂为要。

绵芪炙，五钱　高丽参三钱　广皮一钱五分　於术二钱　茯苓块二钱　甘草炙，二钱　白芷二钱　肉果霜三钱　生姜二片　木香一钱　诃子肉三钱　大枣去核，二枚

七朝　痘已成浆，兼有结痂，究竟未满足，大便仍溏。于前方内去高丽参、诃子、白芷，再服三帖收功。

二十九日　某　见点之初，神气昏冒。先开心包透络，继以辛凉达表，使其易出，再商后法。切忌发汗伤无辜之表。

紫雪丹二钱，分四次服，凉开水送。以神清为度。

辛凉散七包，二时服一包。

初一日　头面色赤而顶平根宽松，反不如腰以下鼓立。甫三日，小便浊，须兼分利。形体胖，本系湿胎，应照毒搏论治。扶过六七朝以后，能用补托方妙。

茯苓皮四钱　猪苓三钱　白通草一钱　苦桔梗三钱　泽泻三钱　芥穗二钱　牛蒡子炒，研，一钱五分　连翘三钱　甘草一钱五分　紫花地丁二钱　银花五钱　芦根五钱　晚蚕砂二钱

医者，补偏救弊之谓也。三五日前，见有何处偏胜，及时去之，以免七日后纠缠。时人不知，以为此等方非治症也。

初二日　四天，色陷顶平根松，夜间烦躁。毒气未化，气分更虚，与化毒提顶。

连翘三钱　紫花地丁三钱　白芷二钱　银花三钱　苦桔梗三钱　甘草二钱　丹皮三钱　牛蒡子二钱　苇根五钱　防风二钱　白茅根三钱

煮两杯，分四次服。

初三日　五天，根已抱住，顶平皮薄。议于化毒之中，稍加安表。

苦桔梗三钱　绵芪生，三钱　防风二钱　牛蒡子炒，研，三钱　连翘三钱　白芷二钱　人中黄二钱　银花三钱　苇根五钱　白茅根三钱

初四日　六天，面色佳，惟顶间有平者，身上色淡，时有痒意。表虚皮薄之症，重与实表提顶。

洋参半炒，二钱　生绵芪六钱　白芷二钱

———————

① 庚辰十月：底本无，据王本补。

银花三钱 炙甘草三钱 芦根五钱 防风二钱

初五日 七天，面上稍有浑浆，余皆清而皮薄。急急内托为要。体胖湿多，加苓、术，预为收痂之地，又合小异功法。

人参三钱 生绵芪一两 广皮炒，三钱 於术三钱 云苓块三钱 生姜三片 防风三钱 广木香煨，二钱 大枣去核，二枚 白芷三钱

初六日 仍用前方，加肉果霜二钱。

初七日 照前方再服一帖。

初八日 湿体虚痘十天，虽已回痂之期，但破损太多，仍然发痒。暂与护表实脾一帖，明朝再议。

生绵芪五钱 防风二钱 生薏仁三钱 茯苓块五钱 白芷二钱 广皮炭二钱 炒白术三钱

初八日 某 险兼逆痘六天，额颧攒聚，本系毒重。色白皮薄，痘顶下陷，头温足冷，根晕不红。气血两虚，先与提顶，将来能受陈文仲法，方望成功。

人参一钱 煨肉果去净油，二钱 红花三钱 绵芪生，五钱 穿山甲二钱 广皮二钱 防风三钱 广木香一钱五分 甘草炙二钱 白芷二钱

初九日 险兼逆痘七天，昨用陈氏温托法，今日稍有起色，但顶陷者尚多，已有损坏，亦且汗多。不能满湛，焉能炼毒成浆！今日再以陈氏木香散法温中托络，毋使内陷痒塌。看守勿懈，不致再有破损，方可有望。

人参一钱五分 广木香三钱 白芷三钱 绵芪八钱 肉果霜二钱 半夏三钱 於术二钱 藏红花一钱五分 广皮二钱 防风三钱 公丁香一钱 甘草炙，三钱 归身二钱

再加公鸡冠血以提顶。

初十日 便溏而频，加诃子肉，余药加分量以助浆。

自初十日至十五日 皆服此方，惟分量加重。

十六日 白痘十四朝，头面虽然浆足，两足尚在行浆，其势未能十分充满，犹然大便数，又有咳嗽。设大便不调，尚在险关。仍须补涩，兼充养已丧之气血，立方候裁。

人参七分 广木香二钱五分 诃子二钱五分 於术炒，三钱 肉果霜二钱五分 半夏一钱 云苓二钱 赤石脂二钱 广皮炒，二钱五分 薏仁五钱

二十二日 庆 十一岁 痘后余毒未清，又加温疹，阳明发斑，口臭之极，唇肿而黑，目肿而闭，胃几烂矣！急救犹恐不及，况再缓乎！

元参一两 生石膏八两 知母二两 麦冬不去心，一两 乌犀角一两 丹皮一两 银花一两 人中黄五钱

一时许服一茶杯。

二十四日 得大效。原方再服一帖，匀二日。

二十六日 于原方内减元参为三钱，加射干五钱，黄芩五钱。

丙戌（1826年）九月十四日 色五岁 秋日燥气化火，现在君火客气司令，故有发痘之孩。本有自汗，何可再以羌活发汗，致令表虚。身壮热，肢厥，舌黄赤，口渴，脉洪大而数，晚间微有谵语，大便结，皆火证也。皮色黄，痘之顶平根松，气虚苗也。先以辛凉松肌、摆毒清热，扶过七日，能用补托方妙。

生石膏五钱 元参三钱 炒黄芩二钱 苦桔梗三钱 连翘三钱 全当归一钱五分 牛蒡子二钱 银花三钱 人中黄一钱五分 紫花地丁二钱

外紫雪丹六分，夜间服。

十五日　险痘三天半，尚未出齐，稍大者业已顶陷，其为气虚可知。虽不大便，未可沉降。与活血提顶摆毒。

次生地五钱　苦桔梗三钱　全归二钱　元参三钱　牛蒡子三钱　黄芩二钱　连翘三钱　紫草茸三钱　白芷二钱　银花三钱　人中黄一钱五分

煮三杯，分三次服。

十六日　险痘四天，头面颜色虽重，腿脚甚淡，顶陷者不少，大便已见，舌尖有红刺，而苔白柔润易退，谨防大便溏滑。梦语仍有，口仍渴。且与辛凉清上，芳香透络，使火毒及热邪从内达外。

苦桔梗三钱　连翘三钱　天虫二钱　皂角刺二钱　银花二钱　白芷三钱　白茅根三钱　杏仁二钱　黄芩一钱五分　人中黄二钱

煮三杯，分三次服。另和服局方至宝丹一丸。

十七日　五天，陷者稍起，色渐匀，寐少安。舌苔白腻，是中宫食滞未清；口仍渴，上焦之热未退。仍用前法，兼与和中。

杏仁三钱　苦桔梗三钱　白芷三钱　连翘半壳半心，三钱　藏红花一钱　黄芩二钱　丹皮三钱　南楂炭二钱　广皮一钱五分　皂针二钱　生甘草一钱五分

另服局方至宝丹一丸。

十八日　六天，身半以上清浆七八，惟腿过半，颜色尚属适中，顶平，便溏，舌白，气虚有湿之征。今日宜轻与补托，清上仍不可少。中焦有滞，必须急急清理，能受补剂厚味方妙。

生绵芪三钱　於术二钱　炒神曲三钱　苦桔梗三钱　白芷三钱　广皮炭一钱五分　云苓块连皮，四钱　银花一钱五分　生甘草一钱五分　连翘心三钱　查炭三钱

煮三杯，分三次服。

十九日　七日有奇，正气血用事之期，浆行尚不颟顸①，头面颜色亦佳，身上与四肢微觉稍暗，四末微凉，大便溏，微呕，皆脾阳不足之象。今日疏补为宜，稍加香温托里。

生绵芪五钱　白芷三钱　高丽参二钱　云苓块五钱　查炭二钱　广木香三钱　炒於术四钱　广皮三钱　肉果霜去净油，一钱五分　姜半夏三钱

煮三杯，分三次服。

二十日　八天半，浆不十分浓足，食少便溏，尚觉安静，周身有疼痛之象。气虚而湿重，难以峻补。仍以补脾渗湿为主，稍加宣络定痛。仍须看守防护，不致再有损伤要紧。

生绵芪五线　於术炒，三钱　肉果霜一钱五分　云苓块五钱　半夏三钱　广皮炭三钱　谷精草三钱　白芷二钱　炙甘草二钱　诃子肉煨，三钱

浓煎三小杯，分三四次服。

二十一日　九天，浆未满足，眼开太早，大便稀溏，有痘毒目疾之虞。喜胃开进食，仍宜补涩。

生绵芪六钱　人参三钱　肉果霜三钱　诃子肉煨，三钱　於术炒，三钱　广皮炭三钱　谷精草三钱　半夏三钱　炙甘草二钱　广木香二钱　白芷二钱

煮三杯，分三次服。

二十二日　浆未满足，即已收痂，气虚火歉，大便已止。且免收涩，与实脾为主。

云苓块五钱　人参一钱五分　谷精草三钱　炒於术四钱　半夏三钱　五谷虫三钱　生薏仁五钱　白芷二钱　广橘皮三钱　广木香三钱

煮三杯，分三次服。

─────────

① 颟顸（mān hān）：马虎。

二十三日 实脾，兼收余毒。

云苓块三钱 於术一钱五分 广木香一钱 生薏仁三钱 银花炒，三钱 黄芩炭一钱 谷精草三钱 归须一钱 五谷虫一钱五分

二十四日 气虚湿重之痘，甫经落痂，即作滞下，舌苔白滑，唇淡而宣浮，脾湿之象。与实脾利水之中，不用守药，加微苦兼入血分。

云苓块连皮，五钱 猪苓二钱 谷精草三钱 苍术炭一钱五分 白芍一钱五分 南楂炭三钱 广木香三钱 黄芩炒，二钱 五谷虫三钱 炒银花二钱 归须一钱五分 橘皮炭二钱 丹皮炭二钱

二十五日 便后仍有积垢兼血，脉与舌苔、唇口较昨日皆佳，并喜眠食均好，神气亦清爽，痂落尚不艰难。一以实脾为主，兼败毒宣络。

猪苓三钱 茯苓块连皮，五钱 归须二钱 赤芍一钱五分 广木香三钱 桃仁一钱五分 黄芩二钱 南楂炭三钱 蝉退去头、足，二钱 半夏打碎，一钱 五谷虫三钱 青皮二钱 银花炒，二钱 炒丹皮二钱

二十六日 便后垢腻兼血，脾与小肠寒湿，右脉仍大，好在眠食俱佳。与燥湿宣络。

灶中黄土二两，先煎代水 猪苓二钱 广木香三钱 云苓块五钱 归须一钱 川黄连姜汁拌炒，六分 苍术炭二钱 蝉退去头、足，二钱 南楂炭二钱 桃仁一钱五分

二十七日 痘后余毒不安，大便中夹有血积红滞，小便白浊，与宣络清湿败毒，兼化浊中清气。

云苓皮五钱 猪苓二钱 黄芩一钱五分 苍术炭一钱 泽泻二钱 白芍一钱 晚蚕砂一钱五分 桃仁二钱 蝉退去头、足，一钱五分 五谷虫一钱五分 银花炒，二钱 山连炒黑，八分 南楂炭二钱

煮两大茶杯，分三四次服。

二十八日 粪后瘀血未净，舌白滑苔，脉滑甚。

猪苓三钱 灶中黄土五钱 地榆炒炭，二钱 泽泻二钱 苍术炭二钱 归须二钱 半夏二钱 云苓皮三钱 蝉退去头、足，二钱 丹皮二钱 黄芩炭一钱五分

煮三杯，分三次服。

二十九日 粪后之血已无，惟舌厚白苔，脉洪滑，小便白浊，湿气尚重。

云苓连皮，三钱 生薏仁三钱 黄芩炒，二钱 猪苓三钱 苍术炭一钱五分 归须一钱五分 泽泻三钱 晚蚕砂二钱 蝉退去头、足，一钱 半夏一钱五分 五谷虫一钱五分

煮三杯，分三次服。

三十日 于前方内加灶中黄土五钱。

初一日 红未见，小便白浊，仍然脉洪大。

灶中黄土五钱 云苓皮三钱 猪苓二钱 飞净滑石三钱 晚蚕砂三钱 泽泻二钱 生薏苡仁三钱 五谷虫一钱五分 白通草一钱 南苍术炭一钱五分 黄柏炭一钱

煮三小杯，分三四次服。

九月二十八日 色女 六个月 周身湿毒，又加痘疮，舌苔黄厚，脉洪数之至，又赤烂风弦。甫经六月之孩，船小载重，恐难胜任。勉与辛凉解肌败毒。

连翘三钱 茯苓皮三钱 木通一钱 银花三钱 茶菊花一钱五分 桑叶一钱五分 苦梗一钱 人中黄八分 芦根三钱 泽泻一钱

煮两茶杯，每服半酒杯。

二十九日 险痘三天，湿毒已多，痘亦不少，舌苔黄厚满布。船小载重，恐难胜任。

银花三钱 紫花地丁三钱 冬桑叶三钱 连翘一钱五分 苦桔梗一钱五分 茶菊花二钱 黄芩一钱 牛蒡子一钱 人中黄一钱 丹皮二钱

煮两茶杯，每服半酒杯。服至明早令

完。

三十日　于前方内加细生地二钱。

十月初一日　险痘四天，色太艳，血热也。眼未封，大者顶陷，气亦不旺，外有湿疮，余有原案。与犀角地黄汤法。

犀角一钱五分　细生地五钱　白芍炒，一钱五分　银花三钱　茶菊花二钱　黄芩八分　连翘二钱　炙甘草一钱　丹皮二钱

煮两茶杯，分四五次服。

初二日　险痘五天，未周岁之孩，只有七天限期，便要收功。五天后半日，即系三岁以后之七日，忽而泄泻七八次，大非所宜。急与补托透络。

云苓块三钱　泽泻一钱五分　肉果霜一钱五分　炒於术二钱　白芷一钱五分　广皮炭一钱　广木香一钱　木通八分

煮两茶杯，频频服，以泻止为度。

初三日　险痘六天，业已上浆，但因泄泻之后，顶平，有发痒之象。急宜实表内托。

生绵芪五钱　半夏二钱　肉果霜一钱五分　云苓块连皮，三钱　防风二钱　广木香八分　炒於术二钱　白芷三钱

煮两茶杯，分四五次服。

初四日　险痘七天，浆未足而泄泻发痒，喉哑声嘶。必得泻止浆足方妙。

生绵芪五钱　於术炒，三钱　姜半夏三钱　茯苓块连皮，三钱　防风二钱　肉果霜一钱五分　苦桔梗三钱　白芷二钱　广皮炭二钱　广木香一钱五分

煮三杯，自服一半，乳母服一半。

初五日　八天，于前方内肉果霜加至二钱，仍服一帖。

初六日　九天，业已收痂。湿疮所生之痘，尚有余浆，大便仍多，犹有痒象。

生绵芪三钱　半夏三钱　肉果霜一钱　炒於术二钱　防风二钱　广木香一钱　云苓块三钱　白芷二钱　五谷虫二钱　苦桔梗二钱

煮两大杯，频频服。

初七日　十天，业已结痂，大便犹溏而频。与实脾利水法。

云苓块三钱　於术二钱　肉果霜去净油，一钱　谷精草三钱　薏仁五钱　五谷虫一钱五分　广木香一钱

煮两大杯，缓缓服。服至明日令完。

初八日　于前方内去半夏，减肉果霜四分。

初九日　十二天，大便溏。

谷精草三钱　云苓二钱　五谷虫一钱五分　肉果霜一钱　於术炒，二钱　广皮炭一钱五分　广木香一钱　蝉退去头、足，一钱

煮两杯，分二三次服。

初十日　十三天，痘前本湿疮，赤烂风弦。湿疮随痘已落，惟眼边赤烂虽较前势减而未愈，微有羞明之象。

云苓皮三钱　连翘不去心，一钱　草决明二钱　生薏仁三钱　银花一钱　冬桑叶一钱　谷精草二钱　泽泻二钱

十一日　十四天，于前方内加茶菊花一钱。

十二日　十五天，眼皮之肿较昨已消其半，眼亦能开。仍用辛凉，以清余热。

云苓皮三钱　连翘一钱五分　草决明二钱　生薏仁三钱　银花一钱五分　五谷虫一钱　谷精草二钱　桑叶一钱

煮两杯，分数次服。以肿消为度。

九月初二日　色　二岁　身热瘛疭，脉数，自汗，耳冷，脚冷，唇冷，有风温欲痘之象。大便频仍，亦风邪也。辛甘化风为宜。

连翘一钱五分　苦桔梗一钱　丹皮五分　银花一钱五分　钩藤钩一钱　甘草生，五分　麦冬八分　茶菊花一钱

初三日　瘛疭之后，业已见点，泄泻呕恶太重，里症重于表症，脉滑甚。

连翘三钱　苦桔梗二钱　黄芩二钱　银

花三钱　粉丹皮三钱　牡蛎五钱

煮两杯，频频服。

初四日　二天，根松色白，泄泻咳嗽，乳食有不化之形。初起之经表虽热，现在热已退，里虚可知。虽不敢峻补，亦不可再凉。

云苓块连皮，三钱　广木香一钱　藏红花二钱　於术炭三钱　当归须一钱　广皮炭一钱　姜半夏二钱

煮三杯，分三次服。

初五日　三天，色白根松皮薄之虚寒痘，昨日两天即用两补气血，今日色稍红，泄泻咳嗽大减，但皮薄太甚，恐表虚痒塌。与昨日方内再加实表。

生绵芪三钱　防风二钱　藏红花二钱　茯苓块三钱　归身一钱五分　广木香一钱五分　於术炭三钱　广皮二钱　桂圆肉二钱　姜半夏二钱

初六日　四天，面色稍红，周身尚白。仍宜温托补血。

生绵芪五钱　半夏三钱　藏红花三钱　云苓块三钱　防风二钱　肉果霜一钱　焦於术二钱　白芷二钱　炒广皮一钱五分　广木香一钱五分　归身二钱　桂圆肉二钱

煮三杯，分四次服。

初七日　五天，下半已红，头面行浆。于前方内去红花，减肉果霜七分。

初八日　六天，浆已足，但皮薄易破，看守勿懈为要。

生绵芪三钱　半夏二钱　广木香一钱五分　茯苓块三钱　防风二钱　炙甘草五分　焦於术二钱

煮两小杯，分四次服。

初九日　七天，业已收痂，大便溏。与实脾利水，兼之补气。

焦於术二钱　云苓三钱　五谷虫一钱　广皮炭一钱　薏仁三钱

煮一大杯，分二次服。

初十日　八天，大便仍溏，与实脾利水，兼之化气。

云苓块三钱　薏仁三钱　五谷虫二钱　焦於术三钱　蝉退去头、足，一钱　广皮炭一钱

切忌发物、生冷。

十一日　九天，于前方内加晚蚕砂二钱。

十二日　十天，实脾利水。

云苓块三钱　蝉退去头、足，一钱　晚蚕砂一钱　焦於术二钱　通草七分　五谷虫一钱　生薏仁三钱

九月二十六日　奕　四岁　痘疮见点一日，面色青暗，阳部白，阴部红，额似轻而白，颊甚重而红，兼之三五成群，游蚕嬉窠不少，实系逆症。勉与活血败毒、松肌透络，令其易出再商。

紫花地丁二钱　连翘五钱　藏红花三钱　苦桔梗三钱　银花五钱　荆芥穗三钱　牛蒡子三钱　薄荷二钱　南楂炭三钱　桃仁泥三钱　归尾三钱　人中黄二钱

煮成三茶杯，和入猪尾膏，加入大梅冰片一分。每次服一黄酒杯，愈多愈妙。

二十七日　逆痘二天，阳部不发，阴部稍有起色。阳部之阳，额也，见点若有若无；阳部之阴，颊也，甚为显透，其为毒郁不发可知。周身根松皮薄，扁阔色暗，其为气虚又可知矣。现当生发之际，舍败毒活血松肌，皆外道也。扶过六天，至七天能用补托方妙。

紫花地丁三钱　银花五钱　荆芥穗三钱　苦桔梗三钱　白芷二钱　南楂炭三钱　南红花三钱　防风二钱　人中黄二钱　桃仁泥三钱　归须三钱

煮三杯，分四次服，仍和猪尾膏，加入梅冰片五厘。

二十八日　三天，逆痘有渐顺之机，

夜卧安静，饮食尚可，是其佳处。但攒簇太多，顶平根松，扁阔不起。今日议减败毒，加以提顶，令其起胀，预护将来之虚。

连翘二钱　苦桔梗三钱　红花三钱　芥穗三钱　南楂炭三钱　川芎一钱　全归三钱　人中黄一钱五分

煮三杯，加入猪尾膏，频频服①

二十九日　四天，渐有起色，但根松顶平，扁阔太多，必得鼓立方妙。

银花五钱　苦桔梗三钱　红花三钱　连翘不去心，三钱　穿山甲炒，一钱五分　全归二钱　防风二钱　广木香八分　川芎八分　白芷三钱　人中黄二钱　广皮炒炭，一钱

煮三杯，分三次服。

三十日　五天，虽已起胀，究竟顶平根松，颜色灰白，水泡亦多，大便频而溏，口渴。且与提顶败毒。

银花五钱　苦桔梗三钱　南红花二钱　连翘三钱　穿山甲二钱　白芷三钱　防风二钱　人中黄二钱　广皮炒炭，一钱五分

煮三茶杯，频频缓服，服至明日午前令完。

十月初一日　六天，正在行浆之际，大便溏泄，睡卧安静，痘势虽未塌陷，较昨见改观，颜色虽未灰白，而暗淡，根松顶陷，兼有皱纹，正合大虚少毒之象。急与木香散法，令泄止方妙。

生绵芪五钱　人参一钱　肉果霜去净油，三钱　云苓块五钱　防风三钱　诃子肉二钱　炒於术三钱　白芷三钱　广木香三钱　姜半夏三钱　广皮三钱　炙甘草三钱

浓煎三大茶杯，不时频服。

丁亥（1827年）正月初四日　汪七岁，痘三天，攒簇四五处，虽不过多，究竟毒遏，与摆毒松肌为妥。但痘形扁阔不耸，气虚之苗，扶过七朝，必须补托，

方好上浆。

紫花地丁二钱　银花五钱　南红花二钱　苦桔梗三钱　连翘三钱　生甘草一钱　牛蒡子三钱　芥穗二钱　猪尾膏三匙　南楂炭二钱　全归二钱

初五日　四天，痘已布齐，神气亦清，无烦躁之象，唇舌不绛，是其佳处。但额上色淡，与面颊、四肢亦过淡，形势间有扁阔气虚之征。今日大便已行，不干，火毒有限。辛凉只须轻用。七日后必须补托。

连翘三钱　苦桔梗三钱　川芎四钱　银花一钱五分　南红花三钱　全归二钱　芥穗一钱　生甘草一钱　天虫三钱

煮三小杯，分三次服。

初六日　五天，形间扁阔而色鲜明，已有起胀之势。惟足微冷，气虚之征。七朝必须补托，方可浆足。

连翘三钱　苦桔梗三钱　白芷二钱　银花三钱　南红花二钱　甘草二钱　防风二钱　炒广皮二钱

煮两杯，分二次服。明日如再便溏，可加广木香。

初七日　六天，于前方内银花、甘草俱减至一钱五分，连翘减至二钱，加广木香二钱。

初八日　七天，头面虽有行浆之势，但色稍暗而足冷。古谓头温足冷，便作虚看。议温托法，以助其浆。

人参一钱　生绵芪三钱　白芷二钱　桂枝五分　广木香二钱　广皮三钱　防风二钱　炙甘草一钱五分

煮三杯，分三次服。

初九日　八天，浆未足而大便溏，加宣络塞便，即于前方内加茯苓三钱，肉果

---

① 加入……频服：王本作"分四次服。仍和猪尾膏，加入大梅片五厘"。

霜二钱，诃子肉二钱，於术炒炭一钱五分。

初十日　九天，头面业已回痂，腿足浆尚未足，虽温而不热。犹宜轻轻托之。

人参八分　生绵芪三钱　白芷一钱五分　於术炒，二钱① 肉果霜一钱五分　广皮一钱五分　云苓三钱　广木香一钱　甘草炙，一钱　防风一钱

煮二小杯，分三次服。

十一日　十天，业已收痂，足温，大便干而唇赤。与辛凉助结痂，兼解余毒。

连翘三钱　五谷虫三钱　麦冬不去心，三钱　银花二钱　晚蚕砂二钱　甘草一钱　茯苓连皮，三钱

十二日　十一天，唇赤较昨已退，大便干，去茯苓。

戊子（1828 年）正月廿六日　汪三岁　见点即多攒簇，热重可知。且与辛凉摆毒解肌，令其易出。如明日攒簇太多，再攻未迟。

紫花地丁三钱　连翘三钱　荆芥穗一钱五分　苦桔梗三钱　银花三钱　冬桑叶三钱　牛蒡子三钱　薄荷一钱　人中黄一钱　猪尾膏三匙，加梅冰片三厘

煮三小杯，分三次服。明日午前令完。

二十七日　二天，攒簇太多，必须摆毒松肌方妙。

紫花地丁一钱五分　连翘三钱　南楂肉炒，三钱　苦桔梗三钱　银花三钱　归横须二钱　牛蒡子三钱　芥穗二钱　人中黄一钱　猪尾膏三匙，加梅冰片四厘　芦根四钱

二十八日　三天，色重，大便干燥，小便短而白浊，湿重可知。不可用大黄。

细生地三钱　紫花地丁二钱　草薢三钱　连翘三钱　苦桔梗三钱　丹皮三钱　银花三钱　牛蒡子三钱　全归一钱五分　元参二钱　人中黄一钱

煮三小杯，分三次服。

二十九日　四天，色艳，大便微溏，小便已长，顶未全起。于前方内去润下，稍加提顶。

细生地三钱　苦桔梗三钱　防风一钱　白芍炒，二钱　紫花地丁一钱五分　白芷一钱　连翘三钱　人中黄三钱　丹皮三钱　银花三钱

煮三小杯，分三四次服。

三十日　五天，大便溏，小便白浊。

连翘三钱　云苓块三钱　白芷二钱　银花一钱五分　广木香一钱五分　广皮炒，二钱　防风二钱　白茅根三钱

二月初一日　六天，大便稀溏，小便白浊。

云苓块三钱　泽泻三钱　生薏仁三钱　於术炭二钱　防风一钱五分　广皮炭二钱　广木香二钱　白芷一钱

煮二杯，分二次服。

初二日　七天，大便泄泻。于前方内去防风、白芷、泽泻，加肉果霜、诃子。

己丑（1829 年）十二月二十二日　多　十个月　周岁以内，身热三日，时时恶寒，上令余火太甚，现在冬寒司令，本系寒热交加之际，于兹发痘，最为气分阻遏。身面隐隐有点，背腰尤显。先宜辛凉达表，使外感速清。

连翘一钱　苦桔梗一钱　橘红一钱　银花一钱五分　荆芥穗一钱五分　生姜三片　薄荷一钱　人中黄三分　芦根一钱

二十三日　二天，神识安静，头温足冷，大便稀溏，形势不振，似乎虚寒一边。但面上颜色较身上甚淡，未为无毒，气虚不能送之外出耳。总须顺此机括，方为无虑。姑与开提肺气，使易充长。

―――――

① 二钱：王本作"三钱"。

苦桔梗一钱五分　银花一钱五分　归尾一钱　荆芥穗一钱　天虫二钱　红花一钱　人中黄五分　蝉退去头、足，一钱　白芷一钱　鸡冠血冲，三小匙

二十四日　重险痘三天，两腮攒簇，面色淡于身，即系毒参阳位。身太小，形太弱，既气虚而又毒重，此其所以棘手也。且与活血凉血、败毒摆毒，令其易出再商。

紫花地丁二钱　连翘二钱　当归尾三钱　苦桔梗二钱　银花二钱　荆芥穗一钱　牛蒡子一钱　犀角一钱五分　南红花一钱　猪尾膏一大酒杯，加冰片五厘　丹皮一钱　人中黄一钱

二十五日　重险痘四天。按痘四日当齐，兹头面与身较昨日颇长，但色太重，足心尚未见点，为可虑耳。舌苔老黄，毒不为不重。犹宜败毒凉血。

紫花地丁二钱　犀角一钱五分　归横须一钱　苦桔梗二钱　连翘二钱　南红花一钱五分　荆芥穗一钱五分　银花二钱　人中黄一钱　猪尾膏一大酒杯，加生麝香三厘　丹皮一钱五分　广皮炭二钱

二十六日　五天，色渐淡，神清，大便溏。

於术炒，一钱　云苓块一钱　白芷一钱　防风一钱　广木香一钱五分　广皮二钱　川芎七分　高丽参八分

煮一大茶杯，分三次服。

二十七日　六天，色淡便频。与异功法。

云苓块一钱　人参一钱　肉果霜一钱　炒於术一钱　白芷一钱　广橘皮一钱　姜半夏一钱　防风八分　炙甘草五分　广木香一钱　生姜二片　黑大枣去核，一枚　诃子肉一钱

煮一大茶杯，分三次服。

二十八日　七天，正届行浆之际，不宜四肢俱冷。急宜温补。

云苓块一钱五分　人参一钱　诃子肉一钱　炒於术一钱　白芷一钱　肉果霜一钱五分　姜半夏一钱五分　防风一钱　公丁香五分　广木香一钱　广皮一钱五分　炙甘草八分

浓煎一大茶杯半，分四次服。

二十九日　八天，色白皮薄之孩，两太阴必虚，易于泄泻，当与实脾。

云苓块一钱五分　人参一钱　广木香一钱　炒於术一钱　广皮一钱五分　炙甘草八分

煮一大茶杯，分三四次服。

己丑（1829 年）十月十一日　舒　六岁　喜痘三天，形小密碎，此毒火过甚，以归宗法主之。然余素不谙[①]此科，仍须高明。

大黄一钱五分　生栀子二钱　厚朴一钱　生地三钱　小枳实一钱　知母一钱五分　麦冬三钱　炙甘草一钱　芦根三把　元参二钱

煮一杯，分两次服。此方，文先生所定。

十二日　四天，蟏窠游蚕，是毒重也。足冷顶平，扁阔无轮，腹痛，是气虚也。既毒重而又气虚，两难兼顾，勉与败毒、松肌、活血。

连翘三钱　紫花地丁三钱　南楂炒炭，三钱　银花三钱　苦桔梗三钱　全归三钱　白芷二钱　大力子二钱　广皮三钱　红花三钱　人中黄一钱五分　芦根三钱　皂针一钱五分　猪尾膏一酒杯，加入麝香五厘，研细

十三日　五天，气虚毒重之痘，昨与活血、败毒、松肌，今日大有起色，两足已温，血色已活。梦语似谵语，包络中之热也，以紫雪丹清之。

苦桔梗三钱　紫花地丁三钱　白芷二钱　银花五钱　大力子三钱　南楂二钱　连翘三钱　人中黄三钱　芦根五钱　防风二钱

————

① 谙（ān）：熟悉。

外紫雪丹—钱，分二次，温开水送。

十四日　六天，毒已渐化，梦语已除。大凉大热之品皆在所忌。于和中安表之中，稍加托浆。

银花三钱　生绵芪三钱　广皮三钱　防风三钱　姜半夏二钱　甘草—钱　白芷二钱　苦桔梗二钱　芦根二钱

煮两杯，分三次服。

十五日　七天，痘已放肥，浆清色淡。须与渐次补托，必得浆浓满足方妙。

半夏三钱　生绵芪四钱　白芷三钱　全归三钱　益智仁—钱五分　红花—钱　防风三钱　炙甘草二钱　广皮三钱

煮三杯，分三四次服。

十六日　八天，业已行浆，但空壳居多，根犹有不红者。稍用温托。

防风二钱　生绵芪五钱　神曲炒，三钱　白芷二钱　姜半夏三钱　广皮三钱　青皮三钱　炙甘草三钱　芦根三钱

十七日　九天，浆有渐足之势，仍宜助浆。盖未足九天，犹有空处也。

生绵芪五钱　姜半夏三钱　白芷二钱　防风二钱　焦神曲三钱　广皮二钱　青皮二钱　炙甘草三钱　糯米二钱

十八日　十天，此方缺。

十九日　十一天，业已收痂。与辛凉化毒，兼清湿热。

银花三钱　生薏仁四钱　甘草—钱　连翘二钱　谷精草三钱　芦退三钱　麦冬不去心，三钱　五谷虫三钱

己丑（1829 年）十月二十七日　明女　四岁　重险痘两天，攒簇细碎，顶平，谵语，色淡。既毒重而又气虚，且与摆毒松肌。

苦桔梗三钱　连翘三钱　红花三钱　南楂炭五钱　银花三钱　杏仁二钱　牛蒡子三钱　薄荷三钱　全归二钱　人中黄—钱五分

芥穗三钱　芦根三钱　猪尾膏—酒杯，加入麝香六厘，研细，冲

煮三杯，分四次服。

外紫雪丹二钱，分四包，每包五分。今日分服两包，明日再服两包。

二十八日　重险痘三天，大便闭。毒遏不发，与必胜汤法。余有原案。

生大黄酒炒半黑，五钱　银花五钱　南红花三钱　紫花地丁五钱　元参三钱　苦桔梗三钱　南山楂五钱　归尾二钱　牛蒡子二钱　桃仁泥三钱　天虫三钱　人中黄—钱五分　猪尾膏—酒杯，加入麝香六厘，研细，冲

煮四大茶杯，分五六次服，服至明日午刻令完。

二十九日　重险痘四天，昨用大黄五钱，大便未通，并小便全无，唇肿渴甚。仍用必胜法，两解气血之毒。余有原案。

生石膏四两，先煎代水　元参五钱　桃仁泥三钱　生大黄—两，酒炒半黑　银花五钱　苦桔梗三钱　紫花地丁五钱　归尾三钱　牛蒡子三钱　猪尾膏—酒杯，加入麝香六厘，研细　天虫三钱　人中黄二钱

煮四茶杯，分四次服。

十一月初一日　重险痘五天，昨日用大黄、石膏、大便已畅。周一昼夜，小便止一次。呛咳，肺气之热可知。形色较昨日颇觉起发，头面已有行浆之势。仍宜败毒凉肺护喉，兼之提顶。

元参五钱　生石膏二两，先煎代水　黄芩三钱　银花五钱　紫花地丁三钱　红花二钱　苦梗三钱　牛蒡子三钱　白芍二钱　防风二钱　人中黄二钱　皂针—钱　天虫二钱

煮三大茶杯，分三次服。

初二日　六天，业已行浆，头面脊背甚可，四肢平顶，稍觉灰白，似当补托。但痘太多，毒太重，身太热，且与清毒护喉。明日七朝，再托未迟。寒凉似不可重耳。

细生地三钱　苦桔梗三钱　银花三钱
元参三钱　藏红花三钱　皂针三钱　防风三钱　牛蒡子三钱　白芷三钱　天虫三钱　人中黄二钱　黄芩二钱

初三日　七天，浆行五六，肠鸣下气，恐有泄泻之患。急宜温托。

人参一钱　云苓块三钱　广皮二钱　黄芪炙，六钱　姜半夏三钱　甘草炙，二钱　於术三钱　肉果霜三钱　生姜三片　白芷三钱
诃子肉三钱　大枣去核，二枚　防风二钱　广木香三钱

煮四杯，烤三杯，分四五次服。

初四日　八天，浆行至足，颜色鲜明饱绽，可以成功。再照前方一帖，分八、九两朝，浓煎，缓缓服。

初六日　十天，业已结痂，惟脚肿。与实脾利水法。

云苓块连皮，三钱　银花五钱　谷精草四钱　于白术一钱五分　连翘三钱　五谷虫三钱　生薏仁五钱

煮三杯，分三次服。

初七日　痘十一天，仍用前方再服一帖。

己丑（1829 年）十月二十九日　富使女　十二岁　痘因温毒而发，喉痛身热，鼻衄呕恶，苗出扁阔根松，多不可解。勉与先清温毒。

生大黄酒炒半黑，六钱　苦桔梗五钱　芥穗三钱　连翘三钱　牛蒡子五钱　丹皮三钱　银花三钱　人中黄三钱　射干三钱　元参五钱　侧柏炭三钱　天虫三钱　薄荷三钱　白茅根五钱　马勃一钱五分

煮六杯，分六次服，服至明日午刻令完。

十一月初一日　重险痘二天，苗暗紫而根扁阔。昨用大黄六钱，仍然大渴便闭。先以败毒通腑凉血立法。

生石膏四两，先煎代水　银花五钱　荆芥穗五钱　生大黄酒炒半黑，一两　桃仁五钱　紫草茸三钱　苦桔梗五钱　归尾三钱　人中黄二钱　紫花地丁五钱　射干三钱　白茅根三钱　牛蒡子五钱

煮五大茶杯，分五次服。

初二日　重险痘三天，大便已见。喉痛甚，急清温毒。

紫花地丁五钱　银花五钱　射干三钱　苦桔梗五钱　元参五钱　天虫三钱　牛蒡子五钱　归尾五钱　蝉退去头、足，二钱　人中黄五钱　芥穗三钱　马勃一钱　白茅根三钱

煮五杯，分五次服。

初三日　重险痘四天，顶平根松色重，喉痛。且与败毒提顶。

银花五钱　紫花地丁五钱　天虫三钱　连翘三钱　穿山甲二钱　白芷三钱　苦梗三钱　牛蒡子三钱　皂针三钱　全归一钱五分　人中黄一钱

煮三杯，分三次服。

己丑（1829 年）十一月初一日　某男　色暗扁阔，形体太弱，气虚之症。以渴而烦躁，故且与松肌摆毒。

苦梗三钱　生石膏六钱　芥穗八分　连翘三钱　南楂炭一钱　红花八分　银花二钱　人中黄一钱　芦根三钱　知母炒，一钱

煮二小杯，分二次服。

初二日　重险痘二天，既气虚而又毒重，泄泻，舌绛，烦躁汗多。勉与凉血摆毒。须避滑润。

生石膏一两　犀角三钱　凌霄花三钱　紫花地丁五钱　丹皮三钱　炒黄芩二钱　金银花五钱　连翘三钱　人中黄一钱五分　苦桔梗三钱　川连酒炒，一钱　白茅根三钱

初三日　重险痘三天，毒遍不发，正看似少，傍看甚多，身半以下甚显而赤，头面甚暗而平，即系毒参阳位。合之舌

绛、烦躁、泄泻，势非轻浅。

紫花地丁五钱　银花五钱　凌霄花三钱
云苓皮三钱　犀角三钱　炒山连一钱　苦
桔梗三钱　丹皮三钱　人中黄一钱五分　炒
黄芩二钱　桑叶三钱　白茅根三钱

初四日　重险兼逆痘四天，毒参阳
位。昨日大用凉血解毒，今日大有起色，
头面颇长，但攒簇太多，根松顶平。毒重
气虚，虽当补托，然必清出地界，七日气
血用事再商。舌绛不渴，邪归血分，故不
用石膏，而加甘润。

紫花地丁五钱　犀角三钱　金银花五钱
细生地五钱　丹皮四钱　苦桔梗三钱　凌
霄花三钱　麦冬不去心，三钱　人中黄二钱
猪尾膏一酒杯，加入麝香五厘，研细，冲　桑叶
三钱　白茅根三钱

初五日　重险痘五天，昨用凉血败毒
甘润，今日津液颇回，痘亦充长，但顶平
尚多，大便频溏。议于凉血败毒之中，少
加提顶理脾，去甘润，扶过明日，至七
朝，能用补托，可望有成。

苦梗三钱　紫花地丁三钱　丹皮三钱
银花三钱　云苓皮三钱　白芷二钱　犀角三
钱　广木香一钱　皂针二钱　防风二钱　人
中黄一钱

煮三杯，分三四次服。

初六日　痘六天，已有行浆之势，大
便仍频。可少与补托，兼之实脾。

人参五分　云苓块三钱　防风二钱　绵
芪五钱　广木香一钱　白芷二钱　於术一钱五
分　炙甘草二钱

煮三杯，分三次服。

初七日　七天，浆虽已行，但色淡皮
薄，大便溏，气虚之至。重用补托，浆虽
不能十分满足，必须八成方妙，男子故
也。

炙绵芪八钱　辽参二钱　广木香二钱
云苓块三钱　於术炒，三钱　肉果霜三钱

姜半夏三钱　白芷三钱　炙甘草三钱　诃子
肉煨，三钱　广皮三钱

浓煎四大茶杯，一时辰服半杯。

初八日　八天，浆行五六，形势鼓
粒，而浆色不黄，微带灰色，四肢空壳尚
多。仍须重用温托，成功在此一举。

炙绵芪一两　人参三钱　肉果霜三钱
云苓块三钱　於术炒，三钱　诃子肉煨，三钱
姜半夏三钱　白芷五钱　广木香三钱　公
丁香五分　广皮五钱　炙甘草三钱

浓煎四杯，分四次服。

初九日　九天，浆未足而色灰。虽不
咬牙，而微有寒战；虽不泄泻，而大便频
溏。与十四味异功散法，减其大者之分量
可也。

茯苓块三钱　人参五钱　肉果霜研细，
三钱　姜半夏三钱　防风三钱　诃子肉三钱
白术土炒，三钱　白芷三钱　广木香三钱
熟附子一钱　肉桂一钱　炙甘草二钱　公丁
香一钱五分　广皮三钱

煮三杯，分四五次服。

初十日　十天，浆虽不足，而灰色颇
变，间有黄者，大便频溏。仍旧虚寒之
象，可怜仍须补托。

云苓块三钱　人参三钱　肉果霜三钱
於术土炒，三钱　白芷三钱　诃子肉煨，三钱
广木香三钱　防风二钱　炙甘草二钱　姜
半夏三钱　广皮三钱

煮三大杯，烤二杯，分六次服。

十一日　十一天，业已收痂，浆未
足，大便太滑。十四朝犹系险关，仍不得
离补托收涩法。

生薏仁三钱　人参一钱　肉果霜一钱五
分　云苓块一钱　於术一钱五分　煨诃子一钱
姜半夏二钱　广皮一钱五分　炙甘草一钱
广木香一钱

煮两茶杯，分四次服。

十二日　十二天，仍照前方再服一

帖。

十三日　十三天，再服一帖。

十四日　十四天，于前方内去人参、肉果、诃子、云苓，再服一帖。

己丑（1829 年）十一月初三日　张氏　十七岁　重险痘两天，雁行扁阔，胸痞呕恶，头痛口渴。先解温毒为要。

生石膏四两，先煎代水　连翘五钱　黄芩三钱　苦桔梗五钱　银花五钱　知母三钱　薄荷三钱　牛蒡子五钱　芦根三钱　人中黄二钱　芥穗三钱

初四日　重险痘三天，昨因雁行扁阔，胸痞呕恶，大用石膏，今日症退，形势鼓粒，分颗原纯正，不合前医误与发表，甫三日，痒不可解，喉痛。温毒未尽，未可大食。

元参五钱　生石膏二两　黄芩三钱　防风三钱　苦桔梗五钱　白芷三钱　知母二钱　牛蒡子三钱　桑叶三钱　天虫三钱　人中黄二钱

煮三杯，分三次服。

初五日　重险痘四天，痘之形色颇佳，但温毒之喉痛未止，又加性急动肝，则更痛矣。误伤表气之发痒，恐破损致伤。此其所以为险也。

元参五钱　乌犀角三钱　射干三钱　知母五钱　苦桔梗五钱　桑叶三钱　防风三钱　牛蒡子五钱　芦根五钱　白芷三钱　人中黄二钱

煮三杯，分三次服。

初六日　五天，喉痛减而未除，已有行浆之势，但有二三成顶平者。少用托法。

元参三钱　生绵芪五钱　皂针一钱五分　防风三钱　牛蒡子三钱　芦根三钱　白芷三钱　金银花三钱

初七日　六天，头面浆已有七八，肢尚未足，大便未见，口干。

元参五钱　生绵芪五钱　白芷三钱　麦冬不去心，四钱　次生地四钱　芦根三钱　防风三钱　金银花三钱　糯米一撮

初八日　七天，头面浆足，口干热重，大便结。不必再为托浆。与甘润法，以配阳之有余。

元参六钱　次生地五钱　甘草二钱　麦冬不去心，四钱　黄芩炭二钱　芦根三钱　银花三钱

初九日　八天，浆已足，眼未封，多泪不爽。防余毒伤目，兼之辛凉结痂。

元参五钱　谷精草六钱　黄芩二钱　银花三钱　五谷虫三钱　桑叶三钱　丹皮三钱　生甘草一钱五分　芦根三钱

初十日　九天，辛凉结痂，目未封，兼清心胆两经之余毒。

薏仁五钱　谷精草五钱　黄芩三钱　连翘三钱　茶菊花三钱　丹皮三钱　银花三钱　五谷虫三钱　桑叶三钱

十一日　十天，目已愈，有水泡未干，脉已不洪数。与实脾利水。

薏仁五钱　云苓块五钱　於术炒，二钱　连翘三钱　五谷虫三钱　芦根三钱　银花三钱

煮三杯，分三次服。

己丑（1829 年）十一月初三日　明女　二个月　身热三天见点，有发痘之机，微咳。最忌发表，恐虚表致痒。盖痘由少阴而发至太阳之位，而上浆结痂，以成全功。无辜诛伐太阳，是毁其成功之地。且痘因温热之气而发，又最忌发汗。与辛凉法。

银花三钱　苦桔梗三钱　芥穗一钱　连翘二钱　牛蒡子三钱　天虫二钱　杏仁一钱五分　生甘草一钱　芦根三钱　薄荷六分

煮两茶杯，分四次服。

初四日　逆痘二天，面色青白，身体羸瘦，见点似出不出，毒遏不发，呻吟昼夜，防闷，咳嗽有汗。

苦梗三钱　穿山甲三钱　芥穗二钱　银花五钱　南楂炭五钱　天虫二钱　连翘三钱　牛蒡子三钱　地龙二钱　薄荷一钱　人中黄一钱

煮三杯，分五六次服。

外紫雪丹二钱，分四包。先服一包，晚间服一包，明晨再服一包，与汤药间服。

初五日　重险痘三天，面色稍转，呻吟、咳嗽俱减，身腰点亦明亮，惟头面尚不显彰，毒遏不发之故。

苦梗三钱　穿山甲二钱　川芎一钱五分　银花五钱　全当归二钱　天虫三钱　薄荷一钱　牛蒡子三钱　地龙二钱　芥穗二钱　人中黄一钱五分

初六日　重险痘四天，痘形起立，惟色淡，四肢与身不热。不住哭叫，腹不和也。

苦桔梗三钱　白芷二钱　南楂炭三钱　炒神曲三钱　川芎一钱　藏红花二钱　全当归一钱五分　广皮二钱　人中黄一钱

初七日　重险痘五天，已放肥者皆破损，可虑之至。四肢不热，与温托法。

生绵芪五钱　防风二钱　广木香一钱五分　姜半夏三钱　白芷二钱　炙甘草二钱　藏红花三钱　广皮三钱

煮三小杯，分四次服。

初八日　重险痘六天，色暗顶平，身不热。虽有行浆之势，但清而不畅。须急与补托。

人参一钱　生绵芪六钱　红花三钱　半夏二钱　广木香二钱　广皮三钱　防风二钱　熟附子八分　生姜三钱　白芷二钱　炙甘草二钱　大枣去核，二枚

煮三杯，烤成一杯，分三四次服，三

更令完。

壬辰（1832年）九月二十七日　刘四岁　三朝，三五成群之痘，且有迭钱二三块，岂善证哉！且与松肌达表，活血摆毒。

苦桔梗一钱五分　连翘三钱　南山楂二钱　全当归一钱　银花三钱　炒黄芩一钱　荆芥穗八分　薄荷六分　紫草茸一钱　牛蒡子一钱　僵蚕一钱　人中黄一钱五分　猪尾膏研入上上梅冰片五厘，半酒杯

煮三小杯，分三次服。

二十八日　四天，于原方内加石膏生，一两，生大黄酒炒，五钱。

二十九日　五天，色淡根松顶平。与败毒活血提顶，于前方内加白芷二钱，防风二钱，皂针二钱，红花三钱。

闰九月初一日　七天，已有行浆之势，但色淡，间有根松。一味托补，使浆行饱满，诸毒随浆而泄。

洋参炒，二钱　生绵芪二钱　白芷二钱　银花三钱　藏红花一钱　全归一钱　防风二钱　炙甘草三钱

煮三杯，分三四次服。

初三日　九天，浆已足，而口渴甚。火未退，与辛凉助结痂之用。

连翘三钱　生石膏一两　黄芩二钱　银花三钱　细生地五钱　桑叶三钱　麦冬不去心，三钱　生甘草一钱

煮三杯，分三次服。口渴止，去石膏。

初五日　十一天，痂已落而热未退。与辛凉清热加纳气归原法。

次生地三钱　地骨皮三钱　黄芩二钱　银花三钱　五谷虫一钱五分　桑叶三钱　连翘二钱　生甘草一钱

煮三杯，分三次服。

壬辰（1832年）十二月二十一日

孟 三岁 头面腰间有粒，身热，防痘。宜辛凉，最忌发汗。

连翘三钱 苦桔梗二钱 元参二钱 银花三钱 牛蒡子三钱 芥穗一钱 薄荷一钱五分 南楂炭二钱 甘草一钱

煮三杯，分三次服。

二十二日 仍服原方一帖。

二十三日 险痘二天，脸面独重，根松顶平，地界不清。

紫花地丁三钱 连翘三钱 东山楂三钱 细生地三钱 银花三钱 粉丹皮三钱 苦桔梗二钱 天虫二钱 荆芥穗一钱五分 牛蒡子二钱 芦根三钱 人中黄一钱五分 猪尾膏半酒杯，加入梅冰片三厘

煮三杯，分三次服。

二十四日 险痘三天，脸面之板滞已化活润，不合两腿鼠迹，不大便。须微攻之。

紫花地丁四钱 银花五钱 苦桔梗三钱 生大黄三钱 连翘三钱 荆芥穗二钱 牛蒡子三钱 天虫二钱 人中黄二钱 猪尾膏一酒杯，加入梅冰片四厘

煮三杯，分三次服。

二十五日 重险痘四天，头面根松顶平，背与两腿蟢窠鼠迹太多，有壳薄浆清之虞。虽不大便，不敢峻攻，以有疤瘕故也。且与提顶拔毒。

紫花地丁五钱 苦梗三钱 白芷二钱 牛蒡子三钱 银花五钱 皂针一钱 白茅根二钱 连翘三钱 天虫三钱 人中黄二钱 防风二钱 芦根三钱 猪尾膏一酒杯，加入梅冰片五厘

煮三杯，分三次服。

二十六日 险痘五天，昨用提顶，今日顶起者大半，根亦渐紧，业有行浆之势。大便昨日已通。兹与领清气以行浆。

连翘三钱 苦桔梗三钱 丹皮二钱 银花三钱 牛蒡子三钱 白芷二钱 防风二钱 人中黄一钱五分 天虫二钱 橘皮二钱 白茅根三钱 芦根三钱

煮三杯，分三次服。

二十七日 痘六天，业已气血用事之际，当与托浆。

银花三钱 生绵芪五钱 白芷二钱 防风二钱 白茅根三钱 芦根三钱 丹皮二钱 炙甘草一钱五分

煮三小杯，分三次服。

二十八日 痘七天，仍须托浆。

生绵芪五钱 银花三钱 白芷三钱 细生地五钱 防风三钱 甘草炙，一钱五分 白茅根五钱

煮三小杯，分三次服。

二十九日 痘八天，浆不甚足，仍须托之。于原方内去生地、银花、白茅根，加人参、橘皮。

三十日 痘九天，与辛凉结痂。于原方内加五谷虫、谷精草。

壬辰（1832年）十二月二十七日早

福女 三岁 身热色绛，谵语癫狂。先与紫雪丹二钱，分二次服，以开心包。

二十七日午 重险痘一天，心经报痘，谵语癫狂，得香开少定。其见点已有连珠之形，恐将来攒簇必多。唇舌色绛，心火太急，阳亢不寐，又恐八九朝痒塌。急宜预防，或可避也。

暹罗犀角五钱 银花五钱 桃仁泥三钱 紫花地丁五钱 连翘三钱 荆芥穗三钱 细生地五钱 丹皮三钱 苦桔梗三钱 凌霄花三钱 薄荷一钱 归横须一钱 川连一钱五分 人中黄二钱 猪尾膏一酒杯，加入梅冰片五厘

煮三大茶杯，分五六次服。一帖后得寐。

二十七日 神识不清，仍服紫雪丹一

钱。

二十八日　照原方再服一帖。

二十九日　重险逆痘三天，连珠雁行太多，急宜摆毒，色重宜凉血，便溏宜坚阴。

暹罗犀角四钱　银花五钱　苦桔梗三钱　紫花地丁五钱　连翘五钱　凌霄花三钱　细生地三钱　川连酒炒，二钱　牛蒡子三钱　猪尾膏一酒杯，研入梅冰片五厘　天虫二钱　人中黄二钱[①]

煮三杯，分三次服。

癸巳（1833年）正月初二日　痘六天，将至气血用事，业已行浆，变逆为顺，是其佳处。但头面虽起，周身灰白，火反不足，与温托法。

银花三钱　生黄芪五钱　白芷三钱　防风三钱　炙甘草三钱　橘皮五钱

煮三杯，分三次服。

初四日　九天，顶下已有结痂之势，大便溏而频。与实脾利水以收痂，少加败毒。

生薏仁五钱　银花三钱　谷精草三钱　云苓块三钱　芦根三钱　五谷虫三钱　於术炭二钱

煮三杯，分三次服。三帖。

痉　太阳所至为痉

癸亥（1803年）闰二月二十九日　温甫六十日之幼孩，痉已二十余日。现在脉不数，额上凉汗，并无外感可知，乃杂药乱投，致伤脾胃，故乳食有不化之形，恐成柔痉，俗所谓慢脾风。议护中焦，乃实土制风法。又肝苦急，急食甘以缓之之义也。

生薏仁五钱　肉果煨，一钱　明天麻三钱　茯苓块五钱　干姜二钱　广木香八分

焦於术三钱　甘草炙，三钱　煨生姜一片

甘澜水五茶杯，煮成两茶杯。小人服十之一二，乳母服十之八九；渣再煮一茶杯，服如前法。

三月初一日　赤子不赤，而刮白兼青，脉迟，凉汗，舌苔白滑而厚，食物不化，洞泄者，必中寒。按痉必因于湿，古所谓柔痉是也，议从中治。经谓：有者求之，无者求之。此症全无风火之象，纯然虚寒，乳中之湿不化。土愈虚则肝中内风愈动，若不崇土而惟肝是求，恐日见穷促矣。

生於术一钱　人参四分　明天麻一钱　焦白芍一钱　肉果煨，五分　生薏仁一钱　广木香五分　甘草炙，一钱　广皮炭三分

初二日　风湿相搏，有汗为柔痉。形若反弓者，病在太阳；俯视，目珠向下者，病在阳明，以阳明为目下纲也。今久病为杂药困伤脾胃，大便泄，乳食不化，为湿多风少。痉时俯视多，为病在阳明。故此症以脾胃为主。议补中益气法渗湿下行，内用风药，领邪外出。

人参三分　茯苓块三钱　山药一钱　桂枝二钱　甘草炙，五分　焦白芍二钱　葛根二钱　白术一钱　生薏仁一钱五分

初三日　寒湿柔痉，昨用升阳益气法，从阳明提出太阳。兹精神倍昔，颜色生动，舌上白苔化净，大便已实，甚为可喜。但痉家有灸疮者难治。

人参三钱　茯苓块一钱　薏仁一钱　於术一钱　嫩桂枝三分　葛根二分　白芍炒，一钱　广皮炭二分　甘草炙，五分　莲子三粒，去心，不去皮，打碎

初四日　痉家自汗，有灸疮者，难治。刻下且保住脾胃，从脾胃中土以条达四肢，是久痉一定之至理。若镂治其痉，

———————————

① 二钱：王本作“三钱”。

是速之也。

茯苓块一钱　人参三分　诃子肉煨，五分　焦於术八分　桂枝二分　煨肉果三分　生薏仁一钱　广皮三分　炙甘草八分　茅术炭六分

初五日　痉家重为苦寒所伤，脾阳下陷，又有灸疮，其痉万万不能即愈。议护中阳，勿致虚脱为要。非深读钱仲阳、陈文仲、薛立斋、叶天士之书者，不知此义。

茯苓块一钱　人参四分　诃子肉煨，六分　炒於术一钱　桂枝三分　广皮炭三分　煨肉果六分　白芍二钱　炙甘草一钱五分　广木香四分　薏仁一钱五分

浓煎。

初七日　脉仍不数，大便犹溏，但舌苔微黄，神气渐复，不似前虚寒太甚之象。宜退刚药，少进柔药。医经谓上守神，粗守形；兵法谓见可而进，知难而退，此之谓也。

人参三分　茯苓块一钱　莲子整用，一钱　於术炒，一钱　炒白芍一钱　广皮盐水炒黑，四分　麦冬米炒，一钱　炙甘草七分

初九日　诸症渐退，神气亦佳，但舌上复起重浊之白苔，乳湿之故。暂停参药，且用疏补法。

茯苓块一钱　麦冬不去心，一钱　焦神曲八分　生薏仁一钱五分　厚朴五分　广皮炭五分　广木香四分　莲子整用，一钱

乙酉（1825 年）六月初三日　张　十三岁　脉沉细而弱，舌苔白滑。幼童体厚，纯然湿邪致痉，一年有余。

生薏仁六钱　桂枝三钱　川椒炭三钱　云苓皮五钱　广皮三钱　白蔻仁一钱　苍术炭三钱

初八日　痉症发来渐稀，效不更方。服八帖①。

十六日　脉至沉至细至缓，舌白滑甚，湿气太重，故效而不愈。于前方加劫湿而通补脾阳之草果、调和营卫之桂枝、白芍、甘草。五帖。

二十一日　痉症脉沉细至缓，舌白滑甚，湿气太重，与温淡法，发来渐稀，未得除根。于前方②内去刚燥，加化痰。

半夏六钱　云苓块五钱　广皮三钱　桂枝四钱　益智仁二钱　甘草炙，一钱　薏仁五钱　炒白芍三钱　姜汁冲，三匙

二十五日　服前方四帖，已效，舌苔仍然白滑，六脉阳微。照前方再服四帖。

二十九日　前方已服四帖，诸症皆安，惟痰尚多。再服四帖。

六月初九日　前方又服九帖，痉症止发一次，甚轻，已不呕。吐痰尚多，脉甚小，照前方再服。

小 儿 瘛 疭③

乙丑（1805 年）闰六月二十五日　陈　十五岁　病久阴伤已极，骨瘦如柴，又加卒然中暑中热气，舌绛芒刺，唇干液涸，无怪乎痉厥神昏，十指蠕动，危险之至。以脉尚浮弦而芤，勉与一面香开心包，一面大队填阴，兼咸以止厥法。先与紫雪丹二钱，凉开水和服。共服六钱。

犀角五钱　羚羊角三钱　白芍五钱　鳖甲五钱　细生地二钱　阿胶三钱　牡蛎五钱　炙甘草二钱　麻仁二钱

浓煎，缓缓服。

二十八日　神识未清，间有谵语。

犀角五钱　直生地八钱　麦冬不去心，八

---

① 服八帖：底本无，据王本补。金本作"八帖"。

② 方：底本作"法"，据金本改。

③ 小儿瘛疭：底本作"瘛疭"，为与卷二之"瘛疭"区别而改。

钱　鳖甲五钱　白生芍五钱　麻仁三钱　阿胶三钱　炙甘草六钱

七月初一日　邪少虚多，用复脉已当。但舌上黑苔未化，宿粪未见。兼加润法。

元参二两　直生地八钱　麦冬不去心，六钱　鳖甲六钱　生白芍六钱　麻仁五钱　犀角五钱　炙甘草四钱　阿胶三钱

煮成三碗，分三次服。

初五日　服前药五帖，见宿粪若许，黑苔已化，但神识尚未十分清楚。用三甲复脉汤加犀角。即于三甲复脉汤内加犀角四钱。

初八日　神识尚未清楚，汤药照前，间服牛黄丸三丸。

乙丑（1805年）九月十六日　陈　三岁　燥气化火，壮热，舌黄脉数，瘈疭而厥。法宜辛凉解肌。切忌发表。

银花八钱　羚羊角三钱　黄芩二钱　连翘六钱　苦桔梗六钱　丹皮三钱　杏仁四钱　牛蒡子三钱　甘草二钱　薄荷二钱

共为粗末，分五包，一时许服一包。芦根汤煎，去渣服。

十七日　燥气化火，身壮热，渴甚。于前方内去薄荷、羚羊角、牛蒡子、丹皮，加煅石膏、生地、麦冬、炒知母。

乙丑（1805年）闰六月二十八日　岳　八个月　未及岁之儿，温毒头肿，既痉且厥，壮热气促，脉极数。大恐真阴不胜阳邪，先以普济消毒宣毒外出，必去升麻、柴胡之直升少阳、阳明者，加犀角、羚羊角泻心胆之热。

连翘六钱　苦桔梗三钱　薄荷二钱　银花六钱　牛蒡子六钱　芥穗二钱　元参五钱　板蓝根二钱　天虫三钱　马勃三钱　人中黄二钱

共为粗末，分八包，一时许服一包。外以鲜荷叶一张，鲜芦根一两，煎汤代水。加犀角镑，四钱，羚羊角镑，四钱，另包，不必为末，于前药每包加犀角五分，羚羊角五分，同煎。

六月初九日　吴　三岁　辰刻以跌扑惊后瘈疭，至戌正始醒，醒后身大热，口渴脉数，舌无苔。用复脉汤六帖，热退脉静。又服二帖而安。

尹　十五岁　卒中暑风，瘈疭口歪，四肢抽掣，头微痛。与清少阳胆络法。

羚羊角二钱　连翘二钱　粉丹皮一钱　苦桔梗一钱五分　银花二钱　冬桑叶一钱　茶菊花二钱　薄荷八分　生甘草一钱　钩藤钩一钱

五帖全愈。

百　五岁　痘后余邪入少阳、阳明之络，但唇口与眼皮瘈疭，致饮食不能收合，每从口张时随即吐出，四肢不掣。与清二经之络法。

连翘连心，二钱　细生地三钱　钩藤一钱　银花二钱　苦桔梗二钱　桑叶二钱　麦冬不去心，三钱　茶菊花二钱　生甘草一钱　丹皮二钱　刺蒺藜一钱

先服汤药数帖，后以三十帖作散，每日早、中、晚三次，各服二钱。服至半年方愈。

食　积

乙酉（1825年）七月十一日　金男　三岁　幼孩手心热，舌苔厚而浊，呕吐，食积也。法当和胃而醒脾，宜降不宜升。

藿香梗二钱　半夏二钱　广皮炭一钱　焦神曲一钱五分　厚朴一钱五分　鸡内金一钱

白豆蔻研，三分　薏仁研，二钱　煨生姜三小片

十三日　热退脉平，以调理脾胃为主。

茯苓块三钱　半夏一钱　白扁豆一钱　炒白术二钱　山药炒，一钱　广皮炭六分　炒神曲一钱　厚朴六分

二十三日　泄久脾虚，将成滞下。

焦白芍一钱　茯苓二钱　煨益智五分　广木香八分　厚朴二钱　鸡内金二钱　焦神曲二钱　薏仁三钱　广皮炭一钱五分　黄芩炭八分

乙酉（1825年）七月初一日　陶　二岁　幼孩手心热甚，舌微黄，身微热，体瘦，神不足，防成疳疾。与疏补中焦，兼之消食。

云苓块三钱　薏仁三钱　广皮炭一钱　炒神曲一钱　厚朴八分　鸡内金一钱　益智仁七分

煮三小杯，分三次服。三帖而愈。

丁亥（1827年）七月二十五日　孙　九岁　疳疾已久，若不急讲调理饮食，则势不可为矣。用药以疏补中焦立法。

姜半夏三钱　云苓连皮，四钱　鸡内金炒，二钱　益智仁一钱五分　厚朴二钱　南楂炭一钱五分　广木香一钱　广皮炒炭，二钱

煮三小杯，分三次服。

丁亥（1827年）十月二十四日　继　脉大，浮取弦数，脾虚食滞，疳疾将成，大便频仍，面肿腹大。与温宣中焦法。

云苓皮三钱　薏仁四钱　益智仁一钱五分　姜半夏三钱　神曲炒，三钱　黄芩炭一钱五分　白蔻仁一钱　广皮炒炭，二钱

煮三小杯，分三次服。三帖。

二十八日　大便后见血，乃小肠寒湿。加黄土汤法，于前方内加附子熟，一钱，苍术炭三钱，灶中黄土四两。再服三帖。

飧　泄

甲申（1824年）六月十三日　章男　十一个月　泄久伤脾，恐成柔痉，俗所谓慢脾风。议疏补中焦。

茯苓块三钱　厚朴一钱　煨肉果一钱　炒薏仁三钱　莲子连皮，去心，三钱　炒扁豆二钱　广木香五分　芡实一钱五分　广皮炭八分

十四日　今日仍用通补而进之。

茯苓块二钱　人参五分　煨肉果一钱　炒薏仁二钱　半夏二钱　小茴香一钱　藿香梗八分　厚朴八分　焦神曲八分　广木香七分　扁豆炒，三钱　广皮炭八分

十六日　疏补中焦，业已见效，仍不能外此法。

茯苓块三钱　人参五分　煨肉果一钱五分　薏苡仁炒，三钱　於术一钱　炒扁豆三钱　藿香梗八分　半夏二钱　广皮炭八分　广木香八分　厚朴八分

十七日　神气声音稍健，皮热亦觉平和，大有起色，但积虚非旦晚可充。

茯苓块三钱　人参五分　肉果霜一钱五分　淮山药一钱五分　半夏二钱　炒扁豆二钱　广木香八分　莲子二钱　广皮炭一钱五分

十八日　舌有黄苔，小便色黄，微有积，皆脾虚不运之故。日暂停参药，加宣通法。

茯苓块三钱　於术一钱　白蔻仁五分　生薏仁三钱　半夏炒，二钱　鸡内金一钱　煨肉果一钱　厚朴一钱　广皮炭八分　广木香七分　莲子去心，二钱

十九日　大便有不化之形。思乳食为血肉有情，应于疏补之中，加消血肉积

者。

茯苓块三钱　薏仁三钱　白蔻仁三分　煨肉果一钱　厚朴一钱五分　鸡内金炒，一钱　南楂肉一钱　神曲八分　广皮炭一钱　广木香七分

二十日　脾虚火衰，则食物有不化之形；肝肾与冲脉伏寒，怒甚则疝痛。

制茅术一钱　茯苓一钱　煨肉果一钱五分　小茴香炒黑，二钱　薏仁三钱　白蔻仁五分　南楂炭一钱五分　乌药八分　广皮炭八分　广木香一钱　青皮六分

二十二日　通补中下。

茯苓块三钱　人参三钱　小茴香炒黑，一钱五分　煨肉果一钱　薏仁一钱五分　白蔻仁五分　广木香六分　苍术制，八分　南楂炭八分

张男　八个月　泄泻四五日，暑邪深入下焦，头热如火，手冷如冰，谓之暑厥。羸瘦难堪，脉迟紧。未必得愈，姑立方以救之。先与紫雪丹五分，作三次服。

桂枝木一钱　猪苓二钱　制苍术一钱　茯苓块二钱　泽泻一钱　广皮炭七分　广木香七分　扁豆一钱

又　略有转机，然终可畏也。

薏仁三钱　茅术炭一钱　半夏一钱五分　猪苓二钱　广木香八分　厚朴六分　泽泻一钱五分　炒扁豆一钱五分　广皮五分

乙酉（1825年）八月初六日　孟十五岁　伏暑泄泻，加以停食，欲泻腹痛，泻后痛减，防成滞下。与五苓散加消食。脉弦细而缓。

云苓皮五钱　桂枝三钱　南楂炭二钱　苍术炭三钱　猪苓三钱　小枳实二钱　炒神曲四钱　泽泻三钱　广皮炭四钱　川椒炭二钱

一月后复诊，病已大愈。善后方与调理脾胃。

小儿咳嗽①

癸亥（1803年）七月十一日　郭男　八岁　咳而呕，胃咳也。痰涎壅塞，喘满气短。

半夏三钱　茯苓块三钱　薏仁三钱　杏仁二钱　小枳实一钱　陈皮一钱　苏梗二钱　藿香梗一钱　生姜二钱

十八日　即于前方内去藿香梗、苏梗，加半夏二钱，苦葶苈一钱五分，苏子二钱。再服一帖。

二十日　小儿脾虚，湿重胃咳。

茯苓块三钱　半夏六钱　焦神曲二钱　生薏仁五钱　杏仁三钱　苏子霜一钱五分　旋覆花包，三钱　扁豆三钱　生姜汁每次冲三小匙　小枳实一钱五分

二十二日　即于前方内去焦神曲，加杏仁二钱，苏子霜一钱五分，广皮三钱。服十帖。

吴　三岁　五岁　八岁　三幼孩连咳数十声不止，八岁者且衄。与千金苇茎汤加苦葶苈子三钱。有二帖愈者，有三四帖愈者。第三四帖减葶苈子之半，甚衄者加白茅根五钱。

又　四岁　幼孩呛咳，数十日不止，百药不效，用千金苇茎汤加苦葶苈子，二帖而愈。

周女　十岁　春风呛咳，医用麻黄向外发，又用诃子、白果、百合向内收，以致呛不可解，吐出者皆血沫。用金沸草

---

① 小儿咳嗽：底本作"咳嗽"，为与卷三之"咳嗽"区别而改。

汤，三帖而愈。

乙酉（1825 年）五月二十四日　刘
十七岁　三月间春温呛咳见血。现在六
脉弦细，五更丑、寅、卯时单声咳嗽甚，
谓之木扣金鸣，风本生于木也。议辛甘化
风，甘凉柔木。

连翘三钱　细生地三钱　薄荷一钱　银
花二钱　苦桔梗三钱　桑叶三钱　天冬一钱
茶菊花三钱　甘草二钱　麦冬三钱　鲜芦
根三钱

二十八日　咳嗽减，食加，脉犹洪
数，左大于右。效不更方，再服四五帖。

六月初二日　木扣金鸣，与柔肝清肺
已效，左脉洪数已减。于前方去气分辛
药，加甘润。

沙参三钱　麦冬三钱　冰糖三钱　玉竹
三钱

己丑（1829 年）二月初十日　李女
四岁　风温夹痰饮，喘咳，壮热太甚。
势甚危急，勉与宣肺络、清肺热法。

生石膏末二两　杏仁五钱　芦根五钱
苦葶苈子三钱　黄芩炒，三钱

煮三杯，分三次服。

十二日　温热夹痰饮，喘咳。

生石膏二钱①　杏仁四钱　茯苓皮三钱
苦葶苈炒，研，一钱五分　芦根五钱　冬瓜
仁三钱

煮三小杯，分三次服。服此方二帖而
烧退。

陈②　十六岁　少年而体质本弱，
六脉弦细而软，五更咳嗽，时而吐血，应
照阳虚夹饮吐血论治。又劳者温之治法，
与小建中汤加茯苓、半夏。

炒白芍六钱　姜半夏三钱　生姜三大片
桂枝四钱　云苓五钱　胶饴八钱，化入　炙

甘草三钱　大枣去核，二枚
多服为妙。

某③　十三岁　五更空咳，木叩金
鸣，本用柔药柔肝，兹两胁疼痛，中有怒
郁瘀滞，法当活络。

新绛纱三钱　苏子霜二钱　广皮炒，二
钱　旋覆花包，三钱　降香末二钱　姜半夏
五钱　归须三钱　郁金二钱　青皮钱半　香
附三钱

小 儿 暑 温④

癸亥（1803 年）六月十二日　史男
七岁　右脉洪大无伦，暑伤手太阴，有
逆传心包之势。喘渴太甚，烦躁不宁，时
有谵语，身热且呕。议两清心营肺卫之
热。

川连一钱　知母一钱　藿香梗一钱　竹
叶一钱　丹皮一钱　生甘草八分
日二帖。

十三日　诸症俱减，热已退，但右脉
仍洪，舌黄而滑，呕未尽除。

飞滑石一钱　连翘一钱五分　川黄连一
钱　杏仁泥一钱五分　银花一钱五分　生甘草
八分　生薏仁二钱　苇根三钱　荷叶边二钱
炒知母八分

二帖。

癸亥（1803 年）七月初二日　兴男
三岁　暑湿伤脾，暮夜不安，小儿脉当
数而反不数，且少腹以下常肿痛，肝肾亦
复虚寒。况面色青黄，舌苔白，手心时

---

① 二钱：金本作"二两"。
② 陈：此案底本缺，据金本补。
③ 某：此案底本缺，据金本补。
④ 小儿暑温：底本作"暑温"，为与卷一之"暑
　温"区别而改。

热，调理乳食要紧，防成疳疾。议腑以通为补、食非温不化例。

生薏仁二钱 半夏炒，一钱五分 小枳实八分 杏仁泥一钱五分 厚朴一钱五分 白蔻仁四分 焦神曲一钱五分 扁豆炒，一钱 广皮炭八分 小茴香炒，一钱 生姜煨，三小片 鸡内金一钱

四帖。

初六日 前证已愈，惟脾尚虚弱，以疏补中焦为主。

田 十四岁 暑温误下，寒凉太多，洞泄之后，关闸不藏，随食随便，完谷丝毫不化，脉弦。与桃花汤改粥法。

人参 赤石脂末 干姜 甘草炙 禹余粮细末 粳米

先以人参、甘草、干姜三味煎，去渣，汤煮粥成，然后和入赤石脂、禹余粮末。愈后补脾阳而大健。

小儿伏暑[1]

周 五岁 本系伏暑，误以为风寒挟食，发表消导，致邪气深入下焦血分，夜热早凉，与煎厥、瘴疟[2] 相似。食减，脉大，汗多，便结。先与救阳明之阴。

元参五钱 梨汁一酒杯 荸荠汁一酒杯 麦冬不去心，五钱 藕汁一酒杯 芦根汁一酒杯

三帖。

丁亥（1827 年）八月十二日 台氏 十六岁[3] 伏暑内发，新凉外加，误与三阳经表药，以致谵语神昏。前用芳香开包络，神识已清，惟舌苔白厚，腹胀，热未尽除。与通宣三焦法。

云苓皮五钱 厚朴二钱 藿香梗三钱 飞滑石五钱 香附二钱 炒黄芩二钱 杏仁泥三钱 广皮二钱 白蔻仁一钱 生薏仁五钱

煮三杯，分三次服。二帖。

十四日 伏暑新凉，今日新凉已退，而伏暑之湿邪未除。腹未全消，故知之。

云苓皮五钱 薏仁五钱 大腹皮三钱 姜半夏三钱 猪苓三钱 黄芩炭二钱 杏仁泥二钱 厚朴三钱 白蔻仁一钱五分 藿香梗三钱 广皮三钱

煮三杯，分三次服。二帖。

---

① 小儿伏暑：底本作"伏暑"，为与卷一之"伏暑"区别而改。
② 瘴疟：王本作"瘴疟"。
③ 十六岁：王本作"廿余岁"。

吴鞠通医学学术思想研究

李 刘 坤

目　录

吴鞠通医学学术思想研究

吴鞠通生平

清代著名医家吴鞠通，名瑭，字配珩，鞠通实乃其号。因其在著作中常署鞠通之号，很少用配珩之字，致使其字被掩，后人很少知之，甚至将鞠通当作其字。

关于其故里，吴氏自称为淮阴人。如《温病条辨》自序后书"淮阴吴瑭自序"。然考清代所设府县，并无淮阴之名。淮阴为县，始于秦时，汉高祖刘邦封韩信为淮阴侯，即辖此地。元、明、清时，改名为清河县。公元1914年，复名淮阴。淮阴为郡，置于后魏，明、清时改为淮安府。可见，吴氏所谓之淮阴，只是指古淮阴之地，并非当时确切的府县。正由于他当时没有明确说明出生之地，以致今人常为其故里发生争论。有的说他为江苏淮安县河下镇人，有的说他为江苏淮阴市清河区人。而《清史稿》《中国医学人名志》等著作，只是笼统称其为江苏淮阴人。不过，从《淮安府志》《淮安艺文志》等资料的记载来看，吴氏故里当为清代淮安府山阳县。曾为《温病条辨》作序的汪廷珍，自称为吴氏的"同里愚弟"，而《清史稿》则谓汪氏为江苏山阳人。此亦可作为吴氏故里之佐证。尤其是在《医医病书》中，吴氏好友朱士彦所撰"吴鞠通传"，明确指出其为"江苏淮安府山阳县人"，则更为可信。清代山阳县，即今淮

安市。当然，淮安市目前亦属淮阴市所辖，故笼统地称其为江苏淮阴市人亦未尝不可。

至于其生卒年代，争论亦不少。如对其出生年代，有说生于1758年，有说生于1750年。还有不少学者，见《中国医学人名志》有"吴瑭，字鞠通，清江苏淮阴人，乾嘉之间（公元1736～1820年）游京师，有医名"的记载，便误将书中对"乾嘉之间"所作的注解当作吴氏的生卒年代。如《中国历代名医评介》《中国医学史讲义》等书都持此说。其实，欲考其生卒年代并不太难。吴氏在《医医病书》中曾明确提到："予生于中元戊寅。"戊寅，即乾隆二十三年，公元1758年。金月笙所刊之《吴鞠通医案》暑温门中所载吴鞠通自医之案，曾注明："丁巳六月十三日，时年四十岁。"丁巳，即嘉庆二年，公元1797年。按此推算，其出生年代与吴氏自述相符。另外，在朱士彦所作"吴鞠通传"中，谓其"道光十六年二月卒"。另有抄本，在"道光十六年二月卒"之后，还有"年七十有九"五字。道光十六年，即公元1836年。由此可见，其生卒年代应为1758～1836年。

吴氏出生于较贫寒的书香之家。其父名守让，字逊夫，乾隆十四年（公元1749年）秀才，曾在当地教学，弟子甚多。受其父影响，吴氏自幼攻读儒书，希图科名。然在其十九岁时，父亲久病不愈而逝世，使其精神上受到极大的打击，以

致"愧恨难名，哀痛欲绝，以为父病不知医，尚复何颜立天地间"，遂在为父守丧期间，购置医书，抽空而读。当读罢张仲景《伤寒杂病论》序言中"外逐荣势，内忘身命"之论后，深受感动，便毅然放弃科考之念，专门学医以求救人济世。

过了四年，其二十三岁时，侄子巧官突患温病。初起为喉痹肿痛，外科吹以冰硼散，凉遏气机，喉遂闭塞不通。又遍请当时医师治之，大抵不外使用双解散、人参败毒散等方药，终至发黄而死。吴氏因学医不久，且未得治温要领，故未敢轻易发表意见。这对吴氏来说，无疑又是一次沉重的打击，并使之开始注重温病的研究。

又过三年，其二十六岁时，因家境困难及对当地学习条件的不满等因素，便离开家乡，来京师谋求发展。当时，适值《四库全书》第一份已抄写结束，其余几份正待人校对誊抄。经朋友介绍，吴氏便找到了校对誊抄《四库全书》的工作。这对于家境贫寒而又嗜好读书的吴氏来说，实在是一份极为难得的工作。他正是靠这份工作，既解决了家庭经济的困难，又得以博览群书，尤其是得以阅读当地难以见到的医学名著，如我国第一部温病学专著——明代吴又可的《温疫论》，清代医中国手——叶天士的《临证指南医案》等。吴氏"进与病谋，退与心谋"，历十年寒暑，医学知识大进，尤得治温之法，然为慎重起见，未敢轻治一人。

至癸丑年（即公元1793年），其36岁时，京师发生温疫大流行，经误治而死者，不可胜数。正如纪晓岚先生在《阅微草堂笔记》中所述："乾隆癸丑春夏间，京中多疫，以张景岳法治之，十死八九，以吴又可法治之，亦不甚验。"吴氏之友知其通医，又目睹当时温疫被误治之惨

状，故力促其起而治之。他亦不忍袖手旁观，故尽其所能而救之。虽然求治者大多已成坏病，但经其救治，幸存者达数十人之多。通过这次亲身临床实践，不仅使他加深了对温病的了解，而且也使他进一步认识到庸医误治的危害，以致发出"生民何辜，不死于病而死于医，是有医不若无医也，学医不精，不若不学医也"的感叹。同时，也使他初步体会到所用治温之法的卓越效果，并开始萌发了著治温之书——《温病条辨》的念头。然毕竟其当时的临床经验还很不足，故缺乏自信，迟迟未敢落笔。

自此之后，吴氏在京师医界渐有名气，求其诊治者越来越多，这无疑为他积累临床经验奠定了基础。

又历六年，至于戊午，即公元1798年，吴氏41岁时，其同乡好友汪瑟庵（廷珍）先生预测来年会有温疫流行，故促其速成治温之书。此时，吴氏已有了一定临床经验的积累，又经汪氏再三催促，便下定决心，在诊疗之余，着手写作《温病条辨》。然而，对于一位刚刚中年者来说，著书立说谈何容易。尤其是在伤寒学说占绝对统治地位的当时，要想脱离伤寒学说，创立辨治温病的新论，其难度更可想而知。

长期以来，几乎所有的学者都认为《温病条辨》成书于写作当年，即1798年。这是一个极大的误解。实际上，此书并非当年写成，而是经过十五年左右的努力，前后数易其稿，直至嘉庆十八年（癸酉年，即公元1813年），吴氏五十六岁时，才真正完成。问心堂《温病条辨》即首刊于此年（问心堂为吴氏著书之室，详细情况，参见《温病条辨》著成年代考）。由此足见其写作之认真和艰辛。

初著《温病条辨》时，由于其对燥邪

的认识不够全面，故在秋燥门中，仅论及温燥证治，未及凉燥。

道光元年（辛巳年，公元 1821 年），其 64 岁时，遇京师燥疫流行，民多吐利腹痛而死。他细审病证，认为系凉燥为患，特制苦温芳香、扶阳逐秽之剂——霹雳散以救之，大获奇效。当年顺天（北京）乡试，主考官员购其所制霹雳散百余剂，令考生服用，果然场中无患疫而死者。

通过这次防治燥疫的实践，使吴氏对燥邪为患有了较全面的认识，并对以前的片面认识作了深刻反省，进而参考明代医家沈目南的"燥病论"，作"补秋燥胜气论"一篇，补入《温病条辨》之中。

道光八年（戊子年，公元 1828 年），吴氏 71 岁时，其好友胡沄曾受时医误治之害，后被其治愈，故力促其写《医医病书》，以矫医界时弊。书于 1831 年写成。1833 年，胡沄为该书写序。惜未及时刊行。

吴氏晚年，还将一生治验（主要为 1793～1833 年的医案）整理成册（即今传之《吴鞠通医案》），嘉惠后学。

目前，有不少学者认为吴氏医案为后人所辑，笔者认为，此说并不完全正确。虽然后人在出版其医案时，作过一些整理工作，如划分卷次，排列先后等，但基本内容均由先生亲自搜集完成。他在《医医病书》"用药分量论"中，介绍了重用石膏治疗大热之证的经验后，特意指出："他多类似，不能尽述，半载余医案中。"可见其在 1831 年著成《医医病书》时，医案已具雏形。1833 年，胡沄在《医医病书》序中更明确写道："《医医病书》……当与君《温病条辨》及未刻之医案并传不朽。"说明其医案已于 1833 年全部整理完毕，只待刊行而已。

另外，吴氏还于 1825～1826 年间，受会稽医家章虚谷之托，点评章氏所著《医门棒喝》。评语虽仅二十余条，但字里行间却反映出吴氏直率中肯、绝不滥加褒贬的治学态度。具体内容，详见裘吉生所刊之《医门棒喝》。

道光十六年（丙申年，公元 1836 年）二月，吴氏因长子病故，精神倍受刺激，以致抑郁成疾，衄血不止而逝世。终年虚岁七十有九。葬于京郊。

从朱士彦所撰"吴鞠通传"中，可知吴氏初娶鲍氏，生长子廷莲，有孙二人：继祖、念祖。鲍氏早卒后，继娶崔氏，有子廷芷、廷荃。廷芷后为国子监生。其婿周宗信，为同里人。

而吴氏在《医医病书》所附"医以明理为要论"中，则谓"余生十五子，死者九人"。可见其著《医医病书》时，还有子女六人。除廷莲、廷芷、廷荃三男外，其余似皆为女。周宗信可能为长女女婿。吴氏在医案中，还载有为长女治痘一案。另有资料谓其子入北京大兴籍。

吴氏之子、婿及侄子嘉会，皆传其学。长子廷莲及侄子嘉会曾为初刊《温病条辨》校字。女婿周宗信及廷芷、廷荃，于 1836 年 8 月，即吴氏逝世半年后，重校《温病条辨》，并在"补秋燥胜气论"后补充了霹雳散一方及其方论，使其成为该著作目前最完善的版本。

鞠通居京五十余年，医疗活动主要在北京地区，但也多次借返淮探亲省墓之机，为江浙一带（主要是淮安、苏州、绍兴等地）患者诊治。

他一生献身医学，不仅嗜学不厌，研理务精，勤于实践，勇于创新，而且居心忠厚，医德高尚，对患者认真负责，满腔热忱，虽遇危证，不避嫌怨。如道光三年（1823 年）秋，他回淮省墓，刚至家乡境内，就见数人抬一重病老妇在道旁树下歇肩，其子在旁不住哭泣。吴氏下车询问，得知当地医生嫌老妇病重，推脱不治，便不顾旅途疲劳和个人得失，立即为之诊疗。经过切脉辨舌，诊为燥热伤津。欲为处方，又虑该处离城较远，取药困难，耽误病情，变生不测。正在忧愁不安之际，忽见道旁不远处有一土丘，其上长满生地，便高兴地对患者之子说：不必担心，你母有救了。并让其速刨鲜生地一斤多，绞汁近一碗，给患者服下，果然覆杯而愈。此事在当地传为美谈。

又如 1824 年冬~1825 年春，他回淮期间，治杨某一案，更见其对病人之负责。患者初因肝厥犯胃，被当地医师误治，致十年之久，不能吃饭，饮粥汤只一口，食炒米粉只一酒杯，稍闻声响即痉厥，终夜抽搐，周身疼痛，痰饮咳嗽，终年无已，骨瘦如柴，奄奄一息，令全家不安。吴氏虽知此证重而难医，但毫不推委，而是竭尽全力，积极救治。他不仅详诊细察，精心处方用药，而且还耐心开导，使其调适性情，以解肝气之郁结。经过数月调治，众医束手之证，竟然大见成效。后来，吴氏离淮后，仍不放心此病，先后两次专门去信，痛以大道理开导之。患者将其书信作为座右铭，每日讽诵一遍，终于战胜病魔，使合家欢乐。

吴氏不仅对患者如此，对整个社会同样充满爱心，有"先天下之忧而忧，后天下之乐而乐"之风。如他谓所著《温病条辨》一书，"原为济病者之苦，医医士之病，非为获利而然"，只要校对真确，即可翻版传播。又如他"闻东南数省大水，民死无数，为之痛哭咯血"，并倾囊赈助。由此可见一斑。

其治学反对门户之见，能虚心而师百氏，博采诸贤之长。即使在他成名之后，仍能虚心向能者求教。如他不善针法，每遇疑难重证，药物难奏速效时，便请善于针灸的郑芷谷医师予以配合。这与"同行是冤家"、"文人相轻"之风相比，实在是难能可贵。

他心正口直，对于前贤之误，敢直言驳证，以免贻误后学。对医界时弊，更是疾恶如仇。认为医师妄抬身价，重索谢资者，极为可耻；只为自己打算，不为病人打算者，最为可恶。每遇俗医处方之谬，则立即指正，从不粉饰。正因为如此，也难免得罪一些同行，遭来非议。正如他所说："余存心不敢粉饰，不忍粉饰，口过直而心过慈，以致与世不合。"

他也能正确对待自己，虽著《温病条辨》，创温病辨治新法，但从不居功自傲。正如他所说："诸贤如木工钻眼，已至九分，瑭特透此一分，作圆满会耳，非敢谓高过前贤也。"并认为此书并非尽善尽美，诚恳表示："无论先达后学，有能择其弊窦，补其未备，瑭将感之如师资之恩。"而且他确实能知错必改，如在《温病条辨》杂说中著"燥气论"一篇，及晚年所作"补秋燥胜气论"，即是弥补其初著《温病条辨》之失。

吴氏还至为孝敬，常存追远之心，年过七旬之后，还不辞辛苦，回家省墓。

总之，吴氏一生，不仅在医学方面作出了巨大贡献，而且在治学和为人处世等方面给后人树立了楷模，值得我们很好地学习和永远怀念。

吴鞠通医著的版本考证

吴鞠通的医学著作共有三部，即《温病条辨》《医医病书》和《吴鞠通医案》。现就各著作的版本情况介绍如下：

一、《温病条辨》版本

1. 清嘉庆十八年癸酉（1813 年）问心堂刻本。据 1991 年出版的《全国中医图书联合目录》所载，这是目前所见的最早刻本，藏于中国中医研究院、北京中医药大学、北京、中国科学院、中国医学科学院、首都、故宫博物院、山东省、山东中医学院、辽宁省、中国医科大学、黑龙江省、上海、上海中医药大学、苏州医学院、浙江医科大学、浙江中医药研究院、湖南省、福建省等图书馆。

但经笔者查对，发现其中不少有误。如中国中医研究院和北京中医药大学所藏之本，虽然扉页上面有"嘉庆癸酉年镌"字样，一直当嘉庆癸酉版对待，但书尾却印有"道光丙申八月受业婿周宗信，男廷芷、廷荃重校"字样，而且其中增加了"补秋燥胜气论"及霹雳散方论等内容，显然非癸酉初刊本，而是鞠通之子及婿于 1836 年，在癸酉版的基础上重校而成。因为除增补的内容外，余者仍用癸酉之版，故往往被误认为是癸酉年所刊。又如首都图书馆所藏之本，实为咸丰十年庚申（1860 年）信义书屋刻本。

2. 清道光十五年乙未（1835 年）叶氏滮吾楼刻本。现藏于中国中医研究院、浙江中医药研究院等图书馆。

中国中医研究院图书馆藏本之扉页正中竖印"温病条辨"，书名右面竖印"淮阴鞠通吴氏著"，左下方竖印"鹤皋叶氏重镌"。全书订为四册：一册为卷首和卷一，二册为卷二，三册为卷三，四册为卷四至卷六，共七卷。卷首前有序言五首：第一为汪廷珍序，篇头写"温病条辨叙"，末尾无印章；第二为征保序，篇头仅一"序"字，末尾无印章；第三为朱彬序，篇头为"温病条辨序"，末尾无章；第四为吴鞠通自序，篇头写"问心堂温病条辨原序"，末尾有"吴瑭"、"鞠通"之印二

枚；第五为"重刻温病条辨序"，后书"道光十五年岁在乙未冬至后三日慈溪叶金潮晴岚氏识"。序后为凡例及重刻凡例。重刻凡例曰："字句圈点及高批，悉遵原本，校对无讹；如风温、风热、寒湿之类，详注每页中线，俾可醒目；凡原本注'方见前'之类，注明方见第几卷、第几页，以便查阅。"重刻凡例后为温病条辨目录。卷一为上焦篇，其中有"补秋燥胜气论"的内容，但无霹雳散及其方论；卷二为中焦篇，卷三为下焦篇，卷四为杂说，卷五为解产难，卷六为解儿难。此书正文版式为半页 9 行，每行 19 字，白口，上单鱼尾，四周单栏，版框高 19cm，宽 13.6cm。

3. 清道光十六年丙申（1836 年）刻本。据《全国中医图书联合目录》所载，本书仅藏于北京中医药大学和上海图书馆。但如上所述，中国中医研究院所藏之"癸酉本"，实际亦为此本。

中国中医研究院所藏此本，扉页上面横印"嘉庆癸酉年镌"，正中竖印书名"温病条辨"，书名右面竖印"淮阴鞠通吴氏著"，左下方竖印"问心堂藏版"。书后有"道光丙申八月受业婿周宗信，男廷芷、廷荃重校"字样。全书订为四册：一册为卷首和卷一，二册为卷二，三册为卷三，四册为卷四至卷六，共七卷。卷首前有序言四首：第一为汪廷珍序，篇头写"温病条辨叙"，末尾有"实事求是"、"廷珍"、"瑟庵"等印章三枚；第二为征保序，篇头仅一"序"字，末尾有"征保"、"以园"之印二枚；第三为朱彬序，篇头为"温病条辨序"，末尾无章；第四为吴鞠通自序，篇头写"问心堂温病条辨自序"，末尾有"吴瑭"、"鞠通"之印二枚。汪序、征序和朱序皆为手写体，而吴氏自序为印刷体。序后为凡例、问心堂温病条

辨目录、原病篇等内容。卷一为上焦篇，其中有"补秋燥胜气论"的内容，且有霹雳散及其方论；卷二为中焦篇，卷三为下焦篇，卷四为杂说，卷五为解产难，卷六为解儿难。此书正文版式为半页9行，每行19字，白口，上单鱼尾，四周双栏，版框高20cm，宽13.6cm。但"补秋燥胜气论"一篇的字体及版框高度与其它内容稍有差异。可见此书基本上仍由癸酉版刊印而成，只是增刻了"补秋燥胜气论"等内容。

4.清道光二十三年癸卯（1843年）维扬文盛堂刻本。现藏于陕西省、湖北中医学院等图书馆。

5.清道光二十八年戊申（1848年）岭南黄恒斋刻本。现藏于重庆市图书馆。

6.清咸丰九年己未（1859年）天津孙昌刻本，为四川即心斋藏版。现藏于中国中医研究院、北京中医学校、山东中医学院、哈尔滨医科大学、上海、上海中医药大学、四川省、重庆市、成都中医学院等图书馆。

7.清咸丰十年庚申（1860年）信义书屋刻本。现藏于中国中医研究院、首都、山东省、山东医科大学、河南省、黑龙江中医学院、湖北中医学院、四川省、重庆市等图书馆。

首都图书馆所藏此本，扉页正中竖印书名"温病条辨"，书名右面竖印"吴鞠通先生原本"，左下方竖印"信义书屋梓行"。书后有"咸丰庚申年仲夏月望日重校镌刻"字样。全书订为六册，卷次划分较乱，有的一卷被分为二册。卷首前有序言四首，皆为印刷体。第一为汪廷珍序，篇头写"温病条辨叙"，末尾无印章，而有"板存信义书屋"字样；第二为朱彬序，篇头写"温病条辨序"，末尾有"朱彬"、"武曹"之印二枚；第三为征保序，

篇头仅一"序"字，末尾有"征保"、"以园"之印；第四为吴鞠通自序，篇头写"问心堂温病条辨自序"，末尾有"吴瑭"、"鞠通"之印及"板存信义书屋"字样。书中有"补秋燥胜气论"及霹雳散方论的内容，显然与道光十六年本为同一版本系统。此书正文版式为半页10行，每行20字，白口，上单鱼尾，四周单栏，版框高17cm，宽13.3cm。且"补秋燥胜气论"一篇的字体及版框高度与其它各卷相同，显然是一次刻成。

8.清咸丰十年庚申（1860年）亦草堂刻本。现藏于中国中医研究院、天津市人民图书馆。

9.清咸丰十年庚申（1860年）宏道堂刻本。现藏于湖北中医学院图书馆。

10.清同治二年癸亥（1863年）泰州纪恒庆刻本。现藏于镇江市、江西医学院等图书馆。

11.清同治二年癸亥（1863年）刻本。现藏于辽宁中医学院、广西中医学院等图书馆。

12.清同治三年甲子（1864年）海陵纪氏刻本。现藏于天津中医学院图书馆。

13.清同治四年乙丑（1865年）刻本。现藏于中国医学科学院、河南中医学院、上海中医药大学、苏州市、安徽省、江西省、贵阳中医学院、成都中医学院等图书馆。

14.清同治五年丙寅（1866年）刻本。现藏于湖北医学院图书馆。

15.清同治八年己巳（1869年）凝香阁刻本。现藏于重庆市、贵州省、成都中医学院等图书馆及北京中医药大学温病教研室。

北京中医药大学温病教研室所藏此本，扉页正中竖印书名"温病条辨"，书名右面竖印"同治八年刊"，左下方竖印

"凝香阁梓"。书后有"咸丰庚申年仲夏月望日重校镌刻"字样。显系照咸丰十年庚申（1860年）信义书屋本翻刻。全书也为六册，卷次划分较乱，有的一卷被分为二册。卷首前仅有序言二首，皆为印刷体。第一为汪廷珍序，篇头写"温病条辨序"，末尾有"廷珍"、"瑟庵"二印；第二为朱彬序，篇头写"温病条辨序"，末尾有"朱彬"、"武曹"之印二枚。无征保及鞠通之序。其余内容与咸丰十年信义书屋刻本同。此书正文版式为半页9行，每行19字，白口，上单鱼尾，四周双栏，版框高18.6cm，宽12cm。

16. 清同治九年庚午（1870年）六安求我斋刻本。现藏于天津中医学院、山东中医学院、上海、上海中医药大学、苏州中医医院、南通市、浙江中医学院、湖北中医学院、广西壮族自治区第一图书馆。

17. 清同治十年辛未（1871年）古渝槐荫书屋刻本。现藏于河南省、黑龙江中医学院等图书馆。

18. 清同治刻本。现藏于天津市卫生职工医学院图书馆。

19. 清光绪四年戊寅（1878年）河南抚署刻本。据问心堂版重刻。现藏于中国中医研究院、北京中医学校、河南省、旅大市、福建中医学院等图书馆。

20. 清光绪七年辛巳（1881年）刻本。现藏于南京中医药大学、江西省等图书馆。

21. 清光绪十年甲申（1884年）京都二酉斋刻本。现藏于河南中医学院、山西中医药研究院、湖北中医学院、广西壮族自治区第一图书馆。

22. 清光绪十五年己丑（1889年）浙江书局刻本。现藏于黑龙江省图书馆。

23. 清光绪十八年壬辰（1892年）文源堂刻本。现藏于重庆市、湖南中医学院等图书馆。

24. 清光绪十九年癸巳（1893年）上海图书集成印书局铅印本。现藏于中国中医研究院、北京、山东省、甘肃中医学院、黑龙江省、黑龙江中医学院、上海、南京中医药大学、扬州市、云南省、福建省等图书馆。

25. 清光绪十九年癸巳（1893年）矿务公司刻本。现藏于重庆市、云南中医学院等图书馆。

26. 清光绪十九年癸巳（1893年）江右醉芸轩刻本。现藏于山东中医学院、浙江中医学院等图书馆。

27. 清光绪二十一年乙未（1895年）学库山房刻本。现藏于中国医学科学院、河南中医学院、甘肃省、辽宁省、扬州市、南通市、安徽省等图书馆。

28. 清光绪二十五年己亥（1899年）曲江书屋石刻本。现藏于云南省、广东省中山图书馆。

29. 清光绪二十七年辛丑（1901年）湖南思贤书局刻本。现藏于首都、北京中医药大学、湖北省等图书馆。

30. 清光绪二十九年癸卯（1903年）京都二酉斋刻本。现藏于天津市医药技术情报站、山东省等图书馆。

31. 清光绪三十一年乙巳（1905年）粤东冯继善刻本。为扫叶山房藏版。现藏于中国中医研究院、北京、天津中医学院、山东中医学院、辽宁省、上海、上海第二医科大学、上海中医药大学、扬州市、湖北医学院、湖北中医学院、福建中医学院、广东省中山、广西壮族自治区第二图书馆。

32. 清光绪三十三年丁未（1907年）富记书室刻本。现藏于新疆石河子医院图书馆。

33. 清宣统元年己酉（1909年）渭南

严氏孝义家塾刻本。现藏于中国中医研究院图书馆。

34. 清宣统三年（1911 年）上海会文堂新记书局石印本。现藏于中国中医研究院、天津市人民、河南省、山东省、广东省中山等图书馆。

35. 清宣统三年（1911 年）扬州文富堂刻本。现藏于镇江市图书馆（残存卷二至卷六）。

36. 清鹤皋叶氏刻本。现藏于山东省、黑龙江省、湖北中医学院、广州中医药大学等图书馆。

37. 清粤东惠济仓刻本。现藏于北京、天津中医学院、湖北中医学院、湖南中医学院、重庆市、广东省中山、广州中医药大学等图书馆。

38. 清宁波群玉山房刻本。据慈溪叶氏本校刻。现藏于中国中医研究院、北京中医学校、天津中医学院、山西省、内蒙古自治区、陕西省、上海、上海中医药大学、南京、南京中医药大学、苏州中医医院、安徽省、安徽医学院、湖北省、广西壮族自治区第二、广东省中山等图书馆。

39. 清丹阳文星堂刻本。现藏于上海中医药大学、湖北中医学院等图书馆。

40. 清上海文源山房刻本。现藏于苏州中医医院、湖北中医学院等图书馆。

41. 南充博古斋刻本。现藏于成都中医学院图书馆。

42. 清嘉庆间刻本（有陆懋修批）。现藏于中国医学科学院、军事医学科学院、旅大市、上海中医药大学、南京、镇江市、泸州市、云南省等图书馆（刊刻年代有待考证）。

43. 抄本（三卷）。现藏于山东省、浙江中医学院图书馆。

44. 广东粤东编译公司石刻本。现藏于广州中医药大学图书馆。

45. 1911 年贵阳文通书局铅印本。现藏于重庆市图收馆。

46. 1912 年成都正古堂刻本。现藏于湖北中医学院、泸州市图书馆。

47. 1913 年、1921 年上海文瑞楼石印本。现藏于中国中医研究院、天津中医学院、山东省、河南省、河南中医学院、辽宁中医学院、苏州中医医院等图书馆。

48. 1913 年章福记书局石印本。现藏于河南中医学院、辽宁省、四川省、成都中医学院等图书馆。

49. 1914 年上海锦章书局石印本。现藏于天津市卫生职工医学院、河南中医学院、哈尔滨医科大学、上海、云南省、福建中医学院、广东省中山等图书馆。

50. 1918 年上海鸿宝斋书局石印本。现藏于首都图书馆。

51. 1921 年上海书局石印本。现藏于苏州市图书馆。

52. 1920 年、1921 年上海铸记书局石印本。现藏于天津市人民、山东中医学院、陕西省、江西省、广东省中山等图书馆。

53. 1922 年、1923 年、1928 年、1936 年上海世界书局石印本。现藏于中国中医研究院、河南省、山西省、上海中医药大学、成都中医学院等图书馆。

54. 1929 年鑫记书局石印本。现藏于黑龙江中医学院、浙江省、浙江中医药研究院、福建中医学院、广东省中山等图书馆。

55. 1935 年上海中医书局铅印本。现藏于上海中医药大学图书馆。

56. 1936 年校经山房铅印本。现藏于广东省中山图书馆。

57. 1936 年上海大文书局石印本。现藏于首都（残）、广东省中山图书馆。

58、1936 年上海文新出版社铅印本。

现藏于中国中医研究院、首都、江西中医学院、河南省等图书馆。

59.1937 年上海千顷堂书局铅印本。现藏于河南中医学院、长春中医学院、苏州市、云南中医学院等图书馆。

60.1937 年、1949 年上海广益书局石印本。现藏于首都、河南省、山西省、甘肃省、黑龙江中医学院、上海中医药大学、苏州市、湖北省、湖南省、重庆市、广西壮族自治区第二、广东省中山、广州中医药大学等图书馆。

61.1938 年上海大东书局铅印本。现藏于中国中医研究院图书馆。

62.1941 年长春大学书局铅印本。现藏于山东省、辽宁省图书馆。

63.上海进步书局石印本。现藏于天津中医学院、陕西省、甘肃省、黑龙江省、上海、上海第一医科大学等图书馆。

64.中西医药书局铅印本。现藏于广东省中山图书馆。

65.石印本。现藏于安徽省、泸州市（残）、福建中医学院、广西壮族自治区第一图书馆。

66.1953 年广益书局铅印本（有朱武曹增批）。

67.1954 年上海锦章书局铅印本。

68.1955 年上海中医书局铅印本。

69.1955 年人民卫生出版社铅印本。

70.1955 年人民卫生出版社影印本。其"内容简介"谓"据问心堂藏版原书影印"，但未影印扉页，也未说明原书为何年刊行。卷首前仅有序三首，即汪序、朱序和吴氏自序，无征保之序（但书中有征保之按语），不知原书之序即为三首，还是影印之误。书中无"补秋燥胜气论"的内容，符合问心堂初刻本原貌。而每卷前虽注明"朱武曹先生点评"，却未影印眉批，使点评内容缺漏，则又失原书之真。

71.1957 年四川人民出版社铅印本。

72.1963 年人民卫生出版社铅印本第 1 版第 1 次印刷。1972 年第 1 版第 3 次印刷本谓"本书系据问心堂本排印的，并据别本增补了朱武曹氏评及秋燥胜气论"，但"凡于学术上无价值的（如卷四《形体论》等），概予删节"。可见此本也失该书原貌。

73.见《医学初阶四种》。

74.见《中国医学大成》。

75.见陈修园医书四十六、七十、七十二种。

76.见薛生白医书二种。

77.见《中医证治典范》。

总之，《温病条辨》所传版本，均源自嘉庆癸酉年所刊之问心堂本，但以后逐渐形成三大系统。一为嘉庆癸酉本的直接延续，未增任何内容；一为道光十五年叶氏刻本的延续，增加了"补秋燥胜气论"的内容，但无霹雳散及其方论；一为道光十六年鞠通之子及婿重校本的延续，内容最为完善。

二、《医医病书》版本

本书著成于道光十一年（1831 年），但当时未及刊行，仅以抄本流传。目前所见主要版本有：

1.（增订）医医病书：1915 年、1924 年绍兴育新书局石印本。现藏于中国中医研究院、北京中医药大学、军事医学科学院、天津市医药技术情报站、山东中医学院、河南中医学院、山西中医药研究院、中蒙医研究所、辽宁中医学院、长春中医学院、黑龙江省、上海、中华医学会上海分会、上海第二医科大学、上海中医药大学、南京、南京中医药大学、苏州中医医院、苏州市、镇江市、苏州医学院、南通医学院、浙江医科大学、浙江中医药研究院、同济医科大学、四川省、华西医科大学、成都中医学院、福建中医学院、广西壮族自治区第一、广东省中山、广州中医药大学等图书馆。

中国中医研究院和北京中医药大学图书馆所藏为 1915 年本，由曹炳章增订而成。其扉页正中印有书名"增订医医病书"；右侧印"淮阴吴鞠通原著、四明曹炳章集注"；左印"王一寒署"，并有"一寒"印章一枚；上方印"山阴黄寿衮鉴定"。扉页内面印"民国四年九月绍兴育新书局石印"。接扉页之后，为民国四年黄寿衮、曹炳章及道光十三年蒋湖书屋主人之序。再后有《医医病书》凡例六条、曹炳章按语、吴鞠通的"医医病书题词"、曹氏医药丛书总目等内容。

本书原稿正文为七十二条，另附四条，共七十六条，未分卷次和门类，后经曹炳章增订为八十一条（增补六条，但原文脱漏一条），并根据内容重新编排条文顺序，分为上下二卷，每卷二编，共四编。第一编为"学医总论"，计 23 条；第二编为"病理各论"，计 17 条；第三编为"证治要论"，计 24 条；第四编为"用药统论"，计 17 条。

本书为 32 开本，版式为半页 11 行，每行 24 字，白口，上单鱼尾，四周双栏，版框高 16.6cm，宽 10.9cm，中缝印有书名、卷次、页码等。最后有版权页，印有出版时间、定价、原著者、集注者、鉴定者、印刷所、总发行、分发行等内容，并刻有"版权所有"之印。

2. 江苏科学技术出版社 1985 年铅印本，为中医古籍小丛书之一。由沈凤阁以手抄本为底本，参考曹炳章之增订本校注而成。全书正文内容七十二条，不分卷次门类，基本保持了该书原貌。正文前有吴鞠通传、胡沄序、题词、凡例等内容。所作校注则排于各页下面。

此本为 32 开本，简体字横排，正文每页 24 行，每行 24 字。

3. 见《医药丛书五十六种》。

由此可见，此书版本虽少，却为两大系统。"曹校本"打乱原书体例，并脱漏条文，且增补他书内容，有失该书原貌。"沈校本"则忠于原著，使后人得窥原貌。

三、《吴鞠通医案》版本

《吴鞠通医案》由吴鞠通先生晚年搜集一生治验而成，但当时未及刊印，只有抄本流传。目前所见主要版本有：

1. 1916 ~ 1923 年绍兴医药学报社木活字本（绍兴裘氏藏版），书名为《吴鞠通先生医案》或《吴氏医案》，四卷，乃裘庆元（吉生、激生）刊印，为裘氏医药丛书之一。此本简称"裘本"，与下述金月笙所刊本被认为是目前所见的最早刊本。现藏于中国中医研究院、吉林省、上海第二医科大学、苏州医学院等图书馆。

本书为分卷陆续出版。一卷出版于 1916 年，二卷出版于 1918 年，三卷出版于 1921 年，四卷出版于 1923 年。

卷一前面有冯国璋、张谔等为裘氏医药丛书所作的序言、医药丛书第一集凡例及总目、高德僧所作吴氏医案序。所载医案有：暑温、伏暑、湿温、中燥、疟、冬温、伤寒诸门。

卷二前面有医药丛书第二集序、凡例及总目。所载医案有：中风、瘈疭、肝风、肝厥、胁痛、肝痛、癫狂、虚劳、吐血、衄血、便血、肿胀、单腹胀、滞下、积聚、淋浊、泄泻诸门。

卷三前面有张锡纯序及医药丛书第三集凡例、总目。所载医案有：头痛、胃痛、脾胃、噎食、呕吐、反胃、哕、咳嗽、肺痈、失音、水气、寒湿、痹、痰饮诸门。

卷四为杭州三三医社发行，前面有医

药丛书第四集凡例、总目及裘吉生之序。所载医案有妇科的疝瘕、胎前、产后、阴吹、交肠、调经、带下、脏燥及儿科的痘证、痉、瘰疬、食积、飧泄、咳嗽、暑温、伏暑诸门。

此本版式为半页 12 行，每行 30 字，白口，上单鱼尾，四周单栏，版框高 16.6~17cm，宽 11.5cm，中缝印有书名、病名、页码等。

2.1916 年杭州有益山房铅印本，五卷，为金月笙所刊。现藏于中国中医研究院、北京中医药大学、中国科学院、首都、天津医学院、内蒙古自治区、陕西中医药研究院、辽宁中医学院、白求恩医科大学、上海中医药大学、南京中医药大学、苏州中医医院、浙江省、浙江医科大学、浙江中医药研究院、贵阳中医学院等图书馆。

此本不仅分为五卷，而且所载医案也与裘本不尽相同。卷一扉页正中印有书名"吴氏医案"，右侧书"淮阴鞠通先生著"，左下方刻"杭州有益山房印"。扉页后有吴庆坻序及各卷目录。

卷一有 38 页，所载医案为：风温、温疫。

卷二有 41 页，所载医案为：暑温、伏暑、温毒、湿温、冬温。

卷三有 73 页，所载医案为：中风、少阳瘰疬、肝风、肝厥、胁痛、肝痈、癫狂、虚劳、吐血、便血、肿胀、单腹胀、滞下、积聚、淋浊、泄泻。

卷四有 105 页，所载医案为：痘证、噎食、呕吐、反胃、哕、失音、水气、寒湿、痹、风淫、痰饮。

卷五有 63 页，所载医案为：肺痈、喉痹、疟、伤寒、中燥、痉、瘰疬、食积、飧泄、咳嗽、头痛、胃痛、脾胃。

此本版式为半页 10 行，每行 24 字，小黑口，上单鱼尾，四周双栏，版框高 18.5cm（卷一版框高 16.6cm），宽 11.7cm，中缝印有书名、病名、页码等。患者姓氏、性别、年龄、就诊日期等内容印于框上。

3.1921 年、1924 年（二卷）、1925 年、1928 年上海世界书局石印本。现藏于中国中医研究院、天津中医学院、山东中医学院、河南省、河南中医学院、陕西中医药研究院、甘肃中医学院、长春中医学院、黑龙江省、上海中医药大学、苏州中医医院、苏州市、苏州医学院、扬州市、浙江中医药研究院、贵阳中医学院、云南中医学院、广东省中山（残）、福建中医学院等图书馆。

4.1922 年、1925 年（四卷）上海校经山房石印本。现藏于中国中医研究院、天津市医药技术情报站、天津中医学院、辽宁中医学院、长春中医学院、成都中医学院等图书馆。

5.抄本。现藏于北京、甘肃省、浙江省、浙江中医药研究院等图书馆。

6.1960 年人民卫生出版社铅印本（第 1 版）。据裘氏四卷本排印。1985 年出版第 2 版，乃王绪鳌据清末丹井书屋旧藏抄本为底本，以裘本、金本校之而成。仍为四卷，繁体竖排。但较裘本增加了风温、温疫、温毒（排于卷一）、喉痹（排于卷三）等病证内容，且对全书目录作了适当调整（如将冬温置于暑温之前）和合并（将卷四儿科医案中的咳嗽并入卷三咳嗽门；暑温、伏暑并入卷一暑温、伏暑门；瘰疬并入卷二瘰疬门）。

人民卫生出版社 1985 年第 2 版第 5 次印刷的王绪鳌点校本（王本），封面右侧竖印"中医古籍整理丛书"；左侧竖印"吴鞠通医案"，下署"清吴瑭著"。书前有出版者的话、内容提要、点校说明及裘本、金本原序等。卷一医案，首为风温，继为温疫、温毒、冬温、暑温等，显然与裘本、金本不同。

此本版式为正文每页 16 行，每行 45 字。

7. 见《医药丛书十一种》。

8. 见《中医医学大成》。为绍兴曹炳章据金月笙五卷本校订而收入。

9. 民国间上海大成书局石印本。现藏于中国中医研究院图书馆。

总之，本书版本主要可分三大系统，一为裘本系统，一为金本系统，一为王本系统。裘本所收病种虽缺"风温"、"温疫"、"温毒"、"喉痹"等，但各门所收案例较多，且诊疗日期、煎法、服法等内容记载完整；金本虽然收载病种较多，但各门所收案例却没有裘本多，且往往缺少诊疗日期、煎法、服法等内容。可见二者各有所长。王绪鳌点校本则兼二者之长，可谓目前较好版本，只是有少数内容遗漏之处。

《温病条辨》著成年代考

《温病条辨》是吴鞠通的主要代表著作，目前的图书目录及有关的书刊杂志等，均谓其著成于 1798 年。然笔者经过反复考证，认为此说极为错误，必须予以纠正。

人们之所以认为《温病条辨》著成于 1798 年，主要是问心堂《温病条辨》吴鞠通自序中的一段不甚明确的叙述所致。吴氏在自序中曾说："癸丑岁，都下温疫大行……因有志采辑历代名贤著述，去其驳杂，取其精微，间附己意，以及考验，合成一书，书曰《温病条辨》，然未敢轻易落笔。又历六年，至于戊午，吾乡汪瑟庵先生促瑭曰：来岁己未，湿土正化，二

气中温厉大行，子盍速成是书，或者有益于生民乎！瑭愧不敏，未敢自信，恐以救人之心，获欺人之罪，转相仿效，至于无穷，罪何自赎哉！然是书不出，其得失终未可见，因不揣固陋，黾勉成章。"

自序中提到的癸丑岁，即乾隆五十八年，公元 1793 年。此年吴氏 36 岁，遇京城流行温疫，死于时医之手者不可胜数，诸友促其治之，幸存活数十人，略有治温心得，故产生著《温病条辨》之念。但由于缺乏自信，迟迟未敢落笔。六年以后，时至戊午，即嘉庆三年，公元 1798 年，吴氏 41 岁，同乡好友汪廷珍（字瑟庵）先生预见来年会有温疫流行，促其速成此书。正是在汪氏的催促下，吴氏才下定决心，写成此书。

一般来说，某一著作的著成年代，可以从其自序内容或写序时间上得到启示。但吴氏《温病条辨》自序后并未注明写序时间，即使自序内容，也只是说明其写作动机和开始写作此书的年代，并未明确提出写成此书的时间，这无疑给判定其著成年代增加了困难。

当然，若仅仅根据其自序所述内容，将 1798 年既当作开始写作年代，又当作其著作完成年代，也未尝不可。但是，综观本书的初刊年代、其他序言及全书内容等，就会发现此说难以成立。

一、从初刊年代来看

关于《温病条辨》的最早版本，长期以来有两种不同的说法：一说是嘉庆十七年壬申（1812 年）汪廷珍刻本，一说为嘉庆十八年癸酉（1813 年）问心堂刻本。前一种说法的根据主要是 1961 年所编的《中医图书联合目录》，而后一种说法的根据则是 1991 年出版的《全国中医图书联合目录》。笔者经多方调查，见到的最早版本仅为 1813 年的问心堂刻本，并未见

1812年的汪廷珍刻本。据有关资料记载，问心堂为吴鞠通先生书室之名，由其同乡好友汪廷珍书写匾额。汪廷珍长吴氏一岁，乾隆己酉年（1789年）中进士，道光时官至礼部尚书，亦精医学，不仅催促吴氏写《温病条辨》，而且于1812年为之作序，鼓励其早日出版，并予以参订全书，多处加以按语。由于他在序中说"吴子以为然，遂相与评隲而授之梓"，故后人认为此书最早由汪氏刻于1812年。然至今未见此本流传。笔者认为这可能是后人对汪氏序言误解所致。

若以1813年为《温病条辨》初刊年代的话，那么，距其开始写作的1798年已有15年之久。退一步说，即使有1812年刻本，距1798年也长达14年。如前所述，此书是吴氏在汪氏的催促下于1798年开始写作，如果确实于当年完成的话，那么，为何时隔十四五年后，才求汪氏作序而刊行呢？遍查有关资料，并未发现特殊理由，而只能说明其当年并未真正完成此书。因为此书并非一般的通俗读物，而是具有独特观点和崭新辨治体例的温病学专著，吴氏当年才41岁，临证不过短短六年，经验并不丰富，著书又是首次，写出初稿，不敢自信，又求名人参订评审，反复修改，故当年写作、当年完成是不大可能的。

二、从他人序言内容来看

从1813年问心堂所刊《温病条辨》来看，为其作序和予以参订或点评者，除汪廷珍外，还有朱彬（字武曹）和征保（字以园）二人。朱彬序于1811年4月，征保序于1813年仲秋。朱序中未提示该书具体著成年代，而只能据其写序时间推断书稿已于1811年基本写成。征序则明确指出："嘉庆甲子，出所著治温法示余。余向之急欲订正者，今乃发复析疑，力矫

前非，如拨云见日，宁不快哉！阅十稔而后告成，名曰《温病条辨》。末附三卷，其一为《条辨》之翼，余二卷约幼科、产后之大纲，皆前人之不明六气而致误者，莫不独出心裁，发前人所未发。"从嘉庆甲子年（1804年）到嘉庆癸酉年（1813年），恰好十年。可见其初稿约成于1804年，最后定稿并付梓则为1813年。

三、从书中内容来看

综观《温病条辨》全书内容，可以发现许多篇章显然不是1798年左右所写。如卷六解儿难中有"泻白散不可妄用论"一篇，其中写道："吾从妹八九岁时，春日患伤风咳嗽，医用杏苏散加桑白皮，至今将五十岁，咳嗽永无愈期，年重一年。"可见吴氏写这一篇时，年龄起码在五十岁左右，不会小于其堂妹的年龄。而1798年时，吴氏刚41岁，所以，决不可能写这一篇。即使1804年完成初稿之时，吴氏也才47岁。因此，此篇有可能是1804年以后所加。

又如卷六解儿难"小儿易痉总论"说："余于医学，不敢自信，然留心此证几三十年，自觉洞彻此理。"说明写此篇时，吴氏已从医近三十年。若从其19岁学医算起，写此篇时也将近50岁。也就是说，此篇也不会写于1798年，而应写于1807年左右。

再如卷五解产难"产后六气为病论"中说："余治黄氏温热，妊娠七月，胎已欲动，大实大热，目突舌烂，乃前医过于瞻顾所致，用大承气一服，热退胎安，今所生子二十一岁矣。"此案在其医案中有记载（不过患者为史氏），治于1793年京城流行温疫之时，距其写作此篇，已过二十年，恰好为1813年，即问心堂《温病条辨》初刊之年。

四、《温病条辨》的完善过程

1813 年初刊问心堂《温病条辨》的内容并不完整，秋燥门中仅有温燥的内容，而无凉燥的证治方药，这与吴氏当时对凉燥缺乏足够认识有关。1821 年以后，吴氏多次经历燥疫流行，始对凉燥有了较深刻的认识，并制"霹雳散"一方，救治凉燥疫证，获效良多，遂作"补秋燥胜气论"一篇，附于《温病条辨》之中。道光十五年（1835 年）叶氏潨吾楼所刻之《温病条辨》中，即有此篇，但无"霹雳散"及其方论。道光十六年（1836 年）八月，即吴鞠通逝世半年后，由其子廷芷、廷荃及婿周宗信重校《温病条辨》时，始将霹雳散及其方论补入。至此，才形成完善的《温病条辨》一书。因此，道光十六年本应视作《温病条辨》的善本。

由此可见，《温病条辨》一书，并非著成于 1798 年，而是开始写作于 1798 年，初稿约成于 1804 年，初版定稿并刊行于 1813 年，最后完善于 1836 年。从开始写作，到初刊定稿，前后反复修改，历时达 15 年左右，至最后完善，长达 38 年之久，足见其治学之严谨，著书之认真。

吴鞠通学术思想渊源

清代名医吴鞠通，不仅是辨治温病的大师，也是辨治内伤杂病的高手。他的学术思想，特别是他所创立的三焦辨证理论体系对温病学乃至整个中医学的发展都起了巨大的推动作用，影响极为深远。那么，他的学术思想是如何形成的呢？从其生平及著述来看，他虽非世医家传，也未直接拜师，但却学有所本，渊源有自。现将其主要学术渊源简介如下：

一、首宗《内经》，学有根底

《黄帝内经》（简称《内经》，分《素问》《灵枢》两部）是我国最早的医学经典巨著，为中医学理论之源和各科发展的基础。故历代有成就的医家，无不对其重视，吴氏也不例外。他认为医书也如儒书一样，有经子史集之别，学医者欲得医理之精纯，就必须注重钻研《内经》《难经》等经书，不可喜浅近而惧深奥，爱简便而畏繁重。正如他在《温病条辨·杂说》中所说："《灵枢》《素问》《神农本经》《难经》《伤寒论》《金匮玉函经》，为医门之经；而诸家注论、治验、类案、本草、方书等，则医之子、史、集也。经细而子、史、集粗，经纯而子、史、集杂，理固然也。学者必不可不尊经，不尊经则学无根柢，或流于异端。"吴氏是这样说的，也确实是这样做的。他一生善研经书，尤其是将《内经》作为经中之经予以重视，故其学术思想受《内经》影响最深。这一点，在他的每部著作中都有深刻的反映。现仅以《温病条辨》为例来加以说明。

《温病条辨》一书，集中反映了吴氏的温病学说，当然也是反映其主要学术思想的代表著作。而全书正是在《内经》理论指导下，博采历代名贤精妙，结合自己经验而写成，正如他在《温病条辨》凡例中所说："历取诸贤精妙，考之《内经》，参以心得，为是编之作。"

吴氏著《温病条辨》，首宗《内经》者，主要表现在如下几个方面：

第一，引《内经》原文，为论温病之总纲。《温病条辨》共有七卷，而论温病者主要是前四卷，即卷首原病篇，卷一上焦篇，卷二中焦篇和卷三下焦篇。卷首原病篇即引《内经》原文十九段为纲，分注为目，来总论温病的病名、分类、病因病机、症候、诊断、防治、预后等内容。其篇幅虽少，但内容重要。吴氏将其置于卷首，显然是将其作为辨治温病的指导思想。后面论温各篇，都是在此理论指导下写成。

第二，其所创温病三焦辨证理论体系，实源于《内经》有关三焦的论述。如《灵枢·营卫生会》篇说："上焦出于胃上口，并咽以上，贯膈而布胸中。……中焦亦并胃中，出上焦之后。……下焦者，别回肠，注于膀胱而渗入焉。"又说："上焦如雾，中焦如沤，下焦如渎。"可见上、中、下三焦分别代表了人体不同部位的脏腑及其生理功能，而感邪之后，自然会引起三焦所属脏腑的功能紊乱或实质损害。吴氏正是在深刻领会这些论述的基础上，将其引申为温病的辨证纲领。

第三，在温病诊断方面，深受《内经》影响。如《素问·平人气象论》谓："人一呼脉三动，一吸脉三动而躁，尺热，曰病温。"《灵枢·论疾诊尺》篇说："尺肤热甚，脉盛躁者，病温也。"吴氏认为脉动数即为躁，并将其与尺肤热作为诊断温病及与太阳中风鉴别的重要依据。如他在《温病条辨》上焦篇第三条指出："太阴之为病，脉不缓不紧而动数，或两寸独大，尺肤热，头痛，微恶风寒，身热，自汗，口渴或不渴而咳，午后热甚者，名曰温病。"并注释说："头痛，恶风寒，身热，自汗，与太阳中风无异，此处最足以相混，于何辨之？于脉动数、不缓不紧，证有或渴或咳、尺热、午后热甚辨之。"又如，他认为小肠火腑不通之脉，为"左尺牢坚"，并指出："左尺，小肠脉也，俗候于左寸者非，细考《内经》自知。"

第四，所制诸方，悉遵《内经》之训。如遵"风淫于内，治以辛凉，佐以苦甘"之训，制银翘散、桑菊饮等辛凉之剂；遵"热淫于内，治以咸寒，佐以甘苦"之训，制化斑汤、清营汤、清宫汤等方。而且，为使学者明了各方所用《内经》之法，吴氏特于各方条下一一注明。

如桑杏汤、翘荷汤后注为"辛凉法"，新加香薷饮后注为"辛温复辛凉法"，二甲复脉汤后注为"咸寒甘润法"等。这也是《温病条辨》一书的显著特点之一。

第五，直接引用《内经》之方，为温病所用。《内经》一书，以明理为要，所用治法以针灸为主，方剂不过数则而已，且很少用于温病。但吴氏却能巧妙用之。如《灵枢·邪客》篇以半夏汤治邪客而目不瞑之证，吴氏引而用之，治"温病愈后，嗽稀痰而不咳，彻夜不寐者"。

第六，遵《内经》之旨，设饮食之禁。《素问·热论篇》曾谓："病热少愈，食肉则复，多食则遗，此其禁也。"吴氏则谓："阳明温病，下后热退，不可即食，食者必复。周十二时后，缓缓与食，先取清者，勿令饱，饱则必复，复必重也。"

总之，吴氏论温病之因证脉治等，均力求合于《内经》之旨。甚至在其著成《温病条辨》前几卷后，发现有不合经旨者，还及时予以纠正。正如他在"补秋燥胜气论"中所说："瑭袭前人之旧，故但叙燥证复气如前。书已告成，窃思与《素问》燥淫所胜不合，故杂说篇中，特著燥论一条，详言正化、对化、胜气、复气以补之。"可见谓其治学首宗《内经》，并不为过。

二、研仲景之学，立辨治之基

汉末医家张仲景，虽官至长沙太守，但鄙视"外逐荣势，内忘身命"之士，又悲宗族之沦丧，伤横夭之莫救，乃勤求古训，博采众方，著《伤寒杂病论》（后被分为《伤寒论》与《金匮要略》二书），开中医临床辨证选方用药之先河，被后世尊为医圣。其《伤寒论》一书，为我国第一部论述外感热病辨治的专著，创六经辨证理论体系，形成影响深远的伤寒学说，千余年间，被医家奉为辨治一切外感热病之圭臬。而《金匮要略》则主论内伤杂病，兼及外感，被视为辨治杂病之经典。

吴鞠通之所以走上专门从事医学之路，可以说受仲景的影响极大。正如他在《温病条辨》自序中所说："瑭愧恨难名，哀痛欲绝，以为父病不知医，尚复何颜立天地间，遂购方书，伏读于苫块之余。至张长沙'外逐荣势，内忘身命'之论，因慨然弃举子业，专事方术。"因此，其为医一生，不仅谨遵《内经》之训，而且对仲景之学也尊崇有加。关于这一点，不仅在其所著《医医病书》及医案中有充分的体现，即使从创立外感热病新说（温病学说）的《温病条辨》中也可见一斑。

首先，吴氏著《温病条辨》，创温病学说的根本目的，并非与仲景伤寒学说对立，而是对伤寒学说加以补充和发展。正如吴氏在《温病条辨》凡例中所说："是书虽为温病而设，实可羽翼伤寒。"又说："《伤寒论》六经，由表入里，由浅入深，须横看。本论论三焦，由上及下，亦由浅入深，须竖看，与《伤寒论》为对待文字，有一纵一横之妙。学者诚能合二书而细心体察，自无难识之证，虽不及内伤，而万病诊法，实不出此一纵一横之外。"

其次，《温病条辨》在写作体例上即仿照《伤寒论》的作法。正如吴氏所说："是书仿仲景《伤寒论》作法，文尚简要，便于记诵。"

第三，吴氏温病三焦辨证体系，实受仲景六经辨证启发而创立，其目的均为提示病邪传变规律和病位浅深、病情轻重，用于指导临床辨治。而且，他并不完全摒弃六经辨证的内容，而是将其巧妙地融于三焦辨证之中，为温病辨证所用。如上焦温病，有病在手太阴肺与手厥阴心包之分；中焦温病，有邪在足阳明胃与足太阴脾之异；下焦温病，有病在足少阴肾与足

厥阴肝之别。为突出六经分证的作用，他还常在温病不同的病证前，冠以相应的六经之名，如太阴温病、太阴风温、手太阴暑温、两太阴暑温、手厥阴暑温、太阴伏暑、太阴湿温、阳明温病、阳明温毒、阳明暑温、阳明湿温、太阴脾疟、太阴三疟、少阳疟、少阴温病、少阴三疟、厥阴三疟等，足见六经辨证对其影响之深。

第四，择仲景之方，为温病所用。仲景之方，为"众方之祖"，其疗效卓著，早被无数事实所证实。而且，《伤寒论》之方，并非专为伤寒而设；《金匮要略》之方，也决非只治杂病。临床上无论何病，只要有其证，便可用其方。故吴氏治疗温病，所用之方也多选自《伤寒论》和《金匮要略》二书，或由其方加减而成。据粗略统计，《温病条辨》一书所载方剂，除去重复者，约203首，而用仲景原方及由其方加减者即达半数左右。

如直接选用仲景原方者有：桂枝汤、白虎汤、白虎加人参汤、白虎加桂枝汤、栀子豉汤、一物瓜蒂汤、大承气汤、小承气汤、调胃承气汤、栀子柏皮汤、茵陈蒿汤、五苓散、理中汤、四逆汤、小半夏加茯苓汤、泻心汤、小柴胡汤、黄连阿胶汤、抵当汤、桃花汤、猪肤汤、甘草汤、桔梗汤、苦酒汤、小建中汤、黄土汤、小青龙汤、麻杏石甘汤、葶苈大枣泻肺汤、大黄附子汤、鳖甲煎丸、乌梅圆、茵陈五苓散等三十余首。吴氏引用这些方剂，不仅谨守其药味配伍，而且在煎服方法上，也多采用原方之法。甚至对有些方剂的剂量，也未改为清代用量，而是维持原方剂量，并特注明让临证者自行斟酌使用。如他在黄土汤后注明："分量、服法，悉录古方，未敢增减，用者自行斟酌可也。"在桂枝汤后注明："煎法、服法，必如《伤寒论》原文而后可，不然，不惟失桂

枝汤之妙，反生他变，病必不除。"在只录药味，未录煎服之法的乌梅圆后注明："分量、制法，悉载《伤寒论》中。"

由仲景方加减而成的方剂有：白虎加苍术汤、瓜蒂散（与仲景原方不同）、小半夏加茯苓汤再加厚朴杏仁方、桂枝柴胡各半汤加吴萸楝子茴香木香汤、减味竹叶石膏汤、承气合小陷胸汤、护胃承气汤、新加黄龙汤、宣白承气汤、导赤承气汤、牛黄承气汤、增液承气汤、小陷胸加枳实汤、半夏泻心汤去人参干姜大枣甘草加枳实杏仁方、四苓加木瓜厚朴草果汤、茵陈四逆汤、椒附白通汤、附子理中汤去甘草加广皮厚朴汤、五苓散加防己桂枝薏仁方、新制橘皮竹茹汤、加减木防己汤、半夏泻心汤去人参干姜甘草大枣加枳实生姜方、苍术白虎汤加草果方、小柴胡加干姜陈皮汤、减味乌梅圆、地黄余粮汤、加减泻心汤、四苓合芩芍汤、加减芩芍汤、五苓散加寒水石方、加减附子理中汤、加减小柴胡汤、加减黄连阿胶汤、加味白头翁汤、加减复脉汤、救逆汤、一甲复脉汤、二甲复脉汤、三甲复脉汤、大定风珠、桃仁承气汤、桃花粥、加减复脉汤仍用参方、加减桃仁承气汤、半夏桂枝汤、连梅汤、椒梅汤、控涎丹等五十首左右。

第四，许多方证条文，基本上是引用《伤寒论》《金匮要略》原文，或略加改动而已。

如《伤寒论》谓："少阴病，下利，咽痛，胸满，心烦者，猪肤汤主之。"《温病条辨》则曰："温病少阴下利，咽痛，胸满，心烦者，猪肤汤主之。"

《伤寒论》谓："少阴病二三日，咽痛者，可与甘草汤；不差者，与桔梗汤。"《温病条辨》则曰："温病少阴咽痛者，可与甘草汤；不差者，与桔梗汤。"

《伤寒论》谓："少阴病，得之二三日，心中烦，不得卧，黄连阿胶汤主之。"《温病条辨》则曰："少阴温病，真阴欲竭，壮火复炽，心中烦，不得卧者，黄连阿胶汤主之。"

《伤寒论》谓："少阴病，咽中伤，生疮，不能语言，声不出者，苦酒汤主之。"《温病条辨》则曰："温病入少阴，呕而咽中伤，生疮不能语，声不出者，苦酒汤主之。"

《金匮要略》谓："支饮不得息，葶苈大枣泻肺汤主之。"《温病条辨》也谓："支饮不得息，葶苈大枣泻肺汤主之。"

《金匮要略》谓："先便后血，此远血也，黄土汤主之。"《温病条辨》则曰："先便后血，小肠寒湿，黄土汤主之。"

诸如此类引文，还有很多，将仲景之书与《温病条辨》对照细读自知。

由引可见，仲景之学实为吴氏临证辨治的基础，也是其创立温病学理法方药完整体系的基础。甚至可以说，若无仲景《伤寒论》《金匮要略》之著，便无吴氏《温病条辨》之作。

三、读又可《温疫论》，去杂取精

明末医家吴又可，著我国第一部温病学专著《温疫论》，脱却伤寒，单论温病，对温病学说的形成和发展起了重要的推动作用。鞠通学医，曾专心研读过又可的《温疫论》。正如他在《温病条辨》自序中所说："来游京师，检校《四库全书》。得明季吴又可《温疫论》，观其议论宏阔，实有发前人所未发，遂专心学步焉。"虽然后来他发现吴又可"立论不精，立法不纯，又不可从"，但在《温病条辨》中，并非一概排斥又可之说，而是抱着去其驳杂，取其精华的态度，继承和发扬了又可许多有价值的学术观点和临床经验。

首先，继承了吴又可温邪从口鼻侵入人体之说。众所周知，在《温疫论》问世之前，在辨治外感热病方面，伤寒学说占着绝对统治地位，人们普遍认为外邪皆由毛窍侵入人体，故其传变规律为由表及里，不断深入。而吴又可则在《温疫论》中首次明确提出温疫之邪（也即温病之邪，因又可认为温疫即温病）与伤寒之邪的侵入途径截然不同。他说："伤寒之邪，自毫窍而入，时疫之邪，自口鼻而入。"这一观点，很快被后世一些医家所接受，成为温病学派脱离伤寒学说而创立温病学说的重要理论根据之一。如清初名医叶天士在《温热论》中提出："温邪上受，首先犯肺"之说，即含有温邪从口鼻而入之意。吴鞠通则在《温病条辨》中更加明确地指出："温病由口鼻而入，自上而下。鼻通于肺，始手太阴。"尽管鞠通所述的温邪初犯部位与又可所述不同（又可认为首犯膜原），但其所谓温邪"从口鼻而入"的观点，无疑是完全继承了又可之说。

其次，《温病条辨》所述许多证候的病机及临床表现等，取材于《温疫论》。如中焦篇第一条所列大承气汤证的常见临床表现，多取材于《温疫论》"应下诸症"。第六条所述"火极似水，热极而厥"之证，取材于《温疫论》对"脉厥"、"体厥"的论述。第十三条、十四条、十五条、十六条所列下后诸证，取材于《温疫论》的"下后脉浮"、"下后脉复沉"、"邪气复聚"、"下后身反热"、"下后脉反数"等证。第十七条所列新加黄龙汤证，取材于《温疫论》对"停药"及"补泻兼施"的论述。下焦篇第二十条所列犀角地黄汤证，第二十一条所列桃仁承气汤证、抵当汤证等，取材于《温疫论》"蓄血"之论。

第三，直接引用《温疫论》的方剂。如《温病条辨》中所用桃仁承气汤，即引自《温疫论》，系吴又可在《伤寒论》桃核承气汤的基础上加减而成。所用瓜蒂散也是引自《温疫论》，与仲景原方不同。

第四，对许多证候的治疗，鞠通虽未用又可原方，但仍用其法或其方加减。如《温病条辨》中焦篇第十四条以清燥汤治疗"下后无汗，脉不浮而数"之证，即是用吴又可下后间服缓剂之法。正如鞠通所说："此条乃用其法而不用其方。"又如《温疫论》治阴亏而兼里证者，先用清燥养荣汤滋阴润燥，若热渴未除，里证仍在，再用承气养荣汤滋阴攻下。而《温病条辨》中焦篇第十七条则谓："津液不足，无水舟停者，间服增液，再不下者，增液承气汤主之。"这显然是用《温疫论》之法而稍变其方。又如《温疫论》治烦渴思饮者，以梨汁、藕汁、蔗浆、西瓜，备不时之需。而《温病条辨》则以雪梨浆、五汁饮（梨汁、荸荠汁、鲜苇根汁、麦冬汁、藕汁或蔗浆）沃之。这无疑也与又可之法一脉相承。

此外，在温病病因方面，吴鞠通认为除六淫之外，"戾气"间亦有之；在温热病用药方面，慎用黄连等苦寒之品等，皆为受吴又可影响所致。

四、承叶氏之论，完善温病学说

清初名医叶桂，字天士，学问深纯，经验丰富，内伤杂病，皆为精通，有《温热论》及《临证指南医案》等著作传世，影响甚大，时称"医中国手"。尤其是创立温病卫气营血辨证体系，标志着温病学说基本形成，故被后人奉为清代温病四大家之首。

吴鞠通研究温病，曾遍考晋唐以来诸贤议论，但发现元代以前医家，皆未得温病本真，故不能脱却《伤寒论》蓝本；元末医家王安道虽能脱却伤寒，辨证温病，但论之未详，立法未备；明末医家吴又可虽著《温疫论》，卸却作寒，单论温病，但立论不精，立法不纯，又不可从；惟叶天士持论平和，立法精细。故其温病学说的形成，受叶氏的影响最为直接，最为深刻。《清史稿》谓其"学本于桂"；为《温病条辨》作序的征保谓其"近师承于叶氏"，均言之真切。具体表现如下：

首先，吴氏创温病三焦辨证理论体系，实受叶氏直接影响。叶氏辨治温病，虽以卫气营血辨证为纲，但也非常注重三焦分证。如他在《临证指南医案》暑门杨案中指出："仲景伤寒，先分六经；河间温热，须究三焦。"论痧证辨治时指出："须分三焦受邪孰多……上焦药用辛凉，中焦药用苦辛寒，下焦药用咸寒。"论夏热时指出："夏暑发自阳明，古人以白虎汤为主。后贤刘河间创意，迥出诸家，谓温热时疫，当分三焦投药，以苦辛寒为主。"而以三焦辨证处方的具体案例更是不胜枚举。吴氏研读医书，除《内经》、《难经》、《伤寒论》、《金匮要略》等古代经典外，晋唐之后医书，惟重《临证指南医案》，故接受叶氏所倡三焦分证之论是非常自然的。

其次，吴氏辨治温病，虽以三焦辨证为纲，但并不排斥叶氏所创的卫气营血辨证，而是象对待六经辨证一样，将其有机地贯穿于三焦辨证之中。即以三焦分上下，以卫气营血分表里，再以六经分脏腑经络，则形成纵横交错的立体辨证体系，使温病的辨证更加完整精细。如上焦温病中即有邪在卫分的桑菊饮证，在气分的白虎汤证，在营分的清营汤证，在血分的犀角地黄汤合银翘散证，气血两燔的玉女煎去牛膝熟地加细生地元参方证等；在中焦则以气分证为主，但也有深入营分的清营汤证；在下焦则有邪在气分的宣清导浊汤证，在血分的犀角地黄汤证，气血两燔的竹叶玉女煎证等。甚至在论某一方证时，就涉及卫气营血各个阶段的证治。如他在

治疗太阴风温（卫分证）的桑菊饮方后指出："二三日不解，气粗似喘，燥在气分者，加石膏、知母；舌绛，暮热，甚燥，邪初入营，加元参二钱，犀角一钱；在血分者，去薄荷、芦根，加麦冬、细生地、玉竹、丹皮各二钱。"由此足见其对叶氏卫气营血辨证的重视。

第三，温邪逆传理论是对叶氏之论的发挥。自古以来，人们遵伤寒学说，认为外邪的传变皆由太阳之表，顺传阳明之里。而叶氏则提出温邪的传变规律与寒邪不同。他在《温热论》中指出："温邪上受，首先犯肺，逆传心包。"在《临证指南医案》论风温时指出："肺位最高，邪必先伤，此手太阴气分先病，失治则入手厥阴心胞络，血分亦伤。盖足经顺传，如太阳传阳明，人皆知之；肺病失治，逆传心胞络，幼科多不知。"叶氏这里所说的温邪，主要指风温之邪，未包括春温之伏邪和发自阳明的暑热之邪等。而吴鞠通在《温病条辨》中则将"逆传"视为所有温病之邪的传变规律。他说："凡病温者，始于上焦，在手太阴。"又说："温病由口鼻而入，鼻气通于肺，口气通于胃，肺病逆传，则为心包。"这显然是对叶氏之论的引申和发挥。

第四，《温病条辨》诸多方证条文直接取材于《临证指南医案》。叶氏《临证指南医案》，虽非温病专著，但其中却载有大量温病验案。吴氏视其为珍宝，精心将与温病有关的方证整理录出，并将所录之方冠以方名，或稍加增减，添以剂量及煎服之法，使其成为《温病条辨》中的方证条文。据粗略统计，《温病条辨》三焦篇共有方证条文二百四十条左右，而直接取材于《临证指南医案》的方证条文就有百条左右（虽然有些方剂出自仲景或其他医家，但所治证候却与原方不尽相同，而

是参入了叶氏的应用经验)。如桑菊饮、清营汤、清宫汤、竹叶玉女煎、加减桃仁承气汤、两个青蒿鳖甲汤、三石汤、五个加减正气散、黄芩滑石汤、杏仁滑石汤、宣清导浊汤、两个宣痹汤、薏苡竹叶散、桑杏汤、沙参麦冬汤、翘荷汤、连翘赤豆饮、二金汤、三香汤、连梅汤、椒梅汤、三才汤、来复丹、加减复脉汤、一甲复脉汤、小定风珠、清络饮、玉竹麦冬汤、牛乳饮、半苓汤、三仁汤、桂枝姜附汤、护阳和阴汤、三神丸、银翘马勃散、杏仁薏苡汤、断下渗湿汤、乌梅圆、加减乌梅圆、加味异功汤、术附汤、半硫丸、术附姜苓汤、安肾汤、茵陈白芷汤、鹿附汤、白头翁汤、加减白头翁汤、补中益气汤、加减补中益气汤、加减黄连阿胶汤、加减小柴胡汤、附子粳米汤、加减附子理中汤、人参石脂汤、五苓散加寒水石方、滑石藿香汤、泻心汤、加减芩芍汤、厚朴草果汤、露姜饮、加味露姜饮、加减人参泻心汤、麦冬麻仁汤、黄连白芍汤、草果知母汤、杏仁汤、五汁饮、温脾汤、桂枝加白虎汤、扶阳汤、双补汤、加减银翘散、四苓加厚朴秦皮汤、四苓加木瓜草果厚朴汤、草果茵陈汤、椒附白通汤、苓姜术桂汤、人参泻心汤加白芍方、茯苓皮汤、加减木防己汤、苍术白虎汤加草果方、加减理阴煎、桃花汤、地黄余粮汤、人参乌梅汤、参芍汤、加减泻心汤、加味参苓白术散、紫雪丹、至宝丹、安宫牛黄丸等方证条文皆是。可见叶氏的学术思想及临床经验对吴氏影响之深广。

此外，吴氏的学术思想还受王叔和、刘河间、李东垣、王安道、张凤逵、张景岳、沈目南、喻嘉言等医家的影响。如《温病条辨》所列九种温病之名，则多取自王叔和《伤寒例》。三焦分治，则效法河间、嘉言。治温首方银翘散，则既遵《内经》"风淫于内，治以辛凉，佐以苦甘"之训，又宗喻嘉言芳香逐秽之说，且受王安道、张凤逵温暑当用辛凉，不当用辛温之论的启迪，以东垣清心凉膈散加减而成，在服法上也采用了东垣普济消毒饮时时轻扬之法。治温毒咽痛喉肿，耳前耳后肿，颊肿等证，更认为"治法总不出李东垣普济消毒饮之外"，其临床常用的代赈普济散，也由普济消毒饮加减而成。治暑湿伤气者，则赞成用东垣清暑益气汤。治温热气血两燔之证，常以景岳玉女煎加减。辨治温燥，则宗喻嘉言之论，而于凉燥则遵沈目南之法。

总之，吴氏的学术思想，特别是其温病学说，并非无本之木，无源之水，而是远宗《内经》、仲景之旨，发扬又可之说，师承叶氏之论，博采百家精华而成，故能经得起实践检验，不仅历久不衰，而且愈久则愈加枝繁叶茂。

吴鞠通温病学术特点

吴鞠通之所以被誉为清代温病四大家之一，主要是他在温病研究方面，博采众长，勇于创新，提出许多独到的学术见解，为温病学的形成和完善作出了无可替代的巨大贡献。现将其温病学术特点简介如下：

一、穷原竟委，论致温三因

关于温病的病因，历来争论不休，各执己见。因《素问·热论》篇曾谓"今夫热病者，皆伤寒之类也"；又谓"凡病伤寒而成温者，先夏至日为病温，后夏至日为病暑"；《素问·生气通天论》及《素问·阴阳应象大论》谓"冬伤于寒，春必温病"，故明代以前诸贤，多以此为据，认为温病乃由冬寒伏而化热所致。如晋代王叔和在《伤寒例》中所说："冬时严寒……中而即病者，名曰伤寒，不即病者，寒毒藏于肌肤，至春变为温病，至夏变为暑病。"甚至连力倡"温病不得混称伤寒"的元末医家王安道都认为温病、热病与伤寒，"三者皆起于感寒"。此即所谓的伏气致温学说。

另有一些医家，则认为也有不因冬寒而病温者。如宋代医家郭雍在《伤寒补亡论》中指出："冬不伤寒而春自感风寒温气而病者，亦谓之温。"此即所谓的新感致温学说。

而明末医家吴又可的观点则与众不同，他著《温疫论》，认为温疫即温病，其病因并非风寒暑湿等六淫之邪，而是天地间别有一种异气所感。其气极为暴戾，无论老幼强弱，触之即病，故称"戾气"。此即所谓的戾气致温学说。

面对诸贤之争，吴鞠通则不偏不倚，而是穷原竟委，融会贯通，提出有常有变的致温三因。正如他在《温病条辨·原病篇》中所说："伏气为病，如春温、冬咳、温疟，《内经》已明言之矣。亦有不因伏气，乃司天时令现行之气，如前列"六元正纪"所云是也。此二者，皆理数之常者也。更有非其时而有其气，如又可所云戾气，间亦有之，乃其变也。惟在司命者善察其常变而补救之。"此三因致温学说，无顾此失彼之弊，使温病病因学说臻于完善，功不可没。

二、取众家之长，创三焦辨证体系

祖国医学辨治外感疾病，历来注重辨证纲领的指导作用。早在《素问·热论篇》中，就以六经分证来说明外感热病的传变规律、证候类型、病情轻重、预后良否及治疗原则等。汉末医家张仲景之《伤寒论》，将其加以引申发展，创立理法方药完整实用的六经辨证体系，形成了伤寒学说的理论核心，千余年间，被医家奉为辨

治一切外感病的规矩准绳。而金元医家刘河间、罗天益及清初医家喻嘉言等，则引申《内经》三焦之论，以三焦分证，辨治热病，开始向传统的六经辨证发起了挑战。但由于其论甚简，未成体系，故难以与六经辨证相比。清代温病学家叶天士更加明确提出："仲景伤寒，先分六经；河间温热，须究三焦。"而且，还根据《内经》有关卫气营血的论述，创立了适用于温病的卫气营血辨证纲领，使温病学说基本形成，打破了长期以来以六经辨治外感热病的一统局面。但由于其论述分散零乱，且往往有法无方，有方无药，故推广应用较为困难。吴鞠通一生，长期钻研温病，正是不满这一现状，才在《内经》有关理论的指导下，博采前贤之长，参以心得，著《温病条辨》一书，创立了理法方药完整实用的三焦辨证体系，使温病学说得以完善。

然而，任何一种新说，要被学术界普遍接受，往往并非一帆风顺。吴氏三焦辨证学说的遭遇，更是如此。不仅伤寒学派攻击其为标新立异、异端邪说，就连许多温病学者也认为，既然已有叶氏的卫气营血辨证，何必屋上架屋，多此一举呢？而其说之所以遭到如此攻击，除少数由于门户之见外，多数还是因为人们对其学说特点和价值认识不足所致。那么，究竟吴氏三焦辨证体系有何特点和价值呢？现简要谈谈个人的看法。

（一）使病位划分更加精细

中医创立各种辨证纲领的重要目的之一就在于划分病变部位，以确定治疗大法，指导合理用药。如仲景六经辨证，主要根据病变所在的脏腑经络不同，将外感疾病分为太阳病、阳明病、少阳病、太阴病、少阴病和厥阴病六大类。叶氏卫气营血辨证，主要按病位的表里浅深不同，将

温病分为卫分证、气分证、营分证和血分证四大类。而吴氏的三焦辨证，则并非简单地将病位分为上、中、下三焦，而是巧妙地将六经辨证和卫气营血辨证的内容融于其中，即先以三焦为纲，分病位上下之浅深，继以六经分脏腑经络之不同，再以卫气营血分表里之次第，形成纵横交错的立体辨证体系，使温病病位的划分更加精细入微。

如一切温病之属手太阴肺、手厥阴心包（包括手少阴心）等上焦脏腑经络者，则为上焦温病；属足阳明胃和足太阴脾者，则为中焦温病；属足少阴肾、足厥阴肝、足太阳膀胱、妇人血室等下焦脏腑经络者，则为下焦温病。

对于上焦温病，吴氏首先根据邪气侵袭的脏腑经络不同，而有病在手太阴肺与手厥阴心包之分。如《温病条辨》上焦篇暑温门所述，证见"形似伤寒，但右脉洪大而数，左脉反小于右，口渴甚，面赤，汗大出者"，为暑"在手太阴"；而见"脉虚，夜寐不安，烦渴，舌赤，时有谵语，目常开不闭，或喜闭不开"者，则为"暑入手厥阴"。为突出病变所在的脏腑经络，吴氏还往往将相应的六经名称冠于病名之前，如太阴温病、太阴风温、太阴温热、太阴温疫、太阴冬温、手太阴暑温、太阴伏暑、太阴湿温、手厥阴暑温、两太阴暑温等。进而又根据病位的表里浅深不同，细分卫分、气分、营分、血分之证。如手太阴温病，初起见"脉不缓不紧而动数，或两寸独大，尺肤热，头痛，微恶风寒，身热，自汗，口渴或不渴而咳，午后热甚者"，则为邪在卫分；继而见"脉浮洪，舌黄，渴甚，大汗，面赤，恶热者"，则为邪在气分；若见"寸脉大，舌绛而干，法当渴，今反不渴者"，则为热在营分；见"血从上溢者"，为热迫血分等。手太

阴暑温则主在气分，故以白虎汤、新加香薷饮等方治之；手厥阴暑温，则病在营分，故治以清营汤、安宫牛黄丸等。

对于中焦温病，则首先根据邪在足阳明胃与足太阴脾之不同，而有阳明温病、阳明温毒、阳明暑温、阳明湿温、太阴脾疟等病证之分。进而又有邪在气分和邪入营血之辨。如见"面目俱赤，语声重浊，呼吸俱粗，大便闭，小便涩，舌苔老黄，甚则黑有芒刺，但恶热，不恶寒，日晡益甚"，且舌红而不绛，口渴甚者，为热在阳明气分；若见苔黄燥而舌色绛，不渴者，则为阳明之热入于营血。

对于下焦温病，则先有病在足少阴肾、足厥阴肝、足太阳膀胱、手阳明大肠、妇人血室等脏腑经络之分，继有邪在气分、血分之辨。如湿阻大肠，"少腹硬满，大便不下"，则为邪在气分；热入血室，"神气忽清忽乱，脉右长左沉"，则为邪入血分。

由此可见，吴氏三焦辨证对病位的划分，既吸取了六经辨证和卫气营血辨证之长，又弥补了各自的不足，是外感病辨证纲领的巨大发展。

（二）论述温邪传变规律更加全面

关于外感热病的传变规律，《素问·热论篇》首先提出由表及里的横向传变理论，认为"伤寒一日巨阳受之……二日阳明受之……三日少阳受之……四日太阴受之……五日少阴受之……六日厥阴受之"。其后，仲景创伤寒六经辨证体系，则继承了《素问》这一观点。创温病卫气营血辨证体系的温病学家叶天士，虽然认为温邪的传变不同于寒邪，提出"温邪上受，首先犯肺，逆传心包"和"卫之后，方言气；营之后，方言血"之说，但仍未脱离由表及里的横向传变方式。

而吴鞠通创三焦辨证，则不仅详细论

述了温邪的横向传变方式，而且明确提出了温邪具有纵向传变的特点。如他所述"温病由口鼻而入，鼻气通于肺，口气通于胃，肺病逆传，则为心包"，即为温邪横向传变方式之一。心包为心之外围，代心受邪，故凡言邪入心包者，实为邪气入心。肺主气属卫，心主血属营，二者虽同居上焦，却有表里浅深之别，故邪气由肺逆传心包，则为横向传变。又如他在治疗邪犯肺卫的桑菊饮后所述"二三日不解，气粗似喘，燥在气分者，加石膏、知母；舌绛，暮热，甚燥，邪初入营，加元参二钱，犀角一钱；在血分者，去薄荷、芦根，加麦冬、细生地、玉竹、丹皮各二钱"，则提示即使温邪局限于某一脏腑，也可见由表及里、由气及血、由浅入深的横向传变过程。而他所述"上焦病不治，则传中焦，胃与脾也；中焦病不治，即传下焦，肝与肾也。始上焦，终下焦"，则是指温邪的纵向传变规律。从临床实践来看，温病的传变确实存在着纵横两大规律，故以三焦辨证来认识和阐述温病的传变规律，较卫气营血辨证更加全面。

（三）指导治疗用药意义重大

确立治疗原则，指导选方用药，也是祖国医学创立外感病辨证纲领的重要目的之一。叶天士创卫气营血辨证，即提出了表里浅深不同阶段的治疗大法和注意事项。他说："在卫汗之可也，到气才可清气，入营犹可透热转气……入血就恐耗血动血，直须凉血散血……否则，前后不循缓急之法，虑其动手便错，反致慌张矣。"这无疑对温病卫气营血不同阶段的正确立法、防治误治有重要指导作用。

而吴鞠通创三焦辨证，则进一步提出了上、中、下三焦不同部位病变的组方用药原则和注意事项。他说："治上焦如羽，非轻不举；治中焦如衡，非平不安；治下焦如权，非重不沉。"并告诫人们不可"治上犯中，治中犯下"。

我们知道，三焦部位有上、中、下之分，所属脏腑功能各异，故其用药也各有所宜。也就是说，因药物质地有轻重之殊，气味有厚薄之分，煎服方法又千差万别，故其作用趋向有升降浮沉之异，临床上选药组方，煎服方法，只有各适其性，才能使其达于三焦不同病位而充分发挥治疗作用。在这方面，吴鞠通为我们树立了典范。

心肺居于上焦，其位最高，故吴氏治疗心肺病证所用之药，力求其如羽毛般轻轻升浮，上举而达于心肺。如治疗上焦肺卫之证的银翘散，在选药方面，多用质地极轻且具芳香之气的花、叶、壳之品，如银花、连翘、竹叶、薄荷等；在煎药方面，强调时间不可过长，以取其清轻芳香上浮之气，避免过煮味厚气失而入中焦；在服药方面，则采取时时轻扬之法，根据病情随时调整服药次数及间隔时间，既可防止病轻药重而过病所之弊，又可避免病重药轻之患。此皆符合轻轻上举之性，故吴氏谓其"纯然清肃上焦，不犯中下，无开门揖盗之弊，有轻以去实之能"。其他如桑菊饮、桑杏汤、翘荷汤、新加香薷饮、普济消毒饮去升麻柴胡黄芩黄连方、清络饮等上焦肺卫及气分病证常用方剂，也多用质地极轻之品。即使邪热灼伤肺络而血从上溢者，吴氏仍用犀角地黄汤合轻轻上浮达肺的银翘散治之。而治疗热入心包之证所用安宫牛黄丸、紫雪丹、至宝丹等药，则内含麝香、冰片、郁金、雄黄、木香、沉香、丁香、安息香等气味芳香之品，故可上达心包，发挥其开窍醒神之功。

脾胃居于中焦。脾气主升，胃气主降，二者升降相因，互相协调，既不逆上，也不下陷，如衡器之平，才能保持其受纳、运化等功能正常。而邪入中焦，必然导致脾胃气机升降失常，受纳、运化功能障碍，故吴氏治疗中焦病证，极为注重调理脾胃气机，用药力求适其所宜，使升者自升，降者自降，达于平衡。如见热结阳明，大便不通，胃气不降者，则以承气之剂，咸苦攻下热结，通降胃气；湿热中阻，脾胃升降失司，见腹胀便溏等症者，则以藿香正气散等方加减，苦辛相配，化湿清热，升降中焦气机。

肝肾位于下焦。肝主藏血，肾主藏精，且二者同源，相互化生，一荣俱荣，一损俱损，故热入下焦，势必导致肝肾精血阴液耗损和虚风内动之证。而治疗非质轻味薄上浮之品所能胜任，常需重用浓浊厚味，或加贝介重镇之品，使其如秤锤般重坠沉下，达于肝肾，而填补精血，潜阳熄风。吴氏制一甲、二甲、三甲复脉汤、大定风珠、专翕大生膏等方，用牡蛎、鳖甲、龟板、阿胶、鸡子黄、海参、鲍鱼、猪脊髓、乌骨鸡、羊腰子、白蜜等甘咸浊腻之药，且久煎以取厚味，可谓"治下焦如权，非重不沉"之范例。

当然，在温病临床上，三焦病理传变错综复杂，病变既可局限于某一部位，也可二焦或三焦同病，故治疗用药时必须辨证明确，随证变通。

总之，吴氏所倡的三焦用药原则，符合三焦所属脏腑的生理病理特点，故不仅温病临床遣方用药须很好地遵循，即使对内伤杂病的治疗用药，也具有重要指导意义。

三、辨病分温热湿热，用药分刚燥柔润

在外感热病中，就其病证性质而言，不仅有伤寒、温病之分，而且温病本身还有温热、湿热之别。若不辨温热、湿热，滥以治温热之法治湿热之证，同样会像误以伤寒之法治温热一样，导致种种不良后果。故吴氏在《温病条辨》中，不仅反复强调温病与伤寒证治不同，而且十分强调温热与湿热证治有别。他虽据温病的发病季节、临床表现等特点，细列风温、温热、温疫、温毒、秋燥、冬温、暑温、伏暑、湿温及疟、痢、疸、痹等病名，但在论述其辨治过程中，更注重执简驭繁，根据病证性质，将其分为温热、湿热两大类，并提出相应的用药原则。故汪瑟庵在评论《温病条辨》时明确指出："温热、湿温，为本书两大纲。"

吴氏认为，风温、温热、温疫、温毒、秋燥、冬温等，不兼湿邪，故属温热类温病；而伏暑、暑温、湿温，兼有湿邪，故为湿热类温病。但这并不是绝对的，在其病程发展中，也可因种种条件的影响而发生变化。如湿热类温病患者，若素体形瘦，阴液不足，感邪又偏于热重湿轻，则很容易因湿退热存而转化为温热类病证。因此，在温病临床诊疗中，不仅要注意温热与湿热病证的辨别，而且要随时观察，注意其变化。

吴氏辨温热、湿热，虽脉、舌、色、症互参，但最重察舌。如辨清营汤的适应症时指出："脉虚，夜寐不安，烦渴，舌赤，时有谵语，目常开不闭，或喜闭不开，暑入手厥阴也……清营汤主之；舌白滑者，不可与也。"又说："阳明温病，舌黄燥，肉色绛，不渴者，邪在血分，清营汤主之。若滑者，不可与也，当于湿温中求之。"并注释说："舌苔白滑、灰滑、淡黄而滑，不渴者，乃湿气蒸腾之象，不得用清营柔以济柔也。"又如辨黄连黄芩汤的适应症时说："阳明温病，干呕口苦而渴，尚未可下者，黄连黄芩汤主之。不渴而舌滑者属湿温。"可见舌苔之燥滑是鉴

别温热、湿热之证的关键。

关于温热、湿热的治疗原则，吴氏指出："温病之不兼湿者，忌刚喜柔……温病之兼湿者，忌柔喜刚。"所谓刚者，即刚燥伤津之品，如黄芩、黄连、枳实、厚朴、木通、滑石等苦寒、苦温、淡渗之药；所谓柔者，即柔润滋阴之品，如生地、麦冬、元参、牡蛎、鳖甲、龟板、白芍等甘寒、咸寒、酸寒之药。

温热之邪，纯为阳邪，最易伤津耗液，故吴氏治疗温热之证，时时注意顾护阴液，每每重用甘寒、咸寒、酸寒等柔润生津之品，忌用或慎用淡渗、温燥、苦寒等药。如治疗温热伤津之小便不利者，强调"淡渗不可与也，忌五苓、八正辈"；治热结阳明用小承气汤时，注意减少枳实、厚朴用量，防其辛香燥烈而伤津。他还针对世医滥用苦寒之品治疗温病燥热之证的弊端指出："举世皆以苦能降火，寒能泻热，坦然用之而无疑，不知苦先入心，其化以燥，服之不应，愈化愈燥。宋人以目为火户，设立三黄汤，久服竟至于瞎，非化燥之明征乎？吾见温病而恣用苦寒，津液干涸不救者甚多，盖化气比本气更烈。"故他于应用芩、连等苦寒药治疗温热证时，必以大队甘寒、咸寒之品以监之，但令清热化阴，不令化燥。如以冬地三黄汤治疗温热伤津之小便不利，其中用麦冬八钱，生地、元参各四钱，而黄芩、黄连、黄柏仅各用一钱，即是有力的证明。

而湿为阴邪，易伤阳气。湿热之证，尤其在湿重之时，应以祛湿为先，湿去则热孤易解，故宜用辛温、苦温、甘淡等刚燥之药以化湿、燥湿或利湿，不可再用柔润滋阴之品，以免助湿恋邪，使病深不解。正如吴氏在论述手厥阴暑温证治时所说："若舌白滑，不惟热重，湿亦重矣。

湿重忌柔润药，当于湿温例中求之……不可与清营汤也。"又在论述湿温初起证治时说："湿为胶滞阴邪，再加柔润阴药，二阴相合，同气相求，遂有锢结而不可解之势。惟以三仁汤轻开上焦肺气，盖肺主一身之气，气化则湿亦化也。"至于芩、连苦寒之品，在湿热并重之时，吴氏不惟不忌，反而重用，正欲其化燥祛湿。当然，若湿退而热存者，又当别论。

总之，辨病分温热、湿热，用药分刚燥柔润，也是吴氏温病学术特色之一，须认真加以研究。

四、立新法，制新方，师古不泥

吴氏辨治温病，不仅注重上述辨证纲领和用药原则，而且还在汲取前人经验的基础上，结合自己的亲身实践体会，提出了许多治温新法，创制了一系列有效新方，至今仍被广泛地应用于温病临床。现简要介绍如下：

（一）辛凉清宣，开温病治疗新局

自《伤寒论》问世以后，历代医家往往以伤寒辛温发汗之法治疗温病初起、邪在肺卫之证，滥用麻、桂、羌、防等药，致使温病不惟不解，反生他患，如发斑发疹，神明内乱，甚至造成内闭外脱等严重恶果。吴又可著《温疫论》，力矫世医以治伤寒法治温病之弊，然其首立达原饮一方，重用槟榔、草果、厚朴等苦辛温燥而沉降之品，用于透达膜原湿热郁伏之邪固然有效，而用于上焦风热、燥热之证，则有害无益。有鉴于此，吴氏谨遵《内经》"风淫于内，治以辛凉，佐以苦甘"之训，又宗喻嘉言芳香辟秽之说，在"治上焦如羽，非轻不举"的用药原则指导下，制银翘散、桑菊饮、桑杏汤、翘荷汤等辛凉清宣之剂，纯然清肃上焦，宣透肺卫风热、燥热之邪，且预护阴液，不犯中下二焦，疗效卓著，开创了治疗新感温病的崭新局面，成为今日治疗风温、温燥初起的主要方法。

吴氏还以本法配合清气、凉血、养阴、化湿、散寒等法，治疗多种病证。如温病误汗而发疹，用银翘散去豆豉加细生地丹皮大青叶倍元参方；温邪迫血上溢，用犀角地黄汤合银翘散；大头瘟初起用普济消毒饮去升麻柴胡黄芩黄连方；暑为寒遏，用新加香薷饮；手太阴暑温，用清络饮及其加减诸方；太阴伏暑，用银翘散加减诸方；湿温喉阻咽痛，用银翘马勃散；心疟，用加减银翘散；下后无汗脉浮，用银翘汤等，皆为其例。

(二) 甘苦化阴，治热盛津伤之证

众所周知，事物往往具有两重性，有一利则有一弊，有一长则有一短。如治疗热盛津伤之证，生地、麦冬等甘寒之品，虽有生津养液之长，却难免有阴柔呆滞恋邪之短；黄芩、黄连等苦寒之药，虽有清热解毒祛邪之利，却难免有化燥伤阴之弊。可见在热盛津伤之时，单独应用某类药物，不仅不易取得最佳效果，而且还易导致不良后果。然而，若将二者相互配合，则可取长补短，提高疗效，故吴氏每每用之。如他在论温病首方银翘散加减应用时即指出："二三日病犹在肺，热渐入里，加细生地、麦冬，保津液。再不解，或小便短者，加知母、黄芩、栀子之苦寒，与麦、地之甘寒，合化阴气，而治热淫所胜。"在治疗阳明温病、津液受伤而小便不利时，用冬地三黄汤，即以麦冬、生地、元参、芦根汁等甘寒之品，配黄连、黄芩、黄柏等苦寒之味。并在其医案中指出："甘苦合化阴气利小便法，举世不知，在温热门中，诚为利小便之上上妙法。盖热伤阴液，小便无由而生，故以甘润益水之源；小肠火腑，非苦不通，为邪热所阻，故以苦药泻小肠而退邪热。甘

得苦则不呆滞，苦得甘则不刚燥，合而成功也。"在治疗春温内陷下痢而伤阴时，用加减黄连阿胶汤，以黄芩、黄连之苦寒，清热止痢而坚阴；以生地之甘寒，助阿胶、白芍之育阴。此外，治疗暑伤少阴的连梅汤、热伤营阴的清营汤等，则为甘苦合酸寒、咸寒之剂。

(三) 增水行舟，寓泻于补

热入阳明，灼伤胃肠津液，致大便不通之证，古法概以承气攻下通便。而吴鞠通于阳明下证，则根据热结与液干的轻重，施以不同之法。如偏于阳邪炽甚，热结便秘之实证，则以承气剂攻下热结以存阴。若偏于阴亏液涸、无水舟停之半虚半实证，如素体阴虚，复感温邪，或经前医误汗伤阴，致肠失濡润，虽数日不便，但邪热不甚者；下后数日，热不退，或退不尽，津液大伤，邪气复聚，大便不通，口燥咽干，舌苔干黑，或金黄色，而脉沉无力者；下后脉静身凉，舌上津回，而十数日不大便者等，则强调不可混施承气，以免重伤津气，而应以增液汤增水行舟，即生津养液，润肠通便，回护其虚。

增液汤由元参、生地、麦冬三药组成。此三味药，为咸寒甘寒、生津养液之品，显然属于滋补养阴之药，故广泛用于温热伤津之证，以补充体内已伤之津液。如《温病条辨》清营汤、玉女煎去牛膝熟地加细生地元参方、冬地三黄汤等方剂之中，配伍此三药，以滋养营血之阴或增液利尿，皆取其滋补之用。但是，增液汤用此三药，则并非取其滋补之用，而是"以补药之体，作泻药之用"，即作通便攻实之用。故吴鞠通谓"此方所以代吴又可承气养荣汤法也"。

那么，为何元参、生地、麦冬等生津养液之药，在清营汤、冬地三黄汤等方剂中为补药，而在增液汤中却变为泻药呢?

其关键在于用量的大小不同。清营汤、冬地三黄汤等方剂中,其用量较轻,一般为三至五钱,故只起滋补作用,而不至于引起滑肠通便。而在增液汤中,其用量独重,少则八钱、一两,重则超过二两(吴氏临床常用),故其作用性质发生变化,由补药变为泻药,起到增水行舟之用。可见欲使增液汤增水行舟,关键是用量要重,正如吴氏所说:"非重用不为功。"

此法实为润下之法,其妙在"寓泻于补",既可攻实,又可防虚,诚可补承气攻下之不足,无论外感还是内伤之津亏便秘证,用之得当,皆可应手而效。故吴氏创立此法,不能不说是对医学的一大贡献。

(四)新制诸承气,完善下法之用

承气剂为下法的代表方剂。仲景制大承气汤、小承气汤、调胃承气汤、桃核承气汤等,开承气攻下之先。而吴鞠通治疗温病,不仅善于灵活运用仲景之大、小及调胃承气汤,而且还针对温病临床错综复杂的特殊情况,将益气、滋阴、宣肺、清热、开窍、化痰、养血等法与下法有机结合,创新新加黄龙汤、宣白承气汤、导赤承气汤、牛黄承气汤、增液承气汤、护胃承气汤、承气合小陷胸汤、桃仁承气汤、加减桃仁承气汤等一系列承气方剂,使下法的运用趋于完善。

如他认为阳明腑实,单用仲景承气汤而下之不通者,有五种情况,须根据其不同病机,配合其他相应的方法加以处理。其一为应下失下,腑实兼有气阴大伤,正虚不能运药,故下之不应,甚至原药吐出,须"邪正合治",以益气、滋阴与攻下合法的新加黄龙汤主之。其二为阳明腑实兼有痰热阻肺,肺气不降,故临床兼见喘促不宁,痰涎壅滞,右寸实大等症,须"脏腑合治",以清热宣肺与攻下合法的宣

白承气汤主之。其三为阳明腑实兼有小肠热甚,火腑不通,故临床兼见左尺牢坚,小便赤痛及烦渴等症,须"二肠同治",以甘苦化阴与攻下合法的导赤承气汤主之。其四为腑实兼有热闭心包,故临床兼见神昏舌短,饮不解渴等症,须"两少阴合治",以清心开窍与攻下合法的牛黄承气汤主之,即以安宫牛黄丸开手少阴之闭,以大黄泻阳明之实而救足少阴之消。其五为腑实兼有津液不足,无水舟停,可先服增液汤两剂,以增水行舟,若再不下者,则须"一腑中气血合治",以增液润肠与攻下合法的增液承气汤主之。

又如下后数日,热不退,或退不尽,津液大伤,邪气复聚于胃,大便不通而兼见口燥咽干,舌苔干黑,或金黄色,脉沉而有力,须再次攻下者,吴鞠通反对吴又可用小承气之法,以免枳、朴伤气耗阴,而改用护胃承气汤,滋阴清热,兼以轻下。

对于温病三焦俱急,大便不通而兼见大热大渴,舌燥,脉不浮而躁甚,舌色金黄,痰涎壅甚者,认为非下不可,不下则阴液立见消亡;但又不可单以承气攻下,恐引上焦余邪陷入而成结胸之证,故以小陷胸合承气汤,涤三焦之邪,一齐俱出。

由此可见,吴氏治疗温病,既善用承气,又慎用承气,加减变化,极具斟酌,进退取舍,惟当是求,堪称运用下法之楷模。

(五)化裁复脉诸方,复肝肾之阴

复脉汤又名炙甘草汤,具有益气养血、温阳通脉等功效,重在复脉中之阳,为仲景治疗"伤寒脉结代,心动悸"之主方。吴鞠通根据温邪深入下焦,重在伤肝肾之阴的特点,将其方加以化裁,制加减复脉汤、救逆汤、一甲复脉汤、二甲复脉汤、三甲复脉汤、大定风珠等方,以应下

焦温病、邪少虚多之需。

加减复脉汤为吴氏治疗下焦温病、肝肾阴伤的基本方，由仲景复脉汤去人参、桂枝、生姜、大枣等益气温阳之药，加酸寒补阴之白芍而成，重在甘润存津，滋补肝肾，复脉中之阴，与仲景原方之用显然有别。正如吴氏所说："在仲景当日，治伤于寒者之结、代，自有取于参、桂、姜、枣，复脉中之阳；今治伤于温者之阳亢阴竭，不得再补其阳也。"凡肝肾阴伤，邪热少而虚热多，证见低热不退，两颧潮红，口干咽燥，甚则齿黑唇裂，肌肤甲错，脉虚大或沉细数而无力，手足心热甚于手足背，或耳鸣耳聋，神倦欲眠，脉结代，甚则脉两至者，皆可用之。若温病误表，津液被劫，心气受伤，兼见心中震震，舌强神昏，汗自出，有阴阳离脱之象者，则以救逆汤救逆固脱。救逆汤即由加减复脉汤去麻仁，加生龙骨、生牡蛎而成；若元气大伤，见脉虚大欲散者，则再加人参益气固脱。若误用下法，而兼大便微溏者，则于加减复脉汤内去滑润之麻仁，加滋阴清热且具涩便之功的牡蛎，成一甲复脉汤，使其复阴之中，预防泄阴之弊。若水不涵木，虚风欲动，兼见手指微微蠕动者，即于加减复脉汤内加生牡蛎、生鳖甲，成二甲复脉汤，一面育阴，一面潜阳，谨防痉厥；当然，若痉厥虽作，但未累及心者，亦可用之。若虚风大动，累及于心，兼见脉细促，心中憺憺大动，甚则心中痛者，则于二甲复脉汤内，再加生龟板，成三甲复脉汤，以增强滋阴潜阳之力，且可收通阴维、止心痛之效。若邪气已去八九，真阴仅存一二，见神倦瘛疭，脉气虚弱，舌绛苔少，时时欲脱者，则于三甲复脉汤内加五味子、鸡子黄，并变化其量，成大定风珠，既可填阴塞隙，潜阳熄风，又可敛阴固脱。可见其用方，师古不泥，善于化裁。

（六）宣肺化气，以祛湿热

湿为阴邪，重浊粘腻，易阻气机。若湿蕴生热或湿热相合，则相互裹结，即热处湿中，如油入面，难分难解，非若寒邪之一汗即解、温热之一凉即退。故湿热之证，往往缠绵难愈，较之温热，病势虽缓而病情实重，治疗极为棘手。

吴氏治疗湿热之证，注重先去其湿，往往以宣上、畅中和渗下之法相互配合，分消湿邪，使湿去而热不独存。尤其注重宣肺化气，使气行则水行，气化则湿热俱化。如他在论述治疗湿温初起之证的三仁汤时所说："湿为胶滞阴邪……惟以三仁汤轻开上焦肺气，盖肺主一身之气，气化则湿亦化也。"又在论述治疗暑湿蔓延三焦之证的三石汤时指出："蔓延三焦，则邪不在一经一脏矣，故急以清三焦为主。然虽云三焦，以手太阴一经为要领。盖肺主一身之气，气化则暑湿俱化。且肺脏受生于阳明，肺之脏象属金色白，阳明之气运亦属金色白，故肺经之药多兼走阳明，阳明之药多兼走肺也。再肺经通调水道，下达膀胱，肺痹开则膀胱亦开，是虽以肺为要领，而胃与膀胱皆在治中，则三焦俱备矣。"

吴氏宣肺化气最常用之药即为杏仁。如治疗湿温初起的三仁汤、肺疟的杏仁汤、湿热黄疸的杏仁石膏汤等方，皆以杏仁为君。治疗湿温喘促的千金苇茎汤加滑石杏仁汤；阳明暑温的半夏泻心汤去人参干姜大枣甘草加枳实杏仁方；暑湿蔓延三焦的三石汤、杏仁滑石汤；三焦湿热的三加减正气散；湿热蕴于经络的宣痹汤、加减木防己汤等，也皆配以杏仁。此外，治疗湿温喉阻咽痛的银翘马勃散，所用银花、连翘、马勃、牛蒡子、射干等药，均可清轻达上，宣开肺痹；治疗太阴湿温，气分痹郁而哕的宣痹汤，则用枇杷叶、射干、香豆豉等轻宣肺痹；治疗湿热由募原直走中道的三香汤，则以栝蒌皮、桔梗、香豉等宣肺开上，使从上焦侵入之邪，还从上焦而去。当然，若热邪较盛而肺气痹阻者，则配石膏等清热以宣肺。

总之，吴氏所创新法新方甚多，以上只是举其大要而已，有心学步者，当详究之。

五、申治疗禁忌，谨防误治

吴鞠通所撰《温病条辨》一书，不仅创立了温病三焦辨证的理论体系，详论了温病的病因病机、证治方药，而且通篇渗透着大量的温病治疗禁忌内容。这些内容对防止和纠正临证误治，丰富和完善温病学说有着极为重要的意义。然因其分散零乱，人多不加深究，以致失其应有作用。故略加归纳整理，奉于同道。

（一）吴氏温病治疗禁忌学说的产生

温病治疗禁忌的内容作为吴氏温病学说的重要组成部分，同样是人们长期同外感热病作斗争的产物。早在《内经》中就已有热病治疗禁忌方面的内容，如《素问·热论篇》曰："病热少愈，食肉则复，多食则遗，此其禁也。"《伤寒论》更广泛地论及外感病的治疗禁忌。其后，历代医家均有发挥。然所憾的是这些记载很不完善，未能从根本上制止和纠正温病误治。晋唐以后的一些医家，尚不深究仲景辨证论治之理，每遇外感，不分寒温，概以伤寒之法治之；或虽识温病，但学术不精，临证不究治疗宜忌，投剂不循缓急之法，均致动手便错，使患者无辜受害。吴氏正是对误治给温病患者造成的严重危害和惨痛恶果深有感慨，以为"生民何辜，不死于病而死于医，是有医不若无医也，学医不精，不若不学医也"。故一生立志专攻方术，不仅搜集了古今治温的有效经验，而且深刻总结了温病误治的惨痛教训，提出大量的温病治疗禁忌内容，用以"济病者之苦，医医士之病"。因此，吴氏温病治疗禁忌学说并非凭空臆造而来，亦非可有可无之笔，而是直接针对严重的温病误治之风而设，以期力矫前非，拨乱反正，造福苍生。

（二）吴氏温病治疗禁忌学说的主要内容

吴氏温病治疗禁忌的内容十分广泛，涉及治法、方剂、药量、煎法、服法、饮食等各个方面。现分别简述如下：

1. 治法应用方面

论治之道，贵在立法精当，若法不应证，则大错特错，为医者所大戒。故吴氏论治温病，首先注重杜绝误治，反复强调诸法之禁。

（1）忌发温热之汗

自古温病混称伤寒，初起无不辛温发汗以解表，患者受害非浅。为彻底防止和纠正千古之弊，吴氏首先明确指出"温病忌汗"的戒律，即忌用辛温之剂强发温热之汗。他认为伤寒初起乃寒邪袭于足太阳之表，"非汗不解，最喜发汗"；而温病初起则为温邪上犯手太阴肺经，"最忌发汗"。正如他在《温病条辨》中所说："汗之不惟不解，反生他患。盖病在手经，徒伤足太阳无益。病自口鼻而生，徒发其表亦无益也。且汗为心液，心阳受伤，必有神明内乱、谵语癫狂、内闭外脱之变。再，误汗虽曰伤阳，汗乃五液之一，未始不伤阴也。……温病最善伤阴，用药又复伤阴，岂非为贼立帜乎？"故于温热病初起不兼表寒之肺卫风热证，谨遵《内经》"风淫于内，治以辛凉，佐以苦甘"之训，立辛凉清透之法，创银翘散、桑菊饮等方，妙在辛透凉解，清宣兼顾，畅肺卫之气，辟秽浊之毒，导邪外出，俾营卫气血调和，自然得汗而解。透邪而不伤津，与辛温发汗截然不同。

（2）湿温初起"三禁"

湿温虽属温病范畴，但其属于湿热性质的温病，在病因病机及证治等方面，都与温热类温病有显著区别。而湿温初起，医者见有头痛、恶寒、身重且痛等症，易误认为伤寒而施以辛温发汗之法；见有中满不饥，大便不畅之候，又易误认为积滞内停而用苦寒攻下；见有午后身热，则易误诊为阴虚发热而用柔药润之，导致种种严重不良后果。故吴氏于湿温初起，特设"汗、下、润"三禁，以警同道。他强调指出："汗之则神昏耳聋，甚则目瞑不欲言，下之则洞泄，润之则病深不解。"为防止和纠正湿热病的误治奠定了理论基础。

（3）诸证治疗禁忌

为层层把关，杜绝误治，吴氏进而对一些容易误治的证候提出了相应的禁忌内容。如温热斑疹，忌用升提、壅补之法。津伤而"小便不利者，淡渗不可与也"。"阳明温病，无汗，实证未剧，不可下"。湿热发痉，内外合邪，"纯辛走表，纯苦清里，皆在所忌"。阴伤耳聋，禁投升散。阴损正伤，即使便秘，不可频繁苦寒攻下。燥热伤津，慎用苦寒。如此详细设禁，可谓苦口婆心。

2.方剂应用方面

方剂应用是否得当，亦直接关系到疗效的优劣成败。故吴氏除详论方剂的适应症外，对许多方剂还特意提出了一定的应用禁忌。如论白虎汤时指出："白虎本为达热出表，若其人脉浮弦而细者，不可与也；脉沉者，不可与也；不渴者，不可与也；汗不出者，不可与也。常须识此，勿令误也。"论清营汤时指出："若舌苔白滑，灰滑，淡黄而滑，不渴者，乃湿气蒸腾之象，不得用清营汤柔以济柔也。"论下焦温病所用诸方时指出："壮火尚盛者，不得用定风珠、复脉。邪少虚多者，不得用黄连阿胶汤。阴虚欲痉者，不得用青蒿鳖甲汤。"其它如诸承气汤、抵当汤、新加香薷饮、清暑益气汤、泻白散、五苓散、八正散、小柴胡汤等，都提出了应用禁忌的内容，为方剂的正确使用提供了重要依据。

3.药物应用方面

药物的选择是方剂配伍和随证应变的关键。吴氏认为，用药治病者，皆以偏矫偏，因药之偏胜太过，故有宜用之，有宜避之。他强调"合病情者用之，不合者避之"。如三焦用药，各有所宜，忌"治上犯中，治中犯下"，"又不可以浅药治深病"。又如温热病与湿热病，用药各异，"温病之不兼湿者，忌刚喜柔……温病之兼湿者，忌柔喜刚"。这些原则，对于温病临床的选药组方均具有重要指导意义。此外，吴氏还提出温热斑疹忌用升麻、柴胡、当归、防风、羌活、白芷、葛根、三春柳、陈皮等升提和辛温药物；燥热咳嗽，胶痰难咯者，禁用苏子、橘红、当归等辛温药。这些具体的用药禁忌，亦有一定的临床参考价值。

4.药量、煎法、服法方面

药物的药量、煎法、服法是否得当，亦是影响疗效的重要因素。吴氏十分强调用药剂量要随其证而轻重之，不可照搬方书原定分量，切忌病重药轻、病轻药重之弊。正如他在《温病条辨》凡例中所说："药必中病而后可。病重药轻，见病不愈，反生疑惑；若病轻药重，伤及无辜，又系医者之大戒。"至于煎药方法，宜根据药物升降浮沉、气味厚薄的不同，合理掌握。如用轻清达于上焦的银翘散，宜武火速煎，待"香气大出，即取服，勿过煮"，以防过煮味厚而入于中焦。在服药方法上，要根据病位、病情及药后反应来决定和调整服药次数、间隔时间、进退将息等。服药太过或不及，皆在所忌。故吴氏于攻伐之剂，每用多备少服之法，不效则进，适可而止，以绝太过不及之弊。

5. 饮食调养方面

古人早已认识到饮食不当可给温病治疗带来极为不利的影响。吴氏承前贤之论，进一步阐明："大抵邪之着人也，每借有质以为依附，热时断不可食，热退必须少食。"热病初愈，"坚硬浓浊者，不可骤进"。尤其是"阳明温病，下后热退，不可即食，食者必复。周十二时后，缓缓与食。先取清者，勿令饱。饱则必复，复必重也"。此饱食之禁，切勿忽视。

综上所述，不难看出，吴鞠通确实不愧为一代温病学大师。他不仅以三焦辨证为纲，揭示了温病的发生发展规律和辨治大法，而且穷究病因、细为分证，创制了一系列行之有效而别具特色的治法与方剂，并提出了温病有关的治疗禁忌，可谓集温病学之大成，值得我们很好地继承和发扬。

吴鞠通内伤杂病辨治特色

清代著名医家吴鞠通，中年著《温病条辨》，创三焦辨证之法，被后世称为温病四大家之一。其实，吴鞠通不仅精通温病，而且博通诸科，对内伤杂病的辨治也独具慧眼，颇有特色。笔者每览其晚年所著《医医病书》及《吴鞠通医案》，莫不为之而感叹。故不揣固陋，勉探其辨治内伤杂病的特色，俾后学得窥遗泽。

一、治内伤注重心理疗法

吴氏认为，内伤杂病多因情志不调、酒色过度、饮食不节、起居失常所致或加

重，在诊治过程中，若不先告以病由，晓以利害，畅其情志，戒其酒色，调其饮食起居，则药物很难收功。因此，他治疗内伤杂病，极为注重心理疗法。

首先，他强调在诊疗过程中要巧妙回答病家所问。他说："凡诊，病之家多有以怕不怕问医家者，答之不易，非可以逐情答之也。盖胆大者，答以不怕，则小病必大，大病必危。虽不怕亦必答以怕也，再三警戒，以收其放恣之念，而后可成功。胆小者，答以怕甚，则病家毫无主见，甚至一日延十数医，师巫杂进，必不可救矣。必医者有识见，有担当，答以有可救之理，但不可乱，而后可成功。"

其次，他非常注重向患者解释疾病成因，认为"凡治内伤者，必先祝由。详告以病之所由来，使病人知之，而不敢再犯"。这样，就为药物治疗扫除了障碍。有些患者戒除患病之由，竟可不药而愈。

再次，他十分注意精神情志对疾病和疗效的影响，认为"无情草木，不能治有情之病"，故凡遇情志所伤而致泄泻、不食、胁痛、癫狂、虚损、滑精、单腹胀、久痢、胃痛、噎食、呕吐、癥瘕、干血痨等病证，往往再三叮嘱患者要调适性情，开朗心地，痛戒恼怒，时刻以恕字待人，甚至要求患者"不能宽怀消怒，不必服药"。

在调节患者情志方面，吴氏主要运用言语开导说服之法。他深有体会地指出："俗语云有四等难治之人，老僧、寡妇、室女、童男是也；有四等难治之病，酒、色、财、气是也。难治之人，难治之病，须凭三寸不烂之舌以救之。"也就是说，要"曲察劳人思妇之隐情，婉言以开导之，庄言以振惊之，危言以悚惧之，必使之心悦情服，而后可以奏效如神。"此外，他还善于运用责打之法，治疗癫狂而不知

羞耻者；将贪色而致滑精者，移至清静之处治疗；让因怒郁而致噎食者，急急离家，玩游山水，以开怀畅遂，消除病因。

由于吴氏善于心疗药疗相配，故其一生治病，尤其是治疗所谓的难治之人、难治之病，每见奇效。其医案中所载这方面的案例不胜枚举。

二、治虚损详究阴虚阳虚及三焦病位

吴氏认为，内伤虚损之证，既有阳虚，也有阴虚，临证必须详加辨察，合理施治，不可"不察伤阴伤阳，惟自己好尚传派是从"。他见当时治疗虚损盛行补阴之风，便著论多篇，力驳"阳常有余，阴常不足"之说，痛斥世医概以地黄丸之类补虚之误。

他还强调，治内伤虚损之证，也"必究上、中、下三焦，所损何处"，从而确定相应的补益用药大法。至于三焦不同的补益用药大法，他在《医医病书》中精辟地指出："补上焦以清华空灵为要；补中焦以脾胃之体用，各适其性，使阴阳两不相奸为要；补下焦之阴，以收藏纳缩为要；补下焦之阳，以流动充满为要。"又说："补上焦如鉴之空，补中焦如衡之平，补下焦如水之注。"这可以说是其三焦辨证思想在内伤杂病中的运用。

如吴氏制专翕大生膏，以大队浓浊厚味归下焦之品，补下焦之阴，治肝肾阴虚、精亏血枯等证；制通补奇经丸，补下焦之阳，治肾阳不足、八脉虚寒等证；制天根月窟膏阴阳双补，治下焦阴阳两伤之证。可谓补下焦之范例，后学若能隅反，必将受益匪浅。

三、脏腑体用有别，须分通补守补

吴氏认为，脏腑功能有藏泻之殊，补法应有通守之异，不可悉以黄芪、地黄等呆笨之药为补，一涉流动之品，即谓消导。他概括指出："补五脏补以守，补六腑补以通，补经络、筋经亦补以通也；补九窍亦补以通，《周礼》谓滑以养窍是也；补肌肉则有守有通。"

他还根据脏腑体用不同，提出了补脏腑体用的用药规律。他认为五脏之体为阴，其用皆阳。补五脏之阴者，即补其体；补五脏之阳者，即补其用。六腑之体为阳，其用皆阴。补六腑之阳者，即补其体；补六腑之阴者，即补其用。补心阴用龟板、柏子仁、丹参、丹砂之类；补心阳用桂枝、人参、茯神之类。补肝阴用阿胶、山萸肉、鳖甲、牡蛎之类；补肝阳用当归、郁金、降香之类。补肺阴用麦冬、沙参、五味子、百合之类；补肺阳用茯苓、人参、白术、白蔻之类。补脾阴用桂圆、大枣、甘草、白术之类；补脾阳用广皮、益智仁、白蔻仁、神曲之类。补肾阴用鲍鱼、海参、地黄、元参之类；补肾阳用肉桂、附子、硫黄、菟丝子之类。补胆之阳，用川椒、吴萸、当归等；补胆之阴，用青黛、龙胆草、胡连、芦荟等。补胃阳用人参、茯苓、半夏、薏苡仁等；补胃阴用生地、玉竹、梨汁、藕汁等。补大肠之阳，用薤白、杏仁、木香、诃子等；补大肠之阴，用芒硝、旋覆花、知母、猪膏等。补小肠之阳，用附子、灶中黄土、丁香、荜拨等；补小肠之阴，用芦荟、黄连、黄芩、龙胆草等。补三焦之阳，用川椒、吴萸、丁香、肉桂等；补三焦之阴，用滑石、木通、灯心、寒水石等。补膀胱之阳，用肉桂、附子、猪苓、茯苓等；补膀胱之阴，用黄柏、川楝子、晚蚕砂、滑石等。此实发前人所未发，可为后人法。

四、无论补虚攻实，总以调护胃气为要

吴氏认为，胃为水谷之海，气血生化之源，五脏六腑、四肢百骸，皆禀气于胃。有胃气则生，无胃气则死。故在治疗过程中，无论补泻，均须顾护胃气，不可令伤。

首先，他强调补虚须以建中汤之类开胃健食为主，以达饮食补虚之目的。不可恣用地黄丸之类阴柔滋腻之品，尤其不可久服知柏地黄丸，以免损伤胃气，反补为泻。他郑重指出："黄柏渗湿而泻相火，知母泻阳明独胜之热，使阳明即有独胜之热，可暂泻而不可久服，久服胃气必伤，必致不食。"人若不食，生命尚且难保，何言补虚！

其次，他用攻邪泻实之药，极为注意分寸，力避病轻药重之误，病减则减其制，刻刻照顾胃气。一有胃气受伤之征，及时停用攻伐，转而调养胃气。待胃气恢复后，再酌情攻泻。

他还认为俗传虚不受补者，多由于湿热盘踞中焦，阻滞脾胃气机，或肝木横穿土位，脾胃受克，或前医误用呆腻之品，闭塞胃气所致，故治疗时宜先宣畅中焦，清化湿热，疏肝解郁，调和脾胃，使胃气健旺，脾运复常，即可受补。

由此可见，吴氏也是辨治内伤杂病的大家。我们不仅要继续研究其辨治温病的学术思想，同时也应深入探讨其辨治内伤杂病的学术成就。

吴鞠通痉病辨治规律

吴鞠通不仅精于温病，而且博通诸科，尤其对痉病的辨治颇具心得。其有关痉病的论述及大量的验案是一份极为珍贵的学习和研究资料，故不揣固陋，勉探其痉病辨治规律，以资目前临床借鉴。

一、析疑解惑，详究病因病机

痉病之病机，早已有论在先。《内经》曾言："诸痉项强，皆属于湿。"后世注家，多视之如金科玉律，千百年来，穿凿附会，未敢轻越雷池半步。而吴鞠通则不然。其治学虽溯源《内经》，问道前贤，但态度严谨，研理务精，从不人云亦云。对于《内经》所述痉病病机，敢于大胆质疑，畅抒己见。他认为诸痉项强，并非皆属于湿，而应皆属于风。而《内经》中之所以有"皆属于湿"之文，可能为代远年湮，脱简传抄之误。

言诸痉项强，皆属于风者，因痉病所见之症，"皆风木刚强屈伸之象"，其病因病机，总与"风"字有关。正如吴氏所说："以卒得痉病而论，风为百病之长，六淫之邪，皆因风而入。以久病致痉而论，其项直背反瘛疭之状，皆肝风内动为之也。"而湿性柔润下行，难以致强，虽有初起之湿痉，亦必兼风而后成。故吴氏认为，"湿"之一字，难以包得诸痉，惟"风"可以赅之。

但吴氏所谓风可包得诸痉者，是就其总的病机而言，若细究致痉之因，则并不限于风邪。他认为，凡外感六淫，内伤饮食，病中失治误治，久病气阴耗损，胎前产后失血，小儿跌仆惊吓，过暖汗出伤阴等因素均可致痉。尤其对小儿易痉之理及误治之害，论述精详。他说："小儿易痉之故，一由于肌肤薄弱，脏腑嫩小，传变最速；一由近世不明六气感人之理，一见外感，无论何邪，即与发表，既痉之后，重用苦寒，虽在壮男壮女，二三十岁，误汗致痉而死者，何可胜数！小儿薄弱，则更多矣！"吴氏这些论述，使痉之病因病机详明，千年疑窦一开。

二、辨病分证，纲目井然有序

吴氏不仅对痉病的病因病机分析详尽，而且对其诊断辨证亦确切明晰，纲目井然。

1.病因各异，痉分九种

痉之见证，错综复杂，皆病因不同所

致。吴氏据此将痉病分为寒痉、风温痉、温热痉、暑痉、燥痉、湿痉、内伤饮食痉、客忤痉和本脏自病痉九种。

寒痉乃风寒之邪袭于太阳经脉所致，证见恶寒，发热，项背强，脉迟紧等。有汗为柔痉，乃风多寒少；无汗为刚痉，乃寒甚所致。风温痉为风热之邪所致，见于风温和冬温病中，初起必见发热，微恶风寒，口微渴，或咳嗽，舌边尖红，脉浮数等肺卫风热之证；继之出现壮热、烦渴、大汗等气分炽热证，或出现神昏谵语，舌绛等热闭心包之候，痉多发于营分或气分阶段，但小儿患者亦可在卫分即见痉证。温热痉系外感温热之邪或伏寒化热所致，见于春温（温热）病中，初起即以发热、口渴、烦躁等气分或营分里热证为主，最易导致动血、闭窍和热盛动风，后期多见肝肾阴伤而虚风内动。暑痉者，夏感暑热之邪所致，或夹寒兼湿，合而为病，见于暑温病中，起病最为急骤，有的患者初起即见肝风。燥痉者，外感燥邪所致，见于秋燥病中。湿痉者，因脾虚而水饮内停，风湿外邪相搏，气机受阻，经脉拘急所致，见于湿温或杂病之中，有偏寒偏热之别。内伤饮食痉，因饮食不节，损伤脾胃，土虚木乘所致，初起多见吐泻不食，日久乃生肝风，俗谓之慢脾风。客忤痉者，多见于小儿，因其神怯气弱，突受惊吓，致使阴阳逆乱，神昏痉厥。本脏自病痉者，每因平日汗多伤阴亡血，肝之阴血不足，不能柔养筋脉，而致虚风内动。

2. 结合病位，详加辨证

上述九种痉病，仅是就其病因各异而定，而每一病种，因其发展阶段不同，病变脏腑有别，则所见证型不一，故吴氏除辨病种之外，还结合其病理发展阶段和病变脏腑，细为辨证。如风温痉、温热痉、暑痉等外感致痉者，则强调先辨清卫、气、营、血不同阶段，再详辨邪气所在肺、胃、心包、肝等脏腑。对内伤饮食痉，则要求详辨其伤脾、伤胃、脾胃两伤和是否伤肾等。

3. 寒热虚实，总为四纲

痉有九种，分证繁多，但就其性质而言，总不离寒热虚实四纲。吴氏认为："六淫致痉，实证也；产妇亡血，病久致痉，风家误下，温病误汗，疮家发汗者，虚痉也。风寒、风湿致痉者，寒证也；风温、风热、风暑、燥火致痉者，热证也。俗称慢脾风者，虚寒痉也；……本脏自病者，虚热痉也。"

三、随证变法，治痉务求其本

痉之病因不一，证情复杂多变，故治疗并无固定之法、固定之方，全在临证者随机应变，灵活应用。但治病务求其本。吴氏指出，凡遇痉病，"只治致痉之因，而痉自止，不必沾沾但于痉中求之。若执痉以求痉，吾不知痉为何物。"故其所列治法方药，虽非专为痉病而设，然诸痉无不在其治中。

1. 六淫致痉，祛邪为主

六淫致痉，邪气太盛，其证为实，故须先祛其邪，邪去正安，则痉自止。祛邪之法，须据邪之性质和病理阶段、病变部位而立。如风多寒少，伤于太阳之表，汗出而痉者，用桂枝汤加减，调和营卫，解肌以祛风邪；寒邪束表，无汗而痉者，用葛根汤加减，发汗以散寒邪；风寒袭于肺卫，咳嗽而痉者，用杏苏散加减，辛温宣散，解肺卫之邪。风热袭于肺卫而痉者，偏于卫表者，以辛凉平剂银翘散加减；偏于肺者，以辛凉轻剂桑菊饮加减，清透风热。暑湿兼风寒致痉者，则以新加香薷饮加减，内清暑湿，外散风寒。湿热遏阻卫、气，表里同病而痉者，则以三仁汤加减，祛表里湿热之邪。若六气化火，纯入气分而致痉，见壮热烦渴，大便秘结，苔黄焦燥等症，则宜选用白虎汤、承气汤等方加减，清泄攻逐气分邪热。若热入心包致痉，见神昏谵语，舌绛肢厥等症，则用紫雪丹、安宫牛黄丸或清宫汤、清营汤加减，清心开窍以祛邪热。邪去热退，不熄风而风多自熄。

2. 虚寒之痉，温补为主

虚寒之痉，多因平素内伤饮食生冷，或病中过用寒凉之剂，损伤脾胃阳气，肝木乘土所致，治宜温补中阳，实土制风为主，不可再用滋阴柔肝熄风之品。正如吴氏所说："土愈虚则肝中内风愈动，若不崇土而惟肝是求，恐口见穷促矣。"临床选用参苓白术散、四君子汤、六君子汤、异功散、补中益气汤、理中汤等，加减出入。

3. 虚热之痉，滋阴为要

虚热之痉，多因平日出汗过多，精血阴液耗损，肝阳过亢所致。亦可因热病日久，深入下焦，耗伤真阴，或误汗、误下，过用温燥之品，损伤肝肾阴液，水亏不能涵木而起。治宜咸寒、甘寒滋补真阴为主。滋肾阴即可制肝阳，养精血自可熄虚风。吴氏谓六味地黄丸、加减复脉汤、三甲复脉三方、大小定风珠二方、专翕大生膏等，皆可加减运用。

四、未痉先防，堪称上工之治

经谓上工不治已病治未病，圣人不治已乱治未乱。吴氏虽然详列痉病治法方药，但尤重未痉先防，并提出了许多具体预防措施。

1. 养护正气，御邪却病

人之所以外感六淫之邪，多缘平素正气内虚，故《内经》有"邪之所凑，其气必虚"之说。而肝风内动，又多因平日耗伤精血阴液。故素体气阴不足，实乃致痉之内因，即根本原因。吴氏针对小儿每易

过暖汗多，耗伤气阴，感邪致痉的特点，明训医者"于平日预先告谕小儿之父母，勿令过暖汗多亡血，暗中少却无穷之病矣"，可谓上工治未病之举。人们若能参透此理，平日加意存阴护正，感邪致痉必然少矣！

2. 既病早治，绝痉之源

痉病之作，多为先病而后痉，若能识得诸病发展传变规律，有病早治，防微杜渐，亦不失为治未病之一法。吴氏指出："既感外邪，久则致痉，于其未痉之先，知系感受何邪，以法治之，而痉病之源绝矣。"又如内伤饮食，吐泻日久，每多致痉，吴氏强调："治法之妙，全在见吐泻时，先防其痉，非于既痉而后设法也。"此即对仲景"有病防变"思想的继承和发扬。

3. 审证求因，谨防误治

感邪有六淫之别，体质有阴阳之偏，病情有虚实轻重之异，治疗自宜审证求因，审因论治。若不详加辨证，每易误治致痉。如温热初起，误用发表；肝肾阴伤，误用苦燥辛散，皆易动风致痉。吴氏在《温病条辨》凡例中指出："是书着眼处，全在认证无差，用药先后缓急得宜。不求识证之真，而妄议药之可否，不可与言医也。"故辨证求因，谨防误治，亦是杜绝痉病发生的重要一环，即所谓识证真而立法确，"六气明而痉必少"，后学当牢记勿忘。

吴鞠通临床用药策略

临床辨证论治是一个非常复杂的过程，包含着极为丰富的内容。要想真正取得满意的疗效，防止误治、失治，不仅要做到辨证准确，立法组方得当，而且还须掌握必要的用药策略。那么，临床上究竟

有哪些用药策略呢？吴鞠通在这方面积累了大量宝贵经验，值得借鉴。现简要介绍如下：

一、时时轻扬，防邪深入

吴氏认为，温邪由口鼻而入，初起多犯上焦手太阴肺卫；肺病逆传，则入心包；上焦病不治，则传中焦；中焦病不治，则入下焦。故及时有效地驱除手太阴肺卫之邪，是防止其逆传心包和深入中下焦的关键。而欲达此目的，不仅需要使用恰当的辛凉清解之剂，而且还要用适当的煎药和服药方法。因肺位最高，用药宜取其轻清之气，煎煮时间不可过长，若过煮则气散失而味反浓厚，易入中焦，难达肺卫。在用量方面，既不宜过多过重，亦不可少过轻，正如吴氏所说："药过重，则过病所，少用又有病重药轻之患。"为妥善解决此类问题，提高辛凉之剂治疗肺卫证的疗效，吴氏在临床上多巧妙地采用"时时轻扬"之法。

本法不同于一般汤剂的煎服法。在剂型上，多采用煮散，如治疗风温初起的银翘散，治疗上焦温毒的普济消毒饮、代赈普济散等皆属此剂型。也就是将所用药剂杵为粗末，按患者病情轻重分为若干小包，以备随时煎服。在煎法上，采用武火速煎，即每次用一小包，以鲜芦根汤煎，待香气大出，即去渣取服。在服用方法上，则采用昼夜时时服用的方法。如病轻者，可三个时辰一服，日二服，夜一服；病重者，约二个时辰一服，日三服，夜一服；至重者，可一个时辰一服，昼夜达十二服之多。如此剂型和煎服之法，则可确保药力轻轻达上，扬而向外，不犯中下。其驱肺卫之邪的功效，实优于汤剂。吴氏临床使用此法，每获良效。如某患者温毒喉痛发疹之重症，用代赈普济散加减，每帖分十二包，每包七钱，一时服一包，周

十二时服十二包。服二帖，病即痊愈。

二、多备少服，中病即止

临床治疗所用方药，其功效有攻补之异，其毒性有大小之差，其药力有峻缓之殊，其用法自当有别。一般来说，治疗慢性病证的调补之剂，如四物汤、四君子汤等，毒性较小，药力和缓，且不求速效，故使用较易，只要方药对证，即使剂量稍小或略大，服用时间长些或短些，都不至于有多大的损失和危害。但治疗急性病证的汗、吐、下等攻伐逐邪之剂则不同，其毒性较大，药力峻猛，且力求速效，故使用较难。若剂量偏小，则恐病重药轻，邪气不能被及时祛除，迁延病程，贻害无穷；若剂量过大，又虑伤及无辜，变生不测，酿成恶果。故医生在临床治疗用药过程中，特别是在使用攻伐之剂时，一定要善测病情之轻重，斟酌药量之多少，既要避免病重药轻之弊，又要防止病轻药重之害，绝不可轻易照搬一般方书中所定的分量。正如吴氏在《温病条辨》凡例中所说："方中所定分量，宜多宜少，不过大概而已，尚须临证者自行斟酌。盖药必中病而后可。病重药轻，见病不愈，反生疑惑；若病轻药重，伤及无辜，又系医者之大戒。"为防止此弊，吴氏每用"多备少服"之法。

所谓"多备少服"之法，就是所备方药的量可以稍微大些、多些，以达力大效宏，药力相续，速战速决的目的。但使用的时候，应严格掌握分寸，并不一定将所备之药全部服完。一般宜分次服用，随时观察药后反应，以决进退。若服一次即达治疗目的者，就应立即停止再服。哪怕只服了半剂，后半剂也应弃而不用，以免过用伤正。在这方面，医圣仲景早有明训。吴氏谨遵前贤之训，在临床上善用此法。如用桂枝汤、麻黄汤、新加香薷饮等方剂

发汗解表时，每剂药煎好后，分2～3次服用。服用间隔时间为2～4小时。每次服药后，观察汗出的情况，以遍身微汗为佳。若服后汗不出者，可以再服，甚至缩短间隔时间。但是，若服一次而汗出者，则停止后服。即使汗后邪热未除，亦当随证更方治之，不可继服汗剂，以防过汗伤阴亡阳。正如吴氏所说："手太阴暑温，服香薷饮，微得汗，不可再服香薷饮重伤其表，暑必伤气，最令表虚，虽有余证，知在何经，以法治之。"

又如用承气类方剂时，将每剂药煎好后，分2～3次服，服药间隔时间为3～6小时，每次服药后，观察大便情况，以大便通利为度。大便不通者，可以再服。但是，若服一次而大便得通者，则余药勿服。即使下后邪热未除，亦须随证变法，不可纯恃承气以为攻病之具，以防正虚邪陷，无法挽回。

三、斟酌剂量，以求万全

在临床诊疗过程中，有时虽然方证相投，但却因体质强弱、病情轻重等差异，剂量难以把握。特别是某些攻伐峻剂，更是如此。为避免孟浪行事，过量伤正，吴氏多采用"逐渐增量，以知为度"的给药方法。这种方法就是让患者服药时，先从小剂量开始，若不见效，则逐渐增加剂量，直至出现应有的效果为佳。如用控涎丹治疗某患者悬饮胁痛之证，先让其服十三丸，不知，渐加至二十一丸，以得快便、下黑绿水为度。用天台乌药散治疗某患者寒疝腹痛之证，让其先服一钱，不知，再服二钱。

有时，为了找到最佳用量，吴氏还反复斟酌揣摩。如用半夏汤治疗秀氏产后痰饮不寐之证，先用半夏一两，不应；次用二两，得熟寐；又减至一两，仍不寐；又加至二两，又得寐。如此反复多次，才找

到最佳剂量。又如治鲍某癫狂实证，初用极苦之药以泻心胆二经之火，服两帖而大效，于是减少苦药，加补阴之甘润药，结果导致病势大增。由此吴氏始知进退，复重用苦药而收功。

四、见可而进，知难而退

"见可而进，知难而退"，既是兵家常用的战略，也是医家不可缺少的治略。自古以来，许多名医遇复杂疑难之证时，均善用此法。如遇阳明病不大便七八日，不知可否用大承气汤攻下时，仲景先用小承气汤试之，察其反应，以作定夺。若服后转矢气者，说明燥屎已成，则进而用大承气汤攻之；若服后不转矢气者，说明燥屎未成，则告诫："此但初头硬，后必溏，不可攻之，攻之则腹胀不能食也。"吴鞠通深悟仲景之意，临床多灵活运用此法。如治疗腑实阴亏之证，为防止承气汤攻下重伤其阴，则先用增液汤增水行舟。观察一昼夜，若大便得下者，则不用承气汤；若大便仍不下，知其不能胜任，则合调胃承气汤微予通下。又如治朱某肺脏本热，为外风所搏，金实无声，本系麻杏石甘汤证，但恐药力峻而伤正，则先用清音汤加减，然药后不效，知其难以胜任，立即改用麻杏石甘汤加半夏，服一帖，而病减其半，音亦渐开。这种试药测证，以作进退的方法，真可谓投石问路，步步谨慎，对保证辨证准确和用药安全具有十分重要的意义。

五、针药配合，难病易治

在临床上，常见某些疑难病证，单用药物治疗，往往难以取效，而针药配合，则可明显提高疗效。故古今许多名医在临床治疗中都善于针药并用。如仲景所说："太阳病，初服桂枝汤，反烦不解者，先刺风池、风府，却与桂枝汤则愈。"吴氏虽不善针法，但每遇疑难之证，却常求善

针者配合治疗。如治陶氏中风夹痰之证，先与汤药二十帖，而无大效。吴氏认为系络中有块痰堵塞，非针不可。于是延善针之郑芷谷医师针之。针后再以前药治之，则日日见效。服至七十余帖而能策杖行矣；服九十帖，能自行出堂上轿，诸症悉除。又治汪某伏暑夹痰饮之证，先与三仁汤加减，屡效而热不退，痰不除。又延郑芷谷针中泉穴，紫血出后，继咳老痰二口。以后用药无不见效，半月后伏暑痰饮皆愈。

六、内外并举，取效甚捷

吴氏对于温毒之证，每用内外合治之法，取效甚捷。如治疗大头瘟，则让患者内服代赈普济散或普济消毒饮，外先敷水仙膏拔毒外出，继敷三黄二香散，消肿止痛。治疗温毒喉痹之证，则漱口与服药并重。特别是咽喉肿痛而滴水不下者，则先以代赈普济散煎汤漱口，待喉痹开，药液得以下咽，再用半漱半服之法。如治王某温毒，身热，喉痹，滴水不能下咽，与代赈普济散二十包。先煎一包，含入口内，仰面浸渍喉疮，少时，有稀涎满口，即控出吐之；再嚼再浸如上法，浸至半日，喉即开，得小咽。于是每一包药煎一碗，咽下一半，浸吐一半，服至三日，喉全消，身热亦退。

七、巧用剂型，各取其长

药物有汤剂、散剂、丸剂等多种剂型，而不同剂型又各有所长。如何合理运用不同的剂型，也直接影响着治疗的效果。吴氏在这方面，可谓匠心独具。他不仅善用散剂驱上焦肺卫之邪，而且善用汤药丸药配合，治疗各种危重疑难之证。因汤剂可随证加减变化，切中病情，丸药服用方便，可以应急，可以持久，故吴氏遇热闭心包，高热神昏之证，往往先以安宫牛黄丸、牛黄清心丸、紫雪丹、至宝丹等

成药清心开窍以应急，继以汤药随证治之；若汤药已煎好，亦可以汤药送服丸药。若遇癥瘕痼疾、难取速效之证，则以化癥回生丹等丸药缓而图之。正如他在《医医病书》癥瘕论中所说："汤者，荡也，其力甚猛，宜新病，不宜久病，宜上中焦，不宜下焦。……丸者，缓也，既不伤正，渐磨锢疾，假以时日，三月不化至五月，五月不化至年余。余治癥瘕，有三五月即化者，有三年而后化者。若用汤药，何能候至三年哉！"如遇新病兼有痼疾，则多以汤药丸药相配，使各司其职；或先以汤药祛其新病，再以丸药缓攻痼疾。又如遇暴虚易复之证，则用三甲复脉汤、大定风珠等汤剂，从急治之；久虚难复之证，则用专翕大生膏、通补奇经丸、天癸月根膏等成药，从缓治之，使各剂型之长得以充分发挥。

八、乳儿之疾，母子同治

乳儿之体，靠母乳之养，故乳儿之疾，与乳母密切相关。治疗时，若母子同治，往往可收事半功倍之效。如吴氏治其长女出痘之案，便是有力的证明。其长女两岁时，因体质虚弱，出痘半月，且经当地谢宝灵医师调治，服补气血之剂一周有余，仍然难以上浆。吴氏适由京回家，见此情景，便照原方制二十帖，重加燕窝，并用大公鸡一只，紫河车一具，自早至暮，浓煎得二碗许。令母饮半茶杯，女饮半酒杯。二鼓时，母则乳胀，急令小儿吮之。漏下三鼓，痘之清浆如露。未至四鼓，又令母女服药如前。四鼓未罢，浆如蜡色。五鼓以后，又如茶色浓厚，如及时之浆。第二天，谢医师见状，着实称奇，自愧不能。可见，其女之痘之所以上浆如此迅速，全赖乳母服药，乳汁充足之功。

九、姜汤引药，止呕有方

服药治病是临床最常用的治疗措施，

但是，若患者呕吐不止时，则药物治疗难以实施。吴氏遇此病证，则用姜汤引药之法，往往使难题得以解决。如赵某中有蓄水，误食水果，致腹痛难忍，大呕不止，不能服药。吴氏先处以温中散寒，理气止痛之汤药，另以生姜一两，煮汤一碗，候药汤凉，先服姜汤一口，接服汤药一口，少停半刻，俟不吐，再服第二口如上法。如此妙法，终于收功。

总之，吴氏在临床治疗中之所以每获奇效，不仅因为他辨证精确、立法组方合理，而且与其注重用药策略密切相关。以上所述内容仅是举例而已，若欲得其详，还须细阅其著作，尤其应深研其医案。

吴鞠通的治学思想

清代医家吴鞠通，自幼攻读文史诗赋，希图科名。缘十九岁时，父亲病故，悔不知医，遂于守丧期间，购方书而读。后受张仲景"外逐荣势，内忘身命"之论的影响，慨然放弃科举之业，专事方术。其一生勤于读书，勇于探索，通儒精医，学问深纯，擅长温病，博通诸科，医术高超，活人无算。生平著有《温病条辨》及《医医病书》，并有医案传世，成为声震海内外的一代名医，被誉为轩岐仲景之功臣，四大温病学家之一。尤其是他所著《温病条辨》一书，自问世以来，广为流传，不到二百年间，即有七十多个版本，有的版本还多次刊行。此书至今仍为学习和研究温病学说的必读之书，中医界甚至将其列为四大经典著作之一，有的高等中医院校还将其作为研究生所用的温病学教材。那么，吴鞠通并非出身于医学世家，也未曾拜名医学徒，而是自学成医，何以能取得如此卓越的成就呢？究其原因固然很多，但笔者认为，至为重要的原因，不

能不归之于治学有方。故本文仅据有关资料，就其治学思想略陈管见，以期对当前的中医教育有所裨益，使立志学医成才者有所借鉴。

一、成才须有救人济世之心

医乃神圣之职，素有司命之称。其动辄关乎人之性命、世之安危。故俗谓良医与良相同功，名医与名将同才。古往今来，多少聪明贤达之士，不为良相，便为良医，倍受人们称颂。然人所颂者，为医中之良者，而医中之良者，必具德识才学之长。昔贤有言："学不贯古今，识不通天人，才不近仙，心不近佛者，断不可作医以误世。"又说："夫医者，非仁爱不可托也，非聪明理达不可任也，非廉洁纯良不可信也。"此皆强调德识才学之重要，而四者之中，尤重于德。因有德者，必存救人济世之心，有救人济世之心，必嗜学不厌，反复求索，见识日进，定成良才。故吴鞠通论医，首重医德。他在《医医病书》医德论中指出："天下万事，莫不成于才，莫不统于德。无才固不足以成德。无德以统才，则才为跋扈之才，实足以败，断无可成。有德者，必有不忍人之心。不忍人之心油然而出，必力学诚求其所谓才者。"医者所生不忍人之心，即不忍患者为病痛所苦，为庸医所害，当竭尽全力以救之。吴氏正是亲自目睹生民病痛之苦，庸医杀人之祸，不忍人之心油然而生，才放弃科名，毅然从医。亦正是他有救人济世之心，方力学诚求，精究医理，视人之病，若己之病，处处为病人着想，不计较个人得失。他一生极力反对医者妄抬身价，重索谢资，把业医当作买卖的庸俗作风，严厉指出："只为自己打算，不为病人打算，恶在其为医也。"并鄙视那些仕途未通，生计未就，将行医作为末路之具，不求学术之精，只图敛财糊口，以

致动辄杀人之辈。他曾悲愤叹道："呜呼！生民何辜，不死于病而死于医，是有医不若无医也，学医不精，不若不学医也。"对于医界争名竞胜，各立门户之弊，他更视之如仇，故谆谆告诫后学，务"以明道济世为急，毋以争名竞胜为心。"而且，他"为济病者之苦，医医士之病"，方有《温病条辨》及《医医病书》之作。由此可见，若无救人济世之心，断无良医可言，亦断不能真正有所成就。

二、学医须用格致诚正之功

吴氏认为，学医成才不仅要有救人济世之心，而且须用格致诚正之功。所谓格致者，即推究事物，通晓其理。所谓诚正者，即端其好恶，纠其倚偏，达于中正。因医之为道，至难至深，上而须知天时运气，中而宜通人事得失，下而当识万物性味；医之为学，上自轩岐仲圣，下至近今名贤，著述浩繁，论说不一，精疏取舍，尤须定夺；医之为事，关乎性命，宜补宜攻，不可偏差。若卤莽孟浪，肆意攻伐，犹如四时有秋冬而无春夏，自然贻祸害事；而若自馁懦弱，一味温补，犹如四时有春夏而无秋冬，事亦难成。故吴氏认为，非真用格致诚正之功，则医道难通，学问难纯，难得真正，良才难成。正如他说："医虽小道，非真能格致诚正者不能。上而天时五运六气之错综，三元更递之变幻，中而人事得失好恶之难齐，下而万物百谷草木金石鸟兽水火之异宜，非真用格致之功者，能知其性味之真耶？及其读书之时，得少便足，偏好偏恶，谬于一家之言，入者主之，出者奴之，爱读简便之书，畏历艰辛之境。至于临症之际，自是而孟浪者害事，自馁而畏葸者亦害事。有所偏则不得其正。非真能用诚正之功，能端好恶以备四时之气哉？"故吴氏治学，勤于思索，细于格物，能"进与病谋，退与心谋"。其读书必辨其精疏，识其疵谬，务以明理为要，不为偏说所惑；其临证施治，宜补宜攻，惟当是求；其著书立说，能采诸家之长，避诸家之短，消门户之见，达中正之境。凡此皆格致诚正之功，堪称后学楷模。

三、读书既戒喜简畏繁，又戒好博不精

学医必读书，不读书则不知规矩准绳，难以明道晓理。然读书有儒家之书，有医家之书。儒家、医家之书繁多，又有经、史、子、集之分，浅近深奥之异。若不知读书之法，喜简畏繁，或好博不精，或死于句下，入而不出，皆不足以胜学。

吴氏认为学医必读古书，尤其要读经书，"不尊经则学无根柢，或流于异端"，并针对当时一些学者，只读《药性赋》《汤头歌诀》，便欲行医的流弊，严肃指出："今人不读古书，安于小就，得少便足，囿于见闻，爱简便，畏繁重，喜浅近，惧深奥，大病也。"并明确提出：《神农本草经》《灵枢》《素问》《难经》《伤寒论》《金匮要略》《易经》《诗经》《周礼》《礼记》，皆为医者不可不读之书。他还举叶天士之书为例，论述了不读古书，不知叶氏用古之意，但能袭其皮毛的道理，指出："叶氏之书，本不易读，盖其书用古最多，读者不知其来路，不能领会其用意。"可见学者切戒喜简畏繁、不读古书。

另外，吴氏还认为：满眼书集，各家议论，万有不齐，胸中毫无要领，务博而情不专，亦为学人之大病。试想，儒家之书，医家之著，汗牛充栋，浩如烟海，虽孔子、仲圣在世，亦不能读尽今日之书，亦没有必要读尽今日之书，因其"断不务虚名而抛荒实德也"。故吴氏指出："儒家之书虽多，而要紧只有经书。经书之中，要紧而又要紧者，莫过于《易经》《四

书》。人能身体力行《易经》《四书》之道，他书虽不读可也。医家之书亦不少，而要紧之书，亦只有《内经》《难经》《玉函经》《临证指南》。"其余医书，则多有倚于一偏之弊，故"可参考而不必读者也"。这些治学主张，对于我们今天的学医者，亦不能说没有裨益。

四、笃行必先学问思辨，既达且艺

学医以致用，业医以救人，故凡有救人济世之心者，遇疾遇难，当如救焚救溺，见义勇为，全力以赴，笃行不怠。然欲笃行救人者，必先学问思辨，既达且艺。所谓学问思辨，即博学而通古今，审问而广见识，慎思而晓道理，明辨而致不惑。如此才能成竹在胸，既达且艺，然后笃行，方可立于不败之地。若"未曾学问思辨而骤欲笃行者，孟浪人也"。孟浪卤莽之夫，何事不坏？吴氏所谓"不明理者，虽饮食亦不能调，饮食亦能杀人；……明理者，虽毒药亦应手而效"，正是这个道理。吴氏是这样说的，也是这样做的。他十九岁开始学医，越四载而遇侄子病温，以致发黄而死，缘其当时尚未学问思辨，不得治温要领，故"未敢妄赞一词"。以后游于京师，检较《四库全书》，遍考历代医书，专心刻苦学步，然十阅春秋，"未敢轻治一人"。可见其治学之严谨，非世俗之辈可比。

五、立说尤须补偏救弊，精而勿杂

学已成而著书立说，造福万民，嘉惠后学，亦为医者济世之举，实不可缺。然若学无所获，心无所得，纯为沽名钓誉，取酬索利，抄袭剽窃，妄说妄注，则又害民欺世，贻祸无穷，断不可为。即使用心良苦，而学术未精，立说支离驳杂者，其功过亦两不相掩，同样不可效法。故吴氏认为，著书立说务在补偏救弊，精而勿杂，"古法之阙略者补之，偏胜者论之，流俗之坏乱者正之，治验之可法者表之"。至于前人已有之论，已备之法，不必屋上架屋。若卷帙纷繁，"作者既苦日力无多，观者又畏繁而不览"，实不可取。其著《温病条辨》，只在补古来辨治外感之不足；著《医医病书》，仅择其尤切时弊而略言之，皆从精简而避纷繁，"欲以少许，胜人多许"。书中对于前贤疵谬粗疏之处，敢于直言驳证，毫不隐讳。且《温病条辨》一书，自条自注，纲目分明，则可免后人妄注，参以杂说，失其本义，贻误来者。尤其值得钦佩的是，他再三期望一切达士贤人，能进而求之，引而申之，救其所偏，补其不逮，恳切指出："无论先达后学，有能择其弊窦，补其未备，瑭将感之如师资之恩。"足见其用心之良苦，态度之谦虚。

总之，吴氏奉此数条准则以治学，终究功成而名就，我辈学者亦实可借鉴。

附：吴鞠通医学研究论文题录
（1950～1997 年）

1. 浙江中医学院. 温病条辨白话解. 第 1 版. 北京：人民卫生出版社. 1963

2. 浙江中医学院. 温病条辨白话解. 第 2 版. 北京：人民卫生出版社. 1978

3. 赵绍琴，等. 温病纵横. 第 1 版. 北京：人民卫生出版社. 1982

4. 郭谦亨. 温病述评. 第 1 版. 西安：陕西科学技术出版社. 1987

5. 徐树楠，等. 中医经典通释——温病条辨. 第 1 版. 石家庄：河北科学技术出版社. 1994

6. 王振坤. 温病条辨新解. 北京：学苑出版社. 1995

7. 柴中元. 温病求真. 第 1 版. 北京：中国中医药出版社. 1996

8. 杨飞，等主编. 医学家吴瑭现代研究. 第 1 版. 香港：金陵书社出版公司. 1997

9. 骆勉. 吴鞠通年岁考. 江苏中医 1964；（12）：32

10. 王绪鳌. 关于吴鞠通生年的又一佐证. 浙江中医学院学报 1983；（2）：56

11. 方春阳. 吴鞠通年谱约编. 浙江中医杂志 1985；20（7）：306～309

12. 张志远. 吴瑭生平史略. 北京中医学院学报 1987；10（6）：39～40

13. 何绍奇. 吴鞠通与章虚谷的一段佳话. 北京中医学院学报 1988；11（4）：46

14. 卜开初. 吴鞠通名字号小考. 上海中医药杂志 1989；（7）：31

15. 顾天培，等. 吴鞠通故里初考. 江苏中医杂志 1985；6（1）：37

16. 马超骏，等. 吴鞠通故里在淮阴. 浙江中医杂志 1986；21（7）：330

17. 顾天培，等. 吴鞠通故里在淮安续考. 浙江中医杂志 1987；22（7）：333

18. 顾天培. 何处当年问心堂. 浙江中医杂志 1985；20（7）：310

19. 邹克扬. 吴鞠通对温病学说卓越贡献. 四川中医 1985；3（12）：20

20. 蒋士英. 浅谈吴瑭对温病学的贡献. 江苏中医杂志 1984；5（1）：53

21. 周朝进. 略论吴瑭《温病条辨》对温病学的继承和发展. 上海中医药杂志 1996；（2）：44

22. 赵章忠. 吴鞠通学术思想述评. 北京中医学院学报 1991；14（2）：51～53

23. 姜春华. 评吴鞠通. 上海中医药杂志 1988；（10）：2～3

24. 江静波. 对《温病条辨》之新的评价. 新中医药 1953；（1）：5

25. 吴青尘. 谈《温病条辨》. 新中医药 1955；（5）：20

26. 邓铁涛. 吴鞠通《温病条辨》书后. 广东中医 1957；（3）：7

27. 田令群. 读《温病条辨》后的体会. 中级医刊 1957；（7）：52，（8）：55，（9）：56

28. 张发荣. 《温病条辨》的学术成就和特点. 成都中医学院学报 1986；（1）：6

29. 俞景茂. 《温病条辨》的学术建树. 中医药学报 1984；（6）：14

30. 王贵森. 试论《温病条辨》的"博涉知病、多诊识脉、屡用达药". 福建中医药 1988；（5）
：83～84

31. 沈庆法. 试论《温病条辨》的学术特点. 浙江中医杂志 1980；（7）：290

32. 邓铁涛. 我对《温病条辨》的评价. 浙江中医杂志 1982；（6）：281

33. 邓铁涛. 《温病条辨》与《温热经纬》. 新中医 1989；21（5）：44～46

34. 刘景源. 《温病条辨》评介. 新疆中医药 1985；（2）：55

35. 戚燕如，等. 论《温病条辨》的学术渊源. 河北中医 1986；（3）：4

36. 戚燕如 . 《温病条辨》对温病病因学的贡献 . 内蒙古中医药　1986；（1）:17

37. 孟澍江 . 对《温病条辨》中有关问题的认识和体会 . 广西中医药　1983；（4）:37

38. 王贵森 . 浅谈怎样自学《温病条辨》. 浙江中医学院学报　1985；（6）:47

39. 赵松，等 . 学习《温病条辨》的一些体会 . 贵阳中医学院学报　1981；（1）:8～11

40. 陈开运 . 《温病条辨 . 自序》的译注 . 北京中医　1983；（3）:50

41. 陈咨岐 . 介绍吴氏《温病条辨》下焦篇的内容 . 福建中医药　1957；（1）:12

42. 陈咨岐 . 介绍吴氏《温病条辨》下焦篇的内容（续）. 福建中医药　1957；（3）:8，（4）:8

43. 俞长荣 . 《温病条辨》卷首原病篇浅析 . 哈尔滨中医　1961；（5）:38

44. 赵立勋 . 《温病条辨·原病篇》关于寒温暑疫的鉴别 . 成都中医学院学报　1982；（增刊）:45

45. 史兰华 . 《温病条辨》"汗论"浅释 . 山东中医学院学报　1977；（2）:51

46. 王贵森 . 《温病条辨》湿温学习笔记 . 广东中医　1960；（6）:265

47. 王贵森 . 《温病条辨》"风温"学习笔记 . 广东中医　1962；（10）:38

48. 王贵森 . 《温病条辨·春温》学习笔记 . 广西中医药　1981；（2）:3

49. 王贵森 . 《温病条辨》暑温学习笔记 . 广西中医药　1983；（3）:36

50. 陆文彬 . 吴鞠通有关暑病论治的研讨 . 吉林中医药　1982；（1）:6

51. 王贵森 . 《温病条辨·秋燥》学习笔记 . 广西中医药　1984；（1）:38

52. 徐伯兴 . 《温病条辨》证治简述 . 桂林卫生　1985；（4）:32

53. 宋知行 . 吴鞠通"解儿难"的学术见解 . 陕西中医　1986；（5）:232

54. 陆文彬 . 吴鞠通"解产难"研讨 . 四川中医　1984；2（4）:12

55. 林钦廉 . 《温病条辨·解儿难》简评 . 浙江中医学院学报　1984；（2）:5

56. 许家松 . 吴鞠通三焦辨证源流考辨 . 新中医　1989；21（5）:14～16，34

57. 孙宝楚 . 对六经、卫气营血、三焦的体会 . 江苏中医　1959；（5）:3

58. 倪承恺 . 卫气营血辨证与三焦辨证的关系及其临床运用 . 贵阳中医学院学报　1982；（4）:17

59. 邓铁涛 . 试论温病的卫气营血和三焦 . 江西中医药　1955；（8）:11

60. 王新华 . 论温病学上的"营卫气血"和"三焦"及伤寒温病学说之争问题 . 广东中医　1957；
（6）:8，（7）:10

61. 戈敬恒 . 论温病中的"营卫气血"与"三焦". 中医杂志　1958；（5）:291

62. 郭振球 . 论吴鞠通温病的三焦辨证 . 北京中医学院学报　1985；8（6）:6

63. 傅景华，等 . 《温病条辨》三焦辨证体系的特点 . 吉林中医药　1984；（5）:8

64. 陆文彬 . 吴鞠通《温病条辨》三焦辨治之研讨 . 浙江中医杂志　1985；20（7）:295

65. 张腊荣 . 浅论吴氏三焦辨证的治法 . 湖北中医杂志　1982；（4）:50

66. 杜顺福 . 对吴鞠通三焦辨证分析与评价 .1983；（8）:38～40

67. 庞万敏 . 三焦辨证在治疗单疱病毒角膜炎中的运用 . 云南中医杂志　1981；（6）:26

68. 刘献琳 . 《金匮要略》与卫气营血和三焦辨证 . 吉林中医药　1984；（6）:1

69. 陆文彬 . 吴鞠通《温病条辨》辨证法则之研讨 . 吉林中医药　1983；（2）:1

70. 顾文忠 . 谈谈八纲辨证在《伤寒论》、《金匮要略》、《温病条辨》中的体现 . 云南中医杂志
1982；（4）:16～18

71. 单书健 . 试论吴鞠通对仲景学说的继承和发展 . 吉林中医药　1983；（2）:4～7

72. 周志枢 . 吴鞠通对仲景学说的继承和发展 . 成都中医学院学报　1883；（4）:7～8

73. 薛近芳 . 仲景方在《温病条辨》中的运用规律初探 . 浙江中医学院学报　1982；（2）:10

74. 王辉武 . 学用《伤寒》方还要注意《温病条辨》的发展 . 中医杂志　1982；23（8）:56～57

75. 姚益华 . 从临床经验上体会《伤寒论》与《温病条辨》的异同 . 浙江中医杂志　1957；（12）:

24

76. 刘霞 . 略论仲景方在《温病条辨》中的运用 . 江西中医药　1988；19（5）:48

77. 汪新象 . 浅谈《温病条辨》羽翼《伤寒论》. 四川中医　1983；（6）:2～4

78. 范准成 . 从承气汤的运用，看伤寒和温病的统一性 . 陕西中医　1983；（6）:1～3

79. 沈庆法 . 吴鞠通对《温疫论》的继承和发展 . 上海中医药杂志　1989；（7）:38～40

80. 林可华 .《温病条辨》和《温疫论》的关系 . 福建中医药　1962；（5）:41

81. 高和声 . 从吴又可、叶天士、吴鞠通三家学说看温病学的发展 . 浙江中医药　1979；（7）:225

82. 赖显荣 . 吴鞠通是怎样继承叶天士经验的 . 浙江中医药　1978；（3）:33

83. 静修 . 叶天士与吴鞠通在温病学上的成就 . 福建中医药　1959；（7）:32

84. 陶晓华 . 吴鞠通在方剂治法上对叶天士的继承和发展 . 江苏中医　1989；10（5）

85. 董建华 . 试论吴鞠通学术思想的特点 . 浙江中医杂志　1985；（7）:291

86. 李刘坤 . 略论吴瑭的治学思想 . 中医教育　1986；（6）:32～33

87. 刘辉 . 吴鞠通治学思想小议 . 南京中医学院学报　1984；（2）:6～7

88. 刘国强 . 吴鞠通研究温病的思维方法探讨 . 陕西中医学院学报　1988；11（1）:1～4

89. 聂天义 . 试论吴鞠通治疗温病急症的学术思想 . 四川中医　1990；8（12）:18～20

90. 李刘坤 . 吴鞠通温病治疗禁忌学说初探 . 北京中医学院学报　1984；（4）:14

91. 左兴中 . 吴鞠通防治杂病学术思想浅探 . 湖南中医学院学报　1988；8（1）:9～11

92. 李刘坤 . 吴鞠通内伤杂病辨治特色 . 北京中医药大学学报　1997；20（6）:26～27

93. 刘景源 .《温病条辨》一书中几个问题的探究 . 安徽中医学院学报　1984；（2）:16

94. 谢务栋 . 试论吴鞠通"解产难"的学术思想 . 河北中医　1987；（2）:9

95. 孟祥英 . 浅述《解产难》论治产后病的特点 . 河南中医　1989；9（1）:42～43

96. 王志斌，等 . 吴瑭《医医病书》浅析 . 江苏中医　1995；16（6）:41～42

97. 沈凤阁 . 吴鞠通《医医病书》探析 . 河南中医　1984；（6）:13

98. 柴中元 . 从《医医病书》看吴瑭晚年的学术思想 . 上海中医药杂志　1988；（8）:32～34

99. 郝印卿 . 议具古今妙识论摒世俗陋见——吴鞠通《医医病书》学术探析 . 山西中医　1995；11（1）:1～4

100. 朱伟常 . 针砭时弊启悟后人——谈吴鞠通《医医病书》的学术思想 . 辽宁中医杂志　1985；9（12）:43～45

101. 秦云峰 .《医医病书》介绍 . 浙江中医杂志　1985；20（7）:305

102. 孟澍江，等 .《温病条辨》类证辨治 . 南京中医学院学报　1983；（1）:23

103. 孟澍江，等 .《温病条辨》类证辨治（二）. 南京中医学院学报　1983；（3）:4

104. 谢志敏 . 吴瑭温病五大死证的临床意义 . 江西中医药　1988；19（6）:11～12，5

105. 王耀武 . 何谓"温病死证五大纲"？临床上有何价值？中医杂志　1982；（7）:60

106. 张腊荣 . 浅谈吴鞠通论温病五大死证 . 湖北中医杂志　1985；（6）:封三

107. 李晓湘，等 .《温病条辨》五死证病机浅识 . 浙江中医杂志　1985；（7）:299

108. 龚婕宁，等 . 吴鞠通治温病神志变化的特点 . 江苏中医　1991；（3）:38～39

109. 董学敏 . 吴鞠通治疗狂证经验探讨 . 山西中医　1992；8（3）:3～4

110. 李刘坤 . 吴鞠通痉病辨治规律探讨 . 北京中医学院学报　1986；9（1）:24

111. 李声国 . 吴瑭论痉 . 福建中医药　1984；4（6）:9

112. 闵长州 . 吴鞠通治痹方法浅析 . 新中医　1986；18（11）:14～16

113. 刘鹏举，等 . 试析《温病条辨》论淤血 . 中医函授通讯　1987；（5）:8～9

114. 陈果然 . 吴鞠通治血特点探微 . 南京中医药大学学报　1996；12（3）:9～10

115. 贾美华 . 吴鞠通治疗血证验案浅析 . 福建中医药　1985；16（3）:13～14

116. 茅晓 . 吴鞠通血证论治心法 . 浙江中医杂志　1985；20（7）:300～301

117. 吴定中 . 吴鞠通治疗血证用药经验探析 . 中医药研究　1996；(5)：43

118. 龚婕宁 . 论吴鞠通厥脱辨治特色 . 中国中医急症　1996；5（4）:185～187

119. 赵富春，等 . 运用吴鞠通方治疗顽症三则 . 河南中医　1992；12（1）:28～29

120. 王少华，等 . 急症医案三则 . 黑龙江中医药　1984；(3)：19～20

121. 杨克俭 . 创伤性气胸治验 . 四川中医　1988；(3)：49

122. 刘永祥 . 应用温病辨证方法治疗 19 例急性肾盂肾炎临床体会 . 黑龙江中医药　1985；(6)：29

123. 宋明星 . "化脑"治验 . 江苏中医　1985；(1)：39

124. 张祥生，等 . 变应性亚败血症治验 1 例 . 黑龙江中医药　1988；(2)：47～48

125. 吕淑敏 . 中医中药抢救产后脓毒败血症 1 例 . 黑龙江中医药　1985；(4)：25

126. 戴晓艳 . 术后发热 50 例临床证治 . 云南中医杂志　1990；(4)：10～11

127. 周辉 . 伤寒、副伤寒治验 . 新中医　1982；(7)：23～24

128. 陈洛川 .《温病条辨》法则在风湿性心脏病防治中的运用 . 新中医　1992；(10)：8～10

129. 陈国华 . 阳明温病下后辨证并治 . 四川中医　1984；(4)：15

130. 张维广，等 . 顽固发热三年治验 . 上海中医药杂志　1994；(11)：17

131. 杨进 .《温病条辨》论肾剖析 . 北京中医学院学报　1987；10（5）:22～24

132. 王国栋 .《温病条辨》中小便不利证治浅析 . 江苏中医杂志　1985；(12)：41

133. 谢凤英 .《温病条辨》小便不利证治浅说 . 湖南中医学院学报　1986；(1)：11

134. 冯济凤 .《温病条辨》奇经八脉为病的治疗法则 . 贵阳中医学院学报　1981；(4)：51

135. 沈庆法 . 如何理解吴鞠通所说的"热厥之中，亦有三等" . 中医杂志　1981；(11)：54

136. 月辰 . 小议《温病条辨》中的热深厥甚 . 山东中医学院学报　1984；(2)：74

137. 戴回云 . 尺皮热还是皮肤热 . 浙江中医杂志　1957；(7)：34

138. 何爱化，等 . 对"尺皮热还是皮肤热"的商榷 . 浙江中医杂志　1957；(9)：35

139. 廖家兴 . "尺皮热"就是皮肤热 . 浙江中医杂志　1957；(11)：35

140. 董敬斋 . 二吴"气复浮肿"小议 . 山东中医学院学报　1981；(2)：40

141. 高钦颖 . 吴鞠通治疗产后病经验 . 浙江中医杂志　1985；20（7）:302

142. 吴寿善 . 吴鞠通"燥气大纲"之我见 . 湖北中医杂志　1980；(6)：5

143. 孟澍江，等 .《温病条辨》关于口渴的辨治 . 南京中医学院学报　1984；(2)：1

144. 马健，等 .《温病条辨》"辨汗"初探 . 广西中医药　1985；(3)：4

145. 覃白怡 . 冬温辨惑 . 湖北中医杂志　1983；(4)：3

146. 周正效 . 吴鞠通"邪侵上焦辨治"浅识 . 江苏中医杂志　1987；(8)：11

147. 周方安 .《温病条辨》脉诊运用规律的探讨 . 陕西中医　1980；1（5）:44～47

148. 许兴国 .《温病条辨》脉诊浅析 . 四川中医　1991；(10)：6

149. 潘涓民 . 论《温病条辨》之脉诊 . 成都中医学院学报　1986；(2)：10

150. 沈伟礼 . 略论《温病条辨》中的数脉 . 浙江中医杂志　1980；(7)：294

151. 莫星明 .《温病条辨》复合脉析 . 吉林中医药　1986；(1)：4

152. 时振声 .《温病条辨》舌诊运用规律的探讨 . 浙江中医药　1979；(7)：243

153. 褚玄仁，等 . 吴鞠通《温病条辨》舌诊浅谈 . 江苏中医杂志　1983；(6)：6～7

154. 赵峪 .《温病条辨》口渴辨 . 辽宁中医杂志　1991；18（6）:4～5

155. 朱均 . 试论《温病条辨》有关汗证的辨证论治 . 贵阳中医学院学报　1982；(4)：5

156．常楼起，等．《温病条辨》中"汗"的辨证与施治．河北中医　1991；13（4）

157．杨进．温病下焦病证辨析．浙江中医杂志　1987；（6）：271

158．张业宗．吴鞠通《解儿难》初探．吉林中医药　1987；（4）：40

159．田淑霄，等．谈《温病条辨·解儿难》之论痉．中医杂志　1986；（1）：49

160．原金隆．从秋燥演变看吴鞠通的护阴保津学术思想．云南中医　1983；（3）：4～5

161．黄建军．吴鞠通"逐邪就近说"浅探．山东中医杂志　1995；14（4）：150～151

162．顿宝生．吴鞠通"辛凉止汗"说初探．浙江中医杂志　1985；20（7）：297

163．樊镒．温病三焦治法与药物的升降浮沉说．北京中医　1989；（6）：41～43

164．李继贵．温病三焦用药浅见．江苏中医　1982；（1）：47

165．钟明．治上焦如羽，治中焦如衡，治下焦如权．中医杂志　1980；（9）：62

166．宋乃光．论"治上焦如羽，非轻不举"所提示的用药法则．辽宁中医杂志　1982；（6）：13

167．宋乃光．试论"治上焦如羽，非轻不举"的临床意义．浙江中医杂志　1981；（7）：314

168．王兴华．论吴鞠通"治上焦如羽"的机理和方法．安徽中医学院学报　1984；3（2）：3

169．孙钢．试论"治上焦如羽，非轻不举"对小儿外感热病的意义．国医论坛　1992；7（2）：18～20

170．王庆其．试析吴鞠通的三焦治则．浙江中医杂志　1980；（7）：292

171．薛秩如．谈叶、吴二氏退热祛邪与养阴扶正．山东中医杂志　1983；（6）：9

172．原国才，等．论宣降肺气在温病治疗中的应用．北京中医学院学报　1989；12（4）：16～17

173．陆文彬．吴鞠通运用清气法初探．湖南中医杂志　1986；（1）：27～28

174．沈仲圭，等．吴鞠通先生运用清营凉血法研讨．云南中医杂志　1981；（4）：1～3

175．潘远根．吴鞠通复脉法试析．湖南中医学院学报　1983；（2）：1～3

176．萧曙明．吴鞠通救阴精十法析略．中医杂志　1995；36（6）：328～331

177．沈庆法．浅析吴瑭运用调畅气机治疗湿热诸法．吉林中医药　1983；（2）：8

178．贾敏．试述吴鞠通治疗湿温十法．吉林中医药　1991；（4）：45

179．徐宗熹．吴鞠通治寒湿七法．浙江中医杂志　1982；（6）：246～247

180．陈志源．吴鞠通治温病发黄九法．黑龙江中医药　1983；（3）：44～45

181．赵业勤，等．吴鞠通治血四要．河北中医　1986；（3）：36

182．杨世权．吴鞠通利小便开拓性三法．河南中医　1987；7（1）：8～11

183．王兴华．温病初起能否应用辛温药辨析．黑龙江中医药　1985；（5）：7

184．宋福印．吴瑭运用温热药治疗温病浅探．河北中医　1992；14（2）：45

185．孟庆云．《温病条辨》与控制论．成都中医学院学报　1980；（4）：14

186．张文选．《温病条辨》辨病分期定位论治体系初探．陕西中医　1987；（4）：159～161

187．王贵森．试论《温病条辨》的若干辨治法则．浙江中医杂志　1965；8（2）：10

188．王贵森．略论《温病条辨》的体质辨治．贵阳中医学院学报　1985；（2）：21

189．司新会．《温病条辨》保胃气学术思想探索．辽宁中医杂志　1988；12（7）：7～9

190．裴业民．从《温病条辨》探讨医源性阴虚．新中医　1986；（10）：14～16

191．陈荣．《温病条辨》宣肺十二法．福建中医药　1986；（1）：40

192．李世禄．试析《温病条辨》白虎诸法．浙江中医杂志　1986；（7）：321～322

193．许建平，等．《温病条辨》白虎四禁刍议．浙江中医杂志　1985；（7）：298

194．程昭寰．《温病条辨》化湿法的运用．中医杂志　1983；（6）：53～55

195．李一立．略谈《温病条辨》的活血化瘀法．贵阳中医学院学报　1986；（1）：22

196．周贤清．浅谈《温病条辨》清络法的运用．江西中医药　1986；（5）：6～7

197. 曹永康 . 《温病条辨》泻阳明救少阴方治浅析 . 南京中医学院学报　1989;（3）:1～2

198. 黄礼明,等 . 从《温病条辨》看吴鞠通以温治温方法 . 四川中医　1996; 14（2）:2～3

199. 杨进 . 《温病条辨》的清、滋法配合 . 陕西中医　1982;（1）:30

200. 时振声 . 《温病条辨》中酸苦、酸甘法的运用 . 辽宁中医杂志　1986; 10（6）:14～16

201. 吴成 . 探讨《温病条辨》攻下后的调治法则 . 湖北中医杂志　1989;（4）:24～26

202. 蒋士英 . 论湿温治法"三忌" . 浙江中医学院学报　1980;（1）:8

203. 蒋士英 . 再论湿温治法"三忌" . 浙江中医学院学报　1983;（6）:1

204. 邱道焜 . 论湿温病"三禁" . 成都中医学院学报　1985;（4）:1

205. 戴会禧 . 进一步分析湿温的"汗、下、润"三法 . 江西中医药　1959;（4）:18

206. 李达三,等 . 湿温证运用汗下润三法的体会 . 浙江中医杂志　1965;（9）:28

207. 朱炳林 . 湿温病治法三禁 . 浙江中医药　1977;（3）:42

208. 张腊荣 . 湿温病的:"三禁"与"三不禁" . 湖北中医杂志　1981;（3）:48

209. 严忠 . 湿温三禁考 . 江苏中医　1982;（2）:11

210. 梁雪芬 . "湿温三忌"在肠伤寒护理中的意义 . 新中医　1990;（11）:55

211. 王辉武 . 怎样理解吴鞠通"湿温三禁",临床如何应用 . 中医杂志　1981;（3）:50

212. 沈仲圭,等 . 吴鞠通论治湿温之研讨 . 江苏中医　1980;（4）:3

213. 曹云霜 . 《温病条辨》治湿温三禁八法 . 浙江中医杂志　1982;（6）:224

214. 朱华明 . 谈《温病条辨》对湿温病的治疗大法 . 四川中医　1984;（3）:6

215. 沈仲圭,等 . 吴鞠通先生运用化湿法的研究 . 吉林中医药　1981;（1）:10～11

216. 杨世权 . 《温病条辨》中的斑疹三禁是什么？试述其临床意义 . 中医杂志　1982;（8）:58

217. 谢凤英 . 《温病条辨》治痢九法 . 湖南中医学院学报　1983;（3）:15

218. 王贵森 . 《温病条辨》治痢八法浅述 . 贵阳中医学院学报　1984;（2）:30

219. 邓尚于 . 《温病条辨》关于痢疾的理法刍议 . 四川中医　1985;（7）:11

220. 吴行明,等 . 《温病条辨》治久痢浅析 . 四川中医　1985;（7）:10

221. 孙宝楚 . 《温病条辨》保津滋阴疗法的探讨 . 江苏中医　1959;（10）:7

222. 赵成春,等 . 试讨论《温病条辨》中的保津养阴治疗原则 . 浙江中医杂志　1957;（7）:28

223. 江杨青 . 《温病条辨》养阴护津法探讨 . 江苏中医　1981;（2）:1

224. 傅景华 . 《温病条辨》保津养阴的原则 . 内蒙古中医药　1985;（1）:9

225. 沈仲圭 . 吴鞠通运用养阴法之研讨 . 河南中医　1981;（2）:13

226. 林柳如 . 清营泄热法治疗内科杂病 4 则 . 国医论坛　1995; 10（1）:24～25

227. 赵文生 . 增水行舟法临床运用举要 . 四川中医　1990;（2）:10

228. 王齐生 . 吴鞠通清少阳胆络法的临床应用 . 浙江中医杂志　1990; 25（8）:351

229. 吴国其 . 《温病条辨》暑温治法 . 广西中医药　1990;（6）:35

230. 王贵森 . 略述《温病条辨》治湿温七法 . 四川中医　1983; 1（6）14

231. 王贵森 . 略述《温病条辨》治伏暑五法 . 陕西中医　1985;（4）:176

232. 吴毅彪 . 试论《温病条辨》湿热治法 . 安徽中医学院学报　1983;（2）:4

233. 沈仲圭,等 . 吴鞠通先生论治"秋燥"之研讨 . 辽宁中医杂志　1979;（3）:7～9

234. 聂天义 . 《温病条辨》水血相关证治探讨 . 四川中医　1993;（9）:4～6

235. 邓大勇 . 试述《温病条辨》对脾胃病的治疗 . 四川中医　1985;（12）:38

236. 时振声 . 《温病条辨》治痢法探讨 . 吉林中医药　1982;（3）:4

237. 俞中元 . 认证无差用药精当——读《吴鞠通医案》 . 浙江中医杂志　1985; 20（7）:303～304

238. 廖云龙 . 《吴鞠通医案》运用经方的若干特点 . 江西中医药　1991; 22（5）:302～303

239. 李振彬 . 吴鞠通心理疗法举隅 . 山西中医　1989；5（6）:6～8

240. 杜献琛 . 温病误治与救误 . 江西中医药　1988；19（1）:26～27

241. 赵世芬 . 浅析吴鞠通论治邪入心包证 . 辽宁中医杂志　1989；13（6）:14～16

242. 史竞懿 . 吴鞠通暑温医案初探 . 上海中医药杂志　1994；（12）:34～37

243. 沈庆法 . 《吴鞠通医案·陶案》剖析兼议 . 上海中医药杂志　1985；（1）:40

244. 柴中元 . 《吴鞠通医案》冬温门张姓案析评 . 新疆中医药　1985；（3）:58

245. 姜少灏，等 . 吴鞠通杂病治验说约 . 北京中医学院学报　1988；11（3）:44～45

246. 李良松 . 吴鞠通辛开苦降法在内科临床上的运用 . 成都中医学院学报　1983；（4）:20～25

247. 李良松 . 吴鞠通辛开苦降法在内科临床上的运用 . 福建中医药　1986；17（1）:42

248. 陆寿康 . 吴鞠通杂病证治选议 . 中医杂志　1983；（1）:10

249. 陆寿康 . 吴鞠通杂病心法初探 . 江苏中医　1983；（4）:5～7

250. 马继松，等 . 吴鞠通治痰饮浅探 . 安徽中医学院学报　1985；（4）:11～14

251. 王彦晖 . 吴鞠通治疗痹证特色 . 浙江中医杂志　1996；31（4）:174～175

252. 张林国，等 . 吴鞠通辨治小便不利经验初探 . 浙江中医杂志　1994；29（6）:267

253. 黄兆强 . 吴鞠通运用新绛旋覆花汤的经验 . 江苏中医杂志　1982；（4）:41～43

254. 李会昌，等 . 吴瑭医案二则浅析 . 陕西中医　1996；17（3）:141

255. 杨崇华 . 《吴鞠通医案》小儿咳嗽案赏析 . 四川中医　1994；12（12）:19～20

256. 王凯平 . 吴鞠通妇科治验探析 . 上海中医药杂志　1992；（11）:1～3

257. 刘学俭 . 吴鞠通运用通阳泄浊法调经简析 . 江苏中医　1989；10（7）:323～324

258. 王竑 . 吴鞠通清热育阴法治疗产后病的意义 . 浙江中医杂志　1986；（7）:322

259. 杨世权 . 试论"甘苦合化法"——《吴鞠通医案·暑温门》周案赏析 . 四川中医　1985；3（7）:16

260. 张绍杰 . 浅谈吴鞠通对下法的应用 . 新疆中医药　1982；（4）:46

261. 于世良 . 谈《温病条辨》之下法 . 浙江中医学院学报　1983；（2）:36

262. 邓俊 . 谈谈《温病条辨》下法 . 广西中医药　1986；（1）:36

263. 孟元勋 . 《温病条辨》下法浅识 . 河北中医　1986；（2）:4

264. 张德超 . 吴鞠通攻下八法的运用 . 江苏中医杂志　1983；（5）:24

265. 商炜琛，等 . 吴鞠通的承气法及其应用举隅 . 浙江中医杂志　1984；19（6）:244

266. 吴越人 . 吴鞠通善用下法 . 浙江中医杂志　1982；（6）:277

267. 王树槐 . 吴鞠通对方剂学发展的贡献 . 吉林中医药　1989；（4）:46～47

268. 邱德文 . 《温病条辨》方剂的初步探讨 . 贵阳中医学院学报　1980；（1）:28

269. 廖家兴 . 《温病条辨》第一方用桂枝汤的我见 . 福建中医药　1958；（7）:30

270. 黄耀人 . 关于《温病条辨》第一方用桂枝汤的一些意见 . 福建中医药　1958；（4）:9

271. 陈淑范 . 吴鞠通用桂枝汤治温刍谈 . 实用中医内科杂志　1988；2（1）:12～13

272. 柴中元 . 评吴鞠通用桂枝汤治温病 . 山西中医　1986；2（2）:5～7

273. 时振声 . 《温病条辨》中一些代表性方剂的分析 . 新医药资料　1978；（2）:12

274. 时振声 . 《温病条辨》中有关治疗湿热病的几个代表方剂的运用体会 . 浙江中医药　1978；（3）:116

275. 吴文明 . 论《温病条辨》对《伤寒》苦辛方的承袭和发展 . 浙江中医学院学报　1986；（2）:35

276. 曲忠山 . 银翘散新解 . 新医学　1976；（8）:398

277. 顿宝生，等 . 银翘散方证刍议 . 陕西中医学院学报　1983；6（2）:7～10

278．杜长龄．辛凉平剂银翘散琐谈．北京中医　1986；(2)：36

279．李其忠．银翘散方证探讨．上海中医药杂志　1984；(9)：32

280．张浩良．银翘散的配伍和运用．江西医药　1965；(12)：1146

281．田成床．银翘散原方中有元参吗．江苏中医　1966；(2)：33

282．邵生宽，等．银翘散原方有无玄参的讨论．成都中医学院学报　1982；(增刊)：71

283．张仲信，等．银翘散有无元参问题的商讨．浙江中医杂志　1965；(2)：45

284．刘普希．银翘散倍元参去元参问题的讨论．浙江中医杂志　1959；(10)：478

285．阎殿昌．也谈银翘散方中主药．辽宁中医杂志　1982；(2)：38

286．彭玉林，等．银翘散粗末治疗1150例感冒病的药效观察．广东中医　1962；(5)：25

287．柴中元．银翘散治温疫略评．云南中医学院学报　1985；(4)：36

288．谢路．银翘散、桑菊饮用芦根辨．云南中医杂志　1985；(3)：38

289．赵成春，等．银翘散、桑菊饮的理论基础和临床运用．江西中医药　1959；(7)：45

290．刘菊妍，等．银翘散研究概况．云南中医杂志　1990；(1)：45～48

291．邓文龙，等．银翘散的药理作用研究．中医杂志　1986；(3)：59～62

292．陈继良．对银翘散不同剂型的探讨．天津中医　1985；(4)：43

293．江平安．银翘散方使用何种剂型为宜．江西中医药　1985；(5)：40

294．陈兴才，等．银翘散在热性病中的应用．四川中医　1988；(7)：12

295．刘明达．银翘散治疗流行性感冒45例疗效观察．中级医刊　1959；(3)：48

296．周泽才．银翘散加减治疗小儿病毒感染发热有效．中草药通讯　1977；(11)：37

297．金慎之，等．银翘散加减治疗肠伤寒初步报告．浙江中医杂志　1960；(5)：205

298．缪宝迎．银翘散运用体会．中医药研究杂志　1986；(1)：26

299．陈炎泉．自拟"银翘散加黄芪汤"治验．新中医　1990；(1)：17

300．李程之．"银翘散"治疗流行性腮腺炎130例临床总结．山东医刊　1959；(9)：34

301．叶如美，等．中药银翘散加减治疗大叶性肺炎三例报告．江西医药　1961；(12)：32

302．刘世昌．银翘散的临床应用．河北中医　1980；(1)：58

303．张绍利，等．银翘散加减治疗小儿肺部湿性罗音11例．浙江中医杂志　1986；(1)：13

304．陈蓉蓉．儿科临床运用银翘散治案举例．浙江中医学院学报　1983；(2)：28

305．胡居息．银翘散加减治疗小儿肺炎25例．湖北中医杂志　1982；(1)：55

306．杨春．银翘散对温热病初期效验介绍．福建中医药　1964；(5)：16

307．赵中石．吴瑭银翘散立旨的推论．新疆中医药　1985；(4)：62

308．石坚．银翘散治疗病毒性肝炎．实用中医内科杂志　1990；(1)：9

309．王绍洁，等．银翘散加味治疗小儿外感高热102例．辽宁中医杂志　1994；(12)：548～549

310．殷勤，等．银翘散加减治疗小儿咽-结膜热30例．河南中医　1994；14(2)：108～109

311．胡居息．银翘散加减治疗肾病综合征．四川中医　1987；(2)：40

312．朱其皆．退热银翘散治疗急性高热22例体会．广西中医药　1984；(4)30

313．刘祥泉，等．银翘散袋泡剂对呼吸道感染50例疗效观察．四川中医　1986；(1)：15

314．曹晶明．银翘散化裁治疗小儿口疮48例．广西中医药　1988；(5)：14

315．华占海．银翘散加减治愈颈淋巴水囊瘤．四川中医　1991；(6)：32

316．汪德云．银翘散加味治疗爆发性剧烈风疹400例介绍．中医杂志　1987；28(4)：33

317．王俊国．银翘散在外科病中的应用．陕西中医　1985；(6)：269

318．王淑梅，等．银翘散在眼科临床的运用．辽宁中医杂志　1987；(11)：28～29

319．莫少琪．银翘散加味治疗急性扁桃体炎、咽炎176例．新中医　1995；(7)：50

320. 卢业轩. 银翘散加减治疗上部疮疡和皮肤病 38 例小结. 广西中医药 1989; (1): 14~15

321. 王益鹏.《温病条辨》中既有"银翘散",又有"银翘汤",两者有何异同. 中医杂志 1982;
(11): 63

322. 王益鹏. 银翘散中有没有元参？中医杂志 1981; (8): 64

323. 王益鹏.《温病条辨》中银翘散的加减法有哪些. 中医杂志 1981; (8): 64

324. 孙继军,等. 桑菊饮的工艺改进及质量标准的修订. 中成药研究 1983; (8): 12~13

325. 羊静华,等. 桑菊饮临床应用举隅. 陕西中医 1996; (6): 281~282

326. 薛景勋. 桑杏汤治疗百日咳. 新中医 1979; (3): 43

327. 徐传富. 杏苏散非治燥之方,亦非润剂. 四川中医 1993; 11 (5): 21~22

328. 宋晓鸿. 杏苏散是治凉燥初起之方,是辛润剂. 四川中医 1994; 12 (1): 21~22

329. 刘芳贵,等. 杏苏散的临床应用. 实用中医内科杂志 1993; (2): 27~28

330. 喻洪钢. 三黄二香散外敷治疗痈肿. 四川中医 1986; (6): 41

331. 殷大彰. 三黄二香散外治带状疱疹. 中医杂志 1988; (6): 20

332. 邓珠强. 宣痹汤加味治红斑性肢痛症有效. 新中医 1992; (9): 14

333. 赵崇学. 宣痹汤之临床应用. 北京中医 1989; (2): 32~33

334. 姚梅龄. 用宣痹汤治疗肥厚性咽炎的体会. 江西中医药 1980; (1): 37~38

335. 章湘侯. 上焦宣痹汤的临床运用体会. 江苏中医杂志 1983; (5): 11~12

336. 王益鹏.《温病条辨》中命名为"宣痹汤"的方剂有二,其两方有何不同. 中医杂志 1982;
(11): 63

337. 陈小钦. 加味宣痹汤临床应用一得. 福建中医药 1982; (6): 58

338. 王光浩,等. 宣痹汤加减治疗腰腿痛 104 例. 湖北中医杂志 1993; (3): 26~27

339. 左言富,等. 清营汤浅探. 浙江中医杂志 1981; (7): 329

340. 陈德宁. 清营汤用连翘、银花、竹叶心之浅见. 中医药信息 1988; (1): 7

341. 马骥. 有关清营汤的几个问题初探. 辽宁中医杂志 1984; 8 (4): 39

342. 裴业民. 清营汤"透热转气"质疑. 浙江中医杂志 1990; (8): 348

343. 沈敏南. 清营汤的临床运用. 浙江中医药 1978; (3): 24

344. 徐宝国. 清营汤新用. 新中医 1992; (2): 44

345. 齐志卿. 清营汤临床应用. 新中医 1988; (9): 17

346. 孙玉甫. 清营汤的临床新用. 山东中医杂志 1988; 7 (5): 19~20

347. 张明德. 清营汤治疗狐惑病. 浙江中医杂志 1985; (8): 375

348. 王宁. 清营汤加减治愈产碱杆菌败血症 1 例. 中医杂志 1981; (5): 29

349. 王国平. 清营汤加味治疗癌性疼痛 68 例观察. 山西中医 1992; (1): 25

350. 戴春福,等. 清营汤降低家兔营分证体温的实验观察. 成都中医学院学报 1993; 16 (4):
38~39

351. 李瑞,等. 清营汤合紫雪散治愈病毒性脑炎 1 例. 内蒙古中医药 1995; 14 (1): 13

352. 李继功,等. 清营汤治疗外伤性肝脾破裂伴腹腔感染. 山东中医杂志 1995; 14 (12): 552

353. 李素霞,等. 清营汤合蓖杏膏治疗银屑病. 四川中医 1992; (3): 36

354. 司在和. 清营汤治疗皮肤病验案二则. 江苏中医杂志 1987; (9): 21

355. 徐振涯. 清营汤治疗温病重症的临床体会. 浙江中医杂志 1986; (7): 297

356. 张国锦. 清营汤加减治愈过敏性紫癜 1 例. 中西医结合杂志 1988; (6): 329

357. 唐莉珍,等. 清营汤加减治疗皮肤粘膜淋巴结综合征 5 例. 北京中医杂志 1987; (2): 24~
25

358．高正星．清营汤加减治疗接触性皮炎．四川中医　1990；（2）：44

359．陆维宏．益胃汤加味治疗眩晕症108例．浙江中医杂志　1994；（6）：258

360．刘善志．益胃汤临床应用举隅．陕西中医　1985；（5）：213～214

361．姜志学．益胃汤加减治愈前列腺炎．四川中医　1989；（3）：31

362．谢兆丰．新加香薷饮治疗暑病．四川中医　1994；（9）：36～37

363．毛文彬，等．加减香薷饮治疗96例夏季"流感"．上海中医药杂志　1982；（8）：35

364．陈维初．三仁汤加味治疗急性肾炎68例．四川中医　1996；（2）：27

365．夏时金．三仁汤治愈消渴证．四川中医　1986；（8）：49

366．方正浩．三仁汤治小儿低热综合征．四川中医　1996；（6）：40

367．陈治水．三仁汤治疗重症水痘．四川中医　1988；（10）：17

368．张元华，等．三仁汤化裁治便秘．新中医　1988；（3）：46

369．陈治水．三仁汤治疗慢性胆囊炎．四川中医　1989；（4）：20

370．邓启源．三仁汤治小儿"风水"病．中医杂志　1980；（12）：33

371．武世昌．三仁汤加减治愈孕妇湿热病．北京中医　1985；（5）：54

372．郑忠民．三仁汤加味治疗恶阻．四川中医　1988；（1）：37

373．廖健文．三仁汤加味治疗小儿湿疹．浙江中医杂志　1992；（4）：165

374．曾救凡．三仁汤的临床应用．中医杂志　1982；（7）：46

375．侯玉明．三仁汤治湿热痹症一则．中医药学报　1986；（2）：24

376．雷新源．三仁汤化裁临床应用举隅．江西中医药　1985；（1）：32

377．程竑．三仁汤临床应用的点滴体会．陕西中医　1980；（1）：22

378．张松石．三仁汤运用举例．浙江中医杂志　1965；（9）：31

379．陈文渊．三仁汤验案一则．新中医　1984；（8）：19

380．贾春芒．三仁汤在耳鼻喉科的应用．河北中医　1987；（3）：45

381．王振录．三仁汤在男科病中的应用．新中医　1986；（7）：47～48

382．尹平芬．三仁汤治疗梅核气．湖南中医杂志　1989；（5）：29

383．叶琼花．三仁汤治疗失眠证．湖南中医学院学报　1984；（3～4）：81

384．陈瑞春．三仁汤治阳痿．上海中医药杂志　1983；（5）：6

385．陈瑞春．三仁汤的运用举例．新医药学杂志　1976；（8）：34

386．刘友樑．三仁汤的临床运用．福建中医药　1983；（1）：16～18

387．丁忠信，等．三仁汤的临床应用．浙江中医药　1979；（8）：298

388．陶文清．三仁汤新用举隅．陕西中医　1986；（8）：360～361

389．樊中州．浅论腻苔与三仁汤的临证．河南中医　1985；（3）：3～5

390．罗希铮．三仁汤的临床运用．四川中医　1984；（4）：47

391．周胜涟．三仁汤治验．实用中医内科杂志　1992；（4）：36

392．曾春，等．三仁汤治疗胆道感染．四川中医　1988；（9）：27

393．田发益．三仁汤加味治泌尿结石41例．四川中医　1996；（3）：32～33

394．何刚．三仁汤加减治疗不安腿综合征12例．中医药信息　1993；（2）：37

395．张连贵．三仁汤治血尿．四川中医　1986；（10）：23

396．田茂林．三仁汤治疗骨质增生病．四川中医　1985；（5）：55

397．夏丽华，等．三仁汤临床运用举隅．吉林中医药　1984；（1）：19

398．孙晓飞．三仁汤治疗波状热临床观察．辽宁医学杂志　1959；（4）：7

399．陈继曾．用三仁汤加味治湿温证二例．上海中医药杂志　1965；（4）：36

400．唐化熹．白虎三仁汤治疗病毒感染发烧．四川中医　1989；（4）：16

401．孙克勤．藿朴三仁汤治疗梅雨季节胃肠型感冒40例小结．江苏中医杂志　1984；（3）：60

402．谭凤森，等．三仁汤加减治疗流行性出血热举隅．四川中医　1987；（4）：24

403．靳永强，等．三仁汤治疗喘证．河南中医　1990；（4）：28

404．何保义．三仁汤治疗不稳定型心绞痛一例．河南中医　1986；（5）：25

405．姜正谦，等．三仁汤治疗急性高山反应50例．中医杂志　1988；（3）：51

406．傅明光．三仁汤在脾胃病中的应用．浙江中医杂志　1986；（10）：469

407．李福兴．三仁汤外科治验二则．黑龙江中医药　1986；（4）：42

408．康若虞．小儿湿温病与"温胆三仁汤"．云南中医学院学报　1978；（1）：55

409．梁文学．青蒿鳖甲汤治疗阴虚感冒75例小结．国医论坛　1991；（2）：25

410．龙安良．青蒿鳖甲汤治盗汗．浙江中医药　1979；（5）：160

411．朱淑琴，等．青蒿鳖甲汤治疗激素依赖性特发性血小板减少性紫癜．浙江中医杂志　1994；29（1）：10

412．方正浩．青蒿鳖甲汤治疗小儿肺炎后期低热．四川中医　1993；（7）：45

413．王树山，等．青蒿鳖甲汤加减治疗疹后肺炎19例报告．辽宁中医杂志　1981；（2）：44～45

414．万良政．青蒿鳖甲汤加减治疗热痹．辽宁中医杂志　1986；（7）：35

415．赵棣华，等．沙参麦冬汤治疗燥咳154例临床小结．江苏中医杂志　1987；（8）：1～2

416．刘巧珍．沙参麦冬汤对肺结核的症状治疗．河北中医　1985；（6）：20～21

417．魏旭．沙参麦冬汤加味治疗小儿咳喘40例．上海中医药杂志　1990；（7）：29

418．苏庆英．应用沙参麦冬汤加减治疗心动过速的点滴体会．辽宁中医杂志　1980；（1）：10～11

419．李玉冬．沙参麦冬饮加味治疗秋燥病四例．福建中医药　1983；（2）：21～23

420．舒义．沙参麦冬汤治愈阑尾炎术后严重呕吐一例．黑龙江中医药　1987；（3）：32

421．陈正国．沙参麦冬汤加味治腰腿痛．四川中医　1991；（7）：32

422．曹西华，等．沙参麦冬汤对大鼠胃粘膜损伤的保护作用．北京中医药大学学报　1994；（4）：50～52

423．顾爱善，等．沙参麦冬汤加减治疗慢性咽炎80例．中国中西医结合杂志　1994；（1）：61

424．舒琦瑾．新加沙参麦冬汤对化疗增效减毒的实验研究．浙江中医杂志　1996；（3）：137

425．卓光银．沙参麦冬汤治验二则．中医杂志　1986；（6）：48

426．房才龙．香附旋覆花汤治疗结核性胸膜炎．浙江中医杂志　1994；（3）：29

427．牟克祥．香附旋覆花汤治疗胸膜腔积液．四川中医　1984；（5）：50

428．熊桂兰．宣痹汤治疗肺炎50例简介．浙江中医杂志　1984；（8）：351

429．吴干银．增液汤的临床应用．陕西中医　1987；（9）：416～417

430．郭昌照．增液汤加味治疗小儿发热的临床应用．江西中医药　1988；（4）：28～29

431．黄奕助．增液汤加味治疗放射所致口腔反应120例．广西中医药　1981；（5）：25

432．何凤池．增液汤加减治复发性口腔溃疡．新中医　1994；（6）：40

433．孙延昭．增液汤在鼻衄中的运用．黑龙江中医药　1989；（1）：44

434．张炳坤．加味增液汤在鼻咽癌"放疗"中的应用．福建中医药　1987；（6）：15

435．盛业志，等．加味增液汤治疗唇炎15例．四川中医　1986；（12）：48

436．王毓秀．养阴增液汤治愈急腹症术后霉菌感染20例．中西医结合杂志　1988；（5）：302

437．马荣庚，等．食管及胃术后空肠置管增液汤补液疗法．中西医结合杂志　1888；（7）：423

438．黄志锋．增液承气汤治疗慢性铅中毒．江西中医药　1985；（5）：29

439．奚肇庆．增液承气汤治愈食复重症（感染性休克）一例．河南中医　1987；（5）：44

440．颜永潮．增液承气汤加减治疗血唾、血精．中医杂志　1995；（1）：8

441．赵国祥．增液承气汤治疗高血压脑病一例．黑龙江中医药　1989；（1）：42

442．林毅宏，等．增液注射液的制备及临床试用．福建中医药　1984；（6）：49～51

443．陈淦方．增液承气汤加减治疗散发性病毒性脑炎．浙江中医杂志　1986；（7）：296

444．陈传儒．增液承气汤治验二例．新中医　1987；（5）：46

445．刘振湖．增液承气汤新用．新中医　1994；（2）：56

446．陈超．加味增液承气汤治疗重症鼻衄．四川中医　1988；（6）：47

447．孙浩．宣白承气汤的临床运用．浙江中医杂志　1984；（7）：332～333

448．王少华．宣白承气汤运用经验．江苏中医　1990；（2）：28～29

449．庞金龙．宣白承气汤在肺部急症中的应用．江西中医药　1988；（5）：13

450．赵吉林．宣白承气汤化裁治咳喘．四川中医　1990；（5）：24

451．于敬海．桃仁承气汤之我见．山东医药　1980；（3）：25

452．赵尚久，等．桃仁承气汤临床运用．湖南中医学院学报　1979；（1）：30

453．李湘云．吴瑭与承气汤．湖北中医杂志　1983；（5）：50

454．江克明．吴鞠通对炙甘草汤的发展．中医杂志　1982；（2）：147

455．印会河．论复脉汤与加减复脉汤．中医杂志　1961；（5）：39

456．熊绍权．加减复脉汤治愈石淋．四川中医　1986；（5）：46

457．林君平，等．加减复脉汤治疗早搏167例．山东中医杂志　1995；（4）：156～157

458．蓝建信．加减复脉汤治愈痹症．四川中医　1985；（2）：44

459．姜志学．加减复脉汤治愈阴枯证．四川中医　1986；（5）：15

460．许世瑞．加减复脉汤临床运用．河北中医　1985；（3）：17

461．谢天生．加减复脉汤临床运用一得．云南中医学院学报　1984；（1）：24

462．叶俊德，等．三甲复脉汤治疗肌萎缩侧索硬化症．福建中医药　1986；（6）：38

463．冯步珍．三甲复脉汤治疗小儿多动症68例．陕西中医　1990；（6）：271

464．陈文邦．二甲复脉汤治愈抽搐．四川中医　1985；（11）：46

465．金春乐．三甲复脉汤善治阴虚阳痿．浙江中医杂志　1988；（4）：157

466．孙继铭．三甲复脉汤新用举隅．实用中医内科杂志　1992；（2）：41

467．田积有．评张锡纯"论吴氏《温病条辨·二甲复脉、三甲复脉二汤》"．河南中医　1983；（4）：28

468．王改敏，等．大定风珠治疗职业性眩晕26例．国医论坛　1994；（3）：35

469．吕建光．大定风珠加减治疗手颤．河北中医　1985；（6）：22

470．杨占英．大定风珠治愈肾炎高血压抽搐一例．河南中医　1984；（6）：封四

471．魏良义．大定风珠加天竺黄治愈乙脑后遗症．四川中医　1988；（7）：27

472．朱必泉．大定风珠、地龙白糖液治疗乙脑恢复期严重精神障碍8例．湖北中医杂志　1982；（6）：51

473．唐堪春，等．大定风珠冲剂治疗小儿难治性锌缺乏症47例．国医论坛　1995；（2）：28

474．龚文德．治疗脑病应用大定风珠举隅．上海中医药杂志　1989；（12）：13

475．叶益丰．大定风珠临床应用举隅．新中医　1986；（2）：52

476．叶建寅．用大定风珠抢救伤寒脑热症记实．浙江中医杂志　1960；（5）：206

477．张腊荣．在温病中，黄连阿胶汤、大定风珠、青蒿鳖甲汤三方，如何鉴别运用？中医杂志　1982；（9）：56

478．汪庆智．清宫汤新用．四川中医　1994；（10）：37

479. 曲春媛 . 安宫牛黄栓为主治疗中风 12 例的临床观察 . 辽宁中医杂志　1990；（1）：20

480. 谢锐光，等 . 安宫牛黄丸治疗门脉高压症术后脑病 49 例临床观察 . 中西医结合杂志　1988；（6）：375

481. 任日君 . 安宫牛黄丸研究概况 . 山东中医学院学报　1988；（4）：60～62

482. 刘涛，等 . 安宫牛黄丸对兔脑脊液乳酸脱氢酶、脑组织化学乳酸脱氢酶的影响 . 江苏中医杂志　1987；（6）：33～35

483. 北京中医学院中药系 . 安宫牛黄丸新型药剂的研究 . 新医药学杂志　1976；（8）：348，（9）：418

484. 戴春福，等 . 安宫牛黄丸苦寒药作用探析 . 陕西中医　1995；16（1）：38

485. 钟建平 . 安宫牛黄丸治疗重症肝炎 73 例小结 . 浙江中医杂志　1993；（3）：106

486. 黄金平 . 安宫牛黄丸治疗农药中毒引起的高热症 . 浙江中医杂志　1985；（8）：376

487. 陈家俊，等 . 安宫牛黄丸配合西药治疗肝癌并发肝昏迷 . 浙江中医杂志　1990；25（1）：13

488. 张所乐，等 . 安宫牛黄丸并中医辨证治疗中晚期原发性肝癌 20 例临床疗效观察 . 江西中医药　1991；（2）：37～38

489. 张良尧 . 安宫牛黄丸治疗副鼻窦炎 24 例 . 浙江中医杂志　1985；（8）：376

490. 傅志慧 . 安宫牛黄丸治疗脑卒中急性期神昏的临床观察 . 新中医　1993；（12）：33～34

491. 刘万朝，等 . 安宫牛黄冰栓和冬眠Ⅱ号为主治疗流行性乙型脑炎 180 例 . 中西医结合杂志　1988；（11）：689

492. 金为群，等 . 醒脑静治疗缺血性中风的临床观察 . 上海中医药杂志　1994；（11）：11～12

493. 匡耀祖 . 以安宫牛黄丸为主治疗黄疸型肝炎 . 江西中医药　1988；（6）：17

494. 王永恒 . 安宫牛黄丸在颅脑损伤中催醒作用的疗效观察 . 中国医药学报　1988；（4）：41

495. 张祝华 . 安宫牛黄丸治疗脑外伤后综合征 . 浙江中医杂志　1988；（6）：259

496. 虞坚尔，等 . 安宫牛黄丸在儿科临床的再运用 . 上海中医药杂志　1994；（5）：18

497. 李子敬，等 . 醒脑静抢救肝性昏迷的临床观察 . 江苏中医杂志　1984；（6）：33

498. 郑义同 . 醒脑静保留灌肠治疗肝昏迷二例 . 江苏中医杂志　1986；（7）：11

499. 邓启源 . 化斑汤验案举隅 . 辽宁中医杂志　1989；（6）：30～31

500. 窦维铭 . 加减化斑汤在眼科的临床应用 . 中医杂志　1985；（11）：28～30

501. 陶平 . 三香汤加减治疗癫狂症 100 例临床观察 . 江西中医药　1986；（3）：24

502. 文晖 . 加味三香汤治疗胸胁挫伤 24 例小结 . 中医杂志　1986；（1）：29

503. 杨泽鸿 . 黄芩滑石汤临床运用体会 . 云南中医杂志　1984；（3）：50

504. 陈立 . 黄芩滑石汤临证举隅 . 北京中医　1988；（2）：53

505. 董廷汉 . 椒梅汤临床活用 . 上海中医药杂志　1986；（8）：31

506. 张荣明 . 椒梅汤加减治疗儿童过敏性紫癜 1 例 . 南京中医药大学学报　1997；（2）：101

507. 潘焕鹤 . 椒梅汤治疗腹型过敏性紫癜 68 例临床观察 . 江苏中医　1988；（3）：9

508. 彭清华 . 椒梅泻心汤治疗蛔厥 . 四川中医　1988；（2）：23

509. 王益鹏 .《温病条辨》中泻心汤的加减法有哪些？各主何证？中医杂志　1982；（11）：63

510. 伍本彩 . 连梅汤在热病中的应用 . 江西中医药　1984；（1）：30

511. 李世君 . 从加减正气散观"湿温"证治 . 四川中医　1985；（4）：16

512. 张厚雄 . 加减正气散治疗病毒性肝炎 . 四川中医　1984；（2）：55

513. 牟克祥 . 香附旋覆花汤的临床应用 . 江苏中医杂志　1986；（12）：27

514. 胡树芝 . 对吴鞠通香附旋覆花汤在临床运用上的体会 . 广东医学　1965；（2）：31

515. 樊峰 . 三才汤加味临床治验 . 四川中医　1985；（4）：51

516. 苏旭．关于吴瑭氏"泻白散不可妄用论"一文的几点意见．黑龙江中医药　1966；(6)：42

517. 蒋良述．鹿附汤治愈慢性肾炎．四川中医　1983；(6)：45

518. 王少华．等．断下渗湿汤治疗带下的经验体会．江苏中医杂志　1987；(8)：12～15

519. 路新．化癥回生丹治愈卵巢囊肿(肠覃、石瘕)1例．上海中医药杂志　1965；(8)：16

520. 梁颂名．化癥回生丹之我见．新中医　1985；(11)：43

521. 焦一鸣，等．试述《温病条辨》中的方药起效时间．国医论坛　1991；(1)：43

522. 金淑琴．《温病条辨》服药方法与临床．陕西中医　1984；(10)：17

523. 高永平．浅谈《温病条辨》白虎汤昼夜兼服法．浙江中医杂志　1989；(4)：187

524. 何其林．浅析《温病条辨》的制方用药特点．河南中医　1985；(3)：3

525. 欧林德．评吴瑭制方用药的轻重取舍．新中医　1988；20(11)：49～51

526. 林绍日．略谈《温病条辨》中药物配伍性味组合——兼与林乾良同志商榷．浙江中医药　1978；(5)：37

527. 杜恩伟．《温病条辨》应用玄参面面观．浙江中医杂志　1989；(7)：293～294

528. 杨宇．《温病条辨》对黄连的取舍．山东中医杂志　1985；(6)：11～12

529. 王洪海．《温病条辨》中杏仁之运用．江苏中医　1991；(2)：36

530. 宋杰．《温病条辨》运用姜汁的规律．浙江中医　1987；(6)244

531. 徐景藩．学习《温病条辨》后对黄连治疗温病的体会．中医杂志　1960；(1)：62

532. 张浩良．吴鞠通氏对银花连翘的应用．浙江中医杂志　1964；(4)：85

533. 陈广源．从《温病条辨》看吴鞠通的临床思想特点．贵阳中医学院学报　1984；(1)：82～86

534. 刘苓文．对吴鞠通论治温病运用下法的体会．辽宁中医学院学报．1984；1(1)：9～10

535. 张国庆，等．"桃仁承气汤"并非吴鞠通所创．中医杂志　1984；25(2)：77

536. 董建华．纪念吴鞠通逝世150周年．浙江中医杂志　1985；20(7)：291

537. 单健民．"吴鞠通学术讲座会"在淮阴召开．江苏中医　1985；6(3)：29

538. 赵业勤，等．谈吴氏治血证从三焦分治．江苏中医　1985；6(5)：44

539. 周桂桐，等．从《温病条辨·原病篇》看《内经》刺热理论对吴鞠通治疗思想的指导．安徽中医学院学报　1985；(2)：19～20

540. 殷怀玉．中华全国中医学会江苏分会召开吴鞠通学术讨论会．中华医史杂志　1985；(2)：119

541. 王景洪．试论温病学派的贡献及局限．陕西中医学院学报　1986；9(3)：1～4

542. 王弘．吴鞠通清热育阴法治疗产后病的意义．浙江中医杂志　1986；21(7)：322

543. 王晓鹤．温病学说的形成与发展．山西中医　1986；2(1)：56

544. 马大正．吴鞠通治疗胎产病经验介绍．浙江中医学院学报　1986；10(6)：31～32

545. 王振坤，等．从《温病条辨》论吴瑭的治学思想．湖南中医学院学报　1986；6(3)：6～7

546. 王玉先．吴鞠通脾胃证论治初探．陕西中医　1986；7(7)：330～331

547. 柴中元．吴鞠通论治上犯中药禁殊多矛盾．北京中医学院学报　1986；9(4)：36

548. 王乐匋．吴鞠通温热病处理方法的探讨．安徽医学　1986；7(3)：29～31

549. 张志远．吴鞠通治络法探析．中医药研究　1986；(4)：12～13

550. 张赤志．吴鞠通论温病伤阴及防治．浙江中医杂志　1987；22(6)：243～244

551. 陈光新，等．评价叶、吴温病学说的几个问题．中国医药学报　1987；(2)：42～43

552. 许家松．吴鞠通学术思想探讨．江西中医药　1987；(3)：1～4

553. 袁博渊．谈《温病条辨》治湿温的用药特色．江西中医药　1987；(3)：41

554. 蓝青强．吴瑭"治上焦如羽"小识．广西中医药　1987；10(5)：41～42

555. 贾美华．从《温病条辨》试探吴鞠通治痢特点．福建中医药　1987；18（3）：10～11

556. 谢路．吴鞠通的开宣肺气法．中医药研究　1987；（1）：40

557. 李正明．吴鞠通治络八法．江苏中医杂志　1987；（8）：8～9

558. 封太来．吴鞠通痹证证治经验浅析．江苏中医杂志　1987；（8）：9～10

559. 蔡定芳，等．醒神志之昏乱，挽狂澜于倾倒——吴鞠通救治温病神昏的学术经验探要．实用中医内科杂志　1987；1（1）：26

560. 马健，等．吴鞠通治温病运用宣肺法的经验．实用中医内科杂志　1987；（2）：63

561. 韩中平，等．从《温病条辨》看吴鞠通的学术思想特点．西安医科大学学报　1987；8（1）：89～90

562. 刘心德．吴鞠通与《医医病书》．新中医　1987；19（6）：52

563. 赵书阁．略谈吴鞠通之论痉．内蒙古中医药　1987；（2）：30

564. 柴中元．吴鞠通论燥治燥略评．成都中医学院学报　1987；10（1）：7～10

565. 翁星，等．吴鞠通论苦寒治温宜忌之得失．成都中医学院学报　1987；10（2）：8～11

566. 柴中元．评吴鞠通运用经方之得失．江苏中医杂志　1987；8（3）：38～40

567. 张瑞士，等．银翘散变通运用一得．河北中医　1988；10（3）：29～30

568. 徐景藩．论吴鞠通重视胃阴的学术思想．江苏中医　1988；9（7）：314～316

569. 杨喜鑫．吴鞠通三焦治则浅析．实用中医内科杂志　1988；2（1）：6～8

570. 钱天雷．"吐血三要法"浅识．安徽中医学院学报　1988；7（4）：7～9

571. 杜建忠．吴鞠通治痢十法．安徽中医学院学报　1988；7（4）：11～13

572. 王志民．养阴法的确立和吴瑭的运用．中医药学报　1988；（3）：14～17

573. 王乐匋．读《温病条辨·燥气论》．江西中医药　1988；19（3）：36～37

574. 王春明，等．试论吴瑭对寒湿症的三焦论治．中医研究　1988；1（2）：7～8

575. 刘献琳，等．论《温病条辨》的成就．山东中医学院学报　1988；12（4）：270～274

576. 黄惠杰．"九窍不和皆属胃病"临证管见．贵阳中医学院学报　1988；（2）：27

577. 张天真，等．吴鞠通治痢初探．河北中医　1988；10（6）：8～9

578. 戴恩来．浅谈吴鞠通"格物辨本草"．甘肃中医学院学报　1988；（3）：36，14

579. 吕延亭．吴瑭治病手法述要．陕西中医　1989；10（2）：94

580. 李志安，等．吴瑭运用杏仁经验琐谈．陕西中医　1989；10（5）：238

581. 刘吉祥，等．试论吴鞠通运用经方治疗温病的指导思想及规律．陕西中医　1989；10（11）：504～505

582. 张长顺．三黄二香散外治带状疱疹．浙江中医杂志　1989；24（7）：305

583. 陈树人．人参乌梅汤治疗杂病举隅．浙江中医杂志　1989；24（7）：324～325

584. 李攻成．吴鞠通"汗论"初探．浙江中医学院学报　1989；13（6）：36～37

585. 肖森茂，等．试论吴鞠通三大治则中顾护脾胃的思想——兼谈脾胃对温热病证的意义．浙江中医学院学报　1989；13（2）：10～11

586. 冯怀英．小议《温病条辨》中桂枝类方及桂枝的应用．四川中医　1989；7（11）：4～5

587. 沙宝瑜．吴瑭调理气机治疗温热病浅述．四川中医　1989；7（11）：7～8

588. 郭治安．《温病条辨》数脉浅析．吉林中医药　1989；（2）：47

589. 柴中元．鞠通论诸温之大纲之五失．四川中医　1989；7（1）：8～9

590. 李学明．论《温病条辨》对秋燥的认识和治疗．四川中医　1989；7（4）：4～5

591. 周群，等．"凉血散血"新识．贵阳中医学院学报　1989；（2）：12

592. 吴成．吴鞠通诊治便血初探．甘肃中医学院学报　1989；（4）：7～8，46

593. 郭选贤，等 . 湿温"三禁"与白虎汤"四禁" . 光明中医　1989；（1）:33

594. 刘献琳，等 . 论《温病条辨》之不足 . 山东中医学院学报　1989；13（4）:2～5

595. 徐承祖 . 吴鞠通外感热病运用桂枝的案例赏析 . 新中医　1990；22（11）:45～46

596. 王芨，等 . 吴鞠通产后病学术思想探析 . 中医药研究　1990；（1）:43～44

597. 柴中元 . 吴又可"妄用下法"说之辨正 . 江西中医药　1990；21（3）:2～5

598. 陈华圣 . 鞠通治温热病发热名方析 . 中医函授通讯　1990；9（1）:9

599. 于珠莹 . 《温病条辨》对三承气汤的发展应用 . 山东中医杂志　1990；9（1）:2～3

600. 周学平 . 《温病条辨》伏暑浅析 . 福建中医药　1990；21（2）:52～53

601. 刘应柯 . 论《温病条辨》对热病痉厥的证治 . 天津中医学院学报　1990；9（4）:6～7

602. 周玲 . 略论吴鞠通治疗温病的特色 . 上海中医药杂志　1990；（6）:44～45

603. 王以信 . 从《温病条辨》看吴鞠通的护阴思想 . 天津中医　1990；（5）:36，24

604. 张洪鹏 . 通下养阴之辨 . 天津中医　1990；（6）:28～29

605. 邓大勇 . 试述吴鞠通对脾胃学说的重要贡献 . 成都中医学院学报　1990；13（1）:44～46

606. 万小刚，等 . 《温病条辨》温药运用规律浅析 . 江苏中医　1990；11（6）:33～34

607. 赖显荣 . 读《临证指南医案》笔记 . 浙江中医杂志　1990；25（8）:341

608. 马健，等 . 小议吴鞠通的宣肺透热法 . 浙江中医杂志　1990；25（8）:349

609. 边工 . 吴鞠通的治病大法析 . 浙江中医杂志　1990；25（8）:349

610. 郑月霞 . 吴鞠通的秋燥观 . 浙江中医杂志　1990；25（8）:350

611. 马健 . 吴鞠通治温病运用宣肺法的经验 . 甘肃中医学院学报　1991；8（4）:3～5

612. 傅怡愫 . 验证三黄二香散外治带状疱疹 . 新疆中医药　1991；（3）:62

613. 龚捷宁，等 . 吴鞠通治温病神志变化的特点 . 江苏中医　1991；12（3）:62

614. 周克振 . 吴瑭治上焦温病用"轻"小议 . 江苏中医　1991；12（12）:41～42

615. 周跃庭 . 读《温病条辨》谈吴鞠通滋阴保津思想 . 北京中医　1991；（2）:38～40

616. 黎忠民 . 对《温病条辨》中宣气化湿法的探讨 . 河北中医　1991；13（1）:23～24

617. 程磐基 . 对吴鞠通应用《伤寒论》方的探讨 . 辽宁中医杂志　1991；18（11）:1～4

618. 马哲河 . 论吴鞠通对承气汤的发展 . 中成药　1991；13（1）:37

619. 张保伟，等 . 银翘散中当有元参 . 国医论坛　1991；6（2）:39

620. 李宇俊 . 《温病条辨》养阴护津法初探 . 四川中医　1991；9（1）:5～6

621. 方力 . 吴鞠通治湿"三禁"辨析 . 云南中医学院学报　1992；15（3）:27～28

622. 孔庆玺 . 论吴鞠通治痹学术思想 . 云南中医学院学报　1992；15（1）:1～3

623. 许兴国 . 《温病条辨》舌诊初探 . 福建中医药　1992；12（6）:40～41

624. 耿献琳，等 . 吴鞠通治痢心法探讨 . 浙江中医杂志　1992；27（10）:436～437

625. 庞景三 . 吴瑭对仲景承气法的继承与发展 . 中医函授通讯　1992；11（4）:2～3

626. 凌荷珍 . 银翘散剂型与药效的分析 . 湖南中医杂志　1992；8（6）:51～52，55

627. 郑健刚，等 . 从白虎汤禁忌证谈四诊合参 . 天津中医　1992；（5）:31

628. 李世增 . 试论加减正气散及运用 . 河南中医　1993；13（2）:80～81

629. 胡云汉，等 . 小议《温病条辨》的2点失误 . 福建中医药　1993；24（3）:47～49

630. 李国平，等 . 试论吴鞠通对下法的贡献 . 中医药学报　1993；（6）:8～10

631. 余信树 . 谈吴鞠通对张仲景下法的继承和发展 . 湖北中医杂志　1993；15（1）:30～31

632. 胡振义 . 吴鞠通运用银翘散之探析 . 中医函授通讯　1993；12（5）:202～203

633. 彭述宪 . 《温病条辨》中的方剂来源刍议 . 湖南中医杂志　1993；9（6）:27～28

634. 李守朝，等 . 运用吴氏攻下法治疗内科杂病举隅 . 陕西中医函授　1993；（5）:35～37

635．李培生．对吴鞠通运用仲景下法而发展的体会．新中医　1993；25（1）：15～16

636．唐艺凯．《温病条辨》易学思想初探．国医论坛　1994；9（5）：9～10

637．程磐基，等．吴鞠通与《伤寒论》．中国医药学报　1994；9（1）：9～12

638．王启政．浅谈吴鞠通三焦辨证的治法．河南中医　1994；14（4）：224～225

639．戴春福．清营汤用丹参的机理探讨．陕西中医学院学报　1994；17（3）：14～15

640．李福海．温病辨汗析义．中医函授通讯　1994；13（2）：7

641．孙大定．《温病条辨》用下十法述要．中医函授通讯　1994；13（2）：27～29

642．孙大定．《温病条辨》下法述要．河南中医　1994；14（6）：377～378

643．史志云．刘仕昌教授谈温病名家．新中医　1994；26（4）：15～16

644．周永学．《温病条辨》热厥证辨治经验探讨．陕西中医函授　1994；（4）：24～26

645．梁秀璟．吴鞠通三焦用药浅识．四川中医　1994；12（6）：6～7

646．张鸿彩．对《温病条辨》中茵陈蒿汤证舌苔的见解．浙江中医学院学报　1994；18（4）：8～9

647．李应存．吴鞠通产后病论治特色初析．贵阳中医学院学报　1994；16（4）：1～2

648．张淑人，等．五承气汤治疗急症举隅．安徽中医学院学报　1995；14（2）：12

649．周祯祥．吴鞠通治痢手法初探．四川中医　1995；13（7）：7～8

650．袁陶．试探吴鞠通《温病条辨》补阴治则．四川中医　1995；13（12）：3～4

651．缪钟丽．新加香薷饮治疗暑病4则．江苏中医　1995；16（3）：35

652．周学池．吴鞠通三焦温病清热养阴法探析．新中医　1995；27（7）：6～7

653．王紫阳．浅评吴瑭的学术思想．江苏中医　1995；16（11）：36～37

654．张保伟，等．吴鞠通运用杏仁的经验初探．河南中医药学刊　1995；10（1）：20

655．萧曙光．吴鞠通救阴精10法析略．中医杂志　1995；36（6）：328～331

656．陈秋梅．吴鞠通论治产后三证初探．天津中医学院学报　1995；14（1）：6～8

657．郭兆安，等．吴鞠通养阴10法．中医研究　1995；8（4）：3～6

658．陈计．吴鞠通论治产后病经验探析．上海中医药杂志　1995；（6）：31～33

659．张文选．温病辨病分期审证论治体系初探．北京中医药大学学报　1995；18（2）：8～14

660．张玉芳．探吴氏急重危症给药间隔时间．河南中医药学刊　1996；11（1）：14～15

661．赵聚山．《温病条辨》药物性味配伍规律浅探．南京中医药大学学报　1996；12（5）

662．彭晓霞．略论吴鞠通对儿科学的贡献．湖南中医杂志　1996；12（6）：1～2

663．卢浩然．对缪希雍、吴鞠通有关麻疹用药的体会．广东医学　1965；（1）：35

664．沈仲圭，等．吴鞠通运用通下法的研讨．吉林中医药　1979；（4）：1